보건학/의학/간호학/사회복지학 등
보건의료복지 분야 조사연구방법론

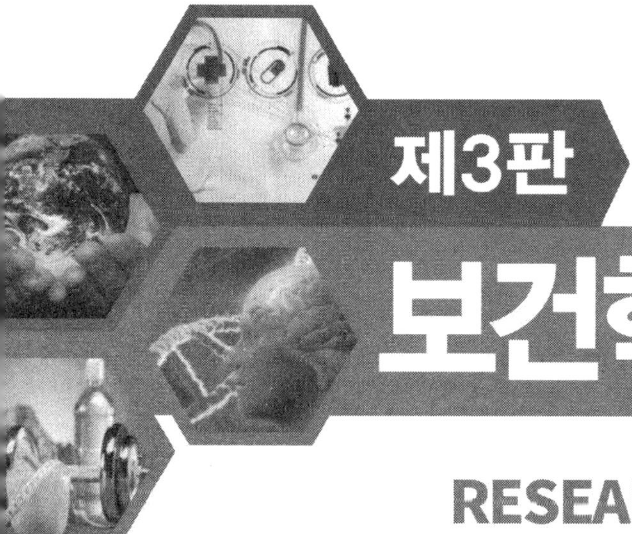

제3판

# 보건학 연구방법

# RESEARCH METHODOLOGY for Health Professionals

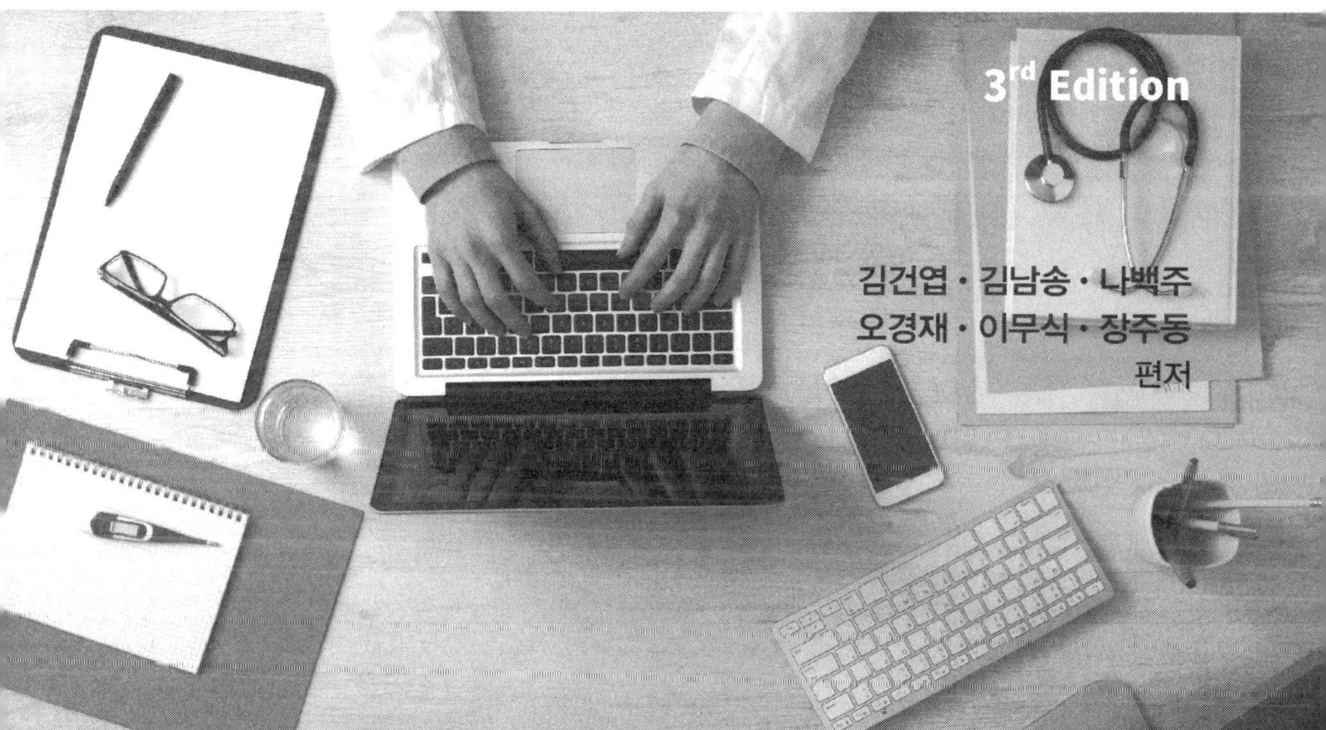

3rd Edition

김건엽 · 김남송 · 나백주
오경재 · 이무식 · 장주동
편저

계축문화사

# 제3판 머리말

2025년 여름에 이루어지는 이번 3판 개정판 보건학 연구방법론은 2019년 제2판 출판본을 기초로 하여 2개 장을 추가하였고, 1개 장은 위치를 이동하였다. 물론 수정보완점이 많이 있겠지만, 그렇게 재작성하게 되면 기존의 한 학기 분량을 넘어설 수 있기 때문에 2판의 원형을 최대한 보존하면서 반드시 추가해야 하는 2개 장을 보완하였다.

대학 및 대학원 등에서의 실제 강의현장과 석박사 논문연구 과정에서 반드시 필요해진 2개 장은 첫 번째 "보건학 연구에서 인공지능의 활용과 연구윤리"에 관한 1개 장과 두 번째는 "복합표본설계와 분석"의 1개 장이다. 모두가 인지하고 있듯이 생성형 인공지능(AI)의 도입과 활용이 연구 현장에서 급격히 증가되고 있고, 이를 활용한 연구논문의 출판이 현실화되어 이에 대한 활용지침과 연구윤리가 반드시 필요하게 되었기 때문이다. 또한 복합표본설계와 분석은 현재 국내외 대규모 조사자료들이 분양 또는 공개하고 있는데 이를 활용하여 석박사 논문을 작성하는 사례가 많아졌음은 물론이다. 이에 이러한 데이터베이스의 분석 방법으로 복합표본에 대한 분석방법론이 필요하게 되었기 때문이다.

그럼에도 불구하고 지면상의 제한이 있고, 쉽게 다가갈 수 있는 입문서로 목적하였으므로 미흡한 점이 있더라도 이해해 주시고 부족한 부분은 다음에 또 보완하고자 한다. 따라서 독자인 학부 학생, 석박사과정의 학생, 여러 선생님들과 선후배님들의 이해와 지도 편달이 있으시길 기대한다.

제3판 개정판을 허락해주신 공동저자 교수님들과 출판을 해주신 계축문화사 주영일 사장님과 직원 여러분들께 감사드리며, 추가 원고의 작성에 적극 참여해주신 장주동 교수님께 감사드리고, 편집과 수정을 도와준 건양대학교 의과대학 예방의학교실 교실원들에게도 깊은 감사를 드린다.

2025년 7월 31일

대표 엮은이 **이무식**

# 머리말

이 책은 보건학 연구의 길에 들어선 학생들에게 필요한 보건학 연구의 기본적 개념을 정리하고 방법을 익힐 목적으로 쓰여졌다. 최근 여타 학문분야도 그렇지만 보건학 분야에서도 연구방법의 중요성이 날로 강조되고 있는 추세이다. 또한 이에 맞춰 의욕있는 젊은 연구자들도 많아지고 있지만 어떻게 좋은 연구를 할 수 있는지에 대한 적절한 입문서는 부족한 실정이다.

저자들은 보건대학원 강의 과정과 실제 연구과정에서 느끼고 체험한 사항을 학생들이 알기 쉽도록 정리하고자 노력하였다.

기존 발간된 서적과 논문 등을 참고하여 보건학 연구방법론을 공부하는데 필요한 사항을 정리하여 모쪼록 이 분야를 공부하는 학생들에게 도움이 되었으면 하는 바램이다.

책의 내용과 형식에 많은 비판이 있을 것으로 생각한다. 전적으로 저자들의 부족함 때문이리라 생각한다. 또한 그러한 비판이 학문과 학문을 공부하는 우리 자신의 발전에 큰 밑거름이 되리라 생각한다.

이 책의 출간을 위해 물심양면으로 도와주신 계축문화사 주상룡 사장님 이하 직원분들과 원고의 편집과 수정을 헌신적으로 도와준 박사과정 김대경 선생님에게 깊은 감사를 드린다.

2004년 8월

저자 일동

# 엮은이들 소개

**대표 엮은이**

**이 무 식(李 茂 植)**
계명대학교 의과대학 졸업(의학박사)
현 건양대학교 의과대학 예방의학교실 교수
현 건양대학교 보건복지대학원 교수

**공동 엮은이**

**김 건 엽(金 建 燁)**
경북대학교 의과대학 졸업(의학박사)
현 경북대학교 의과대학 예방의학교실 교수
현 경북대학교 보건대학원 교수

**김 남 송(金 南 松)**
전북대학교 의과대학 졸업(의학박사)
전 원광대학교 의과대학 예방의학교실 교수
현 원광대학교병원 직업환경의학과 교수

**나 백 주(羅 伯 柱)**
전남대학교 의과대학 졸업(의학박사)
전 서울특별시 시민건강국 국장
현 을지대학교 의과대학 예방의학교실 교수

**오 경 재(吳 京 裁)**
전북대학교 의과대학 졸업(의학박사)
현 원광대학교 의과대학 예방의학교실 교수
현 원광대학교 일반대학원 보건학과 교수

**장 주 동(張 周 東)**
건양대학교 대학원 보건학과 졸업(보건학박사)
현 건양대학교 보건복지대학원 외래교수
세계보건교육협회 회장

## 목 차

### 제1부 보건학 연구 ● 1


제1장 과학 연구방법의 이해 ..... 3

1. 연구란 무엇인가? ● 3
2. 과학의 개념 및 과학 조사연구 ● 3
3. 과학 연구방법의 역사와 특성 ● 9

제2장 보건학 연구방법 및 과학적 접근 ..... 19

1. 보건학과 보건학 연구방법 ● 19
2. 보건학 연구에서의 인과성 ● 25
3. 보건학 연구의 단계 ● 28
4. 보건학 연구의 유형 ● 41
5. 연구윤리 ● 45

제3장 보건학 연구에서 인공지능의 활용과 연구윤리 ..... 51

1. 보건학과 인공지능: 디지털 전환과 새로운 윤리적 과제 ● 51
2. 인공지능의 보건학 분야 적용 ● 52
3. 인공지능의 활용 절차와 단계별 윤리 ● 53
4. 인공지능의 핵심 윤리적 쟁점 ● 55
5. 인공지능 활용을 위한 정책 및 규범 동향 ● 56
6. 연구설계에서의 윤리적 책임 ● 57
7. 연구자에게 요구되는 역량 ● 58
8. 인공지능 활용 보건학 연구를 위한 종합제언 ● 59


### 제2부 연구의 준비 ● 61


제1장 연구주제의 정립 ..... 63

1. 연구주제의 선정 및 형성 ● 63
2. 가설검정 ● 65

제2장 연구설계의 선택 ..... 73

1. 연구설계의 의의와 목적 ● 73
2. 연구설계의 유형 ● 74
3. 연구설계를 위한 전략 ● 79

4. 실증적 연구의 문제점과 전략 ● 82

제3장 모집단과 표본 ········· 83

1. 모집단과 표본이란? ● 83
2. 표본의 크기 ● 89

제4장 신뢰도 및 타당도 ········· 99

1. 연구의 신뢰도 및 타당도 ● 99
2. 진단검사(측정)의 타당도 및 신뢰도 ● 110

## 제3부 자료의 수집 ● 117

제1장 자료수집의 의의와 방법 ········· 119

1. 자료수집의 의의 ● 119
2. 자료수집의 방법 ● 121
3. 의사소통을 통한 자료수집 방법 ● 122
4. 관찰을 통한 자료수집 방법 ● 127

제2장 설문지 작성 ········· 131

1. 설문지의 의의와 구성요소 ● 131
2. 설문지 개발의 과정 ● 133
3. 설문지 측정과 척도 ● 143
4. 설문지의 신뢰도와 타당도 ● 149

제3장 질적 연구법 ········· 155

1. 질적 연구의 이해 ● 155
2. 질적 연구 단계 및 방법 ● 164
3. 참여적 관찰 연구자의 태도 및 역할 ● 169
4. 참여적 관찰 내용과 기록 ● 171
5. 질적 연구의 종류 ● 174
6. 질적 연구 논문을 쓰는 방법 ● 181

제4장 델파이 연구법 ········· 185

1. 델파이 연구방법의 개요 ● 185
2. 미래예측 방법과 델파이 ● 188

3. 델파이 방법의 기본 가정과 특성 ● 189
4. 델파이 방법의 적용상 유의점 ● 191

제5장 문헌연구방법 ........ 195
1. 내용분석법의 개념 ● 196
2. 내용분석법의 절차와 기법 ● 200

제6장 질병 및 사망의 측정 ........ 205
1. 빈도 ● 205
2. 비, 분율 및 비율 ● 206
3. 보건학 분야 측정의 종류 ● 208
4. 빈도 측정 ● 209
5. 조율, 특수율 및 표준화율 ● 217
6. 주요 질병 및 사망지표 ● 223

제7장 삶의 질 측정 ........ 229
1. 삶의 질 개념 ● 229
2. 삶의 질과 보건 ● 230
3. 삶의 질과 관련된 건강상태의 평가 ● 231
4. 삶의 질 측정도구 ● 233

제4부 자료의 분석 ● 243

제1장 자료의 분류 ........ 253
1. 자료의 종류 ● 253
2. 자료의 정리 ● 272

제2장 자료의 요약 ........ 285
1. 중심위치의 측도(대표값) ● 285
2. 산포도 ● 288

제3장 자료의 분석 ........ 295
1. 정규분포 ● 296
2. t-분포 ● 300
3. 가설검정 ● 301

4. 모수적 검정과 비모수적 검정 ● 305

제4장 자료의 해석 ..................... 313

1. 역학연구와 실험실적 연구의 차이 ● 313
2. 인과관계의 판성기준 ● 313
3. 연구방법의 내적 타당도와 외적 타당도 ● 316
4. 내적 타당도의 저해 요인 ● 319

제5장 복합표본설계와 분석 ..................... 323

1. 복합표본설계의 필요성과 개념 ● 323
2. 복합표본설계 구성요소의 이해 ● 324
3. 복합표본설계와 단순 무작위 추출의 비교 ● 326
4. 복합표본설계가 필요한 주요 조사 사례 ● 326
5. 복합표본설계시 고려사항 ● 327
6. 복합표본설계에서의 가중치의 개념과 적용 ● 328
7. 가중치 계산 방식 ● 330
8. SPSS에서 복합표본 분석준비 ● 331

제5부 발표 및 보고 ● 335

제1장 발표(presentation) ..................... 337

1. 슬라이드 작성법 ● 337
2. 파워포인트 작성 ● 343
3. 발표 ● 344

제2장 보고서 작성방법 ..................... 349

1. 보고서 형식 및 내용 ● 349
2. 보고서 작성 시 주의점 ● 355

제3장 논문 작성법 ..................... 359

1. 연구논문이란? ● 359
2. 논문의 구성 및 일반적 지침 ● 359
3. 연구논문의 구성별 세부 요건과 작성방법 ● 362

제4장 영어논문 작성법 ······ 371
1. 영어논문의 흔한 오류들 ● 372
2. 낱말 ● 373
3. 문장 ● 374
4. 문단 ● 376

부 록 ● 381
참고문헌 ● 403
찾아보기 ● 411

# 제1부

# 보건학 연구

제1장 과학 연구방법의 이해

제2장 보건학 연구방법 및 과학적 접근

제3장 보건학 연구에서 인공지능의 활용과 연구윤리

# 제 1 장

# 과학 연구방법의 이해

## 1 연구란 무엇인가?

연구는 여러 가지 방법으로 정의한다. Waltz와 Bausell(1981)은 문제에 대한 해결책을 얻기 위하여 또는 새로운 사실이나 관련성을 찾아내어 설명하기 위하여 사용되는 조직적이고 공식적이고 정밀하고 간결한 과정이라고 연구를 정의하고 있다. Payton(1979)은 연구를 특정 질문에 대하여 조직화되고, 객관적이고, 신뢰성이 높은 방법에 의해 해답을 찾는 과정이라고 했다.

포괄적인 정의 하나를 제시한다면 연구란 아직 알려지지 않은 어떤 질문에 대하여 과학적이며 논리적인 방법을 적용하여 타당성 높은 해답을 얻으려고 탐구하는 과정이라고 할 수 있다. 이와 같이 연구과정을 통하여 우리는 새로운 지식을 얻으려고 노력한다. 그래서 연구를 발표하고 공유해야 한다.

## 2 과학의 개념 및 과학 조사연구

### 1) 과학의 개념

#### (1) 과학의 정의

과학(science)은 '우리를 둘러싸고 있는 다양한 현상에서 지식을 얻고 그 지식을 탐구하는 방법'이다. 그러므로 사회과학을 연구하는 기초로서 과학이 무엇인가를 정확하게 인식한다는 것은 매우 중요하다.

일반적으로 학문을 분류할 때 사회학, 심리학, 경제학, 법학, 물리학, 생물학, 화학 등과 같은 '과학의 분야', 음악, 미술, 문학 등과 같은 '예술의 분야', 그리고 아직 학문으로 보기 어려운 '형이상학 분야'로 나눌 수 있다. 이들 분야를 구분 지을 수 있는 기준은 해결 가능한 문제를 다루는지와 문제해결을 위해 과학적 방법을 사용하는지에 따라 구분되어진다. 이러한 분류기준을 바탕으로 '과학은 해결 가능한 문제를 과학적 방법을 사용하여 이론을 도출하는 과정'이라고 정의 내릴 수 있다.

### (2) 과학의 목적

과학이라는 학문들은 문제를 해결하는 과정에서 '과학적인 방법'을 사용한다는 공통점이 있다. 그리고 인간의 일반적인 능력으로 그리고 관찰에 의해서 해결 가능한 문제들을 다루는 학문 분야이다. 과학의 기본적인 목적은 사회현상 및 자연현상을 비롯하여 모든 현상을 설명하는 이론을 제시하고 증명하는 것이다. '이론'이란 현상을 설명하고 예측할 목적으로 변수간의 관계를 자세히 기술함으로써 현상에 대한 체계적인 견해를 제시하는 것이다.

이러한 과학의 구체적인 목적들은 다음과 같다.

① 과학은 이론을 연구대상으로 한다.

과학자들은 어떤 현상이 있으며, 왜 그러한 현상이 발생하는지에 대해서만 관심을 가진다.

② 과학은 규칙성을 발견한다.

과학적 이론은 자연 및 사회현상 속에 존재하는 논리적이고 지속적인 패턴을 알아내는데 그 목적이 있다.

③ 과학은 변수들 사이의 관계를 기술하고 설명하는데 목적이 있다.

과학에서는 연구의 대상이 되는 변수가 있다. 변수란 연구에 있어서 연구자가 관심을 가지는 대상의 속성이나 특성치(characteristics of interest in a study)를 의미한다. 이러한 변수들 사이의 관계를 기술하거나 설명한 것을 이론이라고 하며, 이러한 이론을 제시하고 증명하는 것이 과학의 목적이다.

④ 과학은 이론을 바탕으로 현상을 예측하는 데 목적이 있다.

예측이란 기존의 설명이 미래에도 적용이 가능하다고 전망하는 것으로써 원인이 형성되면 결과도 형성되리라고 기대하는 것이다. 즉, 예측은 이론의 한 측면으로, 이론의 기초적인 명제로부터 보다 복잡한 명제를 추론하는 것을 뜻한다.

### (3) 과학의 특성

① 과학은 논리적이다.

종교는 의외의 사실, 관습, 전통, 신앙에 의한 모험에 근거하고 있지만, 과학은 논리적인 이유에 근거해야만 한다. 즉, 과학은 근본적으로 합리적인 활동이며 과학적 설명은 의미가 있어야만 한다.

② 과학은 결정론적이다.

모든 사건이 규명될 수 있고 논리적인 이해가 가능한 선행원인을 갖고 있다. 단, 과학적이라고 해서 모든 사건의 원인을 다 알 수는 없으며, 과학자는 단순히 그러한 원인들이 존재하고 있고 과학적인 탐구를 통해 발견할 수 있다고 가정할 뿐이다.

과학에서 제시하는 결정론은 일반적으로 확률론의 형태로 제시되는 경우가 많다.

③ 과학은 일반적인 것이다.

과학은 경험을 통해 얻은 구체적인 사실들을 바탕으로 보편적인 원리를 추구하는 것을 의미하며, 이는 개별 사건의 설명보다는 여러 현상을 함께 설명할 수 있는 일반적인 원리를 추구한다.

④ 과학은 간결한 것이다.

과학자들은 가능한 더 적은 설명요인들을 사용하여 사건에 대해 이해하기 위해 노력한다.

⑤ 과학은 구체적이다.

일반적인 개념들은 다양한 해석을 가능케 하므로, 과학자들은 연구를 수행함에 있어 개념에 대한 조작화(operationalization) 과정을 거쳐 개념이 어떻게 측정되는지 정확하게 기술하여야 한다.

⑥ 과학은 경험적으로 입증 가능해야 한다.

과학적인 이론들이 현실 세계에서 경험적인 자료의 수집이나 조작을 통해 입증되어야 한다.

⑦ 과학은 상호 주관적이다.

서로 다른 주관적 개념을 갖고 동일한 실험을 수행하였다고 하여도 둘은 동일한 결론에 도달할 수 있어야 한다.

⑧ 과학은 수정가능하다.

과거에 믿어져 왔던 수많은 과학적 이론들은 결국 더 나은 이론들로 대치되고 반증되었으며, 현재 믿고 있는 이론들도 결국은 새로운 것으로 대체될 것이다.

## 2) 과학 조사연구

### (1) 과학 지식

① 과학 지식의 의의

과학(science)이란 단어는 '알다' 라는 뜻을 가진 'scientia' 라는 라틴어에서 기원한다. 과학은 알아가는 과정, 즉 지식을 형성하는 과정이다. 이러한 지식을 형성하는 방법에는 제3자를 통해 알 수 있는 방법, 저절로 알게 되는 방법, 직접경험을 통해 알게 되는 방법이 있다.

동·서양의 문명 발전과정에서 가장 두드러진 차이점으로 과학의 시작을 들고 있다. 서양의 경우 학문에서 과학이 태동하는 데에는 '진실이 무엇인가' 하는 실재의 문제와 동시에 '그것을 어떻게 알게 되었는가' 하는 인식의 문제를 함께 탐구하였는데 반해, 동양에서는

'그것은 이렇다'와 같은 실재의 문제만을 주로 다루었다.

임의의 주장이나 결론이 과학적이라고 할 때, 이는 '무엇을 말하고 있는가(what to say)'의 문제라기보다 '어떻게 말하고 있는가(how to say)'의 문제라는 것이다. 즉 '어떻게 말하기'의 논리구조를 밝히고 있다는 점이다. 바꾸어 말하면 임의의 진술이 과학적이게 하는 것은 그러한 결론을 얻기까지 작용되었던 방법론의 타당성 여부와 직결된다는 것이다.

② 지식형성의 방법

㉠ 비과학 지식의 형성 방법

ⓐ 전통에 의한 방법

이 방법은 사회적으로 이미 형성되어 있는 선례나 관습 또는 습성 등을 비판 없이 그대로 수용하여 자신의 지식으로 형성하는 것이며, 이 방법에 의한 지식이 반드시 옳은 것은 아니다.

ⓑ 권위에 의한 방법

인품이 뛰어나거나, 전문기술을 갖고 있거나, 사회적 지위가 높은 사람을 이용하거나, 믿을 만한 정보 출처를 이용한다든가 신뢰도가 높은 공공기관의 유권해석을 이용하는 경우에 해당하는데 이 경우 자기 지식의 원천을 타인 또는 타조직의 권위에 두고 있다는 점이 특징이다.

ⓒ 직관에 의한 방법

직관에 의한 방법은 지식을 얻기 위한 또 하나의 방법으로 비판의 여지가 없는 분명한 명제에서 출발하여 지식을 개발해 나가는 방법이다. 직관에 의한 지식형성은 부정확한 관찰, 지나친 일반화, 선택적 관찰, 자기중심적 현상이해와 같은 오류가 생길 수 있다.

㉡ 과학 지식의 형성 방법

과학 지식의 습득 방법이라는 것은 가능한 한 많은 의문을 제기하고, 과학으로 증명한다는 점에서 다른 방법들과는 다르다. 그러나 단순히 의문을 제기하는 것 자체가 반드시 문제해결에 도움을 주는 것은 아니며 의심하는 것 자체가 과학 지식의 습득 방법이라고 할 수는 없다. 필요한 것은 명확한 논리, 또는 진리라고 생각되는 각 명제에 대하여 가능한 대안(alternative)을 발견하는 기술이다. 즉, 발생할 수 있는 여러 가지 가설을 논리적으로 기술하고 이를 관찰 가능한 현상과 비교한다. 이러한 비교를 통해 기각되어야 할 가설이 무엇이며, 채택 가능한 가설이 무엇인 지를 판별하게 된다. 이러한 과정을 거쳐야 과학 방법에 의해 증명된 지식이라고 할 수 있다.

③ 과학 지식의 유용성

첫째, 변수들 사이의 관계를 정립하고, 변수에 의해 설명되는 현상에 대한 체계적 관점을 제공함으로써 현상을 있는 그대로 파악할 수 있게 한다.

둘째, 이론개발의 가장 중요한 목적인 관찰된 현상을 설명하고, 그 현상들 간의 규칙성을 발견하는 데 있다. 이러한 설명이 가능하게 하기 위해서는 무엇보다도 변수들 간의 인과성을 밝히는 것이 중요하다.

셋째, 관찰되고 설명된 결과를 유추함으로써 미래의 현상을 예측할 수 있게 한다.

### (2) 과학 조사연구

조사연구란 인간의 지식을 증대시키는 것을 목적으로 하여, 특정문제에 대해서 주의 깊게, 근면하게 그리고 전력을 다하여 조사·연구하는 것이며, 그 분야의 학자들에 의해 현재 받아들여지고 있는 탐구방법을 사용하여 문제를 해결하고 새로운 지식을 낳게 하는 활동이다.

① 과학 조사의 의의

과학 조사는 '일반현상 가운데서 관계가 있으리라고 생각되는 가설적인 명제들을 체계적, 통계적, 비판적으로 탐구하는 활동'이라고 정의할 수 있다. 과학 조사는 조사자가 조사결과에 대한 확신을 가질 수 있도록 철저히 통제되고 체계적이어야 하며, 이러한 탐구과정은 동일한 통제 상황에서 타인에 의해 조사되어도 동일한 결과가 나타날 수 있도록 객관적이어야 한다.

② 과학 조사의 목적

㉠ 설명

연구자들은 '왜' 라는 질문에 대한 일반적인 설명을 찾고자 연구를 한다. 이는 사건이나 행동을 발생시킨 선행요소들에 대해 실증적이고 체계적인 분석을 요구받는 것을 의미한다.

이러한 설명은 연역적 설명과 귀납적 설명으로 분류할 수 있다.

㉡ 예측

과거에 존재했던 다양한 현상의 원인과 결과들을 바탕으로 일반적인 이론을 찾아낸다. 그리고 과거 원인으로 작용했던 현상들이 현재에 동일하게 발생한다면 과거와 동일한 결과가 나타날 것이라고 예측을 하는 것이다.

㉢ 이해

이해를 위해서는 특정 사건과 관련된 원인과 결과가 어떠한 과정을 통해 발생하는 지를 정확히 기술할 필요가 있다.

## 3 과학 연구방법의 역사와 특성

### 1) 과학 연구방법의 역사

과학이 지니는 두 가지의 명제, 즉 '그러한 것이 자연계에 실제로 존재하는가'라는 실재의 문제와 '자연계에 실제로 존재한다면, 인간은 어떻게 그 존재를 알 수 있는가?'라는 인식의 문제에서, 후자는 바로 연구방법론의 근원을 이루고 있다. 과학이 태동하여 지금에 이르기까지 과학이 이루어 놓은 많은 업적과 발견이 자체의 방법론에 관한 끊임없는 논의와 진전을 바탕으로 하고 있다.

#### (1) 관념주의 = 연역적 방법

과거 과학적 방법론은 소위 삼단논법이라고 불리는 연역적 추론에 의해 논증되는 결론만을 참이라고 믿었으며, 이는 지금까지도 논증의 대원칙으로 되어 있다.

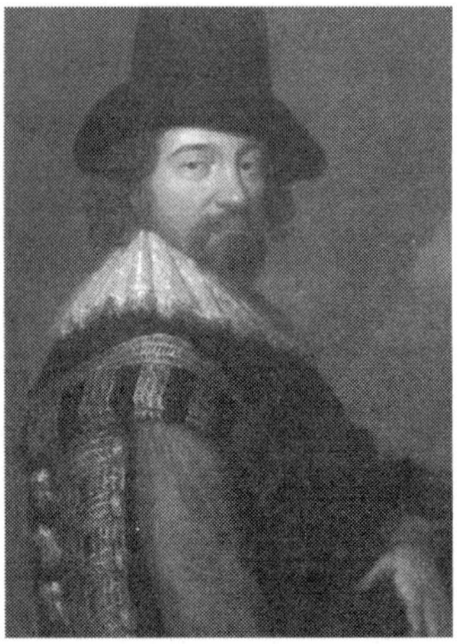

[그림 1-1] 프랜시스 베이컨(1561~1626)

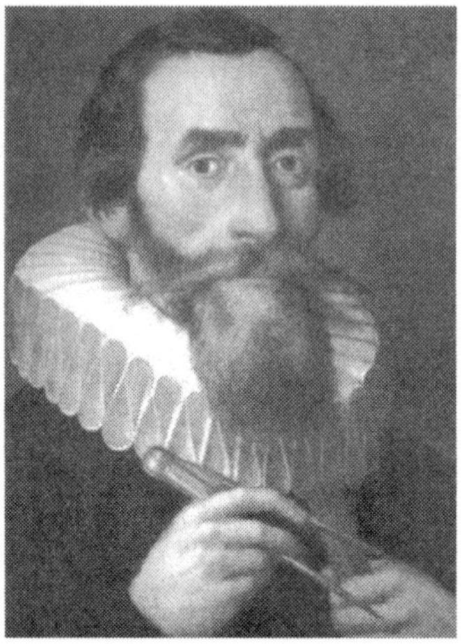

[그림 1-2] 요하네스 케플러(1571~1630)

### (2) 실증주의 = 귀납적 방법

16세기 말에서 18세기 초에 이르는 약 150년 동안 일어났던 '과학혁명'에 의해 비과학에 대한 과학의 우위가 확립되기 시작하였다. 베이컨(1561~1626) 등에 의하여 오로지 관찰이나 경험만이 지식의 원천이 되는 것이기 때문에 참지식도 관찰이나 경험으로부터 출발하여야 한다는 경험주의 또는 실증주의 방법론이 대두된 것이다.

천문학의 케플러(1571~1630), 갈릴레이(1564~1642), 뉴턴(1642~1727), 고전역학의 데카

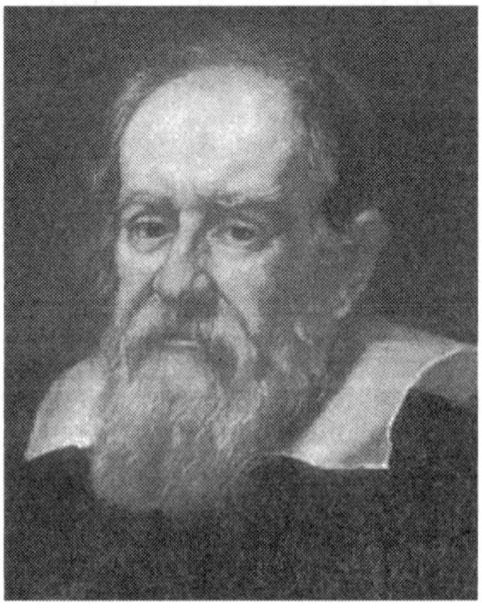

[그림 1-3] 갈릴레오 갈릴레이(1564~1642)

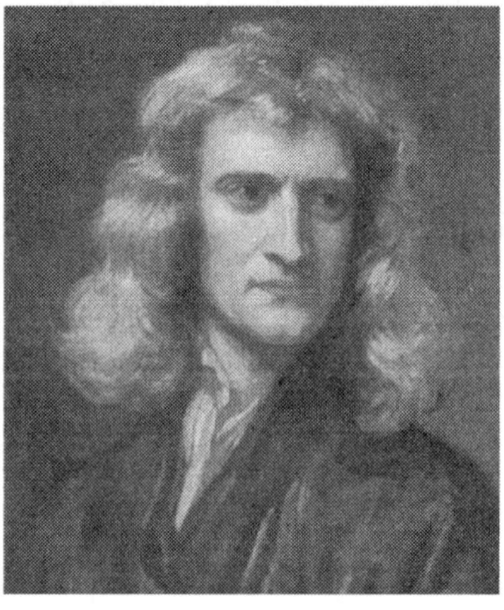

[그림 1-4] 아이작 뉴턴(1642~1727)

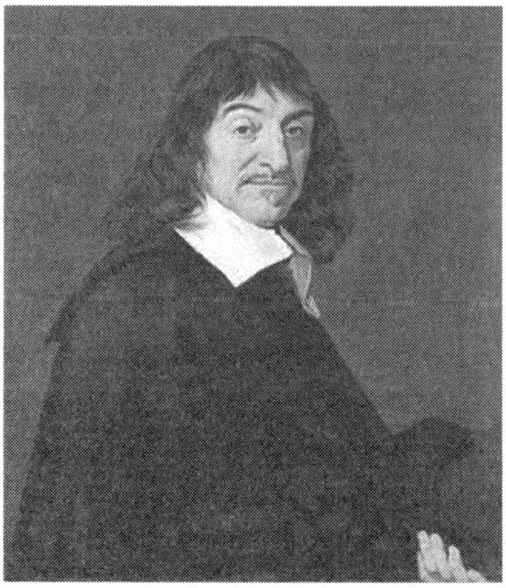

[그림 1-5] 르네 데카르트(1592~1650)

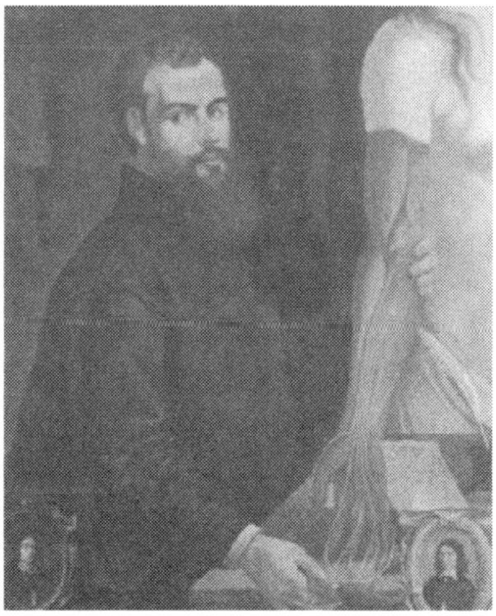

[그림 1-6] 안드레이스 베살리우스(1514~1564)

르트(1596~1650), 해부학의 베살리우스(1514~1564), 생리학의 하비(1578~1657), 새로운 수학의 페르마(1601~1665), 라이프니츠(1641~1716) 등에 의해 점차로 관찰과 실험, 비교 등을 방법의 바탕으로 하는 서구의 실증주의적 과학은 막연한 믿음이나 미신, 권위 또는 도그마에 근거한 사이비과학에 비해 사실을 밝히고 예측을 행함에 있어 월등한 지위를 차지하게 되었다.

극단적 경험론자인 베이컨에 따르면, '귀납적 방법'의 사용이야말로 순수한 경험과학과

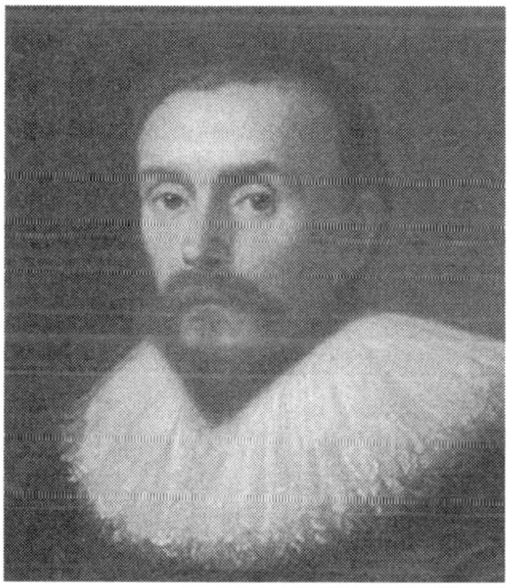

[그림 1-7] 윌리엄 하비(1578~1657)

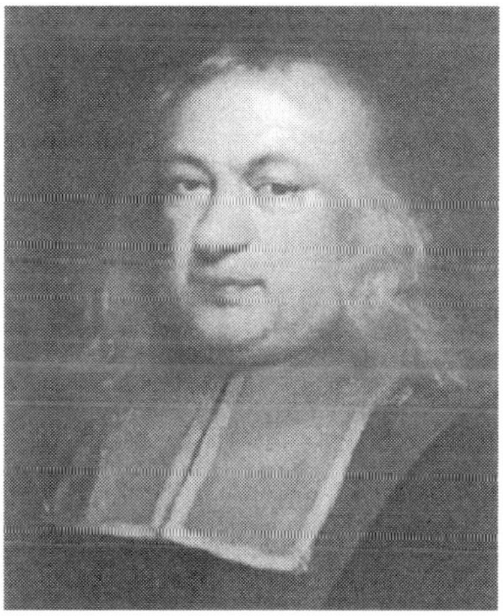

[그림 1-8] 피에르 드 페르마(1601~1665)

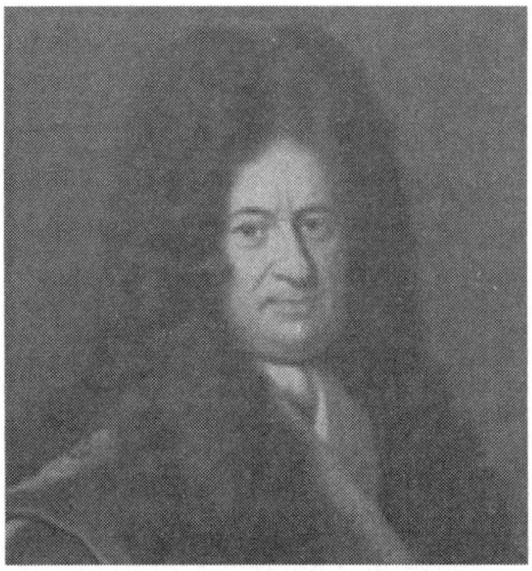

[그림 1-9] 고트프리트 빌헬름 라이프니츠(1646~1716)

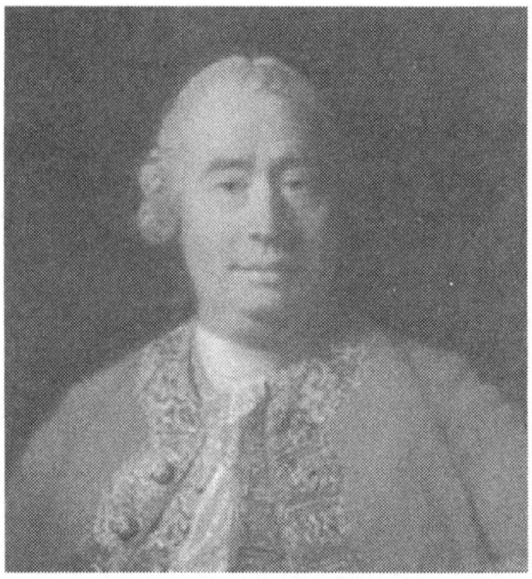

[그림 1-10] 데이비드 흄(1711~1776)

사이비 경험적 미신을 구별하는 기준이라고 하였는데, 경험과학자는 사전에 어떠한 사상이나 편견을 가지지 않고 세상을 실제로 '관찰'하고 '충분히' 모아진 관찰증거들만으로 귀납적 방법을 사용함으로써 보편적 내용 또는 설명을 이끌어낼 수 있다고 하였다.

뉴턴은 귀납적 방법을 자신의 과학론에 그대로 적용하였다. 그는 자연철학, 곧 경험과학의 주된 임무를, 가설을 전제하지 않고 오직 현상에서부터 출발하여 관찰결과에서 내용을 추론하는 것으로 규정지었다.

### (3) 귀납적 문제

귀납적 방법은 곧 흄(1711~1776)의 반격을 받게 되는데, 흄은 귀납적 방법이 논리적인 타당성을 보장받으려면 스스로 사이비 과학적 미신이라고 규정지었던 것을 필연적으로 사용할 수밖에 없다는 것을 지적하여 귀납의 문제(hume's problem)를 제기하였다.

결국 순수 경험과학과 사이비 경험적 미신을 구별하는 것이 바로 귀납논리의 사용 여부라고 주장했던 귀납주의자들은 더 이상 설 땅을 잃고 말았다. 왜냐하면 귀납주의자들 스스로 결코 순수한 경험과학의 일부가 될 수 없다고 한 '가정'이 귀납논리의 중심부에 자리 잡고 있음이 분명해졌기 때문이다.

### (4) 반증주의, 후기 실증주의 및 실용주의

실증주의를 바탕으로 한 경험과학이 이룩한 찬란한 성과들에 비추어 볼 때, 귀납의 논리를 포기하는 것은 정당하지 않으므로 20세기의 과학철학자들은 두 가지 측면에서 귀납의 문제를 해결하려고 하였다.

① 반증주의

칼 포퍼(1902~1994)는 연역적 입장에 섬으로써 귀납의 문제를 피하려고 하였다. 포퍼에 의하면 과학의 가설은 엄격하고 가차 없는 검증을 받아야 하며, 검증에 의한 반박(반증)을 잘 견뎌내는 이론만이 살아남을 수 있다. 귀납적 방법은 과학적 가설을 만들어내는 수단의 하나로서 이용가능하나 그 가설이 옳으냐를 평가하는 방법으로 적절치 못하다는 견해이다.

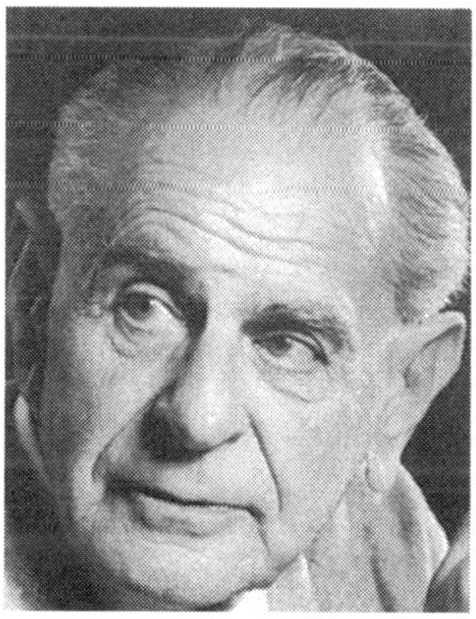

[그림 1-11] 칼 포퍼(1902~1994)

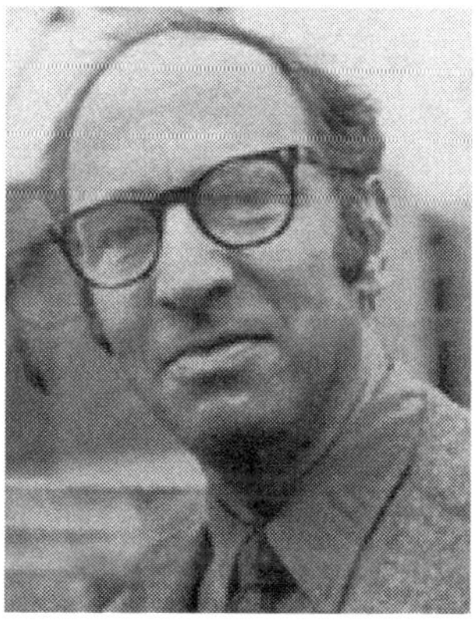

[그림 1-12] 토마스 새뮤얼 쿤(1922-1996)

② 후기 실증주의와 실용주의

흄의 반론에 대한 또 다른 해결방안으로는 보다 실용적인 귀납주의를 채택하는 것이다. 쿤(1922~1996) 등의 20세기 과학철학자들은 반증이라고 하는 것은 논리적 귀결이 아니고 일종의 선택에 의한 결정에 지나지 않는다는 점을 지적하였다. 과학적 가설이 타당성 여부를 정하는데 학계의 역할(예: 의견일치)이 중요하다고 하였다. 그러나 신화나 미신, 도그마 등과 비교해 볼 때 경험과학은 여전히 경험적 증거들에 의해 상당히 훌륭한 지지를 받을 수 있는, 인진하고도 신뢰할 만한 지식체계라는 주장이다.

'무엇을 해낼 수 있는 지식'을 생산하는데 있어 귀납적 방법은 아직도 훌륭한 과학 방법이 되고 있으며 그 중심부에 자리하고 있다는 견해이다.

## 2) 과학 연구방법의 의의와 특성

과학 연구방법은 객관적인 접근법에 의해 현상에 내재하고 있는 진리를 규명하는데 중요하다. 즉, 현상에 대한 서술, 이해, 그리고 예측이 객관적이고 실증적인 연구방법에 의해 이루어질 때 그 연구의 결과는 믿을 수 있다.

### (1) 과학 연구방법의 의의

방법론이라는 영어 단어는 methodology인데, 이 단어는 '…로부터'라는 뜻을 가진 'meta'와 '여행'을 의미하는 'hodos' 그리고 '논리, 이해능력'이라는 뜻을 지닌 'logos'가 합쳐진 것이다. 이 단어의 뜻을 직설적으로 풀어 쓰면, '지식을 얻기 위해 사용되는 계획에 대한 연구'라는 의미를 지닌다. 즉, 과학적 조사를 함에 있어서 사용되는 방법에 대한 연구이다.

과학 방법론에는 체계적인 법칙과 조사과정이 존재하며 연구를 진행하고 지식에 대한 주장을 평가하는 기준을 제시한다. 그리고 체계적인 법칙과 조사과정은 연구자들이 지속적으로 새로운 방법을 추구함에 따라 발전하게 된다. 이러한 발전은 천천히 그리고 조심스럽게 지속적으로 발전하고 있다. 이러한 과학 방법은 다음과 같은 기본적인 기준에 적합해야 한다.

#### ① 의사소통의 원칙

방법론의 주된 목적은 연구자들이 알고 있는 일반적인 경험을 의사소통을 통해 다른 연구자들에게 정확하게 설명하고 이해할 수 있도록 돕는 것이다. 이를 위해서 연구자가 제시한 방법을 동일 연구자나 다른 연구자가 동일 방법으로 반복하여 연구함으로써 의도하지 않은 오류가 발생할 가능성을 줄일 수 있다.

#### ② 추론의 원칙

과학적 방법론에 있어서 가장 기본적인 도구는 논리성이다. 논리성은 연구자들이 관찰한 현상에서 신뢰할만한 새로운 추론을 가능하도록 해준다. 또한 과학 사고의 기본요소로서 논리성을 사용한다면, 과학 방법론은 연구자의 주장에 대한 내적 일관성을 확보해 준다.

③ 상호주관성의 원칙

상호주관성은 다른 연구자들이 동일한 대상에 대해 동일한 방법으로 동일한 과정을 거쳐 연구를 하였을 경우 동일한 결과가 나와야 한다는 것이다. 이는 타당성의 개념과 어느 정도 일치한다고 볼 수 있다. 그러므로 과학적 방법론이 연구결과에 대해 객관성을 제공하기 위해서는 상호주관성을 제공할 수 있어야 한다.

### (2) 과학 연구방법의 특성

① 실증성

실제 현상에 의거하여 연구가 행해져야 하며 현실 세계에서 일어나는 현상을 대상으로 하며 증거가 있어야 한다.

② 논리성

이론적인 근거하에 전개 과정상 비약이 없어야 한다.

③ 객관성

주관적인 편견이나 판단을 배제하고 객관적으로 나타난 증거와 판단에 의존해야 한다.

④ 상호주관성

다른 연구자들에게도 연구 진행과정과 결과가 이해되어야 한다.

⑤ 재현가능성

관찰된 결과나 실험결과가 재현될 수 있어야 한다. 즉, 조건만 동일하면 동일한 결과가 다시 재현될 수 있어야 한다.

⑥ 체계성

내용의 전개과정이나 조사과정이 일정한 틀, 순서, 원칙에 입각하여 진행되어야 한다.

⑦ 통제성

연구문제의 해결과 관련이 없는 변수의 영향이 제거되어야 한다.

⑧ 일반화의 범위

시간, 공간, 대상 측면에서 연구결과가 적용 가능한 범위를 규정하여야 한다.

⑨ 변화가능성

기존의 신념이나 연구결과는 언제든지 비판되고 수정되어야 한다.

### 3) 과학 연구방법의 논리적인 접근법

#### (1) 연역법

연역법은 기존의 일반법칙이나 이론을 적용하여 하나의 사건이나 현상을 설명하는 경우를 말한다. 예로서 물리학자가 공중에 던진 물체가 땅에 떨어지는 현상을 설명하기 위해서 만유인력의 법칙을 적용시키는 경우가 바로 그것이다. 전통적인 과학 접근법으로 연역법이 가장 흔히 사용되는 예는 다음과 같은 것이다.

'모든 사람은 죽는다' → '소크라테스는 사람이다' → '그러므로 소크라테스는 죽는다'

삼단논법에 의거하면 'B'의 사실 또는 현상이 'A'라는 보편적 법칙에 의거하여 설명이 가능하게 된다. 이과 같이 일반적(보편적) 법칙이나 이론을 사실이라는 전제에 의존하여 개별적 사건이나 현상을 설명하기 때문에 연역적 설명은 일반법칙이나 이론이 사실일 것에 설명의 근거를 둔다.

이처럼 연역적인 논리를 과학적인 논리를 통해 분석해 보면, 당초 분석의 세계와 경험의 세계를 규정하고 이른바 삼단논법과 같은 논리 전개방식으로 진행시켜 경험적 사실과 일치하게 될 때 과학 법칙을 발견하게 된다. 이 방법은 '전체에 대해서 참인 것은 부분에 관하여도 참이다'라는 법칙에 의거하여 보편적 원리로부터 부분에 대한 지식을 이끌어낸다. 즉, 일반적인 것으로부터 특수한 것을 추론해 내는 방법이다.

### (2) 귀납법

귀납법은 경험의 세계에서 관찰된 많은 사실들이 모두 공통적인 유형으로 전개되는 것을 발견하고 이들의 유형을 객관적인 수준에서 증명을 하는 것이다. 따라서 객관적이기 위해서는 현상의 분석절차와 방법이 계량적이어야 하며 이를 위해 수학적 · 통계학적 분석이 필요하게 된다. 이와 같이 귀납법은 특수한 사실을 통해 일반적 진리 또는 원리를 찾아내는 방법을 말한다. 즉, 과학자가 관찰한 사실을 설명하기 위해 이론을 형성해 가는 과정을 말한다.

논리적 실증주의에서는 경험을 바탕으로 구축된 이론에 기반을 둔 가설이 추가적인 관찰에 의해서 실증적으로 검증됨으로써 이론이 점차로 확인된다는 것이다. 귀납적 확률론에 입각한 확인과정을 거치게 되며 이론은 지속적인 관찰들에 의해서 정당화가 되는데 이러한 관찰들이 누적되어 결론에 대한 확률적인 지지 정도가 높아지게 된다.

### (3) 연역법과 귀납법의 관계

귀납 방법은 연구자가 관찰된 자료를 통하여 현상 속에 내재하고 있는 일반 원리를 찾아내어 이를 실제로 검증하는 과정이 필요한 반면, 연역 방법은 연구자가 기존의 이론이나 일반적인 원리를 이용하여 새로운 가설을 설정하고 이를 실증적으로 검증함으로써 가설이 현상을 적절히 설명하고 있는지를 검증하는 것이다. 위의 두 방법은 실제 독립적으로 연구에 적용되기보다는 동시에 적용되면서 지식의 축적이 이루어진다.

결론적으로, 지식에 대한 이해는 분석적인 연역 방법과 경험적인 귀납 방법에 의해 이루

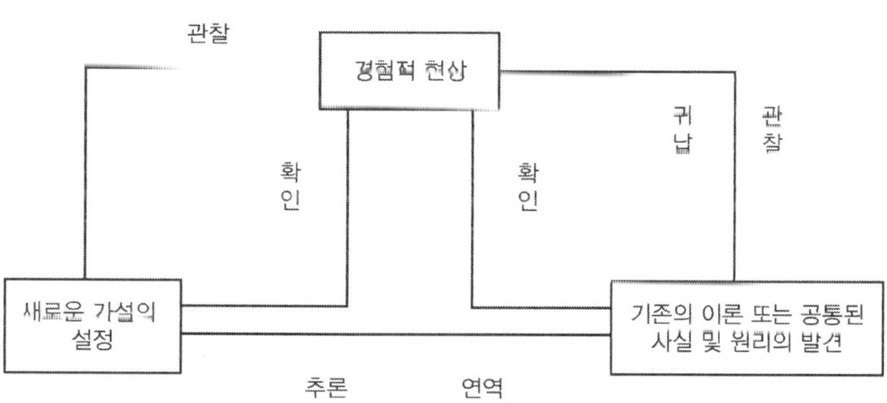


[그림 1-13] 두 가지 논리적 접근법의 적용과정

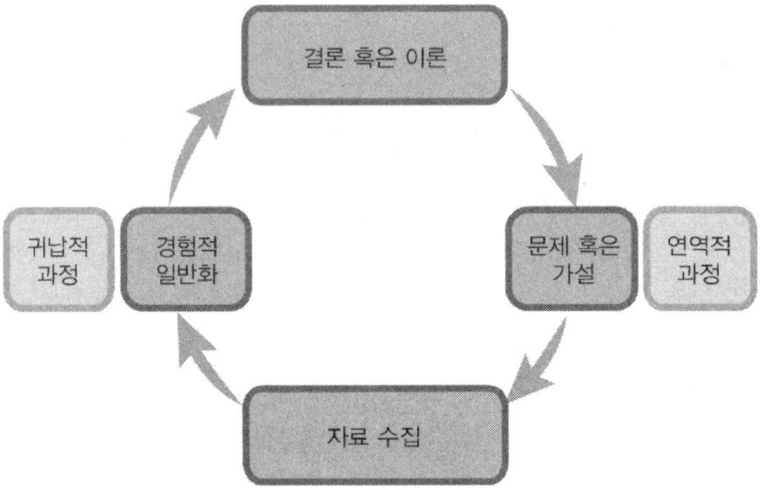


[그림 1-14] 연역법과 귀납법의 관계

어지게 되는데 과학에서 필요한 논리는 이 중 어느 한쪽만을 취해서는 안 된다. 즉 연역적 추론이 논리적 필연성을 갖는다는 의미에서 그 중요성을 인정하고, 내용의 공허성을 피하고 예측적 지식의 가치를 인정함으로써 귀납적 논리의 중요성도 함께 인정해야 한다.

연역법과 귀납법의 관계는 상호 대립적이기보다는 상호보완적 관계이다. 왜냐하면 연역적 추론은 논리적 필요성을 갖고, 귀납적 방법은 이론의 공허성을 피할 수 있다는 측면에서 그 중요성이 인정되기 때문이다. 연역법과 귀납법의 실제적 탐구과정을 순환구조를 가진다. 즉 이론과 연구구조는 끊임없이 연역, 귀납, 연역 등으로 이어지는 순환과정을 통한 상호작용을 거친다.

# 제 2 장 보건학 연구방법 및 과학적 접근

## 1 보건학과 보건학 연구방법

### 1) 보건학에 대한 이해

#### (1) 보건학의 정의

보건학의 정의는 시대에 따라 변천되었는데 초기시대에는 위생(Hygiene)에 국한되어 주로 개인위생, 즉 위생(Sanitation)과 전염성(Communicability) 여부가 척도가 되었다. 그 후 19~20세기에는 면역학의 위대한 발견으로 질병의 예방문제에 초점을 가지게 되었다. 즉, 위생학과 의과학의 결합으로 정의되기 시작하였다.

Winslow CEA(Charles-Edward Amory Winslow, 1877~1957)는 공중보건학에 대하여 다음과 같이 정의하였다. "공중보건이란 환경위생, 감염병의 관리, 개인위생 교육, 질병의 조기진단과 예방을 위한 의료서비스 조직, 건강을 적절하게 유지하는 데 필요한 삶의 기준을 보장하기 위한 사회적 장치의 개발 등을 위한 지역사회의 조직적인 노력을 통하여 건강과 능률을 향상시키며 질병을 예방하고 수명을 연장하기 위한 과학이며 기술인데, 이와 같이 함으로써 인류 누구나가 태어나면서부터 건강과 수명을 향유할 수 있도록 하기 위한 것을 말한다".

The science and art of

① preventing disease,

② prolonging life and

③ promoting physical and mental health and efficiency

through organized community effort for
① the sanitation of the environment
② the control of communicable infection
③ the education of the individual in personal hygiene
④ the organization of medical and nursing services for the early diagnosis and preventive treatment of disease and
⑤ the development of the social machinery to insure everyone a standard of living adequate for the maintenance of health

so organizing these benefits as to enable every citizen to realized his birthright of health and longevity.

### (2) 보건학의 범위

과거에는 일반위생과 감염성 질환관리에서 한정되어 있었으나 점차 인간과 환경사이의 모든 생태학적 관계로 요약되어 현대의 공중보건분야의 전 영역으로 급속히 확대되었다.

Pickett GE & Hanlon JJ는 "공중보건학은 생활습관, 환경, 생물학적 요인, 보건의료의 4가지 영역을 다룬다"고 하였으며, 공중보건학은 다음의 9가지 영역으로 구분하였다.

① 전 연령에 대한 건강검진, 조기발견, 예방접종, 보건교육 등을 포함하는 예방적인 보건서비스
② 타공공부분의 자원과 지역서비스를 활용하여 복잡한 문제를 해결하기 위한 공중보건의료서비스의 협조
③ 저소득계층, 소수민족, 지리적 접근성이 취약한 집단에 대한 보건의료의 접근성 보장
④ 물리, 화학 및 기타 건강 위해 요소에 대한 예방과 통제
⑤ 질병감시, 건강상태 측정, 의료서비스 이용 경향의 평가를 포함한 건강상태 평가
⑥ 공공부분의 보건의료를 포함한 개개의 전문인력, 시설 및 조직에 대한 질 보장
⑦ 에이즈 희생자에 대한 장기케어프로그램과 같은 필수 보건의료서비스 개발을 촉진
⑧ 지역보건의료 기획 및 지지와 같은 다른 기능들
⑨ 공공부분 프로그램 및 서비스 체계의 관리

Public Health is concerned with 4 broad area
① life style and behavior
② environment
③ human biology
④ organization of health program and systems

Public health activities fall into one of the following 9 categories
① Preventive health services for all age groups, including screening, early detection, immunization programs, health education and other activities
② Coordination of public health services to bring the resources of other public sector and community services to bear on complex problem
③ Assuring access to care, especially for low-income, minority, and geographically isolated populations
④ Prevention or control of physical, chemical, and other hazards to health
⑤ Health status assessment, including surveillance of diseases, measurement of health status and assessment of service utilization trends
⑥ Quality assurance of individual professionals, institutions, and organizations, including public sector service systems
⑦ Catalyzing development of needed services, such as long-term care programs for AIDS victims
⑧ Such other functions as community health planning and advocacy
⑨ Management of public sector programs and service systems

## 2) 보건학 연구와 연구방법

### (1) 연구의 정의

위키피디아에서 연구(Research)란 '지식에 대한 탐구를 기반으로 한 인간의 활동이며 세상의 여러 측면에 대하여 인간이 새롭게 알게 되었거나 이미 존재하던 지식의 발견, 해석, 정정, 재확인 등에 초점을 맞추는 체계적인 조사를 일컫는 말이다. 연구의 일차적 목표는 지식에 대한 증거의 제공, 발견, 해석, 또는 인간의 지식이 진보하기 위한 방법과 체계의 발전에 있으나, 사람들이 사는 세상의 자연과 특성을 설명하기 위한 과학 정보와 이론을 제공하므로 실용적인 측면에서의 응용 역시 가능하다. 연구는 일반적으로 관찰부터 시작하여 가설 설정과 자료 수집 등을 통하여 최종 결론을 도출해내는 과정을 거치며, 과학적 방법을 비롯하여 여러 가지 방법이 사용된다.'라고 정의내리고 있다.

또한 웹스터 사전에서는 연구(research)란 '정성을 들이는(studious) 탐구(inquiry)나 시험(examination), 특히 새로운 사실을 발견하여, 그것을 바르게 해석하는 것이거나 현재까지 알려진 결론, 이론 또는 법칙을 실제로 응용하는 것을 목적으로 한 비판적이고(critical), 철저한(exhaustive) 탐색(investigation) 또는 실험(experiment)'으로 정의내리고 있다.

공중보건협회 특별위원회(Public Health Association Task Force)에서는 '연구는 정확한 방법을 이용한 계속적인 탐구이며, 일정한 변수 이외의 인자를 합당하게 조절한 후, 특정한 목표에 도달하기 위해 하나의 문제를 고찰(study)하여 올바른 통계 방법으로 해석하는 것이다'라고 정의하였다.

### (2) 보건학 연구방법

보건학 분야에서 다루어지는 연구는 화학물질이나 미생물 등과 같은 관찰과 실험의 대상일 수도 있지만, 대부분이 인간집단을 대상으로 한다. 이 경우에 통계 분석방법은 필수적이며 자연과학적 접근은 물론 사회과학적 접근이 필요하게 된다.

인간을 대상으로 하는 연구는 실험실 위주의 연구조건을 만족시키기는 불가능하다. 살아있는 사람을 대상으로 하는 연구는 대부분 관찰연구로서 비뚤림과 오류를 가질 위험이 높다. 그러므로 보건학 연구방법론이 안고 있는 내재적 결함들을 극복하고자 하는 창조적인 노력이 더욱 중요하며, 이는 정당함과 성실한 과학철학 정신을 견지하고 있을 때 좋은 성과를 얻게 된다. 타당한 연구방법의 설계와 적절한 통계처리기법의 적용은 연구결과의 타당성을 보증하는 최소한의 조건이다. 보건학은 과학의 다른 어느 분야에서 보다 그 연구방법의 중요성이 강조되는 분야이다.

#### ① 보건학에서 연구방법의 중요성

㉠ 조직상황에 있어서의 문제해결

㉡ 연구조사 결과의 이해와 적용

㉢ 다른 사람의 주장에 대한 타당성의 평가

㉣ 이론의 건전성에 대한 평가

### ② 통계학의 중요성

통계 방법은 방대한 자료의 내용을 요약하고 전달하는 데 매우 중요한 역할을 한다. 또한 측정치의 타당성과 신뢰성을 이해하는 데도 매우 중요하다.

#### ㉠ 통계적 추론과 확률

통계적 추론 또는 통계적 추측은 모집단에 대한 어떤 미지의 양상을 알기 위해 통계학을 이용하여 추측하는 과정을 지칭한다. 모집단의 전체 양상을 알고 그에 대한 추론을 100% 확신하기 위해서는 모집단 전체를 표본으로 조사해야 하나 이는 비용, 시간적 문제로 현실적으로 불가능한 경우가 많기 때문에 대부분의 경우 모집단에 추출한 표본에서 얻은 정보를 대상으로 추론한다.

통계적 추측은 추정(estimation)과 가설검정(testing hypothesis)으로 나눌 수 있다. 추정은 표본을 통해 모집단 특성이 어떠한가에 대해 추측하는 과정이다. 표본평균 계산을 통해 모집단 평균을 추측해보거나, 모집단 평균에 대한 95% 신뢰구간의 계산과정을 나타낸다. 가설검정은 모집단의 실제 값이 얼마나 되는가 하는 주장과 관련하여 표본이 가지고 있는 정보를 이용해 가설이 올바른지 그렇지 않은지 판정하는 과정을 나타낸다.

확률은 수학적 확률과 통계적 확률로 나누어지는데 대부분의 보건의료 연구에서는 통계적 확률이 사용된다. 통계적 확률(statistical probability)은 자연현상에나 사회현상과 같이 일어나는 여러 사건의 확률을 수학적 확률의 정의를 이용하여 구할 수 없는 경우에 사용된다.

#### ① 통계검정을 위한 가설

가설(hypothesis)은 둘 혹은 그 이상의 변수들 간의 관계에 대한 연구자의 기대를 진술한 것으로서 연구자가 연구문제에 대해 잠정적인 해답을 내린 것이다. 과학적 연구에서는 연구문제를 가설의 형태로 바꾸고 이 가설을 자료수집과 분석을 통해 경험적으로 검증하여 가설을 지지 또는 기각함으로써 문제의 해답을 얻게 되므로 가설은 연구에서 중요한 위치를 차지한다. 그러나 모든 연구에서 가설이 반드시 필요한 것은 아니다. 관심 있는 현상에 대한 정확한 서술을 목표로 하는 서술연구, 변수들 간의 초보적인 관계를 탐색하는 탐색연구 등 변수간의 관계를 다루지 않는 연구에서는 가설을 설정하지 않는다. 가설은 연구문제 진술에 근거하여 설정된다. 문제 진술과 가설의 차이점은 문제 진술은 '연구할 현상이 무엇인지를 규명한 것'인 반면, 가설은 '연구할 현상(변수)이 어떻게 관련될 것인지에 대한 예측'이다. 통계적 가설(statistical hypothesis)이란 어떤 모집단이나 표본에 대한 주장을 말한다.

연구자는 자신의 연구를 통해 연구가설을 입증하고자 한다. 이를 위해 연구자들은 기존에 알려진 사실인 귀무가설(영가설, null hypothesis)을 내세워 그 귀무가설이 틀렸음을 통계적 분석과정을 통해 입증함으로써 귀무가설과 대립관계에 있는 대립가설(연구가설, alternative hypothesis)을 채택하고 본인들의 연구가설이 사실임을 주장하고자 한다.

여기서 대립가설은 연구자가 궁극적으로 주장하고자 하는 가설로 연구가설과 같은 의미라고 할 수 있다. 귀무가설이 기각되기 전까지 연구자는 우선 귀무가설이 옳다는 가정을 하는 데 대립가설이 사실이 아닌 경우 연구자의 기대가 수포로 돌아갈 수 있기 때문에 귀무가설을 영가설이라고도 부른다. 연구자는 연구결과를 통해 통계적으로 귀무가설을 채택할지 기각할지를 결정하게 되는데, 귀무가설이 기각되는 경우 귀무가설의 반대인 대립가설을 채택하게 된다. 그렇다면 연구자들이 대립가설이 사실임을 바로 입증하지 않고 귀무가설이 거짓임을 입증함으로써 대립가설이 사실임을 입증하는 것일까? 이는 입증의 편리성 때문이다. 대립가설이 사실임을 입증하는 것보다 이미 알려진 사실인 귀무가설이 거짓임을 입증하고 이를 통해 그에 반대되는 대립가설이 사실임을 입증하는 것이 훨씬 편리하기 때문이다.

### ㉢ 통계적 가설검정과 오류

귀무가설과 대립가설을 설정하고 통계적 검정을 거친 후 귀무가설을 기각 혹은 채택하게 되는데 가설검정 시 우리는 가설 기각에 있어 다음의 두 가지 사항을 늘 생각해야 한다. 먼저 참인 가설을 기각해 버릴 가능성을 가능한 낮게 해야 하고, 거짓으로 생각되는 가설은 기각되도록 하는 것이 그것이다.

가설 검정 시 연구자는 두 종류의 판단 오류를 범할 수 있는데, 옳은 귀무가설을 잘못 기각하는 오류와 틀린 귀무가설을 잘못 채택하는 오류가 그것이다.

ⓐ 1종 오류는 귀무가설이 실제로는 참이지만, 거짓으로 생각하고 잘못 기각하는 오류이다. 즉 어떤 현상이 실제로는 참이나 거짓으로 판정하는 것이다. 알파오류(α error)라고도 한다.

ⓑ 2종 오류는 귀무가설이 실제로는 거짓이지만, 참으로 생각하고 잘못 채택하는 오류이다. 즉 어떤 현상이 실제로는 거짓이나 참으로 판정하는 것이다. 베타오류(β error)라고도 한다.

### (3) 보건학 연구에서의 과학성과 윤리성

보건학 연구에서는 그 대상이 인간이라는 점에서 과학성과 함께 윤리성이 보장되어야 한다. 윤리적이라 함은 일반적으로 '인간에게 이득이 되어야 하며 사회정의에 합당하여야 하고 자유의지(autonomy)가 보장되는 것'이다. 따라서 보건학을 연구한다는 것은 과학적 활동의 하나이며 동시에 윤리적 실천의 하나이다.

# 2 보건학 연구에서의 인과성

## 1) 인과성 개념의 진화

과학 특히 보건학에서 다루는 주요 내용은 두 사건(events)간의 인과성이다. 인과성을 어떻게 이해하여야 할 것인가를 위하여 그 동안 많은 과학자들이나 철학자들은 어떻게 생각하여 왔는가를 살펴보자.

### (1) 아리스토텔레스의 4원인설

아리스토텔레스(Aristoteles)(384～322 B.C.)는 만물(특히 생물체)은 나름의 목적을 갖고 있다는 소위 목적관(目的觀, Teleological concept)에 입각한 4원인설을 주장하였으며, 이는 거의 2,000년 동안 진리로 여겨져 왔었다.

### (2) 뉴턴의 필연성 개념(Idea of necessity)

아이작 뉴턴(Isaac Newton)(1642～1727)은 아리스토텔레스의 주장을 부정하고 모든 움직임이 사전에 계산된 운명에 의하여 창조되었으며, 그 움직임에 변화가 있을 때 원인과 결과의 관계가 성립하는데, 그 사이에는 시간이라는 고리가 필연적으로 연결되어 있다고 설명하였다.

데이비드 흄(David Hume)(1711~1776)은 우리가 인과성이 있다고 하는 것은 심리적 결정이지 논리적인 정당성은 없다는 것을 주장하면서 필연성은 전적으로 심리적 추론의 문제라고 하였다. 그리고 반복적인 상관성이 곧 인과성이라는 확률적 개념을 도입하였다.

### (3) Mill의 귀납적 인과관계 추론법

Mill은 인과성을 추론해 낼 수 있는 요소로는 3가지가 있는데 ① 원인은 시간적으로 앞서야 하고(precedence of cause), ② 변동이 서로 관계가 있어야 하며(have to be related, covariation), 그리고 ③ 다른 가능한 설명이 배제되어야 하는데, 이는 일치성 여부와 차이성 여부, 그리고 동시변화의 여부를 확인함으로써 할 수 있다. Mill의 방법에서 주요한 변화는 세 번째 요소로서 대조군(control group)의 개념이 도입된 것이라고 할 수 있다.

### (4) 확률론적 인과성 개념

갈릴레이와 뉴턴에 의하여 부활된 결정론은 양자역학의 출현으로 다시 와해되었다. 그리하여 모든 운동의 법칙은 무원칙 또는 무작위성(behave at random), 즉 확률법칙에 따른다는 주장이 제기되었으며, 인과성도 확률적 연관으로 인식하게 된다. 즉, 통계적인 상관성에서 인과관계를 인식할 수 있다는 것이다.

### (5) 실행적 인과성 개념(activity theory of causation)

현대의 과학철학자(Collingwood, Gasking, Suppes, Write, Madden, Whitbeck)들은 인과성은 영원히 풀리지 않는 문제이기 때문에 일상생활의 언어로서 쉽게 이해하자는 주장을 하고 있다. 그러나 이들의 주장은 인과성에 대한 근원적인 답을 구한 것이 아니라 현실에 적응하는 방법으로 우회한 것으로 볼 수 있다.

실행적 개념에서의 원인은 어떤 무엇이 일어나도록(something to happen) 만들기 위하여 연구자가 조작할 수 있어야 한다는 것이다. 조작가능성의 개념도입은 앞서 확률적 인과성에서 문제가 되었던 단순한 상관관계를 구분해내는 해답을 주고 있다. 인위적인 조작을 통하여 통계적 연관이 인과관계인지 아닌지를 현상적으로 판별할 수 있게 된 것이다.

이러한 견해는 사회과학의 목적이 사회현상을 설명하고 예측하는 과정을 통해 인류의 복지를 향상시키는 것이라는 개념에 잘 부합하는 것이라 할 수 있다.

특히 보건학 연구에서 파악하고자 하는 사회현상에 대한 인과관계를 추론하는 데는 같은 결과에 대해서도 많은 원인이 존재할 수 있으므로, 신뢰할 만한 인과관계에 대한 지식을 얻는다는 것은 매우 어려운 일이며, 인과관계가 단순히 하나의 예에서 다음 것으로의 반복을 의미하는 것도 아니다. 모든 복잡한 관계를 이해하는 것이 불가능하므로 보다 많은 연구와 다른 경험을 통하여 인과관계에 대해서 영향을 주는 상황변수를 규정하고, 인과관계 지식의 신뢰성을 증진시켜야 할 것이다.

1965년 브래드포드 힐(Bradford Hill)은 원인적 관련성에 대한 원칙으로 연관성의 강도(strength of association), 다른 연구와의 일관성(consistency), 특이성(specificity), 시간적 선후관계(노출이 효과－질병 보다 앞섬)(temporality), 생물학적 타당성(biologic plausibility), 생물학적 용량－반응 정도(biological gradient, dose－response relationship), 기존 학설과 일치(coherence), 실험적 입증(experiment), 유사성(analogy) 등을 발표한 바 있다.

## 2) 보건학 연구에서 인과관계의 판단

보건학 연구에서 한 변수가 다른 변수의 원인이라는 결론을 도출하기 위해서는 다음과 같은 기준 및 절차를 따를 수 있다.

**(1) 변수들간의 통계적 유의성 검정을 한다.**

**(2) 시간적 선 · 후 관계를 파악한다.**

**(3) 기존연구들과의 일지성을 파악한다.**

**(4) 상관의 강도, 즉 용량－반응 관계를 분석한다.**

**(5) 특이성이 있는지를 파악한다.**

**(6) 실험을 통하여 분석한다.**

보건학의 경우 사회과학적인 접근이 필요하므로, 사회과학에서 필요한 인과관계의 개념을 참고로 제시하고자 한다.

① 원인으로 추정되는 변수와 결과로 추정되는 변수가 동시에 존재하며, 상호연관성을 가지고 변화하여야 한다.
② 원인과 결과를 추정하기 위해서는 원인이 결과보다 시간적으로 우선하여야 한다.
③ 사회과학에 있어서 인과관계는 미시매개체수준을 전제로 하지 않는다.
④ 사회현상을 연구하는 것은 통제된 조건하의 폐쇄시스템이라기보다는 개방시스템(open system)을 전제로 할 수밖에 없다.
⑤ 사회현상을 연구하는 것이 개방시스템을 전제로 하므로 인과관계에 있어서 결과를 발생시키는 원인이 여러 가지가 있을 수 있다.
⑥ 사회과학 연구는 개방시스템에서 이루어지고 여러 가지 원인이 작용하므로 이론이 완벽할 수 없고, 확률적일 수밖에 없다.
⑦ 사회과학에서 많은 외생(exogenous) 변수가 존재하여 이론이 100% 정확히 맞을 수는 없으므로 가능하면 원인과 결과간에 작용하는 외생 변수들을 통제하여야 한다.
⑧ 사회과학에 있어서의 인과관계는 원인의 조작이 가능하면 보다 바람직하게 된다.

## 3 보건학 연구의 단계

### 1) 연구의 주요 단계

연구방법론은 타당성 있는 연구자료의 수집에 더 중점을 둔다. 즉, 일반성보다는 타당성을 더 중요시한다.

> "좋은 통계 분석은 불량 데이터를 복구하지 못한다."
> "Good statistical analysis do not salvage poor data"

#### (1) 연구의 첫 단계

보건의료분야의 일반적인 조사연구의 목적은 즉각적이든 장기적이든 어떤 활동의 기초를 제공하기 위한 정보의 축적이다. 연구자는 연구를 통해 문제점을 인식하고 이를 해결할 수 있는 방안을 제시하며, 최종적으로는 연구의 결과가 보건 분야에 기여할 수 있도록 노력해야 한다. 만약에 연구주제가 창조적이고 연구계획이 건전하다면 연구결과는 과학적 관심을 충분히 가지게 될 것이다. 또한 연구내용이 실제 중요한 문제를 다루고 있고 연구계획이 건전하다면 연구결과는 유용한 것이 될 것이다.

계획이 시작되기 전에 문제 즉, 연구주제는 반드시 정의되어야만 한다. 문제에 대한 연구자의 관심은 실제적인 것으로부터 또는 지적 관심, 조심스러운 의문, 경험 등으로부터 도출된다. 연구주제는 연구자의 관심분야 뿐만 아니라 관심 밖의 분야에서 얻을 수도 있다. 예를 들면 흡연연구의 결과를 보고 음주에 대한 연구에 관심을 가지게 되는 경우이다.

연구조사의 주요 목적이 문제를 해결하기 위한 정보를 수집하는 것이지만 부수적으로 연구자에게는 교육의 기능을 가지게 된다. 조사는 특별한 주제에 대한 많은 사람의 관심을 자극할 수 있으며 공공활동을 자극하기도 한다. 한편, 지역사회 구성원에 의해 수행된 조사는 지역사회 활동을 고무시키기도 한다.

보건학 연구의 목적은 자원 이용에 대한 의사결정, 질환의 위험요인을 줄이기 위한 예방활동 및 질환의 원인규명이나 공공의 교육을 위한 것, 복지활동, 병 · 의원 관리활동, 지역사회 보건 프로그램 등이 될 수 있다. 연구목적은 좀 더 명확하게, 자세히 기술하여야 하며 이를 위해서 연구자는 그 주제에 대한 이전의 연구 등을 살펴보아야 하며, 현재의 지식수준을 기술하고 제안된 연구의 중요성을 설명하여야 한다.

또한 선입관은 편위된 결과를 가져올 가능성이 있으므로 연구자는 연구목적의 명확성에 솔직해져야만 한다.

명확한 연구목적을 가지고 있으면 연구자는 연구주제를 쉽게 정의할 수 있다. 만약 대상집단의 영아사망률이 매우 높고, 이를 개선하기 위한 활동 프로그램의 기획을 위한 충분한 정보가 없다면 연구주제는 정의된 대상에서 영아사망의 원인이 될 수 있다. 또한 금연교육의 효과가 낮은데 대한 연구라면 좀더 효과적인 새로운 방법의 제시를 연구목적으로 고려할 수 있고 기존 교육에 대한 비교연구가 조사될 수 있을 것이다.

연구의 초기단계에서 연구주제의 선택결정은 좀더 전향적이라야 한다. 연구기획과 예비조사가 진행될 때 예상치 못한 어려움을 겪게 되므로 연구주제의 선택은 연구문제를 해결하기 위한 실제적인 것이어야 한다.

### (2) 조사연구의 단계

연구의 목적을 명확히 하고 주제를 선정한 후 연구자는 상세한 연구계획을 세울 수 있다. 제안된 연구방법을 시험하고 자료를 수집할 준비를 한 다음 필요한 실제적인 업무를 조정해야 한다. 수집된 자료는 가공, 분석한 다음, 연구결과에 대하여 의미를 부여하고 이론적, 실제적 의의를 결정할 수 있다. 마지막으로는 연구자는 다른 사람에게 연구결과를 알리기 위한 방법으로 논문 또는 보고서를 준비하게 된다(표 2-1).

[표 2-1] 조사연구의 단계

| |
|---|
| 1. 예비단계<br>연구목적의 명확화<br>연구주제의 형성<br>2. 기획<br>3. 자료수집의 준비<br>4. 자료의 수집<br>5. 자료의 분석<br>6. 자료의 해석<br>7. 논문작성 |

[표 2-2] 연구의 기획단계

| |
|---|
| 1. 연구목적의 결정<br>2. 연구방법의 기획<br>1) 연구대상집단<br>- 선정 및 정의<br>- 표본선정<br>- 크기<br>2) 연구변수<br>- 선정<br>- 정의<br>- 측정의 범위<br>3) 자료수집방법<br>4) 기록 및 분석방법 |

### (3) 연구목적의 결정(표 2-2, 표 2-3)

이미 연구자는 왜 연구를 하는지를 알고 있다. 연구자는 좀 더 상세한 연구의 목적을 결정해야 하며, 좀더 정확하게는 연구자가 얻어지길 바라는 지식이 무엇인지를 정하여야 한다.

또한 연구자는 연구의 결과가 추후 연구의 기획을 결정하는 것과 연구방법이 연구목적에 적절한지를 판단하여야 한다(표 2-2, 표 2-3).

[표 2-3] 연구목적

| |
|---|
| 1. 연구가 의도하는 바와 일치하는지?<br>2. 명확한가?<br>3. 측정가능한가? |

### (4) 연구방법의 기획(표 2-2)

① 연구대상 집단

누구를 대상으로 할 것이며, 연구대상 인구 모두를 조사할 것인지 아니면 표본으로 할 것인지? 표본으로 할 경우 어떻게 선정할 것이며, 연구대상의 집단 또는 표본은 어느 정도 크기로 할 것인지?

② **연구변수**(표 2-4)

어떠한 특성을 측정할 것이며, 연구변수를 어떻게 정의하며 측정의 척도를 무엇으로 사용할 것인지?

[표 2-4] 평가연구의 기본 문항

1. 필요성
   어느 정도 요구되어지는가?
2. 질
   (1) 결과가 어느 정도 만족스러운가?
      - 의도한 효과를 달성하였는가(효과성)?
      - 바라지 않는 효과는 없었는가(유해성)?
   (2) 업무활동의 성과가 만족스러운가?
   (3) 서비스 이용과 순응도는 만족스러운가?
   (4) 기관과 조건은 만족스러운가?
3. 효율성
   자원이 효율적으로 사용되었는가?
4. 만족도
   관련된 사람들이 얼마나 만족하는가?
5. 다른 가치
   위에서 언급된 양상이 다른 범주, 다른 집단, 다른 상황에서도 얼마나 다른가?

③ **자료수집방법**

자료를 직접관찰로 얻을 것인지, 문서자료를 사용할 것인지, 면담 또는 자기기입식 설문지를 사용할 것인지, 자세한 방법은 무엇이며 어떤 질문을 사용할 것인지?

④ **기록 및 분석방법**

어떻게 자료를 기록할 것이며, 자료분석기술은 무엇을 사용할 것이며, 분석계획은 무엇인지?

### (5) 자료의 수집

조사 자료는 크게 1차 자료와 2차 자료로 구분한다. 1차 자료는 조사자가 조사를 시행하는 가운데 직접 수집해야 할 자료이며, 2차 자료는 조사를 수행하고 있는 조사자가 아닌 다른 사람에 의해 이미 정리되어 있는 자료를 의미한다. 1차 자료를 수집하는 방법은 여러 형태가 있는데, 가장 적절한 방법을 선택하기 위해서는 조사 목적과 내용, 대상, 조사 설계, 인력과 비용, 소요 시간, 윤리적 쟁점(사전동의, 비밀보장) 등을 고려하여야 한다. 의사소통을 위한 자료수집과 관찰에 의한 자료수집으로 나눌 수 있는데, 설문지를 활용한 면접, 우편, 전화, 인터넷 등은 의사소통을 통한 자료수집 방법에 해당한다. 2차 자료는 연구가 아닌 다른 목적으로 수집되거나 신고·보고되고, 조사된 자료 중 연구자가 역학 연구에 활용하는 자료로 인구자료, 사망자료, 건강보험자료, 병원자료 등이 있다. 어느 방법이든 조사대상자로부터 협조와 승낙이 선행되어야만 한다. 자료수집방법이 결정되고 나면 의사결정에 도움이 되는 정보를 획득하기 위해 설문지를 작성하게 된다.

[표 2-5] 1차 자료와 2차 자료의 장점 및 단점

| 구 분 | 1차 자료 | 2차 자료 |
|---|---|---|
| 장 점 | • 현재의 연구와 직접적으로 연관되기 때문에 그 분석 결과를 직접 활용할 수 있음 | • 1차 자료에 비하여 수집과정에서 필요로 하는 시간, 노력, 비용이 적게 듦 |
| 단 점 | • 2차 자료에 비하여 수집하는 데에 많은 시간, 노력, 비용을 필요로 하기 때문에 2차 자료를 활용할 수 있는지를 우선적으로 파악한 후 부족한 부분에 대해서만 1차 자료를 수집하는 것이 바람직함 | • 시간이 흐름에 따라 정확성이 떨어지며 현재의 연구에서 필요로 하는 핵심적인 정보를 제공하지 못하는 경우가 많으므로, 그 적합성을 평가하여 연구에 활용해야 함 |

자료수집방법이 정해지고 설문지가 작성되면 구체적인 조사대상자를 선정하여야 한다. 조사대상자를 선정하는 방법에는 크게 조사대상자들이 속해 있는 집단 전체를 조사하는 전수조사와 그 중에서 일부분을 추출해서 조사하는 표본조사가 있다. 이 두 가지 방법 가운데 어느 것을 선택하느냐는 조사를 시행하는 데 드는 시간과 비용, 조사결과로부터 얻어지는 정보의 정확성 등을 고려하여 결정하게 된다. 그러나 전수조사가 꼭 필요한 경우를 제외하고는 대부분 표본조사를 하는 것이 효과적이다. 표본조사를 위해서는 적절한 표본을 선정해야 하는데 조사내용과 지역적인 범위, 조사대상자들의 특성에 따라 달라지게 된다.

설문지가 완성되고 조사목적에 맞는 표본이 추출된 후에는 실제의 자료를 얻는 과정인 자료수집이 실시된다. 2차 자료만을 활용할 경우에는 이 과정이 생략될 수도 있으나 대부분의 조사는 1차 자료를 수집하므로 이 과정을 거치게 된다. 자료수집은 의미 있는 분석결과를 얻을 수 있는 자료를 수집하는 과정이므로 전체 조사과정에서 차지하는 비중이 높다. 조사목적에 적합한 자료수집을 위해서는 실사를 담당할 조사원들을 통제하고 조사과정에서 발생할 수 있는 문제점을 해결하는 담당자가 선발되어야 한다.

자료수집을 감독하는 임무를 담당하기 위해서는 조사의 목적과 내용을 명확히 알고 있어야 하므로 대부분은 처음부터 조사와 관련된 사람이 이를 담당하게 된다. 자료수집 담당자는 매일 수집된 자료를 확인 · 정리하여야 하며, 조사지역에 대한 사전답사를 통해 문제 파악과 해결을 위한 협조를 구해야 한다. 또한 유능한 조사원을 모집하고 철저한 교육을 실시함으로써 조사과정에서 발생할 수 있는 오류를 최소화해야 한다.

자료수집을 위해서는 통계청장의 통계작성 승인(통계법 제18조)을 받아야 한다. 또한, 통계작성을 승인받은 사항(통계법 시행령 제25조)을 변경할 경우에도 사전(자료수집 시작 전 15일까지)에 통계청장의 승인을 받아야 한다. 자료수집 과정에서 가장 신경을 써야 하는 것 중의 하나는 윤리적인 문제이다. 윤리문제에서 꼭 해결해야 하는 두 가지는 '사전 동의의 획득'과 '비밀보장'이다. 첫째, 사전 동의(Informed Consent)는 연구대상자(개인 또는 조직체 단위)가 그 연구에 참여함으로써 어떤 결과가 나타날지, 또는 연구 참여 자체가 무엇을 뜻하는지 당사자가 정확히 이해하도록 도와주어야 하며, 이를 위해서 필요한 정보를 정직하게 제공한 다음 그에 입각하여 조사대상자 스스로가 아무런 강제도 받지 않고 조사연구에 참여하기로 동의하여야 한다는 원칙이다.

연구자는 대개 참여자에게 동의서에 서명을 함으로써 참여 동의 과정을 문서화한다. 사전동의에 포함되어야 할 내용은 다음과 같다.

① 연구제목과 연구자의 이름
② 연구목적
③ 대략적인 참여자 숫자와 선정 조건
④ 연구절차의 방법(신체검사, 생물학적 시료의 수집, 무작위화 또는 눈가림 절차, 개입 등)과 연구참여자가 연구에 참여해야 할 예상기간
⑤ 연구참여자들이나 사회에 대한 혜택: 제공될 보상에 대한 명확한 설명 또는 연구참여자는 직접적인 혜택을 받지 못할 것이라는 명확한 기술
⑥ 연구 참여와 관련하여 나타날 수 있는 위험, 불편과 비용: 연구에 연계된 문제 발생 시 어떻게 처리할 것인가도 기술
⑦ 연구 참여 도중 참여 중단할 자유
⑧ 연구에 참여하지 않을 자유와 참여하지 않아도 불이익이 없을 것이라는 점

⑨ 연구에서 얻은 개인정보의 비밀 보장
⑩ 연구에 대해 문의할 연락처
⑪ 연구참여자의 서명을 위한 공백

사전 동의 내용이 있는 설명서를 대상자에게 제시하고 설명하며 연구 참여에 동의하는 경우 동의서 서명을 하게 된다. 동의서는 간단하고 분명하며 직접적인 표현을 사용한 꼭 필요한 정보만을 서면으로 작성하고, 정보를 충분히 읽고 이해할 만한 시간을 주고, 이해에 어려움이 있는 사람을 도와주어 참여자가 정보를 잘 이해할 수 있도록 한다. 둘째, 비밀보장(Confidentiality)은 연구의 결과로 얻은 자료가 개인의 사생활의 권리와 자유를 침해하지 않도록 그 비밀이 보장되어야 한다는 것이다. 연구자는 해당 개인이나 조직체가 허용하는 경우를 제외하고는 자료의 비밀보장을 반드시 해야 한다. 비밀보장을 위한 전략은 다음과 같다.

① 이름이나 주소 등 개인 식별이 가능한 정보는 반드시 필요할 경우에만 수집한다.
② 참여자에게 식별(ID) 번호를 부여하고 자료에 그 식별 번호를 붙인다.
③ 개인 식별이 가능한 정보를 포함한 기록들은 밀폐된 공간의 밀폐된 파일 상자에 보관한다. 모든 전산화된 자료 파일은 암호로 보호되어야 한다.
④ 개인 식별이 가능한 정보를 파일에 입력하지 않는다.
⑤ 연구가 끝난 후 특정 시점에서 개인 식별이 가능한 정보를 가능한 한 빠른 시일 안에 폐기한다.
⑥ 연구를 진행하는 사람들이 연구자료 또는 개인 식별이 가능한 정보에 접근할 수 있는 경우, 비밀유지 서약서를 받는다.
⑦ 연구 정보를 통합해서 보고하여 개인 식별 정보가 드러나지 않게 한다.

자료 수집과정과 관련된 업무는 자세히 계획을 세워 수행하는 것이 예기치 않은 혼란과 지연을 방지할 수 있다. 이 계획안에는 자료수집과 관련된 각종 업무들을 포함한다. 예를 들어 실제적인 자료수집의 방법, 연구참여자들에 대한 설명, 참여자의 동의서 등을 포함한다. 자료 수집과정에서는 수집을 담당할 별도의 인력을 활용하여야 하는 경우가 많이 있다. 조사원에 대한 교육과 조사원의 업무수행 내용 등도 연구계획에 포함되어야 할 주요 사항의 하나이다. 자료 수집과정 중에는 상당한 행정적, 사무적인 업무에 부딪히게 되며 연구자는 이에 대하여 충분한 대비를 하여야 한다. 연구 수행에 소요되는 물품이나 경비는 부족하지 않은지, 또 연구참여자들에 대한 안내는 되고 있는지, 연구관계자들의 업무연락이 제대로 되는지, 일정은 겹치지 않는지 등에 대하여 점검해나가야 한다.

안녕하십니까?

저는 ○○대학교 ○○대학원 ○○학과에 재학 중인 학생입니다. 바쁘신 시간 중에도 불구하고 귀중한 시간을 할애해 설문에 응해주심에 대하여 진심으로 감사드립니다.

본 설문지는 '○○○에 관한 연구'에 대해 알아보기 위하여 만들어진 설문지입니다.

본 설문의 응답내용은 연구관계자 이외에는 누구에게도 제공되지 않을 것이며, 또한 본 연구의 학문적 목적 이외에는 절대 사용되지 않을 것입니다.

귀하의 응답내용은 본 연구에 유용한 자료로 사용될 것이며, 성의 있고 솔직한 답변을 부탁드립니다.

2030년　　월　　일

○○대학교 ○○대학원 ○○학과
석사과정 홍 길 동
(E-mail : hongkd1234@naver.com / 010-1234-5678)

**연구 참여 동의서**

본인은 이 연구의 목적과 방법에 대하여 충분히 이해했으며
설문조사에 참여하는데 자발적으로 동의합니다.
또, 본인은 설문을 자유롭게 거부할 수 있고, 거부하여도 피해가 없습니다.

날 짜 : 2030년　　월　　일
서 명 : ________________(인)

# 비 밀 유 지 서 약 서

소 속 : ______________
성 명 : ______________
생 년 월 일 : ______________

상기 본인은 ______________ 연구과제 개발 일원으로 참여하면서 다음 사항을 준수할 것을 서약합니다.

1. 본 연구과제를 수행하는 과정에서 알 수 있었던 연구기밀에 대해 연구과제 수행중은 물론 종료후에도 연구원장 허락없이 자신 또는 제3자를 위하여 사용하지 않는다.

2. 본 연구과제 추진성과가 적법하게 공개된 경우라고 하여도 미공개 부문에 대해서는 앞에서와 같이 비밀유지의무를 부담한다.

3. 본 연구과제가 완료되거나 연구과제를 수행할 수 없게 된 경우, 그 시점에서 본인이 보유하고 있는 연구기밀을 포함한 관련자료를 즉시 연구개발책임자에게 반납하며 앞에서와 같이 비밀유지의무를 부담한다.

4. 다음 법규에 의한 비밀유지의무 등 위반 시 관계법규에 의한 처벌을 감수한다.
   가. 형법 제127조(공무상 비밀의 누설)
   나. 부정경쟁방지 및 영업비밀 보호에 관한 법률 제18조(벌칙)
   다. 산업기술의 유출방지 및 보호에 관한 법률 제14조(산업기술의 유출 및 침해행위 금지)
   라. 산업기술의 유출방지 및 보호에 관한 법률 제34조(비밀유지의무)

2030년 월 일

서약인 ______________(인)

○○○ 귀하

## (6) 자료의 입력, 분석 및 해석 및 이용

### ① 자료의 입력

㉠ 먼저 입력지침을 만들어야 한다(coding guide 작성).

입력지침은 조사한 항목을 Excel 등에 넣을 때 어떤 변수명으로 어떻게 넣을지, 누락된 자료나 응답 거부 등을 어떻게 입력할지, 그리고 조사서 외의 정보는 어떻게 입력할지 등을 일목요연하게 정리한 표이다. 입력지침은 누구나 작성할 수 있으나 통계 지식이 있는 사람이 담당하면 더 좋다. 입력지침이 명확하게 제시되지 않으면 잘못된 결과를 도출하게 되어 전혀 엉뚱한 결론에 도달할 수 있다. 입력도중에 수정하거나 추가해야 하는 것들이 계속 생기게 되므로 이때는 입력하는 사람들 모두 동일하게 지침을 바꿀 수 있도록 해야 한다. 그렇게 하기 위해서는 입력용 컴퓨터는 같은 장소에 위치하는 것이 좋다.

㉡ 자료를 입력하는 사람들은 표준화된 입력지침을 교육받아야 한다.

㉢ 당일 조사서는 당일 입력하고 분석해야 한다(특히 역학조사의 경우).

조사서를 조사팀이 가지고 오면 이 조사팀이나 아니면 입력팀이 바로 입력해야 한다. 조사를 하다보면 밤늦게까지 진행하는 경우가 많고 그럴 경우 자료입력을 꺼리게 된다. 특히 감염병 역학조사의 경우는 자료입력이 늦어 분석이 되지 않으면 다음 날 전략을 세우는데 지장을 받게 되므로 그날 자료는 그 날 입력하고 그날 분석하는 것을 원칙으로 해야 한다. 지역사회진단 같은 경우는 바로 입력할 필요는 없으나 가능하면 스스로 입력해 보아야 조사 시 무엇이 문제인지, 무엇이 잘 누락되는지를 알 수 있다.

㉣ 입력후 반드시 제대로 입력했는지 검사한다(data cleaning).

힘든 입력 작업이 끝나면 자료를 다시 쳐다보기도 싫은 것이 인지상정이다. 그러나 제대로 입력했는지 검사를 하지 않으면 입력이 끝난 것이 아니다. 아무리 숙련된 사람이 입력을 했어도 자료입력의 5%는 오류가 있다. 더욱이 익숙하지 않은 사람이 입력한 것을 검사해 보면 입력한 사람 자신이 믿기 힘들 만큼 입력에 오류가 많다는 것을 알고 놀랄 것이다. 제대로 입력했는지를 검사하는 것은 이중점검(double-check)이 가장 이상적이나 현장에서 너무 시간과 인력이 소모될 수 있으므로 Excel의 경우 필터링(Filtering) 기능을 사용해서 최소한 엉뚱한 숫자가 들어간 것은 찾아내서 수정하도록 한다.

㉤ 조사지와 입력 자료는 관계자 외에 다른 사람이 보거나 만져서는 안 된다.

입력 자료를 조사팀이 누구나 보고 참고할 수 있으나, 수정하는 것은 특정 관리인을 통해서 하는 것이 절대 바람직하다. 입력된 자료를 수정한 후에는 반드시 백업(back-up)해 놓는다. 특히 조사 자료는 개인신상에 대한 정보들이 들어 있으므로 보안에 주의해야 한다.

㉥ 자료 백업과 바이러스 검사를 잊지 말아야 한다.

자료의 백업과 바이러스 검사는 아무리 강조해도 지나치지 않다.

② 자료의 분석

자료의 처리가 끝나면 통계기법을 이용한 분석이 실시된다. 통계분석을 실시할 때에는, 조사목적과 자료를 얻기 위해 사용한 표본추출방법, 자료수집방법 및 측정방법을 고려하여 선택한다. 통계분석방법은 그에 맞는 자료의 형태를 갖추어야 하므로 조사 설계를 계획할 때부터 수집할 자료의 성격과 분석을 일관성 있게 결정해야 한다.

자료 분석은 3단계로 거쳐서 진행된다. 첫 번째는 기술적인 분석이고 두 번째는 단변량 분석이며, 세 번째는 다변량 분석이다. 즉 처음에는 각 변수의 평균, 표준편차, 빈도 분포와 같은 기초 통계량을 산출하도록 하는데, 이는 열외군(예를 들어 연령난에 100이 넘는 숫자가 있는 것) 등을 찾아냄으로서 자료 처리 과정이 제대로 되었는지를 검토하고, 답변의 기본 분포를 파악하고자 하는 것이다. 다음에는 두 변수 간의 단순상관계수를 구하거나 분포도를 그림으로서 변수들 간의 관련성을 파악한다. 여기서 나타난 변수의 상관성을 기초로 하여 층화분석이나 다변량 분석 등을 시행하여 혼란 변수를 파악하고 주요 독립변수를 선정한다. 최종적으로 연구가설을 검정할 수 있는 통계분석방법을 사용하여 연구과제에 대한 해답을 이끌어내는 순서를 밟는다.

자료에 맞는 분석방법을 선택하는 데에는 다음과 같은 기준, 즉 분석하고자 하는 변수의 수(1개, 2개 이상), 척도의 수준(명목 척도, 등간 척도), 모집단의 수(1개, 2개 이상), 표본의 독립성(독립적, 종속적), 분석의 성격(종속관계, 상호관계) 등에 따라 결정된다.

많은 경우에 기술적인 분석과 단변량 분석으로도 원하는 바를 충분히 나타낼 수 있으며, 컴퓨터 프로그램이 잘 발달된 요즘에는 약간의 훈련만 받으면 기술적인 분석과 단변량 분석은 어려운 것이 아니다. 그러나 다변량 분석은 반드시 전문가의 도움을 받아야 한다. 다변량 분석도 컴퓨터 프로그램을 통하면 방법은 쉬우나 기본 가정과 결과해석, 그리고 가능한 다양한 모델들의 분석과 모델진단 등을 제대로 거치지 않으면 엉뚱한 결론을 낼 수 있다. 다변량 분석이 필요한 경우는 반드시 전문가에게 도움을 청해야 한다.

③ 결론의 유도

수집된 자료들에 대한 분석이 끝난 후에는 이러한 결과에 대한 의미 있는 해석이 이루어져야 한다. 해석은 연구자 자신이 연구의 결과를 이해하고 보다 넓은 맥락에서의 연구결과의 의미를 찾는 과정이라고 할 수 있다. 해석은 연구에서 발견된 사항을 설명하는 데에서 시작한다. 동일한 과정을 통해 얻어진 분석결과들도 분석자의 통계기법에 대한 이해의 차이나 분석관점에 의해 결과가 달라질 수 있으므로 분석자의 통계기법과 보건학 전반에 대

[표 2-6] 일반적인 연구보고서의 내용

| |
|---|
| **Ⅰ. 서론(Introduction)** |
| 1. 연구문제의 선정 또는 제기 |
| 2. 시안적 연구문제의 서술 |
| 3. 관계문헌의 조사연구 |
| 4. 본 연구문제의 서술 |
| 5. 검증할 가설의 설정 |
| 6. 중요 용어의 정의 |
| **Ⅱ. 연구방법(Methods)** |
| 1. 연구계획 또는 설계 |
| 2. 자료의 수집 |
| 3. 수집된 자료의 분석 및 검토 |
| **Ⅲ. 연구결과(Results)** |
| 1. 자료 검토결과(신뢰도 · 타당도) 제시 |
| 2. 가설들의 검증결과의 제시 |
| 3. 연구결과들의 요약 |
| **Ⅳ. 연구결과에 대한 논의(Discussion)** |
| 1. 연구결과에 대한 해석 및 견해 |
| 2. 연구상의 제한점 제시 |
| **Ⅴ. 요약 및 결론(Summary and Conclusion)** |
| 1. 연구 전체의 요약 |
| 2. 발견사항 결론의 제시 |
| 3. 앞으로 타 연구를 위한 제언 |

한 명확한 이해가 있어야 한다.

연구결과가 미리 예측한 대로 즉 설정된 가설을 입증하는 쪽으로 나왔다면, 결과 해석에 어려움이 없을 것이다. 그러나 결과가 예상한 것과 다르다면 연구자는 이에 대한 설명을 찾아야 한다. 기존의 다른 연구들과 차이가 나타난 원인은 무엇인지, 또는 결과의 의미는 무엇인지 등에 대해 답하여야 한다. 특히 관심을 쏟아야 할 사항은 연구방법론에 관해서이다. 자신의 연구방법론의 약점을 정확히 파악하고 이것이 연구결과에 미치는 영향에 대하여 충분히 고려하여야 한다. 연구자는 결과의 해석과정에서 자신의 연구결과에 대하여 비판적인 안목을 잊지 말아야 한다.

### (7) 보고서 작성(표 2-6)

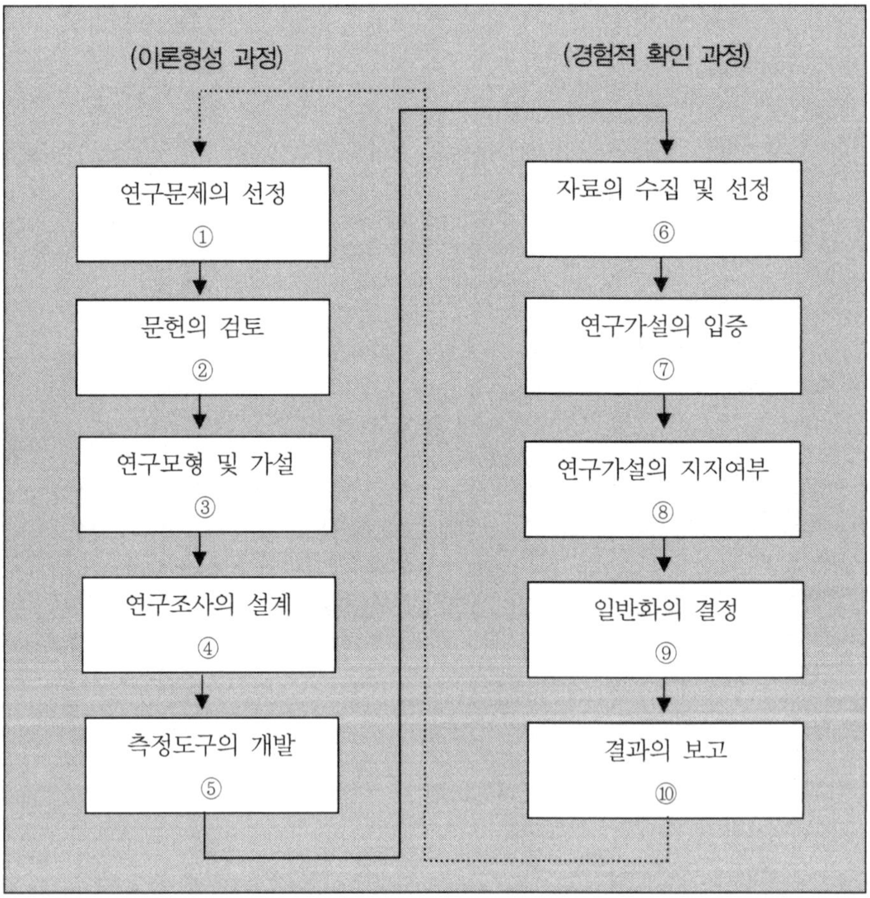


[그림 2-1] 연구조사의 일반적인 절차

조사보고서는 조사결과와 결론을 문자나 도표로 정리해 놓은 것이다. 일반적인 논문 작성은 [표 2-6]의 순서를 따른다.

이상에서 과학 조사를 위해서 시행되어야 할 각 단계에 대해 간단히 살펴보았으나 이상의 단계가 항상 순차적으로 이루어지는 것은 아니며 어느 단계는 거치지 않고 조사가 진행되는 경우도 있다.

## 4 보건학 연구의 유형

보건학 연구의 유형에는 연구하고자 하는 문제가 어떤 것인가, 즉 조사의 목적과 내용에 따라 결정되어지고, 이에 따라 필요한 자료의 성격을 결정하고 자료의 수집방법과 분석 방법을 정하게 된다. 즉 조사의 종류에 따라 조사목적을 달성하기 위해 어떠한 자료가 필요하고 어떠한 절차를 통해서 자료를 얻을 것이며 분석을 위해서는 어떤 기법이 사용되어야 하는가가 결정되므로 해결해야 하는 문제의 특성에 따라 올바른 조사목적과 조사조건을 규명하고, 이에 맞는 조사방식을 선택하여야만 효과적인 조사를 실시할 수 있다.

### 1) 연구설계의 유형

#### (1) 변수의 조작가능성에 의한 분류 : 실험설계, 비실험설계

① 실험설계

실험설계란 연구에 사용된 독립변수(실험변수)를 조작하여 그 조작의 결과가 종속변수에 어떠한 영향을 미치는가를 평가하는 방법이다.

② 비실험설계

독립변수가 연구자에 의해 조작되는 것이 아니라, 이미 노출된 상태이거나 인위적으로 조작이 불가능한 상태에서 독립변수와 종속변수의 관계를 사후적으로 파악하는 연구설계이다.

### (2) 조사상황에 따른 분류 : 실험연구, 현장연구

① 실험연구

순수한 독립변수와 종속변수간의 인과관계를 밝히기 위하여 외생변수를 철저히 통제할 수 있는 실험실 내에서 연구하는 경우이다.

② 현장연구

외생변수의 영향을 철저히 통제할 수 있는 실험실 연구가 불가능할 때 실제로 현상이 일어나는 현장에서 연구를 실시하는 경우이다.

### (3) 조사목적에 따른 분류 : 탐색연구, 기술연구, 가설검증연구

① 탐색연구

탐색적 연구의 주된 목적은 연구문제의 발견, 변수의 규명, 가설의 도출에 있다. 이것은 연구하려는 주제의 내용이 거의 알려지지 않은 상태에서 소규모로 짧은 기간 동안 하는 연구를 말하며, 사전연구에 의한 축적된 자료가 부족한 경우에 주로 수행된다. 탐색조사 방법에는 문헌조사, 전문가 의견조사, 사례조사 등이 있다.

② 기술연구

이것은 특정 상황에 대한 명확한 설명을 하기 위하여 조직적으로 자료를 모으고 설명을 시도하는 연구로서, 소규모가 될 수도 있고 대규모가 될 수도 있다. 이러한 기술적 연구는 현상이나 모집단의 특성에 대한 분포, 발생빈도, 평균 등의 특성파악을 위해서 실행된다.

기술연구는, ㉠ 연구목적과 연구문제를 분명히 하고, ㉡ 탐색연구보다는 많은 사전지식을 가지며, ㉢ 사전에 철저한 계획과 체계적인 절차에 의해 실시되며, ㉣ 대표적 표본이 요구된다는 점에서 탐색연구와 다르다. 그러나 실제로 탐색연구와 기술연구는 많은 경우 겹치는 경우가 많아 두개를 뚜렷하게 구분하는 것이 무의미하기도 하고 불가능할 수도 있다.

③ 가설검증을 위한 연구

가설검증을 위한 연구는 변수들 간의 관계를 규명하기 위한 연구로서 상관관계 연구와 인과관계 연구 등이 있다.

### (4) 연구의 시점에 따른 분류 : 횡단적 연구, 종단적 연구

#### ① 횡단연구

횡단연구(Cross-sectional study)는 특정시점에서의 집단 간 차이를 연구하는 방법이다. 즉, 종단연구는 시간의 흐름에 따른 조사대상의 특성 변화를 측정하지만, 횡단연구는 특정시점에 다른 특성을 지니고 있는 집단들 사이의 차이를 측정하고자 하는 것이다.

#### ② 종단연구

종단연구(Longitudinal study)는 동일한 현상을 동일한 대상에 대해 반복적으로 측정을 하는 조사방법이다. 따라서 각 기간 동안에 일어난 변화에 대한 측정이 목적이다. 이러한 종단조사에는 패널조사(Panel study), 추세조사(Trend study) 및 코호트조사(Cohort study)가 있다.

[표 2-7] 연구시점에 따른 분류

| | 횡단연구 | 종단연구 |
|---|---|---|
| 장점 | • 자료수집 용이<br>• 경제적이다. | • 변화과정을 파악<br>• 인과관계 파악에 용이<br>• 신뢰성 있는 정보 획득 |
| 단점 | • 인과관계 분석의 어려움<br>• 추세분석이 어려움 | • 비용이 많이 든다.<br>• 잘못하면 대표성이 떨어진다. |

### (5) 기타 연구설계

#### ① 사례연구

사례연구는 특수한 상황, 사건, 프로그램, 현상 등의 구체적인 현실세계의 문제에 초점을 맞추어 연구의 결과를 자세히 기술하는 것으로서 새로운 해석과 의미를 얻어내는 것이 최종 목표이다.

② 평가연구

㉠ 순수평가연구 : '참평가'라고도 하며, 과학적 평가속성을 발견하는 것이 목적이다.
㉡ 유사평가연구 : '준평가'라고도 하며, 관리지향적 평가로서 의사결정에 많은 도움이 되는가를 알기 위한 평가이다.
㉢ 가평가연구 : '거짓평가'라고도 하는데, 이것은 고객지향적인 관점에서 주로 많이 이용되며, 고객이 무엇을 원하는가에 따라 내용을 수정할 수 있다.

③ 방법론적 연구

연구방법을 기술 · 설명하고, 나아가 연구방법의 타당성을 연구 · 검토하는 연구이다.

④ 메타연구

'메타분석'이라고도 하며, 이는 이미 나와 있는 각종 연구결과와 자료들을 종합적으로 정리해 재평가 분석하는 방법으로 연구결과의 누적을 단순화시킬 수 있는 경제적인 분석방법이다. 메타분석은 기존연구의 발견사항들에 대한 통합을 목적으로 일련의 개별연구들로부터 수립된 다양한 여러 연구결과들을 통계 분석하는 것으로 '분석에 대한 분석', '간접분석'이라고도 한다.

## 2) 연구설계 결정시 고려사항

### (1) 문제에 대한 지식정도

그 연구 주제에 대하여 이미 많은 과거의 연구결과들이 있고 그것을 보완하는 차원의 연구를 시행하려고 하는 것인지, 아니면 이런 주제에 대한 연구가 처음 있는 것으로 이미 알려져 있는 지식이 거의 없어 이 연구에 어떤 식으로 접근해야 하는지부터 결정해야 할 정도인가가 연구설계 결정에 있어 중요한 요인이 된다.

### (2) 문제의 성격과 그 주어져 있는 환경

연구의 목적이 인과관계를 규명하려는 것인지, 상황의 해석과 의미를 밝히는 것인지에 따라서 연구설계를 결정하여야 하며, 연구는 주어져 있는 환경과 조건에서 이루어지므로 제반 환경들을 반드시 고려하여야 한다.

#### (3) 연구에서 사용할 수 있는 자원

연구팀의 능력과 인원, 연구기간 등 연구에 동원될 수 있는 자원을 정확히 파악하고 그에 맞추어 연구설계를 하여야 한다.

#### (4) 연구자의 능력과 창조성

이 연구가 연구자의 능력 범위 안에 있는 것인지, 연구와 관련된 많은 어려움을 해결해 나갈 마음의 자세와 창조적 태도를 가지고 있는지 등에 대한 것들을 고려하여야 한다.

## 5 연구윤리

### 1) 윤리적 고려사항

#### (1) 유익성(beneficience), 자율성(autonomy), 분배의 공정성(distributive justice)

보건연구를 수행하는 과정에서 연구자가 준수해야 할 윤리 원칙과 연구 참여자를 보호하기 위한 윤리적 방법들을 살펴보기로 한다. Belmont 보고서는 인간 피험자를 대상으로 연구와 관련하여 세 가지 원칙을 밝혔는데, 이는 보건윤리 연구에서도 중요하게 다루어져야 한다.

이 세 가지 원칙은 유익성(beneficience), 자율성(autonomy)과 분배의 공정성(distributive justice)이다. 연구설계마다 기본적인 이 연구윤리 원칙을 준수하고 있는지 세심하게 점검해야 한다. 기관마다 연구윤리위원회에서는 연구설계와 진행절차에서 이 윤리원칙이 지켜지고 있는지 철저한 심사를 수행해야 한다. 그러나 무엇보다 연구자 자신이 고도의 윤리성을 충실히 지켜야 할 책임이 있다.

유익성(beneficience)은 연구가 '해를 끼치지 않음', 즉 '좋음'을 의미한다. 따라서 연구자는 인간을 대상으로 한 연구에서 해악을 피하거나, 예방하거나, 최소화할 의무가 있다[해악 금지의 원칙(nonmaleficence)]. 만약 연구자가 연구를 계속함으로써 연구 참여자에게 손상, 죽음, 과도한 고통을 초래할 것이 의심된다면 그 연구를 종결하여야 한다.

자율성(autonomy)은 자기결정권과 완전한 공개에 대한 권리를 포함하며, 연구 참여자가 연구에 완전히 자발적으로 참여할 수 있어야 한다는 것을 의미한다. 연구 참여자 개인과 상호 교류를 하거나 개인정보를 포함하는 거의 모든 연구설계에 잠재적 연구 참여자들에게 연구의 혜택과 부담감, 포함된 과정과 수집된 자료사용에 대한 계획에 대하여 빠짐없이 알려야 한다. 즉 연구 참여자들은 이에 대한 정보를 충분히 제공 받은 후 연구에 참여할 것인지 말 것인지 스스로 자유롭게 선택할 수 있어야 한다.

자기결정권의 원칙은 연구 참여자가 해로운 결과를 초래하는 위험 없이 대상자가 연구참여를 자발적으로 결정할 권리를 가짐을 의미한다. 이것은 또한 개인정보 제공을 제공하거나 연구에서 자유롭게 연구 참여를 중단할 수 있는 권리를 의미한다. 자기결정의 원칙에는 자율성이 떨어져 있거나 스스로 결정할 능력이 없는 대상자들(어린이, 임산부, 죄수, 무의식환자, 인지장애자 등)을 취약자로 간주하여 보호받도록 해야 한다.

완전공개에 대한 권리는 연구 참여에 관한 자세한 정보에 근거한 자의적 결정을 보장하기 위한 것으로 완전한 설명이 요구된다. 완전한 설명이란 연구의 특성, 참여에 거절할 권리, 연구자의 책임, 초래될 수 있는 위험이나 이익의 가능성 등을 연구자가 완전하게 기술하는 것이다.

분배의 공정성(distributive justice)은 연구의 혜택과 부담감이 공평하다는 것을 확실하게 하는 것으로, 대상자 선정과정에서 고려되는 원칙으로, 참여자가 공정한 대우를 받을 권리와 프라이버시에 대한 권리를 포함한다.

분배 공정성이란 연구의 발전으로부터 이익을 받을 수 있는 개인이나 그룹을 경시하거나 차별하지 않을 의무를 부과한다. 1980년대와 90년대 초기에 많은 임상연구에서 여성과 소수민족이 불공평하게 배제된 근거들이 있다. 이를 계기로 미국국립보건원(NIH)의 연구비 수혜를 받고자 노력했던 연구자들에게 연구 참여자로 여성과 소수민족을 포함하도록 요구하는 규정이 공표되었다.

공정한 대우의 권리는 대상자 선정 외에도 연구에 참여를 거절하는 사람(또는 참여에 동의 후 연구 참여를 철회한 사람)이 불이익을 당하지 않도록 하고, 연구자는 다른 문화권 대상자의 신념, 습관 그리고 생활양식에 대한 존중과 민감성을 보여야 하며 모든 경우에 참여자들에게 정중하고 적절한 대우를 해 주어야 한다.

인간을 대상으로 하는 모든 연구는 개인생활을 침해한다. 연구자들은 연구과정에서 참여자의 프라이버시가 유지되고 필요 이상으로 침해되지 않도록 보장해야 한다. 참여자들은 그들이 제공한 어떠한 자료가 철저하게 비밀로 유지될 것인지를 기대할 권리가 있다. 프라이버시 문제는 보건의료기관에서 가장 두드러지게 강조되고 있다.

### (2) 사전 동의(informed consent)

사전 동의는 인간 대상자를 안전하게 보호하고 자기결정에 대한 권리를 보호하기 위해 특히 중요한 절차 중의 하나이다. 사전 동의란 참여자가 연구에 관한 적절한 동의 즉 연구에 대한 정보를 충분히 이해하고 부당한 압력이나 억압 없이 충분한 시간을 갖는 가운데 연구 참여 또는 거절을 자발적으로 하는 것이다.

연구자는 대개 참여자에게 동의서에 서명을 함으로써 참여 동의 과정을 문서화한다. 사전 동의에 포함될 내용은 다음과 같다.

① 연구제목과 연구자 이름
② 연구 목적
③ 대략적 참여자 숫자와 선정 조건
④ 연구절차의 방법(신체검사, 무작위화 또는 눈가림 절차, 개입 등)과 연구 참여자가 연구에 참여해야 할 예상시간
⑤ 연구 참여자들이나 사회에 대한 혜택(제공될 보상에 대한 명확한 설명 또는 연구 참여자는 직접적인 혜택을 받지 못할 거라는 명확한 기술)
⑥ 연구 참여와 관련하여 나타날 수 있는 위험, 불편과 비용(연구에 연계된 문제 발생 시 어떻게 처리할 것인가도 기술)
⑦ 연구 참여도중 참여 중단할 자유
⑧ 연구에 참여하지 않을 자유와 참여하지 않아도 불이익이 없을 것이라는 점
⑨ 연구에서 얻은 개인정보의 비밀 보장
⑩ 연구에 대해 문의할 연락처
⑪ 연구 참여자의 서명을 위한 공백

사전 동의 내용이 있는 설명서를 대상자에게 제시하고 설명하며 연구 참여에 동의하는 경우 동의서 서명을 하게 된다. 동의서는 간단하고 분명하며 직접적인 표현을 사용한 꼭 필요한 정보만을 서면으로 작성하고, 정보를 충분히 읽고 이해할만한 시간을 주고 이해에 어려움이 있는 사람을 도와주어 참여자가 정보를 잘 이해할 수 있도록 한다. 서명한 동의서는 연구 종료 후 3~5년까지 보관해야 하며, 대상자에게 동의서 사본을 제공한다.

보건의료 분야에서도 개인에 대한 사전 동의 과정이 필요하지 않은 연구가 있을 수 있다. 일부 익명의 설문지들은 다음과 같은 경우에는 사전 동의 과정을 강력하게 요구하지 않는다.

① 개인과 연결되지 않는 경우
② 민감한 문제에 대해 질문하지 않는 경우
③ 개인에 대한 신체검사를 하거나 생물학적 시료를 수집하지 않는 경우
④ 연구에 대한 설명을 하는 것이 설문지를 완성하는 것보다 시간이 걸릴 만큼 설문지가 짧은 경우
⑤ 연구자들이 연구 참여자들의 사생활 보호에 어떤 기대도 하지 않는 공공장소에서 사람들을 관찰하거나 연구 참여자들이 연구자들과 상호교류를 하지 않을 때

### (3) 비밀보장(confidentiality)과 사생활 보호(privacy protection)

비밀보장은 연구자들에게 제공된 개인정보에 대한 보호이다. 비밀보장을 위한 전략은 다음과 같다.

① 이름이나 주소 등 개인 식별이 가능한 정보는 반드시 필요한 경우에만 수집한다.
② 참여자에게 식별(ID)번호를 부여하고 자료에 식별번호를 붙인다.
③ 개인 식별이 가능한 정보를 포함한 기록들은 밀폐된 공간의 밀폐된 파일 상자에 보관한다. 모든 전산화된 자료파일은 암호로 보호되어야 한다.
④ 개인 식별이 가능한 정보를 파일에 입력하지 않는다.
⑤ 연구가 끝난 후 특정시점에서 개인 식별이 가능한 정보는 가능한 한 빠른 시일 안에 폐기한다.
⑥ 연구를 진행하는 사람들이 연구자료 또는 개인 식별이 가능한 정보에 접근할 수 있는 경우, 비밀유지 서약서를 받는다.
⑦ 연구 정보를 통합해서 보고하여 개인 식별정보가 드러나지 않게 한다.

사생활 보호는 사람들이 자신에 대한 어떤 정보를 밝힐 것인가에 대한 권리를 갖는다는 확약이다. 사생활 보호에 대한 권리는 사람들이 자신들의 개인정보를 연구자들과 공유하는 것을 허락하지 않을 권리를 갖는다는 것이며, 대인면접이 포함된 연구에서도 연구 참여자들이 연구팀 외에 어떤 사람도 관찰하거나 면접을 엿들을 수 없는 장소에서 연구자들과 만

날 수 있는 선택권을 갖는다는 것을 포함한다.

### (4) 취약 모집단(vulnerable population)

취약 모집단은 건강이 나쁜 사람, 제한된 의사결정을 가진 사람, 사회적으로 하찮은 존재같이 느끼는 사람들을 포함한다. 이러한 모집단의 구성원들이 포함되는 잠재적 위험에도 불구하고 이러한 사람들을 포함하는 것은 이들 집단에 대한 건강 이슈를 연구하기 위한 유일한 방법이기 때문이다. 취약한 사람이 연구에 참여하게 될 때 연구의 윤리적 차원에 각별한 주의를 기울여야 한다. 원칙적으로 취약집단에 대한 연구는 위험/이익 비율이 낮거나 대안이 없을 때에만 실시한다. 취약한 집단은 미성년자, 정신, 정서 장애인, 질환자 및 신체장애인, 말기환자, 시설 입소자, 임산부 이다. 취약모집단의 구성원의 법적 대리인의 동의(consent) 뿐 아니라 잠재적 연구 참여자들이 자신의 참여에 대하여 승인(assent)하여야 한다.

## 2) 윤리심사와 승인

연구윤리 심사는 사람을 대상으로 한 거의 모든 연구제안서에 대하여 요구된다. 종종 임상시험심사위원회(Institutional Review Board, IRB)라고 불리는 연구윤리위원회는 연구 실행 전에 연구계획을 세심하게 심사하여 연구 참여자들, 연구자들, 그리고 주 기관을 보호하는 역할을 한다. 연구자가 위험/이익 평가 또는 참여자들의 권리를 보호하기 위한 절차를 개발하는데 객관적이기는 어렵다. 자기 평가에서 비뚤림이 생길 위험을 최대한 줄이기 위해 IRB에서 대외 평가를 받도록 한다.

연구에 착수하기 전에 연구자는 IRB에 연구계획서를 제출해야 하며 윤리적인 연구수행에 대한 인증과정을 거쳐야 한다. IRB는 연구계획이 연구윤리에 대한 기준을 충족하는지 확인함으로써 제안된 연구계획을 승인하거나 수정 또는 거부할 수 있다.

IRB의 주된 목적은 다음과 같다.

① 관찰연구나 실험연구에 참여할 “사람(human subject)”과 연구자들에 의하여 조사될 연구 참여자들의 개인정보를 보호하는 것

② 연구 활동의 결과로 발생할 수 있는 법적 책임으로부터 연구자의 기관을 합법적으로 보호하는 것

③ 연구자가 해가되는 활동에 참여하는 것을 방지함으로써 연구자들을 보호하는 것

대부분의 연구는 위원회 구성원 중 다수가 출석한 정식 심의회를 거쳐야 한다. 위원회는 최소 다섯 명으로 이루어져야 하며, 그 중 최소 한명은 연구자가 아니어야 한다(성직자, 변호사 등). 또한 최소한 한명은 자신과 가족들이 해당 기관에 소속되지 않아야 한다. 이러한 구성은 비뚤림을 배제하기 위함이다.

# 제 3 장

# 보건학 연구에서 인공지능의 활용과 연구윤리

## 1 보건학과 인공지능: 디지털 전환과 새로운 윤리적 과제

21세기 보건학 연구는 디지털 기술의 급속한 확산과 함께 분석 방식, 자료 활용, 정책 수립 등 여러 측면에서 구조적 전환을 경험하고 있다. 코로나19 팬데믹 이후 공중보건 분야에서는 모바일 헬스 데이터와 소셜미디어 기반의 실시간 감염병 감시 시스템이 도입되었으며, 의료 현장에서는 전자의무기록을 기반으로 한 예측 모델이 진료 지원 도구로 활용되기 시작했다. 인공지능(Artificial Intelligence, AI)은 방대한 보건 데이터를 분석하고 예측하는 핵심 도구로 떠오르며, 질병 예측, 공중보건 감시, 임상 의사결정 지원 등 다양한 영역에서 그 영향력을 확대하고 있다. 전통적으로 보건학은 역학 조사와 통계 기반 분석을 통해 건강 결정 요인을 규명했으나, 이제는 유전체 정보, 모바일 헬스 데이터 등 비정형 데이터까지 효과적으로 처리하기 위해 AI를 적극 도입하고 있다.

그러나 AI 기술의 도입은 단순히 분석 능력의 고도화만을 의미하지 않는다. AI 알고리즘은 종종 '블랙박스(black box)'로 표현되는 불투명한 구조로 인해 결과 도출 과정을 명확히 설명하기 어렵다. 또한 훈련 데이터에 내재된 사회적 편향을 그대로 학습하거나 증폭시켜 건강 형평성을 해치는 새로운 윤리적 위험을 수반한다. 실제로 2019년 미국에서 Obermeyer 등(2019)이 발표한 연구에 따르면, 상업적 AI 알고리즘이 의료비 지출 패턴을 기반으로 건강 위험도를 예측하는 과정에서, 유사한 건강 상태임에도 불구하고 흑인 환자의 위험도를 백인 환자보다 체계적으로 낮게 평가한 사실이 밝혀져 큰 논란이 되었다. 이는 데이터의 편향이 어떻게 사회적 불평등을 기술적으로 강화하는지 보여주는 대표적 사례로 자주 인용된다.

나아가 개인정보 보호, 결과에 대한 책임 소재 규명, 알고리즘 결정 과정의 불투명성, 데이터의 2차 활용 문제, 연구 참여자의 권리 보장 등은 전통적인 연구윤리의 틀만으로는 다루기 어려운 복합적 이슈로 부상하고 있다. 이러한 상황은 보건학 연구자에게 기술을 비판적으로 이해하고 사회적 함의를 분석하며, 윤리적 책임을 설계하는 능동적 역할을 요구한다. 따라서 보건학 연구에 AI를 도입하는 과정은 기술적 혁신일 뿐 아니라, 윤리적 전환을 동반하는 통합적 변화로 이해되어야 하며, 이 과정에서 공중보건 영역의 인공지능 윤리는 인간 중심성, 데이터 보호, 과학적 정당성, 투명성, 차별 방지, 인간 통제성과 같은 핵심 원칙을 중심으로 정립될 필요가 있다.

## 2 인공지능의 보건학 분야 적용

인공지능(AI)은 인간의 학습, 추론, 언어 이해 등 인지 기능을 기계가 수행하도록 설계된 기술이다. 1950년대 앨런 튜링의 질문에서 출발한 AI는 규칙 기반 전문가 시스템을 거쳐, 대용량 데이터와 연산 능력의 발전에 힘입어 기계학습(Machine Learning)과 딥러닝(Deep Learning)으로 발전하며 보건 분야의 활용 가능성을 빠르게 넓히고 있다. AI는 그 기능과 적용 범위에 따라 협의의 AI(Narrow AI)와 범용 AI(General AI)로 나뉘며, 전자는 특정 기능에 특화된 알고리즘으로 의료 영상 판독, 질병 예측, 자연어 분석 등에 활용되고 있다. 범용 AI는 인간 수준의 사고를 목표로 하지만 아직 실용화되지는 않았다. 학습 방식에 따라서는 지도학습(Supervised learning), 비지도학습(Unsupervised learning), 강화학습(Reinforcement learning)으로 구분된다. 지도학습은 정답이 있는 데이터를 바탕으로 모델을 훈련시키며, 질병 예측이나 재입원 예측 등에서 사용된다. 비지도학습은 레이블 없이 데이터의 구조나 패턴을 발견하며, 환자 군집화나 변수 축소에 활용된다. 강화학습은 보상을 통해 최적 행동을 학습하는 방식으로, 의료 로봇 제어 등에서 연구되고 있다.

보건학에 적용되는 AI는 대부분 특정 과제 수행에 최적화된 협의의 AI(Narrow AI)에 해당하며, 피부암 진단 알고리즘이나 환자 재입원 예측 모델처럼 명확한 목표를 가진다. 학습 방식에 따라서는 정답 있는 데이터를 학습하는 지도학습, 데이터 내 패턴을 스스로 발견하는 비지도학습, 보상 체계로 최적의 행동을 찾는 강화학습으로 나뉜다. 핵심 기술로는 대규모 데이터를 분석해 질병을 예측하는 머신러닝(예: Random Forest), 의료 영상이나 환자 기록 같은 고차원 데이터를 처리하는 딥러닝(예: CNN, Transformer), 의무기록 등 텍스트를 분석하는 자연어처리(Natural Language Processing, NLP) 등이 있다. 그러나 성공적인 AI 기술의 도입은 성능과 정확도를 넘어 데이터 품질, 학습 편향, 알고리즘 투명성 등 다양한 요소를 고려해야 한다. 특히 딥러닝의 '블랙박스' 문제는 임상적 · 윤리적 요구와 상충할 수 있다. 따라서 기술 설계 단계부터 윤리적·사회적 함의를 성찰하고, 공정성과 책임성을 확보하는 '책임 있는 AI(Responsible AI)' 구현이 필수 원칙으로 강조된다.

보건학에서 주로 활용되는 AI 기술은 다음과 같다. 머신러닝은 Random Forest, XGBoost 등 다양한 알고리즘을 통해 환자 위험 예측, 진단 지원 등에 활용되며, 딥러닝은 합성곱 신경망(Convolutional Neural Network, CNN)을 통해 의료영상 분석에서 높은 정확도를 보이고 있다. 자연어처리(NLP)는 GPT (Generative Pretrained Transformer), BERT (Bidirectional Encoder Representations from Transformers) 등 언어 모델을 기반으로 의무기록, 상담 내용 등을 자동 분석하며, 특히 보건 빅데이터에서 중요성이 커지고 있다. 전문가 시스템은 규칙 기반 추론 엔진으로, 전통적인 진단 알고리즘이나 건강 설문 해석 등에 활용되어 왔다. 이러한 기술은 보건 데이터의 분석 능력을 획기적으로 향상시키지만, 동시에 데이터 품질, 알고리즘 편향, 결과 해석의 불확실성과 같은 구조적 한계를 내포하고 있다. AI 도구는 도출 과정의 설명가능성이 낮거나, 훈련 데이터의 대표성이 부족할 경우 예측 결과에 왜곡을 초래할 수 있으며, 이는 보건학 연구의 신뢰성과 형평성을 위협할 수 있다. 따라서 AI 기술을 보건학에 적용하는 연구자에게는 기술적 이해뿐 아니라 윤리적 성찰, 해석력, 책임성을 동반한 다학제적 사고가 요구된다.

## 3 인공지능의 활용 절차와 단계별 윤리

보건학 연구에서 인공지능을 활용하기 위해서는 명확한 문제 정의부터 모델 평가 및 정책 반영에 이르기까지 체계적인 절차를 따르는 것이 중요하다. 첫 단계는 연구 목적과 예측 혹은 분류 대상의 명확한 설정이다. 예컨대 질병 발생 위험 예측인지, 특정 건강 행태의 분류인지에 따라 적용 알고리즘이 달라지며, 사회적 타당성과 의료적 필요성이 반영된 연구 질문 수립이 필요하다. 그 다음은 데이터 수집 및 전처리 단계이다. 학습 데이터의 품질은 AI 모델 성능을 좌우하는 결정적 요인이므로, 신뢰 가능한 출처에서 수집된 정제된 데이터를 사용해야 한다. 결측치 처리, 이상치 제거, 변수 정규화 및 범주화, 비식별화 절차 등은 모두 윤리적·기술적 정합성을 높이는 데 필수적인 요소이다.

모델링 단계에서는 연구 목적에 따라 적합한 알고리즘(예: Random Forest[1]), SVM[2]),

1) Random Forest: 여러 개의 결정 트리(Decision Tree)를 무작위로 생성하고, 이들의 예측 결과를 종합하여 최종 결과를 도출하는 앙상블 학습 기법이다. 각 트리는 데이터의 일부와 일부 특성만을 사용해 학습하며, 이를 통해 과적합(오버피팅)을 줄이고 예측의 안정성과 정확성을 높인다

CNN[3] 등)을 선택하고, 하이퍼파라미터 조정[4], 교차검증[5], 오버피팅[6] 방지 전략 등을 통해 최적의 성능을 도출한다. 이때 데이터 편향이 성능에 미치는 영향을 분석하고, 설명 가능한 AI 기법을 활용하여 결과 해석력을 높이는 것이 중요하다. 대표적인 설명 가능한 AI 도구로는 SHAP, LIME, Anchors가 있다. SHAP(SHapley Additive exPlanations)는 게임이론의 셰플리 값을 기반으로 각 특성이 예측에 기여한 정도를 정량적으로 제시하며, 변수의 중요도를 직관적으로 이해할 수 있게 한다. LIME(Local Interpretable Model-agnostic Explanations)은 특정 예측 결과에 영향을 준 변수들을 국소 모델로 근사하여 시각화하는 방법으로, 복잡한 모델의 국지적 해석에 유용하다. Anchors는 조건부 규칙 기반의 해석 도구로, 특정 예측이 유지되는 최소한의 특징 조합(앵커)을 제시하여 이해 가능성과 신뢰성을 제공한다. 모델이 개발된 이후에는 성능 평가 지표인 정확도(accuracy), 정밀도(precision), 재현율(recall), AUC(Area Under Curve) 등을 종합적으로 고려하여 검증한다. 보건학에서는 단순한 수치 평가뿐 아니라, 임상적 유용성, 건강 형평성 확보, 사회적 수용 가능성 등을 반영한 다차원적 평가가 요구된다. 마지막으로 정책 및 실무 적용을 위한 검토 단계에서는 IRB(연구윤리심의위원회)의 윤리 검토, 공공 정책과의 정합성 점검, 의료 현장 도입 시의 법적 · 사회적 영향 평가가 병행되어야 한다. 또한 모델이 실제로 적용된 이후에도 지속적인 모니터링과 개선이 가능하도록 피드백 루프를 설계하고, AI 결과에 대한 설명 책임 및 오류 대응 체계를 마련하는 것이 책임 있는 보건학 AI 연구의 핵심이라 할 수 있다.

---

2) SVM(Support Vector Machine): 주어진 데이터를 N차원 공간에 분포시키고, 각 클래스 간의 거리를 최대화하는 최적의 선(또는 초평면)을 찾아 데이터를 분류하는 지도학습 알고리즘이다. 가장 가까운 데이터 포인트(서포트 벡터)를 기준으로 마진을 최대화하여 새로운 데이터에 대한 일반화 성능을 높인다.

3) CNN(Convolutional Neural Network): 주로 이미지 인식에 사용되는 딥러닝 신경망 구조로, Convolution Layer(특징 추출)와 Pooling Layer(정보 압축)를 반복적으로 쌓아 입력 데이터의 공간적 특징을 효과적으로 추출한다. 마지막에는 완전 연결 계층(FC Layer)으로 분류를 수행한다

4) 하이퍼파라미터(Hyperparameter): 모델 학습 전에 사용자가 직접 설정해야 하는 값으로, 학습률, 반복 횟수, 배치 크기, 신경망의 계층 수 등 학습 과정과 모델 구조를 제어한다. 하이퍼파라미터는 모델의 성능과 일반화 능력에 큰 영향을 미치며, 실험적으로 최적값을 찾아야 한다

5) 교차검증(Cross Validation): 데이터를 여러 부분(폴드)으로 나누어, 각 부분을 한 번씩 검증 세트로 사용하고 나머지 부분으로 학습하는 과정을 반복하여 모델의 일반화 성능을 평가하는 방법이다. 대표적으로 K-겹 교차검증(K-fold cross validation)이 널리 쓰인다

6) 오버피팅(Overfitting): 모델이 학습 데이터에는 매우 잘 맞지만, 새로운 데이터(테스트 데이터)에는 성능이 떨어지는 현상이다. 이는 모델이 학습 데이터의 노이즈나 특이점까지 과도하게 학습한 결과로, 일반화 성능이 저하된다

## 4 인공지능의 핵심 윤리적 쟁점

민감한 건강정보를 다루므로 수집 시 구체적인 동의(informed consent)가 필수적이며, 비식별화 조치가 철저히 이루어져야 한다. GDPR (General Data Protection Regulation, 유럽일반 개인정보 보호법), HIPAA (Health Insurance Portability and Accountability Act, 미국 건강정보보호법) 등은 데이터 주체의 권리를 강조하며, AI 연구에서의 2차적 데이터 활용은 기존 동의 범위를 벗어날 수 있어 명확한 목적 고지가 필요하다. AI 기반 보건학 연구에서는 개인의 건강정보, 생활습관, 유전정보 등이 포함된 민감 데이터가 분석 대상이 되며, 이는 개인정보보호의 법적 · 윤리적 기준을 충족해야 하는 중요한 요소이다. 그러므로, 첫째, 연구자는 데이터 수집 과정에서 참여자의 자발적이고 명확한 동의(informed consent)를 확보해야 하며, 수집된 데이터는 철저한 비식별화 및 익명화 절차를 거쳐야 한다. GDPR (유럽 일반개인정보보호법), HIPAA(미국 건강정보보호법) 등은 데이터 주체의 권리를 강조하고 있으며, 국내에서도 개인정보보호법 및 생명윤리법이 이에 상응하는 역할을 한다.

둘째, AI 시스템은 학습데이터의 질과 분포에 따라 특정 집단에 대한 예측 성능이 달라질 수 있다. 이러한 데이터 편향은 결과적으로 소수 집단이나 취약 계층에 대한 차별적 판단을 유발할 수 있으며, 의료 접근성과 건강 형평성에 부정적 영향을 줄 수 있다. AI는 학습 데이터의 편향을 그대로 반영하여 특정 인구집단에 차별적 결과를 초래할 수 있다. 이는 의료 접근성을 저해하고 기존의 건강 불평등을 심화시킬 수 있는 심각한 문제다. 따라서 연구자는 데이터의 대표성을 확보하고, 소집단(subgroup)별로 모델 성능을 분석하여 잠재적 편향을 진단하고 완화해야 한다.

셋째, AI 기반 예측은 높은 성능을 가질 수 있으나, 그 판단 근거가 불투명할 경우 해석 가능성과 수용성이 낮아진다. 이른바 '블랙박스' 문제로 불리는 이 현상은 특히 의료와 같이 설명책임이 요구되는 분야에서 중대한 제약으로 작용한다. AI의 판단 과정이 불투명한 '블랙박스'일 경우, 결과에 대한 신뢰를 얻기 어렵고 환자의 자기결정권을 침해할 수 있다. 이를 해결하기 위해 SHAP, LIME, Anchors와 같은 설명 가능한 AI 도구가 활용되고 있으나, 이 역시 기술적 한계와 해석의 난해함이 존재한다. 따라서 설명가능성과 예측 성능 간의 균형을 고려한 알고리즘 설계가 필요하다.

넷째, AI 결과가 잘못된 판단이나 예측을 유발했을 때 시스템 설계자, 데이터 제공자, 연구자, 사용자 중 누구에게 책임을 물을지 그 책임소재가 불분명할 수 있다. 이는 법적 책임 규명과 피해구제의 사각지대를 초래할 수 있으며, IRB 심사 기준 역시 명확한 적용 근거를 마련해야 하는 과제가 된다. 기존 연구에서는 연구자나 의료인이 판단에 대한 책임을 부담했지만, AI 시스템의 경우 설계자, 데이터 제공자, 사용자 간 책임이 분산되어 명확한 법적 책임 규명이 어렵다. 이는 법적·윤리적 공백을 초래할 수 있으므로, 각 단계별 책임소재 명시와 사전 위험 평가, 법률 자문 체계 마련이 필요하며, AI 시스템의 투명한 문서화가 요구된다. 이와 같이 보건학 연구에서의 인공지능 활용은 기술적 유용성과 함께 고도의 윤리적 민감성을 수반하는 복합적 과제이다.

## 5 인공지능 활용을 위한 정책 및 규범 동향

보건학 연구에서 AI 기술의 윤리적 통합을 위한 정책 및 규범 동향은 국제기구와 각국 정부의 다층적 대응을 통해 구체화되고 있다. 세계보건기구(WHO)는 2021년 『Ethics and Governance of Artificial Intelligence for Health』 보고서를 통해 건강 분야 AI의 윤리적 개발과 사용을 위한 여섯 가지 핵심 원칙을 제시하였다. 여기에는 인간 자율성 존중, 인적 복지 증진, 투명성과 설명가능성, 책임성과 책무성, 포괄성과 공정성, 지속가능성과 환경 책임이 포함된다. 이 원칙들은 AI가 공공보건에 기여하면서도 인권을 보장하는 방향으로 활용되어야 함을 강조한다.

유럽연합(EU)은 2021년 『AI Act』 제정을 통해 AI 시스템을 위험 수준에 따라 분류하고 있으며, 고위험군에 해당하는 의료 AI에 대해 철저한 투명성과 적법성 검토, 데이터 품질 기준, 사용자 권한 보장 등을 법제화하고 있다. 이는 연구자와 개발자가 사전 영향평가 및 문서화 작업을 통해 책임성과 안전성을 확보할 수 있도록 구조화된 법적 틀을 제공한다. UNESCO는 『Recommendation on the Ethics of Artificial Intelligence』를 채택하여, 인공지능 개발과 활용 시 문화적 다양성, 포용성, 공공성, 형평성 등을 반영할 것을 권고하였다. 이는 보편적 윤리 원칙에 기반한 기술 발전 방향을 제시하며, 특히 교육·보건 등 공공영역에서의 AI 사용에 엄격한 윤리 기준을 부과한다.

국내에서도 유사한 움직임이 진행되고 있다. 질병관리청은 『보건의료 분야 인공지능 연구자를 위한 연구윤리 지침』을 발간하여, AI 연구에서 개인정보 보호, 연구 참여자의 권리 보장, 데이터 공유 기준 등을 명시하였다. 이는 공공 보건 데이터를 기반으로 한 연구에서 IRB 심의 기준 강화와 함께, 2차 데이터 활용의 투명성과 정당성을 제고하는 데 기여하고 있다.

과학기술정보통신부는 『사람 중심의 인공지능 윤리기준』을 통해, 프라이버시 보호, 편향 방지, 설명가능성, 인간 중심 설계 등의 10대 원칙을 제시하였으며, 이는 공공영역의 연구개발(R&D) 과제 수행 시 준수해야 할 자율규범으로 작동하고 있다. 식품의약품안전처는 『인공지능 의료기기 허가 · 심사 가이드라인』을 통해, AI 기반 소프트웨어의 정의, 검증 절차, 성능 평가, 임상시험 요건 등을 구체화하였으며, 의료기기로서의 AI 활용에 있어 법적 · 윤리적 안전망을 제시하고 있다. 교육부는 『교육분야 인공지능 윤리원칙』을 수립하여, AI 시스템의 설계 및 활용 시 인간 존엄성, 사용자 권리 보호, 공정한 접근성 등의 항목을 포함시켰으며, 이는 보건학 분야 교육 및 역량 강화의 간접적 기준으로 활용 가능하다. 이러한 국내외 정책과 규범은 AI 기술의 무분별한 확산을 통제하면서도, 보건학 연구에서의 공공성, 형평성, 인권 보호를 실현하기 위한 제도적 기반을 마련하는 데 핵심적인 역할을 하고 있다.

## 6 연구설계에서의 윤리적 책임

보건학 연구에서 인공지능을 적용하기 위한 설계 단계에서는 기술의 효율성뿐만 아니라 사회적 책임성과 윤리적 정당성에 대한 면밀한 고려가 필요하다. 이는 연구 전 과정에 걸쳐 다양한 수준의 윤리적 판단을 요구하며, 다음과 같은 세부 요소를 포함한다.

첫째, 연구 질문의 윤리적 타당성이다. 연구자가 설정하는 질문이 단지 기술적 가능성에 근거한 것이 아니라, 공공성과 형평성, 사회적 필요성을 기반으로 정당화되어야 한다. 이는 취약계층에 미치는 영향, 정책적 활용 가능성, 사회적 편익 등을 사전에 검토하고 반영함으로써 실현된다.

둘째, 데이터 수집과 전처리 과정에서의 윤리이다. AI 학습용 데이터는 개인 건강정보, 유전정보 등 민감한 내용을 포함하는 경우가 많으며, 이에 따라 개인정보 보호, 비식별화 조치, 사용 동의의 구체성 확보가 필수적이다. 특히 2차적 데이터 활용이 필요한 경우, 기존 동의 범위를 초과하지 않도록 사전 고지와 IRB 심의를 통해 정당성을 확보해야 한다.

셋째, 알고리즘 개발과 검증 단계에서의 윤리이다. 알고리즘은 단지 성능지표에 근거해 선택되어서는 안되며, 설명가능성(explainability), 공정성(fairness), 안전성(robustness)을 함께 고려해야 한다. 이를 위해 SHAP, LIME 등의 설명도구 활용과, 소집단(subgroup)별 성능 분석, 편향 제거 전략이 병행되어야 한다.

넷째, 결과 해석과 소통의 윤리이다. AI 모델의 출력값은 의료인, 정책결정자, 환자 등 다양한 이해관계자에게 해석 가능하게 전달되어야 하며, 예측값의 한계, 불확실성, 민감도 및 특이도 등을 직관적으로 이해할 수 있도록 시각화하고 설명하는 커뮤니케이션 전략이 필요하다.

다섯째, 결과 적용 이후의 지속적 윤리관리이다. 실제 정책이나 서비스에 AI 모델이 도입된 이후에는, 오남용이나 오류 발생 시 신속히 대응할 수 있는 피드백 체계, 책임 소재 명시, 지속적 성능 모니터링 체계가 마련되어야 하며, 시민사회의 감시와 참여도 제도적으로 보장될 필요가 있다.

이와 같은 윤리 설계 기준은 단순한 법적 준수 차원을 넘어, 연구자가 스스로 사회적 영향과 책임을 고려하며 설계하는 자율적 윤리 프레임워크로 기능해야 한다. 이는 보건학에서 AI 기술을 책임 있게 활용하기 위한 필수 기반이다.

## 7 연구자에게 요구되는 역량

AI 기반 보건학 연구는 복합적 문제 해결을 위해 의료, 공중보건, 컴퓨터공학, 윤리학, 법학 등 다양한 전공의 지식과 기술이 통합적으로 요구된다. 따라서 보건학 연구자에게는 다음과 같은 역량이 필수적으로 요구된다.

첫째, 데이터 해석 및 프로그래밍 능력이다. 연구자는 데이터를 수집 · 전처리하고, 시각화하며, AI 모델의 학습과 검증을 수행할 수 있어야 한다. 이는 단순한 도구 사용 능력을 넘어서, 데이터의 구조와 알고리즘의 작동 원리에 대한 깊은 이해를 포함한다. 예를 들어 변수 선택, 이상치 제거, 피처 엔지니어링 등 전처리 단계의 선택이 결과 해석에 중대한 영향을 미칠 수 있으므로, 통계학적 판단과 컴퓨터 과학적 기술이 동시에 요구된다.

둘째, 윤리적 감수성과 사회적 책임 의식이다. AI는 기술이기 이전에 사회적 영향력을 가지는 도구이며, 그 사용은 건강 형평성, 프라이버시, 공공성 등 핵심 가치와 충돌할 수 있다. 따라서 연구자는 자신의 연구가 불러올 수 있는 사회적 영향에 대해 비판적으로 성찰할 수 있어야 하며, 이해관계자 참여, 영향 평가, 결과 투명성 확보 등의 전략을 설계할 수 있어야 한다.

셋째, 융합적 사고와 다학제적 협업 능력이다. AI 기술은 보건학 단일 분야만의 전문성으로는 충분히 활용되기 어려우며, 기술자, 의사, 정책입안자, 법률 전문가 등 다양한 전문가들과의 효과적인 소통이 중요하다. 따라서 보건학 연구자는 타 분야 전문가의 언어를 이해하고, 공동 목표를 조율하는 조정자(coordinator)의 역할을 수행할 수 있어야 한다.

넷째, 최신 기술 및 정책 동향에 대한 지속적 학습 태도이다. AI는 매우 빠르게 발전하는 기술 분야이므로, 새로운 알고리즘, 도구, 윤리 기준, 법제도 변화 등을 꾸준히 학습하는 자세가 필요하다. 이를 위해 학회 활동, 교육 이수, 국제 가이드라인 숙지 등 전문성 향상 노력이 병행되어야 한다.

이러한 역량은 단지 기술 도입의 성공 가능성을 높이는 데 그치지 않고, 보건학이 지향하는 공공성과 형평성, 그리고 인간 중심의 윤리적 가치 실현을 위한 필수 조건으로 기능한다.

## 8 인공지능 활용 보건학 연구를 위한 종합제언

AI 기술의 급속한 발전은 보건학의 분석 능력과 실천 가능성을 획기적으로 확장시키는 한편, 새로운 윤리적·사회적 책임을 동반하고 있다. 이러한 변화에 대응하기 위해 다음과 같은 종합적인 제언이 요구된다.

첫째, AI 기술의 도입은 단순한 도구의 채택이 아닌, 연구 패러다임 전환이라는 인식이 필요하다. 연구자는 기술에 대한 이해를 넘어서, 해당 기술이 사회·문화적 맥락에서 어떤 함의를 가지는지 성찰할 수 있어야 하며, 윤리적 영향 평가를 설계 초기 단계에서 반드시 시행해야 한다.

둘째, 데이터 중심의 연구는 개인정보 보호와 공공 데이터 접근성 사이에서 균형을 유지해야 한다. 연구자는 동의의 정당성과 데이터 비식별화 조치의 충분성을 확보하고, 데이터 편향이나 대표성 문제를 지속적으로 점검해야 하며, 이와 같은 기준은 제도적으로도 강화되어야 한다.

셋째, AI 알고리즘은 성능뿐 아니라 설명가능성, 공정성, 책임성의 측면에서 평가되어야 한다. 연구자는 SHAP, LIME, Anchors와 같은 XAI(Explainable Artificial Intelligence), 도구를 활용하여 결과의 해석력을 높이고, 예측 결과에 대한 오남용 방지 방안을 함께 설계해야 한다.

넷째, 연구 수행 이후에도 결과의 사회적 파급력을 고려하여 사후관리 체계를 갖추어야 하며, 오류 내용, 지속적 개선, 시민 참여적 감시체계를 제도화하는 것이 책임 있는 연구의 핵심이다.

다섯째, 연구자 개인의 윤리 감수성과 제도적 윤리 거버넌스는 상호보완적으로 작동해야 하며, 이를 위해 대학과 학회 차원의 AI 윤리 교육, IRB의 전문성 제고, 공공기관의 지침 보완 등이 병행되어야 한다.

이와 같은 종합적 접근은 보건학이 기술 발전과 공공성, 효율성과 형평성, 데이터 활용과 개인정보 보호 사이의 균형을 지키며, 책임 있는 방향으로 나아가기 위한 필수 조건이다. 앞으로의 보건학 연구는 단지 예측과 분석의 정밀도를 높이는 데 그치지 않고, 인간 중심의 윤리적 감수성을 바탕으로 기술을 설계하고 해석하는 태도를 요구받는다.

# 제 2 부

# 연구의 준비

제1장 연구주제의 정립

제2장 연구설계의 선택

제3장 모집단과 표본

제4장 신뢰도 및 타당도

# 제 1 장 연구주제의 정립

## 1 연구주제의 선정 및 형성

### 1) 연구주제 선정의 의의와 절차

연구를 수행하기 위한 가장 중요한 첫 단계 작업은 선명하고도 적설한 연구주제를 선정하는 것이다. 이러한 연구주도의 설정은 연구의 방향, 내용, 목적, 주제선정 또는 범위와 같은 것들이 설정된다.

그 다음 단계는 연구의 주제를 설정하는 과정으로 연구영역의 설정, 연구문제의 형성, 이론적 관련과 준거의 검토, 주제의 압축, 주제의 정련과정 등의 작업이 필요하다. 연구영역의 설정에서는 연구하고자 하는 연구 분야를 우선 결정하며, 연구목적의 확립에 연결된다. 연구문제의 형성은 어떤 특수한 문제를 꼬집어 형성하는 단계로, 선정된 문제는 두 변수 간에 있을 수 있는 관계에 대한 명백하고도 간결하게 기술된 질문형 문장으로 표현되는 것이 바람직하다. 이론적 관련과 준거의 검토과정에서는 문제가 설정되면, 그 문제와 관련되어 이미 행하여진 연구는 어떤 것이 있는지, 그러한 연구가 실제 어떻게 수행되었는지, 그 연구를 통해서 어떤 이론들이 수립되었는지 등에 관한 면밀한 문헌조사가 필요하다. 이러한 과정은 자기 연구를 합리적으로 인도해주는 이론적 기초를 마련해 줄 수 있고, 용어의 개념을 보다 명백히 정의할 수 있고, 이에 관련된 가설이나 모형의 설정 또는 실제의 조사설계와 자료수집의 다양한 방법에 대해서도 귀중한 조언을 얻을 수 있다. 주제의 압축과정은 연구자가 넓은 연구영역의 설정에서 출발하여 특징주제를 선정하고 이것을 다시 여러 선행연구에 비추어 보면서 갈고 다듬어 확실한 이론적 기초와 준거를 마련해 나가는 과정에서 가장 중요한 부분이다.

### 2) 주제착상의 원천과 유형

일반적으로 연구의 계기는 실용적 관심과 학문적 관심에서 출발한다. 이러한 주제착상의 계기나 목적의 차이에 따라 연구의 방법, 자료의 종류, 연구의 이론적 수준에 커다란 차이를 나타낸다.

실용적 관심은 특정 문제를 해결할 수 있는 실용적 방안, 또는 정책의 강구에 깊은 관심을 갖고 있다. 연구를 하게 되는 가장 흔한 계기는 문제의 과학적 해결을 위한 실용적 목적에서 비롯된다. 학문적 또는 이론적 관심에서 연구가 시작될 때에는 보다 일반적인 문제에 더 중점을 두고 특정한 경우를 취급시 일반적 현상의 일부로서 문제시하게 된다. 효과측정, 활동을 위한 사전의 예측조사, 실천방법을 선택하기 위한 조사 등이 이에 속한다.

학문적 연구를 통해서 궁극적으로 얻고자 하는 어떤 사물에 대한 정확한 기술을 밑받침으로 그 변화의 원인과 결과를 설명할 수 있는 이론을 얻고, 그 이론의 바탕에서 일어나는 변화가 우리 인간에게 보다 바람직한 방향으로 일어날 수 있도록 변화를 예측하고 통제할 수 있는 기술적 방편을 얻고자 함이다. 특정 상황이나 여건에 한정된 연구가 아니라 이를 일반화하기 위한 기존의 이론에 입각한 가설의 검증이 학문적 관심에 해당된다.

### 3) 주제를 선정할 때에 고려되어야 할 요건

주제 선정과정에서 계속적으로 검토하고 정련시켜 나갈 수 있는 하나의 기준 또는 척도를 제시하여야 한다. 첫째, 연구자의 흥미로 논문의 주제선택에서 가능한 한 자기가 평소에 관심이 있어서 자료를 꾸준히 모아왔고, 문제에 대한 보다 많은 지식의 획득이나 새로운 해결방안의 모색이 자기의 장래에도 도움이 된다고 믿는 주제이어야 한다. 둘째, 주제의 명료성으로 작지만 분명하고도 구체적인 질문 형의 문제를 제기한 경우에 이룩되는 것이 보통이다. 셋째, 조사가능성으로 주제를 다루는데 필요한 자료의 수집이 가능한가의 문제이다. 자기 능력에 비추어 주어진 시간과 비용의 범위 안에서 필요한 자료가 만족할 만큼 수집될 수 있어야 한다. 넷째, 학문적 공헌도로 연구목적의 하나는 인류가 가진 거대한 지식의 체계에 조금이라도 도움이 되고자 함이다. 특정한 연구주제의 선정을 통해서, 주제와 관련된 우리의 지식을 조금이라도 더 확대하고 과학화시킬 수 있는 방법이어야 한다. 다섯째, 실용적 기여도로 학문을 연구하는 궁극의 목적은 우리가 당면한 문제를 해결하는데 도움을 얻고자 하는 것이다. 많은 사람들이 보다 절실하게 해결을 필요로 하고 있는 것인가를 찾아내는 예리한 문제의식은 연구자의 통찰력과 폭넓은 기초조사 작업을 통해서 얻어질 수 있다.

# 2 가설검정

## 1) 가설검정의 개념과 절차

가설검정이란 표본에서 얻은 사실을 근거로 하여 모집단에 대한 가설이 맞는지 틀리는지를 검정하는 통계적 분석을 통계적 가설검정이라 한다. 가설검정에는 하나의 표본샘플을 검정하는 방법과 두 개 이상의 집단 간에 차이가 있는지 없는지를 검정하는 방법이 있다.

가설검정의 기본절차는 첫째, 모집단의 특성이나 관계에 대한 대립가설(對立假說, alternative hypothesis, $H_A$)과 귀무가설(歸無假說, null hypothesis, $H_o$)을 수립하고, 둘째, 연구의 결과를 일반화하는 데 따르는 오차의 가능성을 유의수준(α)과 임계치로 결정하며, 셋째, 연구가설의 채택영역과 기각영역 등 표본분포를 기초로 한 가설검정에 대한 규칙의 틀을 세시하고, 넷째, 관련된 표본의 통계치를 수집하여 통계량을 계산한다. 다섯째, 계산된 통계량을 통해 수립한 가설의 채택 및 기각을 결정한다 등이다.

### (1) 가설의 설정

가설설정의 첫 단계는 검정해야 할 가설을 설정하는 것이다. 가설에는 귀무가설과 대립가설의 두 가지가 있다. 귀무가설은 검정의 대상이 되는 가설 또는 연구자가 기각하고자 하는 가설로서 보통 $H_o$ (영가설)로 표시한다. 한편 대립가설은 귀무가설이 기각되었을 때 대신 받아들여지는 가설을 말하며 보통 $H_A$ (연구가설)로 표시한다.

### (2) 가설검정의 오류

가설검정은 귀무가설이 기각되기 전까지는 귀무가설이 항상 옳다는 전제하에 이루어진다. 귀무가설을 기각하기 위해서는 귀무가설이 틀렸다고 할 만한 충분한 근거가 있어야 한다. 가설검정을 하는 경우 가능하면 이 두 가지의 오류를 동시에 줄일 필요가 있는데, 그 방법으로는 표본의 수를 늘리는 것이다.

### (3) 유의수준

표본에서 계산된 통계량이 가설로 설정한 모집단의 성격과 현저한(significant) 차이가 있는 경우에는 모집단에 대해 설정한 귀무가설을 기각하게 된다. 그러나 귀무가설이 옳은데도 귀무가설을 기각하게 되는 경우에 발생하는 오류를 α 오류(1종 오류, type Ⅰ error)라고 하며, 이 오류에 대한 최대허용치를 유의수준이라고 하며 α라고 표기한다. 유의수준은 조사자가 임의로 설정하는 것으로서 α 오류와 비교되어 귀무가설의 기각여부를 결정하는 기준이 된다. 따라서 α 오류에 따른 손실이 크면 클수록 유의수준을 낮게 잡아야 한다. 유의수준을 낮게 잡을수록 α 오류를 범할 가능성이 줄어든다. 반면 대립가설이 옳은데도 귀무가설을 채택할 경우의 오류를 β 오류(2종 오류, type Ⅱ error)라고 하며, 귀무가설이 거짓임에도 채택하는 것을 말한다.

[표 1-1] 가설검정에 있어 의사결정에 따른 판정오류

| 의사결정 | 귀무가설($H_0$) | |
|---|---|---|
| | 실제 사실(참)일 경우 | 실제 거짓일 경우 |
| 수용 | 오류 없음(옳은 결정) | β error(2종 오류) |
| 기각 | α error(1종 오류) | 오류 없음(옳은 결정) |

## (4) 임계치, p-값

첫째, 유의수준에 해당하는 임계치를 계산하여 임계치와 표본통계량을 비교하는 것이다. 여기서 임계치(critical value)란 주어진 유의수준에서 귀무가설의 채택과 기각에 관련된 의사결정을 할 때, 그 기준이 되는 점을 말한다. 둘째, $p$-값(p-value)을 이용하는 것이다. $p$-값이란 귀무가설이 옳다고 가정했을 때 실제로 α 오류를 범할 확률 값을 말한다. 통계적 가설 검정에 있어서의 판정기준 설정에는 전형적인 방법이 없다. 다만 현실적으로 β 오류를 산출하기 곤란하고(왜냐하면 참값을 어느 일정 값에 고정시켜야 하기 때문) 또한 연구결과가 연구자의 가설을 지지하는 쪽(귀무가설을 기각하는 방향)으로 해석하기를 바라기 때문에 통상적으로 α 오류를 중심으로 판정기준을 세우게 되는데 보통 5%를 그 기준으로 한다. 즉, 5%의 잘못을 감수하고 귀무가설을 부정하여 상대적으로 연구자의 가설을 지지하겠다는 것이다.

일반적으로 보건과학에서 유의수준을 5%(0.05) 또는 1%(0.01)로 사용하는데 이는 과거로부터 오랜 경험으로 제1종 오류와 제2종 오류를 줄이는 경우라는 것을 경험적으로 알기 때문이다.

### (5) 단측 가설검정과 양측 가설검정

검정방식은 단측 가설검정(one-side test)과 양측 가설검정(two-side test)으로 나누어지는데, 이는 가설의 설정방법과 관련이 있다. 표본에서 어떤 변수의 값을 측정하거나 또 어떤 변수에 대한 실험을 하고자 할 때 그 결과가 커지는지 또는 작아지는지 그 방향을 알 수 없을 때가 있다. 이런 때에는 양측 가설검정을 하게 된다.

가설검정에 있어서 단측검정을 사용하느냐 양측검정을 사용하느냐는 통계조사자의 목적에 따라 달라지지만 일반적으로 양측검정을 사용하는 것이 좋다. 왜냐하면 같은 조건에서 단측 가설검정보다는 양측 가설검정이 더 낮은 유의수준을 사용하는 효과가 있다.

### (6) 가설의 기각 또는 채택 판단

만약 검정통계량이 기각역보다 크게 또는 작게 되면, 즉 기각역 안에 있게 되면 귀무가설은 기각되고 대립가설이 채택되는 것이며, 반대로 검정통계량이 채택역 안에 있게 되면 귀무가설이 채택되고 대립가설은 기각된다. 기각, 채택을 판단하기 위해서는 먼저 검정통계량을 계산하여야 한다.

## 2) 가설검정에 사용되는 중요한 표본분포

가설검정을 잘 이해하고 시행하기 위해서는 표본의 확률분포를 잘 이해하여야 한다. 확률분포(probability distribution)란 어떤 확률변수가 취할 수 있는 모든 값들과 이 값들이 나타날 확률을 나타낸 것이다. 확률변수에는 이산확률변수(discrete random variable)와 연속확률변수(continuous random variable)가 있는데 이산확률변수란 확률변수가 취할 수 있는 값의 수가 유한한 변수를 말하며, 연속확률변수란 확률변수가 취할 수 있는 값의 수가 무한한 변수를 의미한다. 이러한 두 가지의 확률변수가 이루는 분포를 이산확률분포 및 연속확률분포라고 한다. 연속확률분포로는 정규분포, 표준정규분포, 누적정규분포 등이며, 이산확률분포로는 베르누이 시행, 이항분포, 기하분포, 포아송분포 등이다.

앞서 소개된 확률분포는 이론적 내지는 선험적으로 정하여진 분포였다. 그러나 반복적인 경험이나 인위적인 실험적 시행 등을 통하여 알게되는 확률분포들이 있는데 예를 들어 한 모집단에서 일정수의 표본을 택하여 얻어지는 관측치들의 분포, 즉 표본분포가 그 대표적인 것이다. 보건학 연구에서 이루어지는 관측이나 자료수집은 거의 대부분이 모집단이 아닌 일부의 표본을 대상으로 하여 얻어지는 실정이기 때문에 실제의 통계분석에 있어서 표본분포의 활용은 매우 넓다. 아래에서 몇 가지 확률분포를 간단히 소개하였다(이 장에 사용된 그래프는 모두 위키피디아(www.wikipedia.org)를 참고하였다.).

### (1) 정규분포(Normal distribution)

가우스 분포(Gaussian Distribution)라고도 불리는 정규분포로서 연속확률분포 중에서 가장 널리 이용되는 중요한 분포이다. 정규분포는 표본을 통한 통계적 추정 및 가설검정이론의 핵심이 되며, 실제로 우리가 사회적 · 자연적 현상에서 접하는 여러 자료들의 분포도 정규분포와 비슷한 형태를 띠게 되는 것이 보통이다.

정규분포의 특성으로 첫째, 종 모양의 대칭형 곡선으로서 이루어져 있으며 평균과 표준편차에 의해서 결정되며, 둘째, 확률분포이므로 정규분포곡선 아래의 전 면적은 1(100.0%)이며 평균값을 중심으로 ±1표준편차의 범위는 68.26%가 포함되며, ±2표준편차 내에는 95.45%가 포함된다. 유의수준을 5%(양측검정)로 잡는 경우는 평균 ±1.76표준편차 밖이 기각영역이 된다. 셋째, 모집단으로부터 30개 이상의 표본(대표본)들을 표출하였을 때 이들 표본의 평균들은 정규분포에 가까운 분포를 이루게 된다. 따라서 대표본을 이용할 때에는 정규분포를 사용하게 된다(그림 1-1).

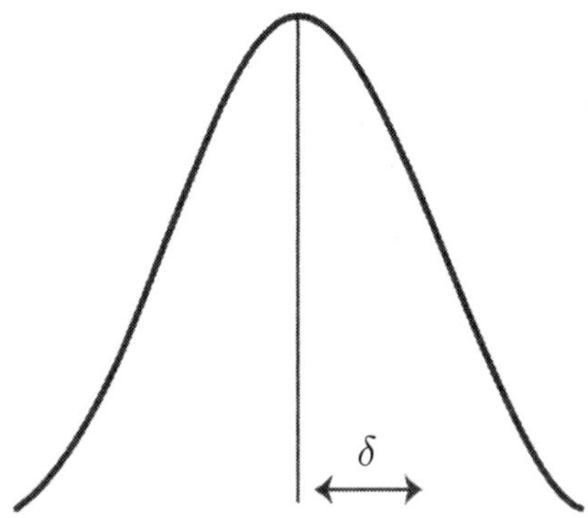


[그림 1-1] 정규분포

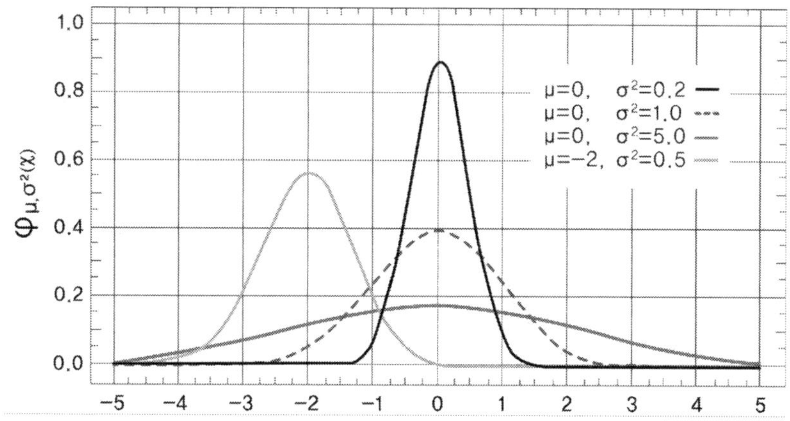


$X \sim N(\mu, \sigma^2)$

Pr(μ−σ〈χ〈μ+σ)=0.6826(68.26%)

Pr(μ−1.96σ〈χ〈μ+1.96σ)=0.9500(95.00%)

Pr(μ−2σ〈χ〈μ+2σ)=0.9545(95.45%)

Pr(μ−2.58σ〈χ〈μ+2.58σ)=0.9900(99.00%)

Pr(μ−3σ〈χ〈μ+3σ)=0.9973(99.73%)

### (2) 표준정규분포(Standard normal distribution)

모든 정규분포를 평균이 0, 표준편차가 1인 정규분포로 치환할 수 있는데 이를 표준정규분포라 한다. 원래의 관측치를 X라 하면 치환된 관측치는 Z로 표시한다. 표준정규분포는

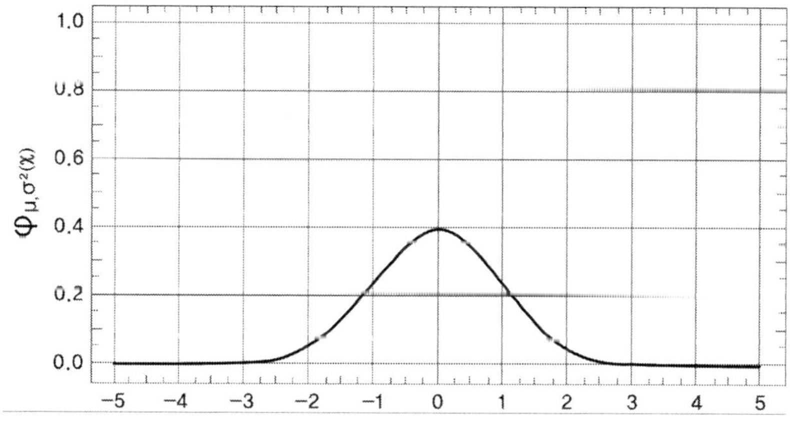


$Z = (X-\mu)/\sigma$

$Z \sim N(0,1)$

[그림 1-2] 표준정규분포

평균과 분산에 따라 모양이 변하지 않고, 일정한 형태를 가진다.

### (3) *t*－분포(t-distribution)

$t$－분포는 모집단의 모수를 모를 때 표본의 통계량을 이용하여 모집단의 평균이 특정 값과 동일한지에 대한 검증과 두 집단의 모평균의 차이를 검증하는 데 이용되며, 정규분포보다 평평하고 두꺼운 꼬리모양을 가진 분포이다.

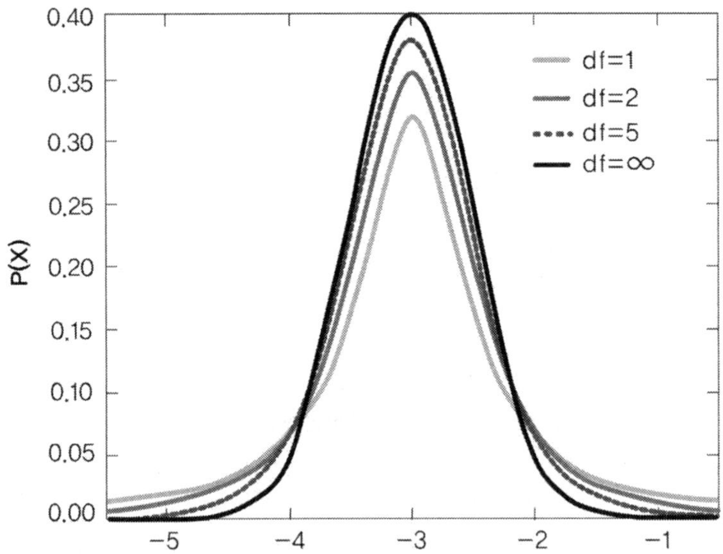


[그림 1-3] *t*－분포

### (4) *F*－분포(*F*－distribution)

$F$－분포의 원리는 분산과 분산의 비율(두 표본분산의 비의 분포)이므로 평균치 또는 (기대－관측)치가 아닌 분산으로서 통계적 분석을 할 때 $F$－분포가 사용된다. 이를 이용하여 집단 내의 분산과 집단 간의 분산의 비를 분석하는 분산분석(Analysis of Variance, ANOVA)이나 회귀식에 의해서 설명되는 분산과 설명되지 않은 분산의 비를 분석하는 회귀식의 유의성 검증에도 이용된다.

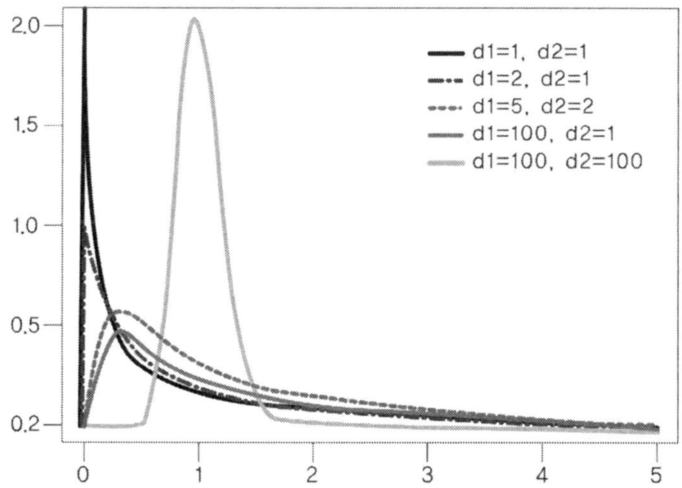


$$F_{k_1k_2} = \frac{x_1^2/k_1}{x_2^2/k_2}$$

[그림 1-4] $F$-분포

### (5) $\chi^2$-분포(Chi-squared distribution)

$\chi^2$-분포(카이제곱 분포)는 모평균이 $\mu$, 모분산이 $\sigma^2$인 정규분포 모집단에서 $N$개의 표본을 추출하였을 때 각 표본의 표준화된 분산의 합이 이루는 분포이다. $\chi^2$-분포는 그 내용상 특성 때문에 여러 가지 경우 확대 적용할 수 있어 활용범위가 매우 넓다(예 : 이론치와 관측치간의 관계분석).

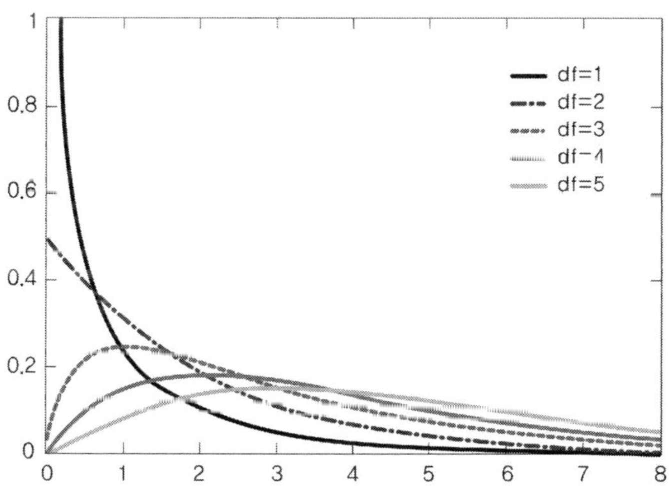


$$X \sim N(\mu, \sigma^2)$$
$$\chi^2 = \sum_i \frac{(x_i - \mu)^2}{\sigma^2}$$

[그림 1-5] $\chi^2$-분포

### (6) 기타 확률분포 : 포아송분포

포아송분포(Poisson distribution)란 거리, 영역, 특정시간 등에서 어떤 사건이 적은 수로 일어날 경우, 그 사건이 일어난 횟수를 측정하는 확률분포를 말한다. 포아송분포는 이항분포와 비슷하지만, 성공확률이 적어서 일정시간 동안 일어나는 횟수를 분포의 기준으로 설정한다.

# 제 2 장 연구설계의 선택

## 1 연구설계의 의의와 목적

연구자가 가설을 설정하고 나면, 그것을 검증하기 위한 전략, 즉 연구설계를 작성해야 한다. 연구설계란 연구결과가 가능한 한 명확히 해석될 수 있도록 만들어진 연구의 실행계획이다. 일반적으로 통용되고 있는 연구설계의 순서는 자료수집, 변수측정, 분석 및 결과의 해석 등의 절차를 따른다. 이러한 연구설계가 중요한 이유는 첫째, 종속변수에 영향을 주는 독립변수 또는 외생변수가 많이 존재해 변수간의 관계를 규명하기 어렵기 때문이다. 둘째로는 변수에 측정이 어렵거나 불가능한 경우가 흔히 있어 검증이 어려운 경우도 종종 발생하기 때문이다.

연구설계의 목적은 연구문제에 대한 경제적인 해답의 제공, 변수의 통제, 타당성이 있는 결과의 산출 등이 있는 바, 이러한 목적들의 구체적인 내용을 살펴보면 다음과 같다.

첫째, 연구문제에 대한 경제적인 해답의 제공으로 연구의 설계는 연구하고자 하는 문제에 대한 경제적인 해답을 제공할 수 있어야 한다. 둘째, 변수의 통제는 연구를 진행할 때 독립변수, 종속변수 그리고 외생변수들을 효과적으로 통제해야만 독립변수와 종속변수의 관계를 명확히 할 수 있다. 연구설계의 목적이 바로 변수를 통제하는 것임을 명심해야 한다. 이러한 변수통제의 목적으로 체계적 변량의 극대화(maximizing the systematic variance under study), 오차변량의 극소화(minimizing the error variance), 외생변수의 통제(controlling the extraneous variable) 등이다. 체계적 변량의 극대화는 변수에 의하여 영향 받는 종속변수의 변량을 극대화시킴으로써 독립변수가 종속변수에 미치는 영향을 명확히 할 수 있도록 하는 것이다. 이는 독립변수의 강도를 크게 함으로써 종속변수의 변량을 크게 한다. 반면 오차변량의 극소화는 체계적 오차와 무작위적 오차를 극소화시켜야 한다는 것이다. 신뢰도와 타당도가 높은 측정도구를 사용하여 측정상의 오차를 줄일 수 있다. 외생변수의 통제는 조사

목적과는 관련 없는 변수들의 영향을 제거하는 것이다. 셋째, 타당성 있는 결과의 산출로 내적 타당성과 외적 타당성으로 구분할 수 있다. 내적 타당성은 측정된 수들의 변화가 얼마나 논리적으로 잘 설명될 수 있는가의 정도를 의미하며, 일반적으로 내적 타당성에 영향을 주는 외생변수는 첫째, 역사, 둘째, 성숙, 셋째, 검사의 경험, 넷째, 측정도구, 다섯째, 통계적 회귀현상, 여섯째, 표본선정의 오차, 일곱째, 실험대상자의 탈락, 여덟째, 상승작용 효과 등으로 이상과 같은 8개의 요인들은 실험의 내부적 타당성을 손상시키는 위협요인으로 이해되고 있다. 외적 타당성이란 연구의 결과가 상이한 대상 또는 상이한 상황 하에서도 적용될 수 있는가의 정도를 나타내는 말이다. 일반적으로 외적 타당성을 위협하는 요인은 첫째, 실험대상과 실험변수 간의 상호작용 효과, 둘째, 실험상황과 실험변수 간의 상호작용 효과, 셋째, 우발적 사건과 실험변수 간의 상호작용, 넷째, 호손 효과(Hawthorn Effect)(연구대상자가 진행되고 있는 연구에 대한 지식으로 인하여 그들의 행태에 긍정적인 영향을 받게 되는 효과), 다섯째, 독립변수와 종속변수가 실제로 연구하려는 개념을 올바로 대표하지 못하는 경우 등이다.

## 2 연구설계의 유형

### 1) 변수의 조작가능성에 의한 분류 : 실험설계, 비실험설계

실험설계란 연구에 사용된 독립변수(실험변수)를 조작하여 그 조작의 결과가 종속변수에 어떠한 영향을 미치는가를 평가하는 방법이다. 반면에 비실험설계란 독립변수가 연구자에 의해 조작되는 것이 아니라, 이미 노출된 상태이거나 인위적으로 조작이 불가능한 상태에서 독립변수와 종속변수의 관계를 사후적으로 파악하는 연구설계이다.

### 2) 조사상황에 따른 분류 : 실험실 연구, 현장연구

실험실 연구는 순수한 독립변수와 종속변수간의 인과관계를 밝히기 위하여 외생변수를 철저히 통제할 수 있는 실험실 내에서 연구하는 경우를 말하며, 현장연구는 외생변수의 영향을 철저히 통제할 수 있는 실험실 연구가 불가능할 때 실제로 현상이 일어나는 현장에서 연구를 실시하는 경우이다.

### 3) 조사목적에 따른 분류 : 탐색연구, 기술연구, 가설검증연구

탐색적 연구의 주된 목적은 연구문제의 발견, 변수의 규명, 가설의 도출에 있다. 이것은 사전연구에 의한 축적된 자료가 부족한 경우에 주로 수행된다. 기술적 연구는 연구목적과 연구문제를 분명히 하고, 탐색적 연구보다는 많은 사전지식을 가지며, 사전에 철저한 계획과 체계적인 절차에 의해 실시되며, 대표적 표본이 요구된다는 점에서 탐색적 연구와 다르다. 이러한 기술적 연구는 현상이나 모집단의 특성에 대한 분포, 발생빈도, 평균 등의 특성파악을 위해서 실행된다. 가설검증을 위한 연구는 변수들 간의 관계를 규명하기 위한 연구로서 상관관계 연구와 인과관계 연구 등이 있다.

### 4) 연구의 시점에 따른 분류 : 횡단적 연구, 종단적 연구

횡단적 연구는 한 시점의 기준으로 한 연구이며, 종단적 연구는 시간의 흐름에 따른 현상의 변화를 조사하는 연구이다.

### 5) 역학연구 방법에 따른 분류 : 전향적 연구, 후향적 연구

전향적 연구는 연구 시작 시점에서 앞으로 발생하는 자료를 이용하는 연구이며, 후향적 연구는 이미 있는 과거자료를 이용하는 연구이다.

### 6) 메타분석

메타분석은 이미 나와 있는 각종 연구결과와 자료들을 종합적으로 정리해 재평가 분석하는 방법으로 연구결과의 누적을 단순하시킬 수 있는 경제적인 분석방법이다. 메타분석은 기존연구의 발견사항들에 대한 통합을 목적으로 일련의 개별연구들로부터 수립된 다양한 여러 연구결과들을 함께 분석하는 것으로 "분석에 대한 분석", "간접분석"이라고도 한다.

메타분석은 '개략' 또는 '개관'한다는 뜻으로 Glass(1976)가 '메타'라 명명하였다. 메타분석은 기존 연구논문의 분석시 연구결과의 패턴 또는 추세를 설명하기 위하여 해당결과들을 통합(outcome synthesis)하여 총괄적인 결론을 유도할 수 있는 통계적 분석방법을 말한다. 그 목적은 연구결과(정보)의 확인, 오차(errors)의 발견, 추가적인 결론을 위한 귀납적 탐색 및 향후 연구를 위한 새로운 가설의 제공 등이다.

질병의 위험요인에 대한 역학적 연구, 새로이 개발된 의료기술이 전통적 방법에 비해 더 효과가 좋다는 것을 입증하기 위한 임상시험(clinical trials) 등의 경우, 연구대상(연구시기나 연구지역 포함)을 달리하여 여러 연구자들이 동일 주제에 관한 연구를 진행하였을 경우, 그 연구결과들의 추세나 관련 연구들이 모두 동일한 효과를 갖는지를 알아보기 위해 동질성(homogeneity) 또는 이질성(heterogeneity) 검정의 필요성이 제기되었다. 즉, 연구결과가 다양할 때 각 연구결과를 유의수준 $p$-값으로 요약, 그 $p$-값들을 병합하여 종합적인 결론을 유추하는 것이 메타분석의 직접적인 배경이 되었다.

최근 메타분석이 다양한 이견이 존재하는 여러 연구결과를 하나의 의미 있는 결과로 통합하기 위해 유력한 수단으로 제고되고 있다. 이 분석방법은 다년간 임상진료지침을 개발해 온

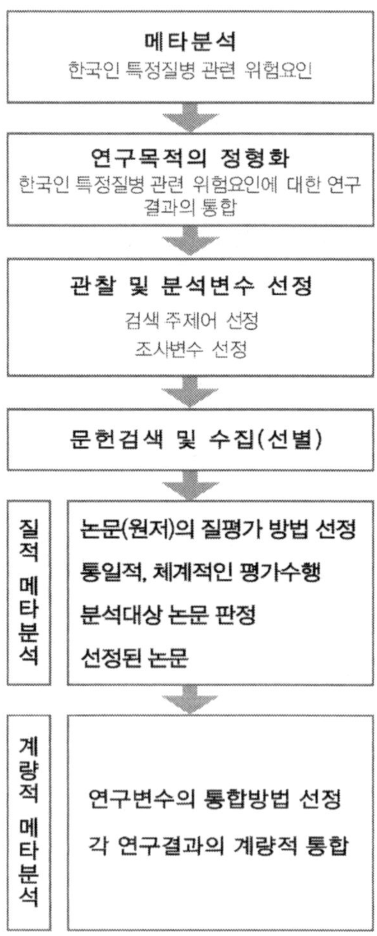


[그림 2-1] 메타분석의 진행과정

미국보건의료정책연구소 등에서 이를 적극적으로 발전시켜 왔으며, 확률할당 임상실험결과의 통합에 주로 활용되던데서 나아가 여러 분야로 그 활용범위가 점차 확장되는 추세에 있다.

메타분석은 1980년대 중반 이후 의학 및 보건학 분야에서 널리 활용된 통계로 그 과정은 크게 문헌수집과정, 질적 메타분석(qualitative meta-analysis) 및 계량적 메타분석(quantitative meta-analysis)으로 대별된다(그림 2-1).

문헌수집과정과 질적 메타분석은 기술적 분석으로 특별한 구분없이 모든 진료지침 개발시 일상적으로 시행된다. 문헌수집과정은 특정 주제에 따라 수집된 문헌을 관련 연구팀이 직접 작성한 문헌 평가양식에 의해 분류한 후 연구논문의 게재년도, 게재 학술지, 통계방법 및 연구설계 방법에 의한 질적 수준평가 등의 자료를 변수화하여 각종 통계패키지를 이용하여 분석한다.

### (1) 리뷰 프로그램, R프로그램

계량적 메타분석은 논문간의 통합에 필요한 유효크기를 계산할 수 있는 정보를 제공하고 있는 논문이 일정 편수 이상인 경우(최소 5편)에 시행하게 된다. 유효크기란 여러 연구들을 비교하거나 종합하고자 할 때 중재(intervention) 또는 치료효과의 크기를 서로 비교해 볼 수 있는 통일된 척도로 정의하며, 질적 메타분석 과정을 거쳐 최종 선정된 논문의 연구설계와 통계분석방법에 따라 유효크기를 결정한다. 계량적 메타분석과정은 국내외에 소개되고 있는 통계프로그램이나 메타분석용 프로그램이 활용된다. 분할표에 의한 명목형 자료나 회귀계수, 평균차이 등의 연속형 자료의 경우에 인터넷으로 접근하여 고정효과모형(fixed effect model) 또는 확률효과모형(random effect model)에 의해 제시된 Q통계량으로 동질성 여부를 판정하고 그 채택된 모형에 따라 통합 비차비와 95% 신뢰구간을 해석하면 된다. 고정효과모형이란 각각의 연구에서 가정한 실제효과 크기가 고정되어 있을 것이라고 가정하는 모형으로써, 각각의 연구는 같은 모집단에서 얻어졌다는 동질성을 가정하며 각 연구결과가 서로 조금씩 상이한 것은 표본추출에서 생기는 표본간의 변동 때문이라고 생각하는 것이다. 반면 확률효과모형은 각 연구가 가정하고 있는 실제효과 크기가 고정되어 있지 않다는 것을 전제한 분석모형으로써, 각 연구가 가정하는 실제효과 크기는 각 연구별로 상이할 수 있으며 개별 연구가 가정하는 실제효과 크기들 또한 특정 변동을 갖는 분산에서 얻어지는 값으로써 이 분포의 중심값이 되는 평균이 곧 통합효과추정치라고 가정하는 것이다.

메타분석의 장점은 첫째, 한 연구로부터의 결과가 일반적으로 연구대상자나 시료수가 적어 신뢰성 있는 결론을 제시하지 못하는데 비해, 메타분석으로 결과를 요약할 때 연구대상자의 증가로 인해 통계적으로 신뢰성 있는 결론을 제시할 수 있다. 둘째로는 다양한 연구결과들을 메타분석으로 요약, 결론 지움으로 인해 그 결과를 일반화시킬 수 있는 근거를 마련해 준다. 셋째로 각 연구들이 각각의 연구 제한점에 의해 결론을 내리지 못한 부분을 메타분석을 통해 구체적으로 지적함으로써 장래에 요구되는 연구방향을 제시할 수 있다는 것을 들 수 있다.

메타분석의 단점은 서로 비교 불가능한 다른 성질의 연구결과를 종합하려는 문제가 있다. 따라서 극단적인 연구자료는 제외시키는 것이 바람직하다. 또한 연구물 표본추출의 대표성이 비판받는다. 이는 출판된 연구만을 표본추출 프레임으로 설정하기 때문에 발생한다.

최근 들어 외국의 유명잡지에 게재되는 메타분석관련 논문들은 대부분이 임상시험연구를 연구대상으로 한 것으로 이는 기본적으로 메타분석에서 도출되는 결과가 개별연구의 질(quality)에 절대적으로 의존되기 때문이다. 임상시험연구에서 메타분석을 적용할 경우의 예는 첫째, 연구결과에 상당한 차이가 존재할 때, 둘째, 작은 결과(small effects)를 보이는 많은 임상시험이 있을 때, 셋째, 작은 결과도 보건학적으로 중요할 경우, 넷째, 여러 가지 대치되는 결과를 보일 경우, 다섯째, 현실적으로 대형 임상시험이 불가능할 경우 등을 들 수 있겠다. 관찰연구에 대한 메타분석의 적용에서는 문제점들이 지속적으로 제기되어

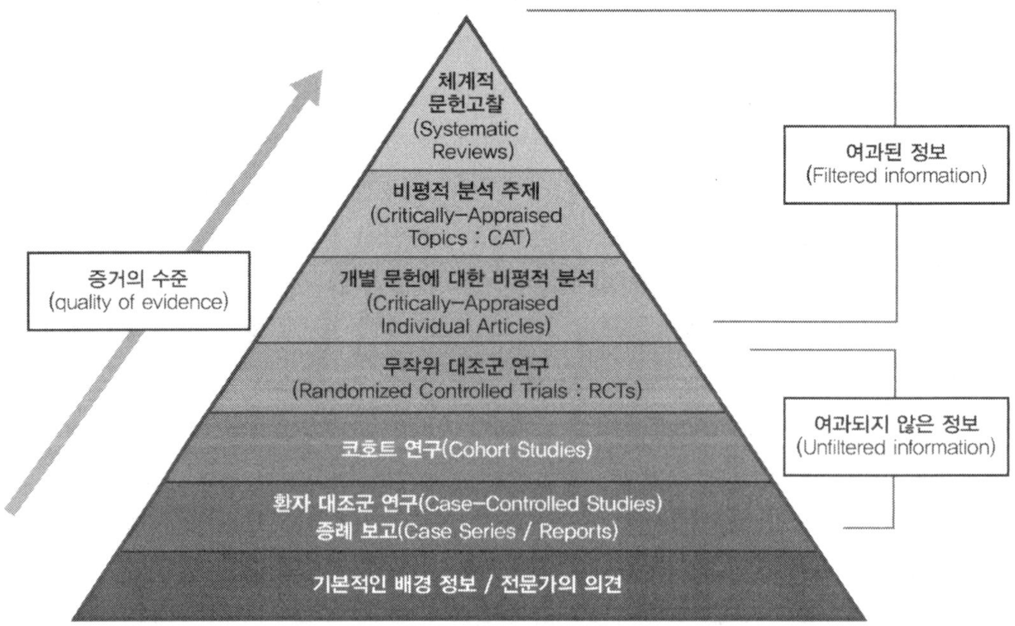


[그림 2-2] 근거기반연구(EBM)의 피라미드

왔으며, 원칙적으로 확률할당된 임상시험에 제한되어야 한다는 주장도 있으나 현재 방법론으로 인정될 수 있다는 반론이 과학적으로 보다 설득력 있게 받아들여지고 있다.

현재 국내외를 막론하여 보건의료 분야에서 메타분석의 작용이 늘어나고 있어 이 영역에 대한 관심이 촉구된다 할 것이다.

### 7) 기타 연구설계

기타 여러 가지 다양한 연구설계가 있을 수 있는데 몇가지 예를 들면 다음과 같다. 사례연구는 특수한 상황, 사건, 프로그램, 현상 등의 구체적인 현실세계의 문제에 초점을 맞추어 연구의 결과를 자세히 기술하는 것으로서 새로운 해석과 의미를 얻어내는 것이 최종 목표이다.

평가연구는 순수평가연구, 유사평가연구, 가평가연구 등으로 구분되어지는데 순수평가연구는 '참평가'라고도 하며, 과학적 평가속성을 발견하는 것이 목적이며, 유사평가연구는 '준평가'라고도 하며, 관리 지향적 평가로서 의사결정에 많은 도움이 되는가를 알기 위한 평가이다. 가평가연구는 '거짓평가'라고도 하는데, 이것은 고객 지향적인 관점에서 주로 많이 이용되며, 고객이 무엇을 원하는가에 따라 내용을 수정할 수 있다.

방법론적 연구는 연구방법을 기술 · 설명하고, 나아가 연구방법의 타당성을 연구 · 검토하는 연구이다.

## 3 연구설계를 위한 전략

### 1) 연구설계의 타당도를 높이기 위한 전략

연구설계의 타당도에는 내적 타당도와 외적 타당도가 있는 바, 내적 타당도는 한 연구가 밝혀내고자 하는 변인들간의 관계를 정확하게 검증하고 있는가 하는 것이고, 외적 타당도는 연구에서 도출된 결론을 다른 상황에도 적용시킬 수 있는가 하는 것이다. 내적 타당도는 표본의 동질성을 향상시킴으로써 높일 수 있는데, 표본의 동질성을 높이는 가장 좋은 방법이 무작위 배정(random assignment)의 방법이다. 반면에 외적 타당도는 표본의 대표성을 향상시킴으로써 높일 수 있다.

## 2) 기본적인 연구설계를 위한 전략

많은 유형의 연구설계들 중 상황에 따른 분류인 가장 기본적인 연구설계는 실험설계, 준실험설계, 비실험설계 등이 있다.

### (1) 실험설계

실험설계란 연구에 사용된 독립변수를 조작하여 그 조작의 결과가 종속변수에 어떠한 영향을 미치는가를 평가하는 방법이다. 실험설계 시행상의 주요한 제약요인들을 살펴보면 다음과 같다. 첫째, 통제집단 설정상의 제약으로 조직이 통제집단의 설정을 허락하지 않는 경우와 실험집단의 혜택을 통제집단이 못 누리게 될 때 윤리적 문제가 생기는 경우 등의 이유로 통제집단의 설정에 문제가 생길 수 있다. 둘째, 무작위 할당의 문제점으로 연구대상의 수가 적으면 무작위 할당을 효과적으로 할 수 없고, 무작위 할당의 과정에 사용하는 기계적인 절차(상자 속에서 카드를 뽑는 일등)가 반드시 통제집단과 실험집단을 동일조건하에 놓이게 할 수 없다는 것이다. 셋째, 피험자의 실험참가 거부이다. 피험자가 실험적 처리를 받지 않으려고 함으로써 연구자에게 협력하지 않는 경우가 있다. 넷째, 피험자의 실험과정 탈락이다. 연구도중에 피험자가 실험집단이나 통제집단에서 탈락하는 경우, 연구에 차질을 가져온다. 다섯째, 실험적 처리의 이질성으로 실험적 처리를 기계적으로 처리하지 않으면 모든 연구대상자들이 동일수준의 실험적 처리를 받지 못하는 경우가 있다. 즉 피험자가 한결같이 실험에 참가하지 못하는 경우도 있을 수 있고, 실험실시자 역시 한결같이 동일수준의 실험처리를 제공할 수 없는 경우가 있을 수 있다. 여섯째, 통제집단이 낳은 비의도적 효과로 통제집단의 성원들이 실험집단에서 매력적인 실험처리를 받고 있다는 사실을 알게 되면, 불리한 대우를 받고 있다는 생각에서 생긴 감정이 실험결과에 영향을 끼칠 수 있다는 것이다. 일곱째, 실험적 처리의 오염으로 실험집단과 통제집단의 성원들간에 상호작용이 일어나면 실험결과에 오염이 생긴다. 여덟째, 간접적 실험처리의 문제점으로 연구자가 실험대상자들의 동의도 없이 실험이 진행됨으로써 법률적 윤리적 문제가 생길 수 있고, 피험자가 연구자 의도대로 실험적 처리를 경험했는지의 여부를 판단하기 어려운 경우가 있을 수 있다는 것이다.

### (2) 준(유사)실험설계

일반적으로 현장상황에서는 순수한 실험을 성공적으로 실시하기가 매우 힘들다. 그래서 나타난 것이 준실험설계이다. 이 준설험설계는 두 개의 요인, 즉 누구를 측정대상으로 삼을 것인가 하는 것과 언제 측정을 실시할 것인가 하는 것을 통제할 수 있게 해준다. 준실험설계는 비동일 통제집단의 설계, 시계열 설계, 반복실험처리 설계 등 3가지를 들 수 있다.

### (3) 비(사후)실험설계

사후실험설계라고도 하며, 연구자가 연구대상인 독립변수를 실제로 조작할 수 없는 경우에 이 설계를 사용한다. 비실험적 연구에는 일반적으로 횡단적 연구(cross-sectional study), 상관적 연구(correlation study)라는 두 가지가 있다. 이 사후실험설계(비실험설계)가 특히, 필요한 상황은 결혼여부와 같이 변수의 특성상 연구자가 통제를 할 수 없는 경우가 발생하는 경우가 많은 경우(나이, 출신지역, 성별 등), 독립변수에 대한 통제가 윤리적 · 도덕

[표 2-1] 3가지 연구설계의 장단점

| | 장점 | 단점 |
|---|---|---|
| 실험설계 | • 외생변수를 철저하게 통제함<br>• 실험통제집단의 무작위 할당이 가능함<br>• 1개 이상의 독립변수 조작이 가능함<br>• 변수의 명확한 조작화와 그 영향의 정밀한 변화가 가능함<br>• 재현가능성이 높음. 명확한 인과관계의 검증이 가능함 | • 인위성, 부자연성이 있음<br>• 적은 수의 표본<br>• 윤리적 문제로 실험이 불가능한 경우가 있음<br>• 실험설비에 비용이 소요됨<br>• 독립변수의 강도가 현실세계에서 만큼 크게 작용하지 못함<br>• 외생변수의 철저한 통제로 내적 타당성은 높으나 부자연성으로 외적 타당성이 낮음 |
| 준(유사) 실험설계 | • 실제상황에서 이루어지므로 독립변수의 강도가 강하게 나타남<br>• 매우 복잡한 사회적 요인들이 작용하는 경우에 사용이 가능함<br>• 융통성이 있으며 다양한 문제에 적용가능 | • 현장상황에서는 대상의 무작위와 독립변수의 조작화가 어려움<br>• 다른 변수들에 의해서 독립변수가 오염될 수 있음<br>• 정밀도가 낮음 |
| 비(사후) 실험설계 | • 이론을 근거로 도출한 가설을 현실 상황에서 검증이 가능함<br>• 광범위한 대상으로부터 자료수집이 가능함<br>• 인위적인 개입이 전혀 없고 매우 현실적임 | • 독립변수의 조작이 불가능하며 명확한 인과관계의 검증이 불가능함<br>• 측정의 정확성이 낮음<br>• 대상의 무작위화가 불가능함<br>• 결과해석상의 문제점(임의성, 주관성)이 있음 |

적으로 바람직하지 못한 경우(흡연량과 암의 발생에 대한 관계), 독립변수를 통제하는 데 많은 비용이 소요되거나, 장시간이 필요하거나, 기술적으로 곤란한 경우(어린이의 피아노 숙련정도에 따라 음악성이 변화하는 정도) 등을 들 수 있다.

## 4 실증적 연구의 문제점과 전략

실증적 연구에는 앞에서 검토한 바와 같이 많은 제약과 한계가 있는데 일반적으로 다음과 같은 문제점들이 있다. 첫째, 연구(조사) 상황의 자연성으로 어떤 현상을 연구하려고 할 때, 그 현상이 자연적으로 발생하고 있는 본래의 상황에서 연구하는 것이 좋다. 둘째, 일반화의 가능성으로 연구자의 관심이 연구결과를 어떤 특정한 모집단에 일반화하는 것보다는 어떤 현상의 존재를 규명하는 데 더 많은 관심을 두는 경우도 있다. 이럴 경우 일반화의 가능성은 멀어지게 되는 것이다. 따라서 연구자는 자신의 연구결과가 어느 정도로 일반화 할 수 있는가를 명심해야 한다. 셋째, 통제로 연구자가 변수들 간의 인과관계를 규명하는 데 관심이 있다면, 그 연구자는 그 연구대상인 종속변수에 영향을 미치는 독립변수와 저해변수의 영향을 통제할 수 있어야 한다. 하지만 실증연구에서 독립변수 등의 통제가 어렵다. 넷째, 사실가공으로 연구자 기대효과(experimental expectancy effects), 요구특성(demand characteristics), 평가의식(evaluation apprehension), 다섯째, 연구자의 객관성, 여섯째, 변수의 강도와 범위, 일곱째, 비용, 여덟째, 실증연구에 있어서의 연구설계 전략 등이다.

# 제 3 장 모집단과 표본

## 1 모집단과 표본이란?

모집단(population)이란 관심의 대상이 되는 모든 잠재적 관찰대상의 집합을 의미하며, 표본(sample)이란 통계적 처리를 위해 모집단에서 추출된 모집단의 일부로서 좋은 표본이 되기 위해서는 추출된 표본이 모집단의 특성을 잘 반영하는 것이 되어야 한다. 예를 들어서 국회의원 선거의 여론조사에서는 지역구의 일부 유권자에게 어느 후보를 지지할 것인가를 물어서 특정 후보의 당선 가능성을 판단하게 되는데 이런 경우 모집단은 그 지역구의 전체 유권자이고 표본은 의견을 피력한 일부 유권자가 될 것이다.

또한 모집단은 개체들이 한정되어 있는지의 여부에 따라 유한모집단과 무한모집단으로 분류할 수 있다. 유한모집단(finite population)이란 모집단을 구성하는 개체들이 한정되어 있는 집단으로서 예를 들어 연구자가 관심을 갖고 있는 관찰대상이 2004년도에 입학한 우리나라 보건대학원 신입생들이라면, 이것은 그 수가 한정되어 있으므로 유한모집단이 될 것이다. 반면에 연구자가 관심을 갖고 있는 관찰대상이 예를 들어 제품의 수명이라면 이는 0보다 큰 양의 실수 값을 가지므로 이 경우는 무한모집단(infinite population)이 될 것이다. 이러한 모집단의 특성을 나타내는 값을 모수(population parameter)라 하며, 모집단의 평균($\mu$)이나 분산($\sigma^2$) 또는 모집단의 비율 등이 포함되고, 이에 반하여 표본의 특성을 나타내는 값을 통계량(sample statistics)이라 하며, 표본의 평균(x)이나 분산($s^2$) 또는 표본의 비율 등이 포함된다. 일반적으로 모수는 그리스 문자(greek letters)로, 표본 통계량은 알파벳(alphabets)으로 표기한다.

### 1) 모집단에 대한 정의

보건학 연구에 있어서 첫 번째 단계는 연구해야 할 모집단을 정의(define)하는 것이다. 이

때 모집단이란 의미는 연구되어야 할 추출단위(element)의 총체로, 이 추출단위는 개인이 될 수도 있고, 학교, 병원, 단체 등의 조직이나 기관이 될 수도 있다. 모집단에 대한 정의를 할 때는 조사대상에 대한 정의를 하는 부분에서 세심한 주의를 기울여야 한다. 예를 들어, A 市에 새로운 체육시설이 설립되었으며, 이 체육시설에 의한 효과를 평가하기 위하여 표본조사를 실시하였다면, 이때의 모집단은 어떻게 될까? A 시에 살고 있는 사람으로만 제한하여야 하는가? 그 도시에 주소만 있는 사람을 대상으로 할 것인가? 나이의 제한은 얼마로 할 것인가? 이와 같은 다양한 문제가 모집단을 정의하는 과정에서 제기될 것이다. 상기의 예 중 모집단을 주소로 등록되어 있는 사람만으로 제한한 경우에서, 만일 A 시가 대학교가 밀집되어 있는 지역적 특성을 갖고 있다면, A 시에 주소로 등록되어 있지는 않지만 이 체육시설을 이용하는 대학생들이 조사 대상에서 제외될 수 있을 것이다. 이러한 문제점을 극복하기 위해서는 사전조사가 필요하며, 이러한 사전조사를 토대로 표본조사의 모집단의 특성을 결정하는 것이 바람직하다. 연구에서 규정되는 모집단의 특성에는 공간적 요소, 시간적 요소, 인구학적 요소 등이 포함되며, 특히 보건학 연구에 있어서는 임상적 요소에 대한 고려도 필요하다.

## 2) 전수조사와 표본조사

일단 모집단이 정의되면 모집단의 특성을 나타내는 자료를 수집해야 하며, 여기에는 모집단을 모두 조사하는 전수조사 방법과 모집단의 일부에서만 자료를 수집하는 표본조사가 있다. 그러나 대부분의 경우 여러 측면에서 전수조사는 현실적이지 못하고, 아래와 같은 이유로 표본조사를 실시한다.

① 비용측면에서 경제적이다.

② 조사 수행 시간이 적게 들어 조사결과를 신속하게 분석할 수 있다.

③ 소수의 잘 훈련된 조사원을 확보할 가능성이 높고, 수집된 조사자료의 정확성이 전수조사에 비해서 높아질 수 있게 된다.

④ 파괴적인 조사에 적용이 가능하다.

⑤ 전수조사가 불가능한 경우, 예를 들어 새로 개발한 의약품의 효과를 평가하고자 할 경우에는 전수조사 보다 표본조사가 유리하다. 이러한 이유 등으로 모집단이 아주 작은 경우가 아니라면 대부분의 경우는 표본조사를 실시하고 있다.

## 3) 표본추출

표본설계의 가장 중요한 과정은 조사대상 즉 모집단에서 표본을 어떻게 뽑을 것인가에 관한 것이며, 어떤 방법이 적절한 가에 관한 것은 모집단의 특성과 문제의 성격에 따라 결정된다. 표본추출의 방법은 크게 확률 표본추출과 비확률 표본추출로 구분된다.

### (1) 확률 표본추출(probability sampling)

확률 표본추출은 모집단의 각 구성원들이 모두 동등하게 선정될 기회를 보장하기 위하여 무작위로 표본을 추출하는 것을 의미하는 것으로, 확률표본에 의한 경우라면 모든 추출단위는 표본으로 뽑힐 확률이 '0'이 아닌 이미 알고 있는 확률을 가지고 있어야 한다. 즉 확률 표본추출에 의한다면 선택비뚤림(selection bias)을 제어(control)할 수 있고, 통계이론에 따라 표본 추정량의 성질을 이용하여 모수를 추정할 수 있는 이론적인 근거를 제공하게 된다.

#### ① 단순 무작위 표본추출(simple random sampling)

단순 무작위 표본추출은 일정 크기의 모든 표본조합(sample combination)이 표본으로 추출될 확률을 같게 놓으며, 모집단의 기본 단위가 표본에 포함될 확률을 같게 하여 표본을 추출하는 방법을 말한다. 여기서 무작위(또는 임의, random)란 '설계자가 임의대로 고른다.'가 아니라, 설계자의 의도가 추출될 표본에 전혀 영향을 주지 않아 모집단 구성원이 표본으로 추출될 가능성이 완벽하게 공평함을 의미한다. 예를 들면 일개 4년제 대학 신입생들의 비만도를 조사하기 위하여 표본조사를 실시하고자 한다. 신입생 10명 중 단순 임의 추출로 2명의 표본을 뽑는다고 할 때, 표본의 크기(sample size)는 2이며, 가능한 표본의 수는 다음과 같다.

$$10C2 = 10! / 2!\ 8! = 45$$

따라서 각 표본조합이 표본으로 추출될 확률은 1/45이고, 각 신입생이 표본에 포함될 확률은 2/10로 동일하다. 단순 무작위 표본추출의 무작위성(randomness)을 확실히 하기 위해서는 난수(random number) 또는 컴퓨터를 이용한 난수발생기(random number generator)를 사용해야 한다. 일반적으로 난수표 또는 난수발생기를 이용하여 발생된 난수는 균등분포(uniform distribution)로부터 발생되는 숫자로 각 숫자가 발생할 확률은 동일하다.

② 계통 표본추출(systematic sampling)

계통 표본추출은 임의 출발점 이후 매 k번 째 단위를 표본으로 선택하는 방법으로, 크기가 N인 모집단에서 크기가 n인 표본을 계통 표본추출 하는 방법은 다음과 같다. 우선 모집단의 기본 단위를 순서대로 1에서 N까지 번호를 할당하고 표본추출 간격(sampling interval) k=N/n으로 정한다. 그리고 난수표 등을 이용하여 첫째 구간에서의 임의 출발점 하나를 추출한 후(a라 가정하자) 표본추출 간격(k)으로 a, a+k, a+2k, a+3k, …… 인 기본단위들을 추출한다. 이와 같이 계통 표본추출이 과정이 비교적 쉽다는 장점이 있는 반면에, 표본추출 간격이 모집단의 순서에 내재되어 있는 주기성과 일치하는 경우에는 동일한 유형의 기본 단위들로만 표본이 구성되어 모집단의 실제 특성을 반영하지 못하는 문제가 발생할 수 있는 단점이 있다.

③ 층화 표본추출(stratified sampling)

층(strata)이란 모집단이 가지고 있는 추가정보 또는 사전정보를 이용하여 몇 개의 동질적인 집단으로 모집단을 구분해 놓은 것을 의미하며, 새로 정의된 각 층에서 개별적으로 표본 틀을 작성하고 그 틀을 이용하여 독립적으로 표본을 추출하여 전체표본을 구성하는 방법을 층화 표본추출이라 한다.

예를 들어서 일개 4년제 대학에 재학 중인 대학생의 용돈지출을 조사하고자 할 때 생활양식 및 학생 수의 변화를 감안하기 위하여 학생 모집단을 1, 2, 3, 4학년으로 나누어 각 층으로부터 표본을 추출할 수 있다.

이 때 층 내의 표본 크기(sample size)의 결정은 설계자의 의도대로 결정할 수 있는데, 층의 크기에 비례(균등 표본 추출률)하여 결정되는 비례층화(proportionate stratification)와 불균등 표본 추출률을 적용하는 불균형층화(disproportionate stratification)로 구분된다. 또한 층화추출에서 각 층별로 추출단위를 임의추출할 경우 이것을 층화 임의추출(stratified simple random sampling)이라 하고, 집락을 뽑을 때는 층화 집락추출, 여러 단계를 거쳐서 뽑는 방법을 층화다단추출이라 한다. 이와 같은 층화 표본추출이 효과적인 경우는 ㉠ 각 층 내에는 기본단위의 특성이 균일하고, ㉡ 층 간에는 차이가 클 경우이다.

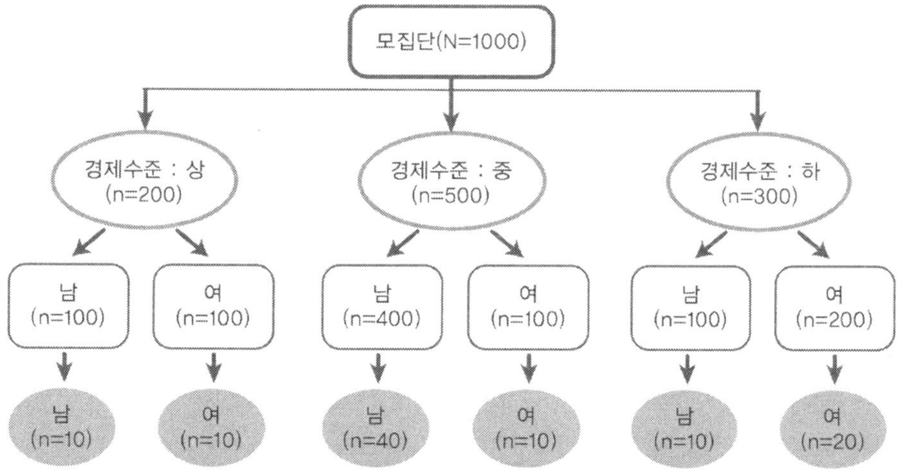


[그림 3-1] 비례 층화추출(Proportionate stratification)

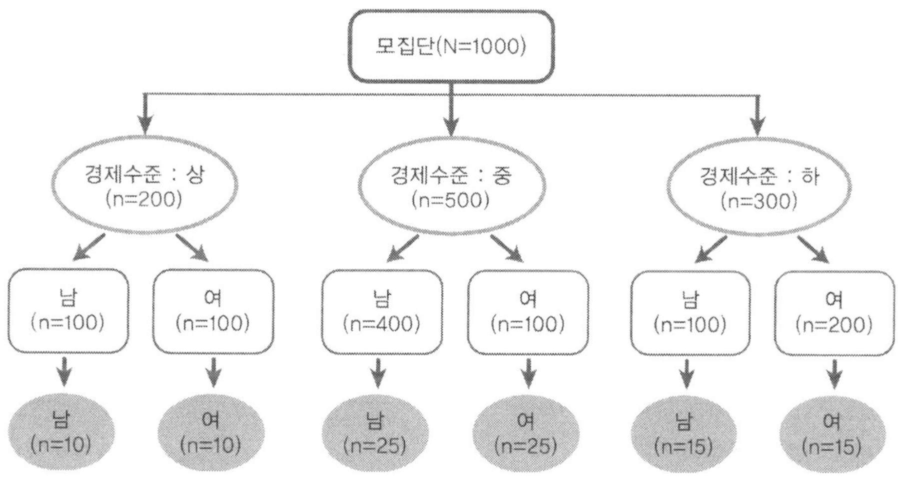


[그림 3-2] 비비례 층화추출(Dis-proportionate stratification)

④ 군집 표본추출(cluster sampling)

모집단을 군(cluster)으로 불리는 여러 개의 집단으로 나누어 모집단을 대표하는 군을 추출하는 방법을 군집 표본추출이라 한다. 군을 추출한 후 추출된 군의 모든 기본 단위를 표본에 포함시킬 수도 있고(1단계 추출 ; single-stage sampling) 또는 추출된 군에서 한 번 더 표본을 추출할 수도 있으며(2단계 추출 ; two-stage sampling), 두 단계 이상의 추출이 있을 수도 있다(다단계 추출 ; multi-stage sampling).

예를 들어서 전국 4년제 대학에 재학 중인 학생들의 비만도를 표본조사하기 위하여 ㉠ 1단계 - 대학교 몇 개 추출, ㉡ 2단계 - 학과 추출, ㉢ 3단계 - 학생을 표본추출하는 과정을 진행함으로써 비용, 시간 및 노력을 절약할 수 있다.

이러한 군집 표본추출과 층화 표본추출은 두 방법 모두 모집단을 세부 모집단(sub-population)으로 나눈 후 이 세부 모집단에서 표본을 추출한다는 공통점을 가지고 있으나, 층화 표본추출에서는 모든 층들이 표본에 포함되는 반면에 군집 표본추출에서는 일부 군집만이 표본으로 추출된다는 차이점이 존재한다. 따라서 군집 표본추출이 효과적인 경우는 층화 표본추출과는 달리 ㉠ 군 내에서는 기본 단위의 특성 차이가 크고, ㉡ 군 간에는 차이가 작을 때이다.

### (2) 비확률 표본추출(non-probability sampling)

앞서 설명하였듯이 확률 표본추출은 통계적인 이론으로 표본추정량의 성질을 설명할 수 있다는 장점을 가지고 있어, 비뚤림(bias)이 거의 없는 추정량을 이용할 수 있으며, 표본추정치의 정확도(accuracy)도 추정할 수 있는 것으로 알려진 반면에, 비확률 표본추출은 이러한 이론적인 전개가 불가능한 것으로 알려져 있다. 즉 비확률적인 표본에 대한 평가는 주관적일 수밖에 없다. 그러나 이러한 단점에도 불구하고 표본추출의 편리성 및 비용 상의 이유로 다양한 형태의 비확률 표본추출이 이용되고 있다.

#### ① 우연적인 추출(accidential sampling), 편의 추출(convenient sampling)

- 조사에 자원하여 참여하는 대상
- 해당 의사의 환자
- 특정 학교에 다니는 어린이
- 잡지 또는 인터넷에 게재되어 있는 설문지에 응답한 경우

#### ② 판단추출(judgemental sampling), 의도 또는 목적 추출(purposive sampling), 전문가의 선택(expert choice)

모집단의 특성을 잘 반영하는 표본을 선별할 수 있다고 생각되는 전문가(expert)의 의견에 따라서 표본을 추출하는 것을 말한다. 예를 들어서 경험이 많은 선거관리요원은 직관적으로 특정 투표지역을 해당 선거구의 여론을 대표하는 지역으로 선정할 수 있는데, 이러한 능력은 어떠한 통계적 결정에 의한 것이 아니라, 전문가 개인의 지식과 경험에 따른 결정

이다. 이러한 방법은 편리하지만 객관적인 분석이 곤란하고 표본의 결과를 토대로 모집단의 특성을 추정하는 것이 불확실한 단점이 존재한다.

③ 할당표본추출(quota sampling)

할당표본추출이란 면접조사원들에게 서로 다른 특성의 사람들을 조사대상으로 고르게 할당하는 것으로, 할당의 목적은 면접조사원들 임의로 응답자를 선택하는 과정에서 발생할 수 있는 선택 비뚤림(selection bias)을 제어(control)하기 위한 것으로, 이 방법은 확률표본에 비하여 비용이 덜 들고 행정적으로 편리하며, 표본추출시간을 절약할 수 있다는 이유로 다양한 형태로 많이 이용되고 있다. 예를 들면 새로 시행되는 보건정책에 대한 인식을 조사하기 위하여 면접조사원 1인에게 40세 이하 남성 5명, 40세 이상 남성 6명, 취업여성 7명, 비 취업여성 8명을 할당하는 것이다. 할당표본과 확률표본의 차이점은 확률표본의 경우 면접조사원들은 확률체계에 의해 추출한 특정한 사람을 면접해야 하는 반면에, 할당표본추출의 경우는 면접조사원들은 자신에게 주어진 할당 기준을 만족하는 대상들에 대해서 설문지를 완성하면 되며, 이때 할당은 확률체계와는 무관하며 오직 면접조사원들이 응답자 선택과정에서 발생할 수 있는 선택비뚤림의 제어에 목적이 있다.

## 2 표본의 크기

표본의 크기(sample size)란 표본의 사례수를 말한다. 새로운 치료방법, 또는 새로운 서비스의 효과에 대한 평가연구를 수행하는 모든 연구자들이 연구의 준비 단계에서 "연구수행 시 선정된 표본의 크기가 적절한가?"이다(박지환 외, 2014). 제기되는 첫 번째 문제 중의 하나가 "몇 명을 조사하여야 할 것인가?", "얼마나 많은 연구대상자가 필요한가?"이다. 분명한 것은 연구가 시작되기 전에 고려해야 한다는 것이다. 이상적인 방법은 모집단을 대표할 수 있는 많은 수의 표본을 선정하는 것이 될 것이다. 표본의 크기가 클수록 모집단을 대표할 가능성이 높아질 수는 있지만 적정 수 이상의 표본크기일 경우 비용과 시간의 효율성이 떨어질 수 있다. 반면, 적정 수 이하의 표본크기일 경우 모집단을 만족시키는 정도가 낮아지고 표본들에서 얻어지는 오차가 커지는 문제가 발생한다. 그러나 표본의 크기가 커도 모집단이 다 포함되지 않을 수 있기 때문에 표본크기의 적절성은 표본의 숫자보다 선정된 표본이 얼마나 모집단을 잘 대표할 수 있는가로 결정된다. 표는 표본의 크기를 산정할 때 고려해야 할 사항들을 나타내고 있다.

[표 3-1] 표본크기 산정 시 고려사항

| 항 목 | 고려사항 |
|---|---|
| 연구방법 | • 양적연구는 질적연구에 비해 많은 수의 표본이 필요함<br>• 조사연구는 실험연구에 비해 많은 수의 표본이 필요함 |
| 모집단의 동질성 | • 모집단이 서로 이질적일 경우 표본의 크기가 커짐 |
| 변수의 숫자 | • 측정변수의 수가 많을수록 각 변수의 분석항목이 많을수록 표본의 크기가 커짐 |
| 측정도구의 민감도 | • 측정도구의 민감도가 떨어질수록 표본의 크기가 커짐 |
| 표집방법 | • 단순확률표집에서는 층화표집보다 표본의 크기가 커져야 함 |
| 통계분석방법 | • 통계분석의 검정력이 약할수록 표본의 크기가 커져야 함 |
| 시간 · 경제적 예측소요비용 | • 연구방법에 따라 소요되는 경비, 시간, 인력이 달라지고 이 부분이 표본 선정 시 가장 많은 영향을 미치는 요인이므로 미리 비용과 시간에 맞는 모집단을 설정하고 표본크기를 설정해야함 |

표본수 산정을 위해서는 사용할 통계분석방법, 유의수준, 효과크기(effect size) 검정력의 크기를 고려해야 한다. 다음은 표본수 결정에 꼭 필요한 사항을 나타낸다.

① 최종결과 변수(primary endpoint)와 그에 따른 통계적 적용방법
② 연구자가 밝히고자 하는 최소 유의한 차의 정도
③ 제1종 오류(유의수준, Type Ⅰ error : α error) : 일반적으로 0.05를 사용한다.
④ 제2종 오류(Type Ⅱ error, β error) : 일반적으로 0.10~0.20을 사용한다.

Cohen(1988)은 검정력과 사용된 통계적 분석법에 따라 표본의 크기를 산정하는 표와 공식을 제시하였는데, 오늘날에는 이를 사용하여 상용화된 소프트웨어 프로그램이 많이 사용되고 있다. 현재 가장 많이 사용되고 있는 표본수 산정 프로그램은 G*power 프로그램(http://www.psycho.uni-duesseldorf.de/abteilungen.aap/gpower3)이다(장희경 등, 2017).

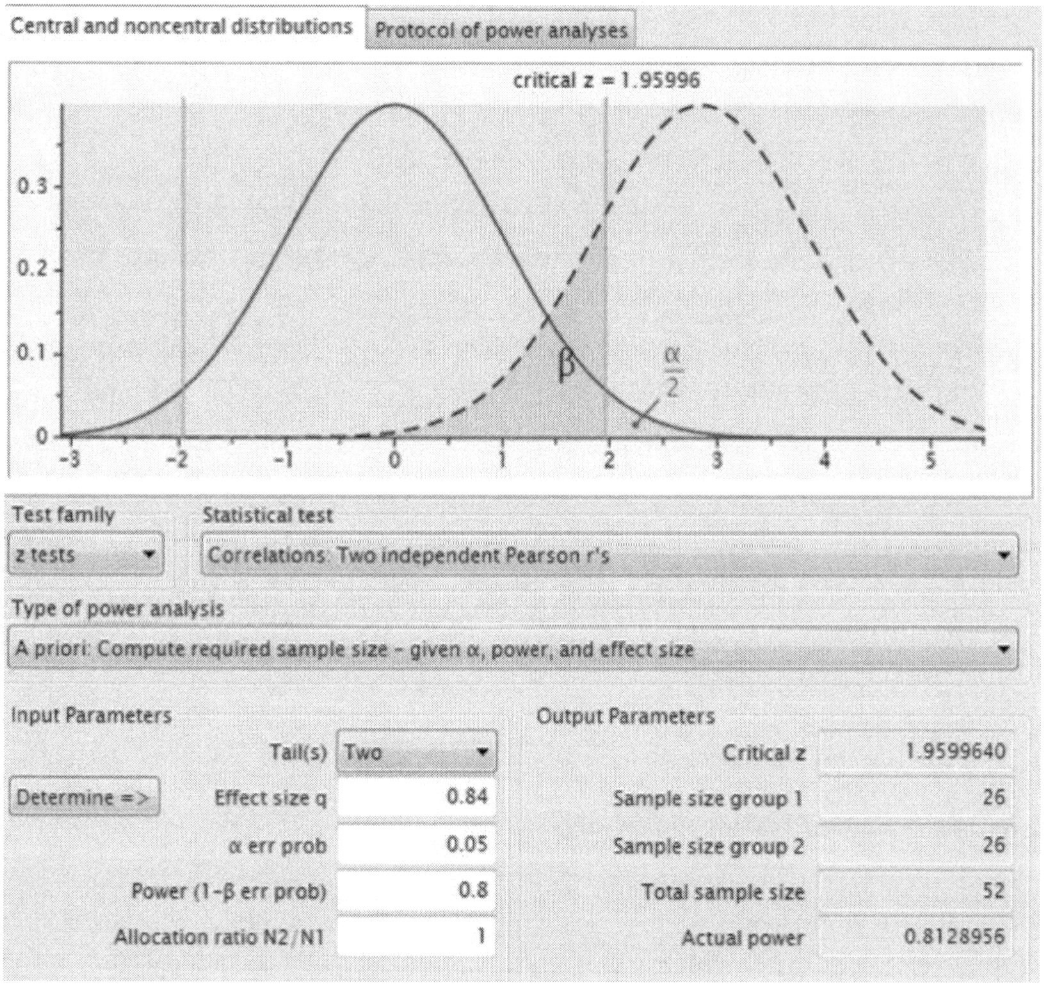


[그림 3-3] G*power 프로그램 결과

Effect size에 이전 연구에서 나온 r 값 0.84를 넣어준다.

α error 0.05

power(1−β) 0.8

전체 표본크기는 52개니까 각각 26개 데이터가 있으면 되겠으나 중도탈락률 15%를 감안하여 최종 이 표본수가 필요하다는 의미이다.

실제 표본수를 구하기 위해 우리가 알아야 할 것은 다음과 같다.

① 설계방법과 주평가변수가 동일하거나 유사한 다른 연구결과를 찾아본다.

② pilot study 수행하여 미리 통계 값을 구해본다.
③ G-power를 돌려본다.
④ G-power에서 정해진 n 수보다 좀 더 많게 연구설정한다.
⑤ 내가 시행한 n 수가 보여주는 검정력을 언급해준다.

예) 허리부위 추간판탈출증으로 수술한 환자에서 3일후 근력운동을 시행하려고 하는데 과연 어떤 근력운동프로그램을 수행해야 하는가?

A치료방법과 B치료방법이 있다고 가정을 해보자. 누군가는 A가 B보다 더 효과적인가를 알고 싶어 한다. 반대의 경우도 있을 수 있다. 방법론적으로 가장 이상적인 것은 적게는 우리나라 요추부 추간판탈출증으로 수술한 모든 환자들을 모집단으로 하여 표본을 추출하여 무작위실험연구를 고려해 볼 수 있을 것이다. 그렇다면 과연 몇 명의 표본을 연구대상자로 삼아야 하는가?

무작위실험연구에서 표본수 산정을 위해 고려해야 하는 것은 다음과 같다.
① 검증하고자 하는 치료효과의 차이
② 한군에서의 치료효과 추정치
③ 통계적 유의수준
④ 통계검정력
⑤ 단측검정 또는 양측검정 여부(박지환 외, 2014)

물론 이러한 연구대상자 수(흔히 표본의 크기 ; sample size)의 결정은 연구형태에 따라 여러 학자들에 의해 산출수식이 제시되어 있으나, 이러한 산술적인 수식에 의해서만 결정되는 단순한 과정은 절대 아니다. 또한 이러한 표본의 크기 결정은 연구의 준비 · 설계 단계에서 미리 고려되어야 하는 것임에도 불구하고 많은 연구에서 이러한 원칙이 무시되고 일정기간 동안에 확보할 수 있는 정도를 대상자 수로 결정해 버리는 경우가 있다. 연구 준비단계에서 표본 크기를 고려하지 않은 경우(특히, 임상시험)에는 임상적으로 의미 있는 차이가 있는데도 검정력(power)이 저하되어 이를 찾아내지 못하여, 유익한 치료법이 충분한 검증 없이 기각되는 바람직하지 못한 상황을 초래할 수 있다.

표본의 크기를 결정하는 방법은 연구 시작 전에 미리 고정된 수를 할당하여 연구를 시작하는 고정설계법(fixed sample size design)과, 연구를 시행해가면서 나타나는 결과에 따라 표본의 수가 결정되는 축차설계법(sequential design)으로 구분되며, 본 장에서는 고정설계법에 의한 표본크기의 결정에 대해서만 논의하겠다.

위에서 언급하였듯이 표본의 크기는 표준화된 공식을 이용하여 산출할 수 있으나, 그러한 공식을 적용하기 위해서는 반드시 다음의 사항을 고려해야 한다.

① 예상되는 결과에 대한 통계적 유의수준의 크기(제1종 오류 ; α error) : 일반적으로 0.05, 즉 5%를 택하고 있다.

② 효과가 있는데도 불구하고 파악하지 못할 오류의 크기(제2종 오류 ; β error) 또는 효과가 있는 것을 있다고 판정해 내는 힘(검정력, power ; 1−β) : 일반적으로 80%(또는 90%)의 검정력을 택하고 있다.

③ 단일 대상군인 경우, 기대효과의 산포도(dispersion, 예 ; 분산, 표준편차)를 추정한다.

④ 예상되는 효과의 크기 : 단일 대상군에서 '효과판정'을 목적으로 하는 경우 기대하는 효과에 대하여 허용할 수 있는 변동의 폭(δ)을 사전에 정하는 것으로, 예를 들어 '기대하는 효과는 50%인데 40% ~ 60%의 변이는 있을 것이다, 또는 허용오차는 기대효과의 0.2(±10%)이다'라는 내용이다. 한편 비교연구에서는 연구자가 알아내고자 하는 차이의 최소치(difference to be detected, Δ)의 결정이 필요한데, 이는 실제 존재하고 있기를 원하는 차이(real difference)가 아니라 최소한 이 정도의 차이는 있어야 효능에 차이가 있음으로 결정하겠다는 임상적 결정(clinical difference)을 의미한다.

⑤ 중도탈락률 및 추적 관찰기간 : 중도탈락률은 일반적으로 10% ~ 15%로 추산하여 사전에 이를 보정하여 표본의 크기를 결정하는데, 가급적 15%를 넘지 않도록 하며 20% 이상인 연구결과는 신뢰성을 인정받지 못한다.

## 1) 단일 대상군에서의 표본크기 산출수식

### (1) α−error에 대응하는 Zα 값

| α−error | Zα (양측검정) | Zα (단측검정) |
|---|---|---|
| α − 0.01 | 2.576 | 2.326 |
| 0.05 | 1.960 | 1.645 |
| 0.10 | 1.645 | 1.282 |

### (2) 분석대상 자료가 연속척도인 경우

① 기대효과가 정규분포를 한다고 믿어지는 경우

$$N \geq [(Z\alpha)(\text{표준편차})]^2 / \delta^2$$

② 정규분포가 아닌 경우

$$N \leq (\text{표준편차})^2 / \alpha\delta^2$$

### (3) 분석대상 자료가 명칭척도인 경우

① 허용오차가 δ%라고 하면

$$N \geq \frac{1}{4} (Z\alpha)^2 / \delta^2$$

② 정규분포가 아닌 경우

$$N \leq (\text{표준편차})^2 / \alpha\delta^2$$

### (4) 상관관계를 보기 위한 경우

$$N \geq [(Z\alpha + Z\beta)/C]^2 + 3, \qquad C = \frac{1}{2}\ln[(1+r)(1-r)]$$

r = correlation coefficient

## 2) 비교연구에서의 표본크기 산출수식

| α-error | Zα (양측검정) | Zα (단측검정) |
|---|---|---|
| α = 0.01 | 2.576 | 2.326 |
| 0.05 | 1.960 | 1.645 |
| 0.10 | 1.645 | 1.282 |
| 1−β = 0.80 | 0.840 | |
| 0.90 | 1.282 | |
| 0.95 | 1.645 | |
| 0.99 | 2.326 | |

### (1) 분석대상 자료가 연속척도이면서 평균 차이를 비교하는 경우

결과관찰 항목의 척도가 연속치(예: 혈압)로서 처치군 간의 평균차를 비교하고자 하는 경우에 적용된다.

$$n = \frac{2(Z_\alpha + Z_\beta)^2 V}{(M_c - M_t)^2}$$

$M_c$ : 비교대조군에서의 평균

$M_t$ : 시험처치군에서의 평균

$V$ : 관찰치의 분산 ($\sigma^2$)

### (2) 분석대상 자료가 연속척도이면서 변동치 평균의 차이를 비교하는 경우

실험군 및 대조군(비교군) 각각 처치 전과 후를 비교한 변동치의 평균($Md_t$, $Md_c$)를 비교하는 경우이다.

$$n = \frac{2(Z_\alpha + Z_\beta)^2 V_d}{(Md_t - Md_c)}$$

### (3) 분석대상 자료가 명칭척도인 경우(chi-square approximation ; 2×2 table)

$$n = \frac{(Z_\alpha + Z_\beta)^2 (4P(1-P))}{(P_t - P_c)^2}$$

$P_c$ = 비교대조군에서 예상되는 결과(치료율, 사망률 등)

$P_t$ = 시험처치군에서 예상되는 결과(치료율, 사망률 등)

$P$ : $P_c$와 $P_t$의 가중평균치 $(P_c+P_t)/2$

예) 울혈성심부전(congestive heart failure)에 관련된 사망률(mortality)을 감소시키기 위한 대안을 모색하고 있다. 현재의 사망률(1년)은 40%이며, 치료효과는 현 사망률보다 30% 감소 시 의의를 주기로 하였다. 적정한 표본 크기는? (단 비교군, 대조군은 동수로 하며, α = 0.05, 1 − β = 0.9로 한다)

: $P_c$ = 0.4, $P_t$ = 0.28 ( = 0.7 × 0.4),

$P$ = (0.4 + 0.28) / 2 = 0.34

$$n = \frac{(1.96 + 1.282)^2 (4(0.34)(0.66))}{(0.4 - 0.28)^2} = 656$$

## 3) 역학 연구방법에 따른 표본크기 산출수식

### (1) 코호트 연구

$$n = \frac{(Z_\alpha \sqrt{(2pq)} + Z_\beta \sqrt{(p_1 q_1 + p_0 q_0)})^2}{(p_1 - p_0)^2} = \frac{(Z_\alpha \sqrt{(2pq)} + Z_\beta \sqrt{(p_0(1+r) - p_0(1+r^2))})^2}{(p_0(1-r))^2}$$

$p_0$ : 비노출군 중 질병 발생분율

$p_1$ : 노출군 중 질병 발생분율

$q_1 = 1 - p_1$

$q_0 = 1 - p_0$

$r = p_1 / p_0$ : 비교위험도(relative risk)

### (2) 환자 – 대조군 연구

$$n = \frac{(Z_\alpha \sqrt{(1 + 1/k)p'q'} + Z_\beta \sqrt{(p_1 q_1 + p_0 q_0)})^2}{(p_1 - p_0)^2}$$

$p_0$ : 대조군 중 노출분율

$p_1$ : 환자군 중 노출분율

$q_1 = 1 - p_1$

$q_0 = 1 - p_0$

$p' = (p_1 + kp_0) / (1 + k)$

$q' = 1 - p'$

$r = p_1 q_0 / p_0 q_1$ : 비차비(odds ratio)

$k$ : controls per case

* $p_1 = \dfrac{p_0 OR}{(1 + p_0(OR - 1))}$

(대조군에서의 노출 분율과 비차비가 주어진 경우 환자군에서의 노출 분율을 추정하는 식)

예) 선천성 심질환(congenital heart defects)과 경구용 피임약 복용(oral contraceptives used)과의 연관성을 알아보기 위하여 환자-대조군 연구를 계획하고 있다. 대조군에서의 노출 분율을 30%로 가정하고, 비차비(OR)가 2.0일 경우에 의의를 주기로 하였다. 적정한 표본 크기는?(단, $\alpha = 0.05$, $\beta = 0.10$, $k = 1$)

$$p_0 = 0.3,\ p_1 = \frac{p_0 OR}{(1+p_0(OR-1))} = \frac{0.3\times 2.0}{(1+0.3(2.0-1))} = 0.462$$

$n$ = 153 (per group)

### (3) 생존자료에서의 표본 크기

$$n = d\ /\ \Pr(\text{death})$$

$$d = \frac{4(Z_\alpha + Z_\beta)^2}{{\theta_R}^2},\ \theta_R = \log\psi_R,\ \psi_R = \frac{\log S_N(t)}{\log S_S(t)}$$

$$\Pr(\text{death}) = 1 - 1/6[S(f) + 4S(0.5a + f) + S(a + f)]$$

$$S(t) = \frac{S_S(t) + S_N(t)}{2}$$

$n$ : 연구대상자 총 수

d : 연구대상자 중 사망자 수

$\psi_R$ : hazard ratio

a : accrual period

f : follow-up period

예) 난소암(ovarian cancer) 환자의 생존율을 높이기 위하여 새롭게 시도된 항암요법(new formed chemotherapy)과 기존의 항암요법(standard chemotherapy)을 비교하고자 한다. 예비조사를 통하여 얻어진 생존율은 다음과 같으며, 이 중 4년(48개월)째 생존율을 25%에서 40%로 향상시키는 것을 연구의 목표로 정하였다. 한편 대상자의 모집기간은 18개월로, 추적관찰기간은 24개월로 결정하였다. 적정한 표본 크기는? (단 비교군, 대조군은 동수로 하며, $\alpha = 0.05$, $1 - \beta = 0.9$로 한다)

$S_S$(12개월) = 0.68, $S_S$(24개월) = 0.52, $S_S$(36개월) = 0.42,
$S_S$(48개월) = 0.25, $S_S$(60개월) = 0.20
$S_N$(12개월) = 0.85, $S_N$(24개월) = 0.64, $S_N$(36개월) = 0.56,
$S_N$(48개월) = 0.40, $S_N$(60개월) = 0.20

$$\psi_R = \frac{\log S_N(t)}{\log S_S(t)} = \frac{\log(0.40)}{\log(0.25)} = 0.66 \quad \theta_R = \log(0.66) = -0.416$$

$$d = \frac{4(1.96+1.28)^2}{(0.416)^2} = 243$$

$$P_r(\text{death}) = 1 - 1/6\,[S(24) + 4 \times S(0.5\times 18 + 24) + S(42)]$$
$$= 1 - 1/6\,[0.58 + (4 \times 0.49) + 0.37] = 0.515$$

$$S(24) = \frac{S_S(24)+S_N(24)}{2} = \frac{0.52+0.64}{2} = 0.58$$

$$S(33) = \frac{S_S(33)+S_N(33)}{2} = \frac{0.42+0.56}{2} = 0.49$$

$$S(42) = \frac{S_S(42)+S_N(42)}{2} = \frac{0.30+0.44}{2} = 0.37$$

$n$ = 250/0.515 = 486

예) 위의 예에서 추적관찰기간을 고려하지 않으며 모집기간만 30개월로 하였다면, 적정한 표본의 크기는?

: $P_r(\text{death}) = 1 - 1/6\,[S(0) + 4 \times S(15) + S(30)]$
$= 1 - 1/6\,[1.00 + (4 \times 0.73) + 0.51] = 0.262$
$n$ = 250/0.262 = 955

# 제 4 장 신뢰도 및 타당도

## 1 연구의 신뢰도 및 타당도

연구 형태와 무관하게, 즉 관찰 연구 또는 실험 연구 등 어떠한 연구에서도 연구설계나 분석, 혹은 두 가지 모두에서 방법론상의 문제로 인한 잘못된 결론이 유도될 수 있다. 특히 인구집단을 대상으로 시행하게 되는 역학연구에서는 연구대상 및 방법상의 특성으로 인하여, 오류의 개입을 완전히 배제시키는 것은 거의 불가능하기 때문에 이러한 오류를 명확히 평가하고 이를 최소화시키기 위하여 최선을 다해야 할 것이다. 역학연구에서 논의되는 오류는 크게 무작위 오류(random error)와 계통적 오류(systematic error)로 구분할 수 있으며, 이 중 무작위 오류는 신뢰도(정밀도 ; reliability, precision), 계통적 오류는 타당도(정확도 ; validity, accuracy)와 연관되어 있다. 무작위 오류는 단지 우연에 의하여 표본으로 추출된 사람들에서 관찰된 값이 모집단의 모수(parameter)와 다르게 나타나는 것으로써 연구자료로부터 계산된 추정치($\hat{\theta}$)와 실제 추정되어야 할 모수($\theta^o$) 사이의 차이를 의미하는 반면에, 계통적 오류는 실제로 추정되어야 할 모수($\theta^o$)와 관심이 되는 진짜 효과 측정치($\theta$) 사이에 차이가 있을 때 발생하는 것으로 표본추출과정보다는 연구설계 혹은 분석의 방법론적인 측면에서 기인한다(그림 4-1).

아래에서 자세히 설명이 되겠지만, 타당도는 화살이 과녁(bulls eye ; gold)에 명중되는 것에 비유되는 반면에, 신뢰도는 과녁에 명중 또는 주변을 맞추었을지라도 화살과 화살 사이의 거리(밀집도)와 관련이 있으며, 신뢰도는 모수(parameter)에 대한 통계학적 추론(inference)에 관여하는 반면에 타당도는 통계학적 추론과는 무관하다. 실제 많은 연구에서는 '위험요인의 노출 – 질병 발생'의 연관성을 기술함에 있어 외적 요인을 고려하는데, 이 과정에서 타당도를 이유로 고려할 필요성이 적은 변수를 과다하게 조정함으로써 신뢰도가 저하되는 경우가 초래되기도 하며, 반대로 과소조정으로 인하여 타당도의 손실이 초대되기도 한다. 이러한 양면성 속에서 가장 흔히 추천되는 접근방법은 타당도를 우선 처리하고 그 이후에 신뢰도 문제를 고민하는 것으로, 신뢰도를 위하여 타당도를 포기해서는 안 된다는 것이다.

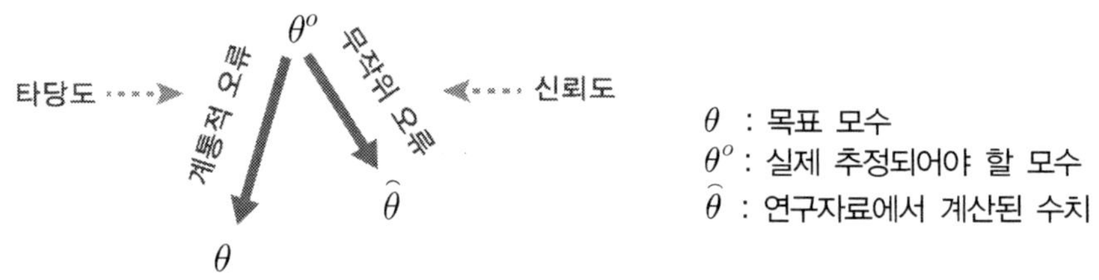


[그림 4-1] 무작위 오류와 계통적 오류 비교
(자료인용 : Epidemiologic Research, p. 186)

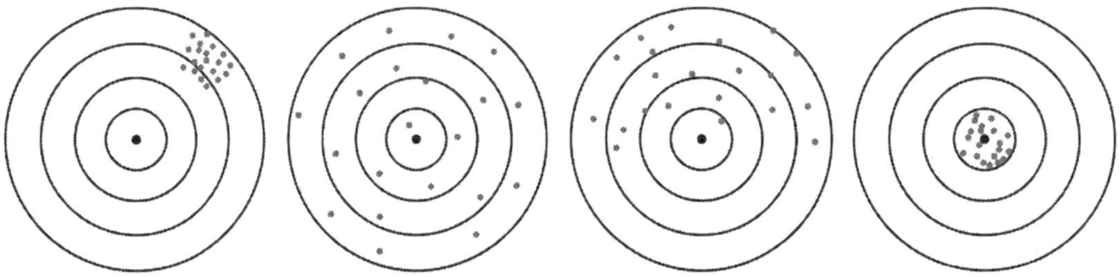

| 신뢰할 수 있으나 타당하지 않음 | 타당하나 신뢰할 수 없음 | 신뢰할 수도 없고 타당하지도 않음 | 신뢰할 수 있고 타당함 |
|---|---|---|---|
| 〈그림 ①〉 | 〈그림 ②〉 | 〈그림 ③〉 | 〈그림 ④〉 |

[그림 4-2] 신뢰도 및 타당도의 관계
(자료인용 : Earl Babbie, 1986)

- 그림 ①은 과녁의 5, 6점대에 총알이 밀집되어 있는 것을 볼 수 있다. 신뢰도는 높으나 타당도가 낮다고 판단할 수 있다. 총알이 반복적으로 일관성 있게 5, 6점대를 맞추었으므로 신뢰도는 높다 할 수 있으나 높은 점수를 받는데 실패했고 맞출 곳을 못 맞췄으므로 정확도(타당도)는 낮다.
- 그림 ②는 과녁 곳곳에 총알이 흩어져 있는 것을 알 수 있다. 측정하려는 것을 어느 정도는 측정하고 있으므로 타당도는 높다 할 수 있으나 정밀성이 낮아 신뢰도가 떨어지는 경우이다. 동일한 조건으로 측정을 반복했을 때 이런 산발적인 점수라면 신뢰도가 낮다고 판단할 수 있으나 신뢰도를 높일 경우 바람직한 척도가 될 수 있다.

- 그림 ③은 신뢰도와 타당도가 모두 나쁜 척도이다. 측정의 정밀성이 낮고 또한, 측정하고자 하였던 것도 측정할 수 없는 척도라면 최악의 경우이다. 만약, 연구자가 이와 같은 척도를 가졌다면 더 이상 재고할 여지도 없이 새로운 척도를 찾아 나서야 할 것이다.
- 그림 ④는 타당도와 신뢰도가 매우 높은 바람직한 척도의 경우로 측정하고자 하는 것을 측정할 뿐 아니라 정밀성도 높다(소재진, 2016).

## 1) 신뢰도(정밀도 ; reliability, precision)

### (1) 신뢰도의 의의

정밀도는 위에서 언급하였듯이 동일 대상을 동일 방법으로 반복 측정할 때 값이 일치하는 정도이며, 연구의 검정력(power)에 중요한 영향을 주고, 무작위 오류에 의해 영향을 받는다. 무작위 오류는 어떠한 연구에서도 일어날 수 있으며 흔히 '우연(chance)'으로 언급되기도 한다.

무작위 오류의 발생은 주로 ① 개인 간의 생물학적인 차이, ② 표본추출의 변동(sampling variation)에 의해 초래되는 것으로 알려져 있다. 인구집단 내의 개인 간에는 생물학적 차이가 상존하므로 어떠한 경우라도 무작위 오류를 완전히 배제할 수는 없으나, 표본추출과정에서 발생되는 오류는 표본의 수를 충분히 늘림으로써 무작위 오류를 감소시킬 수 있으며 더불어 효과 추정의 정밀도는 증가하는 것으로 알려져 있다.

### (2) 신뢰도 검증방법

#### ① 내적 일관성 신뢰도(Internal consistency reliability)

내적 일관성 신뢰도 추정방법은 하나의 측정도구 내 문항들 서로간에 밀접한 연관성이 있는지 일관성 유무를 파악함으로써 측정문항의 신뢰도를 추정하는 것이다. 이 방법은 동일한 개념을 측정하기 위해 여러개의 항목으로 구성된 척도를 사용하는 경우 신뢰검사를 구성하고 있는 문항간의 내적 합치도의 정도를 나타내는 지수로 주로 크론바흐 알파(Cronbach's α) 계수라는 통계량을 사용한다(장희경 등, 2017).

보통 도출된 통계량이 (Cronbach's α) = .70 이상이면 측정문항들 간에 내적 일관성이 있는 것으로 간주한다. 만약 내적 일관성 신뢰도로 측정한 특정문항이 다른 문항들과의 연관성이 매우 낮을 경우 내적 일관성을 높이기 위해 특정문항을 제거할 수도 있다.

② 검사–재검사 신뢰도(test–retest reliability)

검사–재검사 신뢰도 추정방법은 동일한 검사를 동일한 집단에게 두 번 실시해 얻은 검사점수간의 상관관계를 사용하여 추정하는 신뢰도이다. 이는 측정 반복가능성(replicability)이란 신뢰도 개념에 가장 충실한 방법으로, 시간차를 두고서 개념이나 변수측정을 두 번 실시해 두 관찰값 간 차이로서 신뢰도를 측정하는 방법이다. 두 관찰값 간 차이가 적으면 신뢰도가 높고, 차이가 크면 신뢰도가 낮은 것으로 판단할 수 있다. 검사–재검사 신뢰도는 동일한 검사문항을 사용하기 때문에 문항구성에 따른 측정오차는 통제되나, 검사시행 간에 나타날 수 있는 문제의 가능성이 있다. 첫 번째 검사에 대한 기억이나 연습효과 등으로 두 번째 검사에 영향을 미칠 수 있으며, 검사시행 사이의 간격도 문제가 될 수 있다.

③ 복수양식 신뢰도

복수양식 신뢰도는 검사–재검사 신뢰도의 변형이라고 할 수 있는 방법으로 동일한 조작적 정의 또는 지표들에 대한 척도(예 : 일련의 질문문항들)를 두 종류씩 만들어 동일한 측정대상(피검사자들)에게 각각 응답하게 하는 방법이다. 이 경우 만들어지는 두 세트의 질문문항들은 유사성이 매우 높아야만 신뢰성을 측정할 수 있는 척도로 인정받을 수 있다. 이러한 복수양식법은 검사–재검사법의 경우처럼 첫 번째 검사가 두 번째 검사에 미치는 영향요소로 인한 신뢰성 훼손문제를 극복할 수 없다. 즉, 두 종류의 문항들이라고는 하지만 유사한 문항들이라는 점과 이들에 대해 동일한 측정대상으로 하여금 응답하게 한다는 점에서 첫 번째 문항들에 대한 측정에 영향을 미칠 수 있다는 점을 부인할 수 없다(소재진, 2016).

④ 반분신뢰도(split–half reliability)

반분신뢰도는 용어 그대로 한 개의 측정도구를 동일한 대상자에게 실시하되 무작위로 절반으로 나눠 각 독립된 두 부분의 측정도구를 만들어 응답하게 한 후 각 측정도구에서 도출한 총 점수 간의 상관관계를 도출하여 둘 간의 유사성을 추정하는 신뢰도이다. 검사를 반분하는 방법으로는 검사문항을 홀, 짝수 문항으로 두 문항점수들의 상관을 구하는 방법, 문항특성에 따라 전후로 반분하는 방법, 무작위로 분할하는 방법 등이 있다. 일반적으로 검사문항의 길이가 길어지면 검사의 신뢰도가 높아지는 경향이 있다. 반분신뢰도의 경우 두 번 시행에 따른 기억이나 연습효과 등을 줄일 수 있다는 장점이 있다.

### (3) 신뢰도 제고 방안

측정의 신뢰도가 좋다고 반드시 좋은 연구결과를 가져오는 것은 아니다. 하지만 신뢰도가 낮은 경우 좋은 연구결과를 기대할 수는 없다. 신뢰도는 연구결과의 가치와 해석에 대한 필요조건일 뿐 충분조건은 아니다. 신뢰도 제고방안은 다음과 같다.

① 측정도구의 모호성을 제거하기 위하여 측정도구를 구성하는 문항을 분명하게 작성한다.
② 측정항목을 늘린다.
③ 측정자의 태도와 측정방식의 일관성이 유지되어야 한다.
④ 조사대상자가 무관심하거나 잘 모르는 내용은 측정하지 않는 것이 좋다(초등생에게 미적분학을 질문 등).
⑤ 사전에 신뢰도가 검증된 표준화된 측정도구를 이용하는 것이 바람직하다(소재진, 2016).

## 2) 타당도(정확도 ; validity, accuracy)

### (1) 타당도의 의의

측정이나 척도의 타당도는 애당초 연구자가 측정하고자 하였던 것을 실제로 측정하였는가의 문제이다. 즉, 타당한 측정수단이란 측정하고자 하는 것을 측정할 수 있는 도구라 할 수 있으며, 측정도구가 실제로 정확하게 또는 적합하게 측정하는지에 대한 척도이다.

질문항목들로 구성되어 있어서 내적 일관성이 낮을 경우 그 척도로 사물을 측정할 경우 상이한 측정값이 나오므로 신뢰성이 낮다고 할 수 있다(소재진, 2016).

### (2) 연구집단의 개념

연구를 설계할 때 먼저 고려해야 할 점은 어떠한 인구집단을 연구대상으로 할 것인가 하는 점이다. 연구대상은 그 근거가 되는 모집단에서 출발하게 되는데, 이를 연구가능모집단(souce population)이라 하고, 그중에서 표본추출방법에 따라 연구모집단을 대표할 수 있는 표본을 추출하면 이를 표집집단(sampled population)이라 한다. 표적집단 중에서 연구대상으로의 적격성 기준(eligible criteria)을 통해 적격집단을 확인하며 그중에서도 연구참여에 동의하였고 연구에 필요한 여러 제빈조사 및 과정에 참여한 사람을 연구참여자(study participants)라고 한다(최보율과 이무송, 2015).

### ① 연구대상의 분류

대상 선정의 과정에 따라 아래와 같이 분류할 수 있다.

㉠ **목표집단**(target population) : 연구의 결과를 적용해 보고자 하는 전체 대상 집단, 즉 추출된 표본(sample)으로부터 통계적 추론을 만들기 원하는 제한된 관심대상이 되는 개개인의 집합이다. 이는 일정하게 고정되어 있지 않고 연구결과가 나온 조건에 따라 변할 수 있다.

㉡ **실제집단**(actual population) : study population의 확장된 개념, 즉 target population 중 eligibility(연구 참여 조건)를 만족하는 모든 개인을 포함하는 집합체 또는 집단이다.

㉢ **연구집단**(study population) : actual population 중 연구에 실제로 참여하여 정보를 제공하는 개인들의 집합체로, 이들에게는 연구결과를 직접 적용할 수 있다.

㉣ **외부집단**(external population) : 연구에서 제한된 개개인의 집합이 아니라 연구결과를 일반화(generalization)하기 원하는 대상까지를 의미한다.

### ② 내적 타당도(internal validity)와 외적 타당도(external validity)

㉠ 내적 타당도(internal validity)

내적 타당도란 실제로 자료를 수집한 표본(study population)으로부터 얻어진 결과($\hat{\theta}$)를, 이 결과를 적용하고자 하였던 대상(target population ; $\theta$)에 추론할 때의 타당성을 의미하는 것이다(그림 4-3). 이러한 내적 타당성은 연구를 수행하는 전 과정에서 개재될 수 있는 비뚤림(bias)이 적을 경우 높아진다. 즉 대상자 선정 시의 선택 비뚤림(selection bias), 측정 시의 정보 비뚤림(information bias) 및 혼란 비뚤림(confounding bias)이 적게 개재되면 내적 타당성이 높은 연구가 된다.(비뚤림에 대한 자세한 설명은 다음 절에서 이루어진다.)

> 예) A시에 거주하는 50세 이상 여성 23,000명을 대상으로 폐경시기와 골다공증과의 연관성에 관한 연구를 실시하였다. 연구 기간 및 비용 상의 문제로 전수조사(23,000명) 대신에 10%(2,300명)를 대상으로 확률표본조사를 계획하였으나, 실제로 자료를 수집한 사람은 2,000명 이었으며, 300명은 자료제공 거부 등의 이유로 자료를 얻지 못하였다. 이러한 경우 실제로 자료를 수집한 2,000명의 결과($\hat{\theta}$)를 23,000명($\theta$)에게 적용하고자 할 때의 타당성을 내적 타당성이라 한다. 만일

> 측정 시의 정보 비뚤림 또는 분석 시의 혼란 비뚤림이 적으면 내적 타당도가 높을 가능성이 있으나, 자료를 얻지 못한 300명에 의한 선택 비뚤림이 개재되어 있음에 따라 내적 타당도의 저하가 우려된다.

㉡ 외적 타당도

외적 타당도란 실제로 자료를 수집한 표본(study population)으로부터 얻어진 결과($\hat{\theta}$)를, 이 결과를 적용하고자 하였던 대상(target population) 이외의 집단(external population)에 일반화(generalization)할 때의 타당성을 의미하는 것이다(그림 4-3).

위의 예(내적 타당도에서 제시되었던 예)에서 실제로 자료를 수집한 2,000명의 결과($\hat{\theta}$)를 우리나라 전체 50세 이상 여성에게 일반화하여 적용하고자 할 때의 타당성을 외적 타당성이라 한다. 이 때는 관계되는 조건, 예를 들어 생물학적 특성, 인구학적 특성, 지역적 특성 등을 고려하여 타당성 여부를 판단하여야 한다.

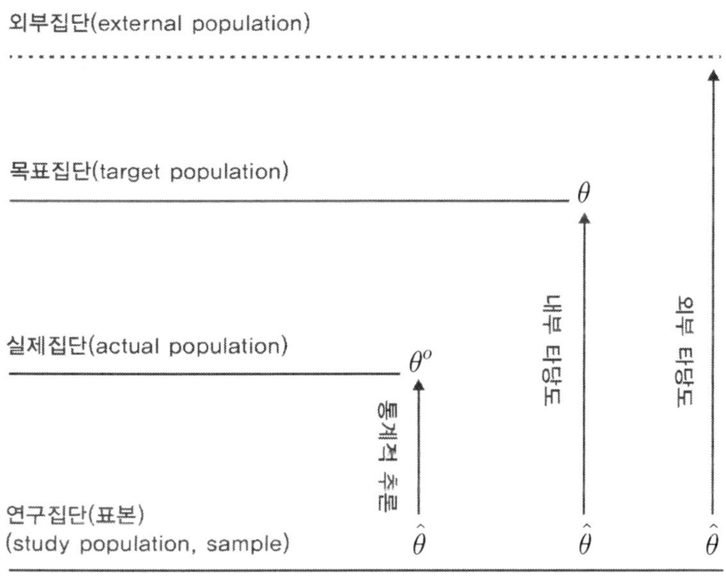


[그림 4-3] 연구대상 집단의 계층

(자료인용 : Epidemiologic Research, p. 187)

㉢ 비뚤림(bias)

비뚤림이란 관심이 대상이 되는 '위험요인의 노출 – 질병 발생'의 연관성 측정에 왜곡

(distortion)이 일어나는 것으로, 연구의 전 과정, 즉 자료수집, 분석, 추론 및 발표 과정에서 개입될 수 있으며, 편견, 편이, 치우침 등으로 불리기도 한다.

ⓐ 선택 비뚤림(selection bias)

연구대상을 선택하는 과정에서 특정 대상이 선택적으로 뽑히게 됨으로써 비교하고자 하는 두 집단간 위험요인의 분포가 진정한 상태를 반영하지 못한 채 왜곡된 상태로 측정되어 효과판정에 비뚤림을 초래하는 현상을 의미한다.

❒ **벅슨 비뚤림**(Berkson's bias)

환자－대조군 연구 수행 시 병원 입원환자를 대상으로 연구대상을 선정할 때 발생할 수 있는 비뚤림으로, 비교하고자 하는 두 군 간에 대상의 특성(인구학적 특성, 유병 양상 등)이 다름으로 인하여 병원에 찾아오는 경향(입원율 등)이 다르기 때문에 야기되는 경우를 의미한다.

> '고혈압(위험요인)과 피부암(질병 발생)'의 연관성을 알아보기 위하여 환자-대조군 연구를 실시하였으며, 이 때 대조군은 골절(fracture) 환자로 결정하였다. 그러나 이 경우에 지역사회 주민 전체를 대상으로 하는 경우와 병원을 찾는 환자만을 대상으로 하는 경우를 비교한 결과 실제로는 고혈압과 피부암은 아무런 관련성이 없는데도 불구하고(OR = 1), 병원 환자를 대상으로 할 경우 선택 비뚤림(Berkson's bias)에 의해 고혈압이 피부암의 발생 위험을 1.9배 만큼 올린 결과로 잘못 해석되었다.

❒ **선택적 생존 비뚤림**(selective survival bias, Neyman bias)

환자－대조군 연구 수행 시 새롭게 발생된 환자(incident case)와 이전에 진단을 받은 기존의 환자(prevalent case)의 문제에서 야기되는 비뚤림이다. 즉 재원기간(length of stay)이 긴 환자 또는 생존기간(survival time)이 긴 환자가 환자군으로 선택될 확률이 높아지는 반면에 질병 초기에 사망한 환자의 정보 손실 등으로 인하여 결론의 비뚤림이 초래될 수 있는 경우를 의미한다.

❒ **추적 손실**(follow-up loss)

코호트 연구 또는 임상시험 연구 시 연구대상을 추적하는 과정에서 관찰대상으로부터 소실이나 거부, 그리고 무응답(non-response) 등이 두 비교집단에서 다르게 발생할 경우에 생기는 비뚤림을 의미한다. 특히 무응답에 의한 경우는 ① 무응답자의 특성과 응답자의 특성을 비교, ② 무응답자를 무작위 추출 검사, ③ 대리 응답자를 구하여 자료를 얻는 방법 등을 고려할 수 있다.

❒ 발견 비뚤림(detection bias, unmasking bias, surveillance bias)

비교하고자 하는 환자군 및 대조군을 선정하는 과정에서 위험요인의 특성에 따라 환자군 혹은 대조군을 발견하게 되는 율이 다르게 될 경우 발생되는 비뚤림을 의미한다.

❒ 자기선택 비뚤림(self-selection bias)

임상시험 등에서 병증이 중한 환자들이 새로운 약이나 시술에 상대적으로 많이 지원하는 특성으로 인하여 발생되는 비뚤림이다.

❒ 건강 근로자 효과(healthy worker effect)

직업병 연구에서 가장 흔한 선택비뚤림으로, 직업병 코호트의 경우 모든 원인의 사망이 상대적으로 낮은 것이 특징적으로 나타나는데, 이는 상대적으로 건강한 사람들이 고용되고 또한 남아 있을 것 같기 때문에 초래된다.

ⓑ 정보 비뚤림(information bias)

측정 자체가 부정확하거나 연구대상자로부터 얻은 정보가 부정확하여 분류오류(misclassification)가 일어난 경우를 의미한다.

❒ 회상 비뚤림(recall bias, selective recall)

환자군과 대조군에서 어느 한 군이 선택적으로 회상이 일어나서 생기는 경우로, 특히 특정 질병을 가진 사람(예, 선천성 기형아의 어머니)이 특정 사실(위험요인에의 노출)을 보다 잘 기억하는 경우에 발생이 가능하다.

❒ 기억 소실(memory decay)

기억의 소실정도가 개인에 따라 다르기 때문에 생기는 비뚤림이다.

❒ 거짓 라벨링(false labelling)

다른 사람이 잘못 응답하거나 조사자가 잘못 기록 또는 측정하여 생기는 비뚤림이다.

❒ 역 비뚤림(reverse bias)

의식적으로 비뚤림을 제거하려다 생기는 비뚤림이다.

ⓒ 혼란 비뚤림(교란현상 ; confounding bias)

혼란 비뚤림이란 '위험요인의 노출(독립변수) – 질병 발생(종속변수)'의 연관성을 논의하는 과정 중에서 독립변수와 종속변수 이외의 제3의 변수에 의해 진정한 관련성이 왜곡되어 그릇된 결론을 유도하게 되는 경우를 의미하며, 이 때 혼란 비뚤림을 초래하게 한 제3의 변수를 혼란변수 또는 교란변수(confounding variables, confounders)라 칭한다. 이러한 혼란 비뚤림은 연구의 계획단계 및 분석단계에서 개재될 수 있으며, 역학적 연구방법뿐만 아니라 대다수의 의학 · 보건학 연구에서 관찰될 수 있는 중요한 문제이다. 특히 혼란 비뚤림에 의해 '위험요인의 노출 – 질병 발생'의 연관성의 방향을 바꾸거나, 연관성이 없음에도 원인적 인자처럼 해석되기도 하며, 예방적 요인(protective factor)으로 보였던 변수가 혼란변수 통제(control) 후 위해요인(hazard factor)으로 바뀌어 판정되는 경우도 있으므로 연구결과의 평가 시 특히 세심한 주의를 기울여야 한다. 역학연구에서 가장 흔한 혼란변수는 연령(age), 성별(sex), 사회계층 등이다.

❒ 혼란변수의 조건

- 가설상의 종속변수(질병 발생)와는 서로 인과적인 관계에 있어야 하며,
- 가설상의 독립변수(위험요인의 노출)와는 서로 관련되어 있어야 하며,
- 위험요인과 질병 사이의 원인적 경로(causal pathway)에서 중간단계가 아

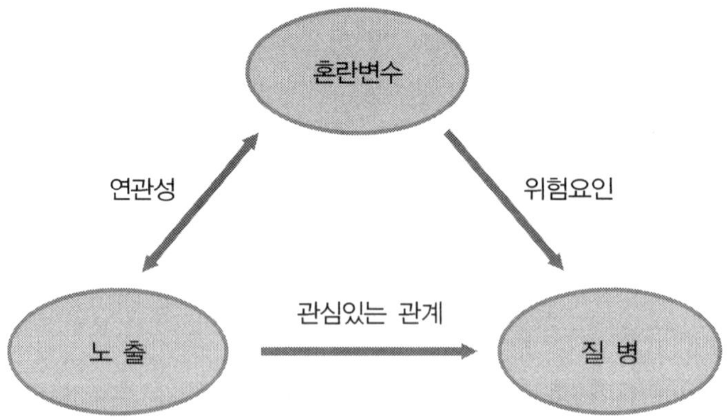


[그림 4-4] 혼란변수의 개념도

니어야 한다.

> 예) 흡연과 만성폐쇄성 폐질환(COPD)과의 연구에 있어. 만일 COPD 발생률은 연령이 증가함에 따라 증가하기 때문에 만약 흡연군과 비흡연군에 속한 연구대상자들의 평균 연령이 매우 큰 차이가 난다면 연령은 혼란변수로 작용하게 된다. 이런 경우 혼란변수를 통제하게 되면 OR 또는 RR이 변하게 된다.

## ❒ 혼란변수의 통제

### ❍ 연구설계 단계

- 무작위 배정(randomization) : 비교하고자 하는 군들 간에 잠재적인 혼란변수의 분포를 동일하게 할당하여 주는 이상적인 방법으로, 이를 위한 전제조건은 충분한 수의 연구대상자(sample size)의 확보이며 이를 통하여 잠재적인 혼란변수와 연구대상이 되는 '위험요인의 노출(독립변수)' 간의 관련성을 제거하는 것이다. 이 방법은 주로 실험적 연구에서 적용된다.
- 연구대상의 제한(restriction) : 연구에 참여시킬 대상자를 일정한 특성을 가진 사람들로만 국한시키는 방법으로 ① 간편하고, ② 경제적으로 유리한 장점이 있는 반면에 ③ 제한(restriction) 기준 이외에는 적용이 불가하고, ④ 세밀한 제한을 시행하기가 어렵다는 단점이 있다. 예를 들면 흡연과 만성폐쇄성 폐질환(COPD)과의 연구에 있어 연령층을 20~30대로만 제한하는 것으로 연령과 COPD와의 관계에 의한 혼란 비뚤림을 통제할 수 있다.
- 짝짓기(matching) : 환자군에 대하여 잠재적인 혼란변수를 대조군 각각에 선정하는 방법으로 ① 효과적이라는 장점이 있으나, ② 비용이 많이 들며, ③ 조건이 엄격하거나 변수가 많을 경우 대조군 선정이 힘들게 된다는 단점이 있다. 예를 들면 흡연과 만성폐쇄성 폐질환(COPD)과의 연구에 있어 COPD를 가진 각 환자들에 대하여 같은 연령층의 대조군을 선정함으로써 연령과 COPD와의 관계에 의한 혼란 비뚤림을 통제할 수 있다.

### ❍ 연구 분석 단계

- 층화분석(stratification) : 혼란변수를 균질적인 계층(strata)으로 나누어 '위험요인의 노출 – 질병 발생' 간의 연관성을 평가하는 방법으로 ① 개념적으로 단순하고, ② 비교적 쉽게 수행할 수 있다는 장점이 있으나, ③ 연구대상

(sample size)의 크기에 따라 제한을 받을 수 있고, ④ 다수의 혼란변수들에 의한 효과를 동시에 통제할 수 없다는 단점이 존재한다. 예를 들면 흡연과 만성폐쇄성 폐질환(COPD)과의 연구에 있어 10세 단위의 연령군별로 평가함으로써 연령과 COPD와의 관계에 의한 혼란 비뚤림을 통제할 수 있다.

- **다변량 분석**(mathematical modeling) : 통계적 모델을 이용하여 다수의 혼란변수를 동시에 통제하면서 '위험요인의 노출 – 질병 발생' 간의 연관성의 정도를 평가하는 방법으로, ① 연구 대상자수가 적어도 가능하며, ② 연속변수의 처리도 가능하며, ③ 여러 개의 혼란변수를 동시에 처리할 수 있다는 장점이 있는 반면에 ④ 과다한 가정이 존재하며, ⑤ 모델 선정과 변수 선정에 따른 문제점 등의 단점이 존재한다.

## 2 진단검사(측정)의 타당도 및 신뢰도

### 1) 타당도(정확도, validity, accuracy)

위에서 언급하였듯이 타당도란 어떤 측정치 또는 측정방법이 측정하고자 목적하는 것을 성취하는 정도, 즉 참 값에 가까운 정도를 뜻하며, 진단검사에서 타당도와 관련된 지표로는 민감도, 특이도, 예측도 등이 있다. 다음과 같은 임의의 표를 보자.

| 검사결과 \ 질병 유무 | 질병 있음 | 질병 없음 | 합계 |
|---|---|---|---|
| 양성 (+) | a | b | a+b |
| 음성 (−) | c | d | c+d |
| 합 계 | a+c | b+d | a+b+c+d |

민감도 $= \dfrac{a}{a+c} \times 100\ (\%)$  특이도 $= \dfrac{d}{b+d} \times 100\ (\%)$

양성예측치 $= \dfrac{a}{a+b} \times 100\ (\%)$  음성예측치 $= \dfrac{d}{c+d} \times 100\ (\%)$

위음성도 $= \dfrac{c}{a+c} \times 100\ (\%)$  위양성도 $= \dfrac{b}{b+d} \times 100\ (\%)$

### (1) 민감도와 특이도와의 관계

위에서 언급한 민감도, 특이도 및 예측도 등은 진단검사 결과가 이분성, 즉 양성 및 음성 두 가지 일 경우에 산출할 수 있다. 그러나 임상검사의 많은 경우에 있어서는 명확하게 양성과 음성으로 구분되어지지 않으며, 특히 검사결과가 연속변수로 측정되어진다. 따라서 적정한 기준점(cut-off point)의 설정이 요구되며, 기준점에 따라 민감도와 특이도가 달라진다. 예컨대 고혈압의 진단기준을 120mmHg와 160mmHg, 두 가지 경우로 생각해보자. 120mmHg를 기준으로, 즉 120mmHg 이하는 정상, 이상인 경우를 고혈압으로 판정한다면, 그 중에는 진정한 고혈압 환자가 아닌 경우도 포함될 수 있어 민감도는 높아질 수 있으나, 특이도는 낮아질 것이다. 반대의 경우, 즉 160mmHg를 기준으로 하는 경우는 특이도는 높아지나 민감도는 낮아질 것이다. 이러한 관계를 그림으로 도식하면 [그림 4-5]와 같다.

이처럼 민감도와 특이도는 진단의 기준점을 어떻게 정하느냐에 따라 한 쪽이 높아지면 다른 쪽이 낮아지는 현상을 보인다. 결국 한 가지 검사의 진단 기준점의 설정은 다소 임의성(arbitrary)이 존재할 수밖에 없다. 이러한 경우 우리가 참고로 도움을 받을 수 있는 것은 ROC(Receiver Operator Characteristic) 곡선이다. ROC 곡선이란 민감도와 특이도의 관계, 좀 더 정확히 말하면 Y-축은 민감도, X-축은 위양성률(1-특이도)로 구성된 그래프로, 기준점의 선정은 그래프에 표시된 여러 기준점 중 그래프의 좌측상방 꼭지점에 가장 근접한 점이 최상의 기준점으로 추천된다(그림 4-6). 또한 진단 검사법의 전반적인(overall)

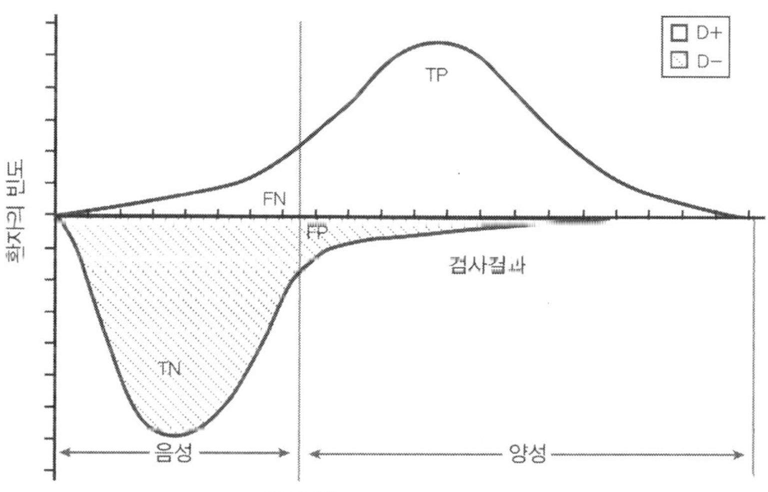


[그림 4-5] 진단 결과의 그래픽 표현

(자료인용 : Clinical epidemiology and biostatistics, p. 35)

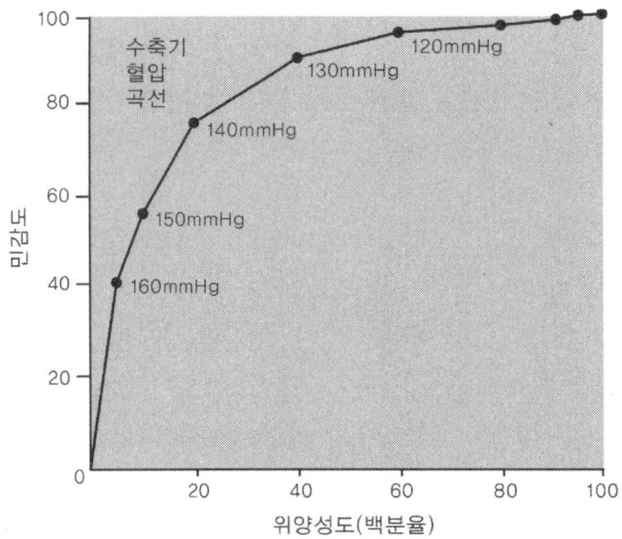


[그림 4-6] ROC 곡선(Receiver operating characteristics curve)(가상 자료임)
(자료인용 : Epidemiology, biostatistics and preventive medicine review. p. 45)

타당성은 곡선 하 면적으로 표현되며, 여러 개의 곡선이 제시된 경우 곡선 하 면적을 산출·비교하여 가장 면적이 넓은 경우를 우선 선택한다(그림 4-7).

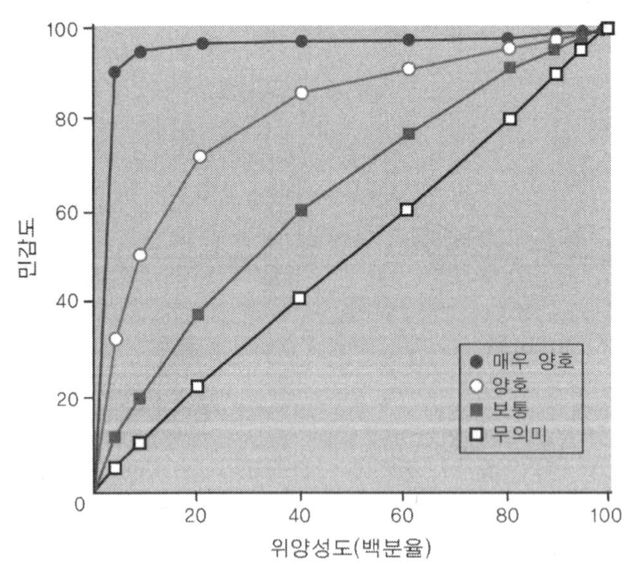


[그림 4-7] 4가지 검사에 대한 ROC 곡선 사례(가상 자료임)
(자료인용 : Epidemiology, biostatistics and preventive medicine review. p46)

### (2) 유병률과 예측도

검사결과가 양성인 사람들 중 질병자 수 또는 음성인 사람들 중 건강자 수의 율을 그 검사방법의 각각 양성예측도(predictive value positive, PVP), 음성예측도(predictive value negative, PVN)라고 한다. 이러한 예측도는 유병률(prevalence)에 영향을 받는데, 일반적으로 유병률이 증가하면 양성예측도는 증가하나 음성예측도는 감소하며, 유병률이 감소하면 반대의 결과가 나타나는 것으로 알려져 있다.

예) 당뇨의 진단검사법의 민감도가 95%, 특이도가 90%이고, 유병률이 각각 1%, 10%일 때의 양성예측도를 구해 보자.

① 유병률 1%일 때

| 질병 유무 / 검사결과 | 질병자 | 건강자 | 합계 |
|---|---|---|---|
| + | 95 | 990 | 1,085 |
| − | 5 | 8,910 | 8,915 |
| 합계 | 100 | 9,900 | 10,000 |

양성예측치 $\frac{95}{95+990} \times 100 = 8.7\%$

음성예측치 $\frac{8,910}{8,910+5} \times 100 = 99.9\%$

② 유병률이 10%일 때

| 질병 유무 / 검사결과 | 질병 있음 | 없음 | 합계 |
|---|---|---|---|
| + | 950 | 900 | 1,850 |
| − | 50 | 8,100 | 8,150 |
| 합계 | 1000 | 9,000 | 10,000 |

양성예측치 $\frac{950}{950+900} \times 100 = 51.3\%$

음성예측치 $\frac{8,100}{8,100+50} \times 100 = 99.3\%$

## 2) 신뢰도(= reliability, reproducibility, precision)

신뢰도란 동일한 대상을 동일 방법으로 측정할 때 얼마나 일치하는가의 지표로 타당도가 참값과의 비교라는 점에 비하여 신뢰도는 반복 측정한 값들과의 비교라는 점에서 차이가 있다.

### (1) 측정치의 비일관성(inconsistency)의 원인

① 개인간 오류(interpersonal error)
② 개인내 오류(intrapersonal error) : 심리적 오차(digit preference, placebo effect 등)도 포함
③ 생물학적 변이 오류(biological variation error)
④ 도구적 오류(instrumental error)

### (2) 신뢰도를 높이기 위한 방안

① 측정환경의 표준화(예, 청력검사 시 주위의 소음, 표준화된 도구 및 방법)
② 측정도구 및 측정자들의 주기적 정도관리
③ 측정자수의 최소화
④ 객관적 측정방법의 개발
⑤ 여러 가지 방법을 병행한 측정치의 종합적 평가

### (3) 신뢰도 지수

신뢰도의 평가에 있어서 가장 흔히 적용되는 방법은 일치율을 이용한 접근방법으로, 이 경우 자료의 특성 즉 측정된 값의 척도(scale)가 무엇인지에 따라 달라진다. 순위척도의 경우 카파 값(kappa index)이 가장 흔히 이용되며 그 외에도 스피어만의 상관계수(Spearman's coefficients), 켄달 계수(Kendall's tau) 등이, 연속변수인 경우에는 피어슨의 상관계수(Pearson's coefficients) 등이 이용된다.

예) 아래의 표는 두 명의 방사선 의사가 동일한 x-ray film을 판독한 결과이다. 카파 값(Kappa index)을 구하시오.

| | | A의사 | | 계 |
|---|---|---|---|---|
| | | 폐암 | 아님 | |
| B의사 | 폐암 | 1,467 | 1,309 | 2,776 |
| | 아님 | 787 | 16,279 | 17,066 |
| 계 | | 2,254 | 17,588 | 19,842 |

일치율(oaverall agreement rate, Io) = $\frac{17,746}{19,842}$ = 89.4%

$I_E$ = 〔((2,776 × 2,254) + (17,066 × 17,588))〕/ 19,842 〕/ 19,842 = 0.778

$$\text{Kappa index} = \frac{I_O - I_E}{1 - I_E} = \frac{0.894 - 0.778}{1 - 0.778} = 0.52$$

# 제 3 부

# 자료의 수집


제1장 자료수집의 의의와 방법

제2장 설문지 작성

제3장 질적 연구법

제4장 델파이 연구법

제5장 문헌연구방법

제6장 질병 및 사망의 측정

제7장 삶의 질 측정

# 제 1 장

# 자료수집의 의의와 방법

## 1 자료수집의 의의

연구설계가 끝나면 연구문제에 대한 해답을 얻기 위해, 그리고 주어진 가설을 검증하기 위해 자료를 수집하게 된다. 연구자가 필요로 하는 자료는 자료수집 방법에 따라 크게 1차 자료와 2차 자료, 3차 자료로 구분된다.

### 1) 1차 자료(primary data)

1차 자료는 연구자가 현재 수행 중에 있는 연구의 목적을 위하여 직접 수집한 자료를 말한다. 따라서 1차 자료는 사전에 작성된 적절한 조사연구 설계를 통하여 수집된 자료이기 때문에 조사목적에 적합한 정확도, 타당도, 신뢰도 등을 갖고 있다. 조사설계, 측정, 표집 등을 통해 자료수집 대상을 결정하고 알아보고자 하는 개념과 척도를 구성한 다음 면접지나 설문지, 관찰 등을 통해 얻은 자료를 말한다. 1차 자료는 연구자가 주어진 연구문제 해결을 위해 사전에 작성된 적절한 조사 연구설계를 통하여 직접 수집한 자료이므로 조사목적에 적합한 정확도, 타당도, 신뢰도 등을 갖고 있다. 또한 연구자가 수집된 자료를 필요한 시기에 적절히 이용할 수 있다는 장점이 있다. 하지만 1차 자료를 수집하는데 비용, 인력, 시간 등이 많이 소모된다.

### 2) 2차 자료(secondary data)

2차 자료는 연구자가 수행 중인 연구의 목적에 도움을 줄 수 있는 기존의 자료를 말한다. 2차 자료는 보조자료라고 불리우는 것으로 조사자에 의해 수집되기 이전에 이미 존재하는 기

[표 1-1] 1차 자료와 2차 자료의 차이점

| 구분 | 내용 |
|---|---|
| 1차 자료 | • 특정목적을 위해 연구자가 직접 만드는 자료를 말한다.<br>• 연구자가 현재 수행중인 조사연구의 목적달성을 위하여 직접 수집하는 자료<br>• 2차 자료가 존재하지 않거나 사용 불가능할 경우에 사용<br>• 2차 자료에 비하여 수집비용과 인력, 시간이 많이 소요<br>• 의사소통에 의한 방법(질문지, 면접법), 관찰법 |
| 2차 자료 | • 기존에 나와 있는 자료로서 연구자가 직접 만든 것이 아니라 기존에 만들어져 있는 자료들을 말한다.<br>• 각종 논문이나 책 등의 문헌자료, 국가나 연구기관에서 발행하는 각종 통계/연구자료 등<br>• 수행중인 조사연구 목적에 도움을 줄 수 있는 기존의 모든 자료<br>• 조직내부자료와 조직외부자료, 개인적인 문서 등 사적자료와 공공기관의 공공자료<br>• 수집이 쉽고 비용이 저렴하지만 현재 행하는 조사와 정확히 일치하는 자료를 구하기 어렵다. |

존의 자료로서 조사자가 연구에 활용할 수 있는 자료를 말한다. 이러한 2차적 자료의 예를 들면 전기, 자서전, 서신 및 일기와 같은 개인에 의한 기록, 신문, 라디오 및 텔레비전의 보도물, 각종 서적 등의 간행물 그리고 인구조사와 같은 정부기관의 각종 통계자료를 들 수 있다. 이와 같이 2차적 자료들은 종류가 다양할 뿐만 아니라 신뢰성이나 계량화의 가능성이란

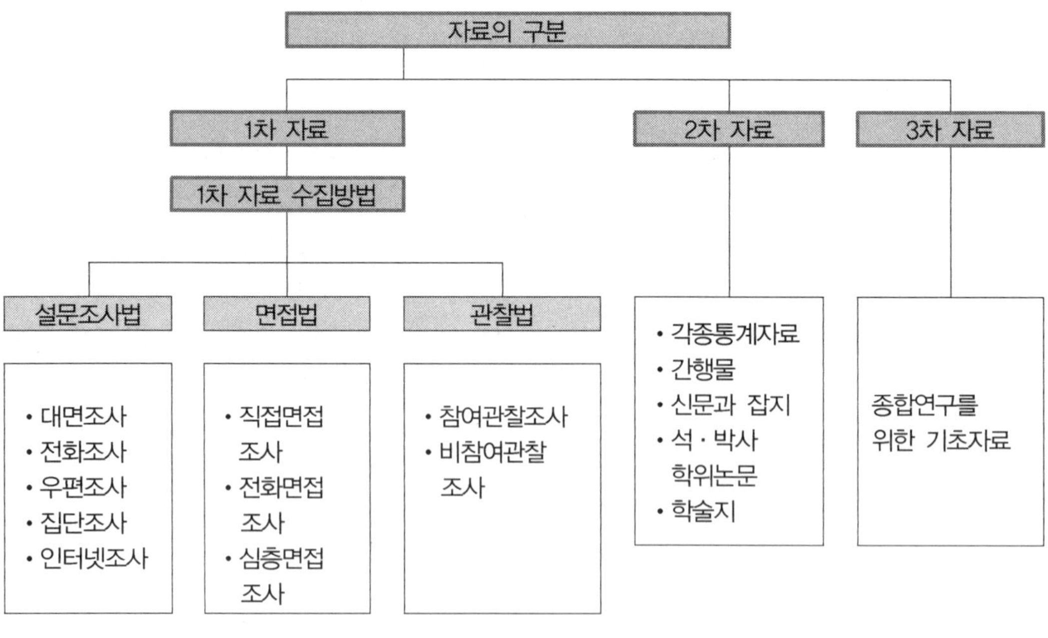


[그림 1-1] 1차, 2차, 3차 자료의 분류

측면에서도 그 정도가 다르다 할 수 있다. 이러한 2차적 자료에서도 개인 기록물 보다는 정부문서 등이 객관성 및 신뢰성이 비교적 높다고 할 수 있다.

### 3) 3차 자료(tertiary data)

3차 자료는 동일한 연구문제에 대하여 방대하게 축적된 경험적 연구논문들을 기반으로 하여 그 논문들을 대상으로 분석하는 연구를 종합연구라 하는데, 이 종합연구를 수행하기 위한 기초자료를 3차 자료라 한다(p. 204,205,208. 보건조사방법론, 2016).

2차 자료와 3차 자료는 비교적 어렵지 않게 구할 수 있으므로 이 분야에서는 주로 1차 자료를 구하는 방법을 중심으로 기술하겠다.

## 2 자료수집의 방법

연구문제에 대한 해답을 얻거나 가설을 검증하기 위한 자료의 수집방법에는 여러 가지가 있으며 그 개념 또한 넓은 뜻을 가지고 있다. 자료를 수집하는 방법은 크게 의사소통에 의한 방법(communication method)과 관찰에 의한 방법(observation method)으로 나누어 볼 수 있다. 의소소통에 의한 방법은 주로 설문지를 통하여 자료를 얻거나 직접 응답자에게 면접을 통해 질문하여 자료를 얻는 방법이고, 관찰에 의한 방법은 관심 있는 어떤 상황을 측정하거나 또는 응답자의 특정 행동이나 사건 등을 기록하는 방법이다. 일반적으로 보건의료분야에서 많이 사용되는 관찰에 의한 방법은 다음과 같다. ① 문헌을 통하는 방법, ② 임상병리검사 등 객관적 검사와 측정을 통하는 실험방법, ③ 직접적 행동관찰을 통하는 참여관찰방법 등이 그것이다. 이러한 자료수집 방법은 다시 세부사항으로 들어가면 세분될 수 있으며 해당 부분에서 자세히 설명하도록 하겠다.

조사자는 조사목적이나 자료의 특성에 따라 적합한 자료수집 방법을 선택하여야 한다. 일반적으로 자료수집 방법을 선택하는 기준으로는 필요한 자료의 다양성, 자료수집과정의 신속도와 비용, 수집된 자료의 객관성과 정확성 등이 있다. 이러한 특성을 고려하여 적절한 방법을 선택하여야 하는데 예를 들어 인구학적 특성, 사회경제적 특성, 건강생활습관, 우울증 등 심리상태 등을 모두 필요로 한다면 자료의 다양성이 높다고 할 수 있는데 이런 경우는 의사소통방법이 더 적합하고 비교적 빠른 속도로 자료를 얻고자 하는 경우는 면접법, 느린 경우는 관찰법이 권장된다. 의사소통방법을 통한 자료수집 시에는 자료조사자 혹은 수집자를 대상으로 사전 교육을 철저히 수행하여야 객관적이고 정확한 자료를 얻을 수 있다고 알려져 있다.

## 3 의사소통을 통한 자료수집 방법

의사소통을 통한 자료수집은 기본적으로 설문지나 대화를 통해 얻는 방법을 일컫는다.

### 1) 의사소통을 통한 자료수집 방법의 장 · 단점

의사소통을 통한 자료수집 방법이 가진 가장 큰 장점은 필요한 정보의 다양성이 매우 크다는 점이다. 또한 관찰방법은 원하는 행동이 나타날 때까지 기다려야 하지만 의사소통방법은 신속히 자료를 얻을 수 있다. 하지만 응답자가 응답을 기피하거나 의도하였든 혹은 의도하지 않았든 잘못된(사실과 동떨어진) 응답을 하여 조사결과를 왜곡시킬 수 있다는 것은 단점이 된다.

### 2) 의사소통을 통한 자료수집 방법의 분류

의사소통방법은 체계화의 정도와 의사소통 수단에 의해 분류할 수 있다.

#### (1) 체계화의 정도에 따른 분류

체계화의 정도란 자료수집도구의 표준화 정도를 말하는데 즉, 질문과 응답의 형식 및 내용이 미리 정해져 있는 것을 말한다. 체계화의 정도에 따라 체계적 방법(standardized interview)과 비체계적 방법(unstandardized interview), 반 체계적 방법(semi-standardized interview)의 3종류로 분류된다.

① 체계적 방법(standardized interview)

가장 많이 쓰이는 체계적 방법은 구조화된 질문이나 표준화된 설문지를 이용하여 조사하는 것이다. 구조화된 질문이나 표준화된 설문지를 이용하여 조사하는 경우 선행연구에서 사용했던 것을 이용하거나 여러 번의 사전조사를 통해 신뢰도와 타당성을 검증한 후 사용해야 한다. 이 방법은 관리가 간단하고 자료의 처리가 쉬우며 해석 및 분석이 용이하다는 점과 전화, 우편, 면접 등 어느 방법에나 사용할 수 있다는 점 등이 장점으로 꼽힌다. 그러므로 인과조사나 기술조사와 같이 뚜렷한 결과를 요구하는 조사에서는 이 방법이 많이 채택된다. 하지만 응답자가 설문내용을 제대로 이해하지 못하거나 응답에 무성의한 태도를 보이며 편견이 개입될 수도 있다. 또한 설문지의 타당성이 부족하거나 신뢰도가 낮으면 조사 결과를 쓸모없게 만들 수도 있다.

### ② 비체계적 방법(unstandardized interview)

비체계적인 방법으로는 면접법을 들 수 있는데 이는 일반적으로 조사자가 하나의 질문을 던지면 응답자는 그 질문에 따라 자신의 느낌이나 태도를 자유롭게 표현하고 이를 조사자가 기록하는 형식을 갖는다. 대표적인 예로 심층면접법(depth interview)과 표적집단면접법(focus group interview)이 있다.

#### ㉠ 심층면접법(depth interview)

심층면접법은 어떤 주제에 대해 한 응답자가 그의 느낌과 믿음을 자세히 묘사하거나 자유롭게 이야기하도록 하여 응답자의 표면적인 행동 밑에 깔린 느낌과 태도를 발견해 내는 방법이다. 보통 한 시간 이상 걸리면 질문의 순서와 내용은 면접자가 조정할 수 있어 좀더 자유롭고 심도 깊은 질문을 하는 것이 가능하다. 이 방법은 조사원의 면접능력과 분석능력에 따라 조사결과의 신뢰도와 타당성이 크게 변하고 편견 등의 오류가 개입될 여지가 많은 단점이 있으나 응답자의 폭넓은 의견이 반영되므로 문제점을 파악하거나 설문지 설계를 위한 탐색조사에 많이 사용된다.

#### ㉡ 표적집단면접법(focus group interview)

표적집단면접법은 핵심집단면접법, 초점집단면접법이라고도 하며 심층면접법의 변형으로 사회과학조사에서 흔히 이용되는 기법이다. 이 방법은 조사자가 소수의 응답자 집단에게 특정의 주제에 대하여 토론을 벌이게 하는 것으로 자유스러운 토론 가운데 필요한 정보를 찾고자 하는 것이다. 즉, 계량적으로 검증할 수 있는 가설을 정한다든가, 설문지를 만들 때 필요한 정보를 얻는 등의 목적으로 활용할 수 있다. 이때 응답자 집단은 나이, 성별, 기타 특성 등을 비슷하게 선정하여야 하고, 토론주제에 대하여도 특정한 이해관계가 없어야 하며 응답자간에 개별적인 친분이 많아도 좋지 않으며 인원수는 10~12

명이 적당하다. 면접시에 조사자는 편안한 분위기를 조성하고 응답자들이 골고루 자신들의 의견을 발표할 수 있게 하여야 한다. 이 방법은 손쉽게 넓은 영역의 정보와 통찰력을 얻을 수 있다는 점과 응답자들의 토론 속에서 공통된 점을 쉽게 찾을 수 있으며 자발적으로 의사표시를 하게 되므로 타당성이 있는 정보를 얻을 수 있다는 점이 장점이 된다. 반면 응답자들이 모집단을 대표하지 못할 경우가 있으며 역시 조사자의 능력에 따라 조사결과가 크게 좌우될 수 있다는 점이 단점이다.

③ 반 체계적 방법(semi-standardized interview)

반 체계적 방법은 체계적 방법과 비체계적 방법의 중간 형태로서 조사연구의 목적과 내용에 비추어 중요한 요소들은 면접표에 의거하여 표준화 하고 그 밖에 중요하지 않거나 또는 사전에 미리 준비할 수 없는 부분들에 대해서는 면접지침에 요점들만 적어 면접에 임하는 경우이다. 이 면접은 연구의 대상이 되는 상황과 관련이 있는 주관적 경험에 초점을 맞춘다. 이와 같은 반 표준적 방법이야말로 면접에 있어 신뢰도와 타당도를 동시에 보장 할 수 있는 가장 이상적인 방법이라 할 수 있다(p. 224~225. 보건조사방법론, 2016).

## (2) 의사소통 수단에 따른 분류

자료를 수집할 때 이용할 수 있는 의사소통 수단은 매우 다양한데 크게 나누어 면접법, 전화면접법(telephone interview), 우편이용법(mail interview), 인터넷이용법(internet interview)으로 나눌 수 있다.

① 면접법

면접법은 조사자가 응답자를 직접 만나서 필요한 정보를 얻는 것이다. 이 방법은 우편이용법이나 전화면접법보다 자세하고 상세한 내용을 질문할 수 있으며, 다양한 내용 등을 물을 수 있고 연구에 필요한 기타 관련 정보들도 취득할 수 있다는 장점이 있다. 그러나 비용과 시간이 많이 들며 조사자와 응답자의 상호 이해 부족이나 조사외적인 요인들 때문에 오류가 개입될 가능성이 많이 있다. 면접이 성공적으로 되기 위해서는 먼저 응답자가 필요한 정보를 제공할 수 있는 사람으로 적절히 선정되어야 하고 이들이 면접에 자발적으로 응하도록 동기유발을 해 주어야 하며 조사자는 면접기술을 잘 알고 있어야 하고 적절히 훈련되어 질문 등을 표준화된 지침에 의거 명확히 하여야 한다.

면접법에는 개인면접법(face-to-face interview)과 집단면접법(focus group interview)으로 구분할 수 있다.

㉠ **개인면접법**(face-to-face interview)

개인면접법은 면접관이 연구 참여자에게 직접 질문하고 응답을 녹음하고 기록하는 방식이다. 개인면접법은 연구 참여자의 집이나 사무실에서 진행될 수 있으며, 가능한 참여자들이 편안하게 느끼는 장소에서 진행해야 참여자들로부터 정확한 자료를 얻어 응답률을 높일 수 있다.

㉡ **집단면접법**(focus group interview)

집단면접법은 약 6~10명으로 구성된 참여자 집단을 동일한 장소에서 면접 조사하는 것이다. 연구자는 참여자간의 토론을 진행하고, 모든 참여자가 고르게 발언할 수 있는 기회를 주는 촉신사로서의 역할을 수행한다. 집단면접법은 다른 응답자가 이야기하는 것을 듣고 자신이 생각지 못한 부분에 대한 아이디어나 응답을 도출할 수 있는 장점이 있다. 하지만 집단면접법은 소수에 의해 의견이 주도될 수 있고 민감한 주제의 경우 다른 사람들 앞에서 의견을 말하기 꺼려하게 될 수 있음을 고려해야 한다(p. 90. 보건연구방법론, 2017).

② **전화면접법**(telephone interview)

전화면접법은 직접 응답자를 만나는 대신에 전화를 이용하여 면접을 하는 방법으로 당면하는 사안에 대한여론을 신속하게 파악하기 위한 방법으로는 전화면접이 가장 적절한 면접법이다.

특히 다른 면접법에 비해 비용과 시간이 비교적 적게 들고 익명성이 보장되기 때문에 얻고자 하는 정보를 정확하게 얻을 수 있어 효과적인 방법으로 인정되고 있다. 전화면섭법은 간단히 응답자와 대화를 할 수 있어 비용과 시간을 절약할 수 있는 장점이 있지만 조사할 수 있는 양이 제한되어 있어 대인면접법에서와 같이 많은 정보를 얻기 힘들고 응답자가 면접자를 신뢰하지 않을 수 있기 때문에 전화면접이 아예 단절되거나 면접내용에 큰 의미가 없을 수도 있다. 또한 특정 층을 대상으로 조사할 경우에 응답자와 전화통화를 하기가 힘들어 정보획득이 힘든 경우가 있으며 전화응답자가 선정된 표본인지를 확인하기가 힘들 수 있다.

③ 우편이용법(mail interview)

우편이용법은 응답자에게 설문지를 우편 혹은 전자우편(e-mail)으로 발송하여 응답자로 하여금 이를 완성하여 조사자에게 반송하게 하는 방법이다. 이 방법은 가장 비용이 저렴하며, 조사자와의 인간관계가 없어도 가능하고 일반적으로 면접법으로 묻기 힘든 내용이라도 이 방법을 이용하여 조사할 수 있으므로 많이 쓰이고 있다. 하지만 직접 설문을 하고 응답을 듣는 것이 아니기 때문에 오답이 나올 수 있고 또한 응답률이 낮을 수 있다. 따라서 효과적으로 우편이용법을 사용하기 위해서는 설문지가 이해하기 쉽고 간편, 명확해야 한다. 또한 설문지 회수율을 높이기 위해 경제적 유인을 제공하는 것이 바람직하고 비 응답자를 대상으로 2차, 3차 우편 발송을 시행할 수도 있다.

④ 인터넷이용법(internet interview)

인터넷이용법이란 홈페이지나 웹상에서 질문을 띄워 응답하려는 자가 답을 클릭함으로써 자료를 수집하는 방법이다. 예전에는 인터넷을 이용하는 가구가 많지 않았지만 현재 97%의 가구가 인터넷을 이용하고 있고 미국 72%, 홍콩 81%, 일본 77%의 가구가 인터넷을 사용하고 있다 이렇게 인터넷 이용률이 증가하며 인터넷이나 웹을 통한 자료수집도 가능하게 됐다(p. 367. 사회연구조사방법론, 2013). 인터넷을 이용하여 설문지를 작성하고, 응답자를 선정하여, 자료를 생성하여 분석하는 방식이다. Web site에서 진행하는 Web Survey, E-mail을 활용하는 E-Mail Survey, On-Line을 활용한 Discussion 방식의 정성조사 등이 있다. 인터넷은 정치, 경제, 사회, 문화, 학술 등 다양한 분야에서 활용되고 있다. 인터넷이용법은 설문조사 시간 측면에서 매우 신속하며 실시간으로 결과를 알 수 있으며 멀티미디어를 활용한 다양한 설문이 가능하며 민감한 부분을 질문하기가 수월하다는 장점이 있으나 표본의 대표성 문제가 발생할 수 있으며 인터넷 이용자만 조사대상자로 가능한 한계가 있으며 불성실한 답변과 꼭 대답해야 한다는 의무감이 약하여 낮은 응답률을 보이기도 한다(p. 181. 보건조사방법론, 2016).

의사소통수단에 따른 분류들은 각자 장 · 단점이 있다. 조사 대상자 및 자료 그리고 조사자의 특성에 따라 가장 적합한 방법을 선정해야 한다. 물론 특정한 어느 한 방법만을 선택하지 않고 필요에 따라 사전조사에서는 대인면접법을, 본 조사에서는 우편이용법, 사후조사에서는 전화면접법 등을 이용할 수도 있다.

# 4 관찰을 통한 자료수집 방법

관찰방법은 사건이나 사람의 행동들 중에서 조사목적에 필요한 것을 시각 등의 감각작용을 통하여 파악하고 기록하여 분석하는 방법이다. 일반적으로 보건학 연구에서는 관찰방법만으로 자료를 수집하는 경우는 많지 않으며 설문지법이나 면접법 등 다른 자료수집 방법의 보조기능으로 사용하고 있다.

## 1) 관찰방법의 장 · 단점

### (1) 관찰방법의 장점

관찰방법의 장점으로는 먼저 응답자가 응답하고자 하는 마음의 상태에 의해 조사결과가 좌우되지 않는다는 것이다. 관찰방법에서는 행동으로 나타나는 것을 관찰하므로 응답과정에서 생길 수 있는 조사자와의 개별적 관계로부터 비롯된 오류나 설문지 표현의 문화적 차이에서 비롯된 오류 등이 많이 줄어들게 된다. 또한 응답자가 자신의 느낌이나 태도를 정확히 모르고 있는 경우에도 조사가 가능하다는 특징이 있다. 무의식적인 행동이라든가 응답자가 말이나 글로 표시하기 어려운 문제, 혹은 응답자가 정확히 인식하고 있지 못한 문제와 같은 경우에는 그 측정이 관찰방법을 통해서만이 가능하게 된다.

### (2) 관찰방법의 단점

관찰방법의 단점으로는 다음과 같은 것들이 있는데 첫째 관찰이 불가능한 행동이 있다는 점이다. 응답자들의 사적인 행동이라든가 사회적으로 밝히기 꺼려하고 타인으로부터 관찰되기를 원치 않는 행동들은 관찰하기가 어렵다. 둘째로 응답자가 관찰을 당하고 있다는 것을 알고 있는 경우에 평소에 하던 행동이 아닌 다른 행동양식을 보일 경우가 있다. 셋째로 행동양식들은 변하기가 쉽다. 태도나 신념에 비해 행동양식은 쉽게 변할 수 있어 조사결과가 일시적인 것이 될 수도 있으며 이를 정확하게 장기적으로 기록 · 분석하는 것은 매우 어려운 일이다. 또한 행동을 관찰하여 각 응답자들의 심리상태를 정확히 추정하는 것은 객관성이나 타당성이 낮을 수 있다. 그러므로 많은 경우에 관찰방법은 다른 조사방법들과 함께 병행하여 사용되고 있다.

## 2) 관찰방법의 분류

관찰방법은 관찰 대상 행동의 인위성 여부(예 : 자연적 관찰, 인위적 관찰), 관찰사실의 공개 여부(예 : 공개적 관찰, 비공개적 관찰), 관찰 시점(예 : 직접관찰, 간접관찰), 체계화 정도(예 : 체계적 관찰, 비체계적 관찰), 관찰 주체(예 : 인간 관찰, 기계 관찰) 등에 따라 다양하게 분류할 수 있다.

### (1) 관찰 대상 행동의 인위성 여부(자연적 관찰과 인위적 관찰)

자연적 관찰은 일상적 환경에서 일어나는 자연적 행동을 관찰하는 것이고 인위적 관찰은 인공적으로 행동을 유발시켜서 관찰하는 것이다. 자연적 관찰은 행동이 일어나는 시점까지 기다려야 하는 반면에 조사결과를 일반화하기 쉽다는 장점이 있다. 인위적 관찰은 결과해석과정에서 주의를 하여야 하나, 기계 등을 이용한 관찰이 가능하고 실험효과 등도 측정할 수 있으며 또한 시간도 절약할 수 있다는 장점이 있다.

### (2) 관찰사실의 공개 여부(공개적 관찰과 비공개적 관찰)

공개적 관찰은 응답자가 자신이 관찰된다는 사실을 아는 상태에서 시행되는 관찰방법이다. 반면 비공개적 관찰은 응답자가 이를 모르는 상태에서 하는 관찰방법이다. 공개적 관찰은 미리 응답자가 관찰된다는 사실을 알고 있으므로 응답자들의 행동이 실제와는 다르게 변화될 수 있다. 비공개적 관찰은 이와 같은 결과가 나오지는 않으나 완전히 모르게 하기는 힘이 들며 응답자들의 인구학적 사회경제적 특성 등 다른 자료를 얻기가 힘들 때가 많다. 또한 조사자로서 지켜야 하는 윤리적인 측면에서 문제가 생길 수 있는데 이런 윤리적 한계를 극복하기 위해 사전고시 등의 방법 등 여러 방향을 통해 극복되어져야 할 것이다.

### (3) 체계화 정도(체계적 관찰과 비체계적 관찰)

체계적 관찰은 미리 관찰할 행동과 기록양식을 정하여 놓는 것이고 비체계적 관찰은 이런 것을 정하여 놓지 않은 경우이다. 비체계적인 방법은 전체적인 이해를 돕는데 유용한 방법이고, 체계적인 방법은 가설검증이나 결론 도출에 유용한 방법이다. 관찰방법의 체계적 · 비체계적 방법 특성은 의사소통방법의 체계적 · 비체계적 방법 분류에 따른 특성과 비슷하다.

### (4) 관찰 시점(직접관찰과 간접관찰)

직접관찰은 행동이 실제로 일어난 때에 관찰하는 것이고 간접관찰은 과거행동의 결과로 나타날 물리적인 흔적을 관찰하는 것이다. 직접관찰은 결핵환자들이 결핵약을 복용하는 순간을 관찰하는 것이고, 간접관찰은 남은 알약의 개수를 새는 것을 예로 들 수 있다. 직접관찰은 시간과 비용이 많이 드는 반면에, 간접관찰은 적은 비용으로 손쉽게 자료를 수집할 수 있다. 간접관찰법의 성공여부는 조사자가 조사부분에 맞는 타당한 자료를 쉽게 얻을 수 있는 물리적 흔적을 얼마나 잘 찾아내는가에 달려있다.

### (5) 관찰 주체(인간 관찰, 기계 관찰)

관칠이 고도의 정획도를 요구한다든가, 인간이 하기 힘든 관찰이거나 인간이 관찰하는 것보다 비용이 덜 드는 경우에는 기계를 통하여 하게 된다. 기계를 통한 관찰 도구는 다음과 같은 것들이 있다.

① **모션 픽쳐 카메라(motion picture camera)** : 영상카메라를 이용하여 소비자의 행동을 기록할 수 있으므로 정확한 측정이 가능하며 반복하여 볼 수 있다는 장점이 있다.

② **싸이코갈바노메터(psychogalvanometer)** : 어떤 사람에게 특정 말이나, 그림 등과 같은 자극이 주어졌을 때 그 사람의 감정 상태를 측정하기 위해 땀 흘리는 정도를 측정하는 것이다. 이외에도 동공카메라 등을 이용한 기계 관찰이 가능하다.

# 제 2 장

# 설문지 작성

## 1 설문지의 의의와 구성요소

### 1) 설문지의 의의

연구조사 과정에 설문조사는 다양하게 활용되며, 여러 가지 형식으로 진행되는데, 전화인터뷰를 하기도 하고 인터넷을 통해서 설문조사가 실시되기도 하고, 설문지를 작성하는 방식으로 진행할 수도 있다. 이러한 조사는 모두 전문적인 사회연구 설문조사의 원리에 바탕을 두고 있다(p. 334. 사회연구조사방법론, 2013). 특히 설문지는 조사대상자가 응답, 기입하도록 하여 연구목적에 맞는 유용한 자료를 수집하는 수단이며, 이를 통해 얻어진 자료를 분석하여 조사의 결론에 도달하는 중요한 부분이며 실태조사에 많이 사용되는 방식이다.

설문지를 작성할 때에는 필요한 정보의 종류와 측정방법, 분석의 내용과 분석방법까지 모두를 고려하여야 한다. 따라서 설문지의 완성시점에는 이미 조사 설계와 분석방법이 결정된 상태이어야 하며, 조사결과에 대한 개괄적인 방향도 추정되어 있어야 한다. 따라서 일단 설문지가 작성되어 실사가 시작된 후에는 잘못된 부분을 발견하였다 하더라도 그 부분의 교정이 어려우며, 만약에 그 잘못이 조사결과에 치명적인 영향을 미친다고 판단되어 교정을 하여야 할 경우에는 조사를 처음부터 다시 시작할 수밖에 없다. 그러므로 각 단계에서 예비조사(pilot study)와 사전조사(pre-test)를 통해 수시로 문항, 답변 등에 대한 문제점을 파악하고 수정해 나가면서 설문지를 완성해 나아가야 한다(p. 237. 알기쉬운 연구방법론, 2014).

이처럼 설문지는 1차 자료를 이용한 실증조사의 핵심이 되는 만큼 많은 시간과 노력이 설문지 작성에 투입되어야 한다.

특히 설문지는 측정도구의 최종적인 형태로서 보건학 연구에 매우 중요한 위치를 차지하고 있다. 추상적인 개념을 설문지로 개발하는 경우 측정하고자 하는 속성의 명확한 개념적 정의와 이를 측정가능한 형태로 바꾸는 조작적 정의를 잘 하여야 한다. 이러한 설문조사는 일정한 원리나 이론이 적용되기 보다는 경험적, 기술적 차원의 문제와 관련된 사항이 많아서 과학(science)이라기보다는 기술(art)의 성격을 띠고 있다.

일반적으로 표준화된 설문지를 이용하면 설문결과의 비교활용성을 높일 수 있다.

## 2) 설문지의 구성요소

설문지의 구성요소는 설문지를 작성할 때는 응답자의 응답상의 오류를 방지하고 필요한 정보를 포괄적으로 획득하기 위해 일반적으로 다음과 같은 다섯 가지 요소로 구성된다.

### (1) 응답자에게 협조요청

조사자나 조사기관의 소개, 조사의 목적과 취지에 대한 설명과 개인적인 응답항목에 대한 비밀보장을 확신시켜 줌으로써 조사의 응답률을 높이고 응답을 보다 쉽게 얻어내기 위한 부분이다.

### (2) 식별자료(identification data)

식별자료는 각 설문지를 구분하기 위한 일련번호와 추후의 확인조사를 위한 응답자의 이름이나 조사 또는 조사를 실시한 면접자의 이름과 면접일시를 기록하는 부분으로 대개의 경우 설문지의 첫 장에 나타나게 된다.

### (3) 지시사항

각 항목마다의 응답방법이나 응답의 순서 등 응답자가 설문지의 모든 항목을 어려움 없이 완성하고 이를 조사기관이 회수하기까지의 모든 과정에 대한 상세한 지시사항이 수록되어야 한다. 조사자가 직접 조사를 할 경우에는 설명을 해 줄 수 있는 부분이지만, 우편조사의 경우 응답자 혼자서 어려움 없이 전체 설문지를 완성시킬 수 있도록 상세한 작성법이 기록되어야 한다.

지시사항에는 다음 세 가지의 세부적인 지시문에 의해 설문에 삽입하게 된다.

① **전반적 지시문(general instruction)** : 응답요령과 주의사항과 같은 응답에 관련된 일반적

사항으로서 설문전반에 걸쳐 준수해야 할 사항이다.

② **구체적 지시문(specific instruction)** : 문항별로 응답요령에 대한 구체적 지시사항을 간단히 설명한 지시문이다.

③ **면접자 지시사항(interviewer instruction)** : 면접방식을 이용하는 경우에 면접자들 간의 행위와 태도의 표준화(일관성)를 위해서 각 설문문항에 구체적인 행동지시사항을 설명한다.

### (4) 필요한 정보의 획득을 위한 문항

설문지 작성의 가장 중요한 부분으로 연구목적에 필요한 대부분의 자료가 수집되는 부분이다.

### (5) 응답자의 분류를 위한 자료

이는 응답자들의 특성을 파악하기 위한 자료들로 주로 응답자의 인구통계학적 변수들을 조사하게 되는데 응답자의 인격이나 프라이버시가 침해되지 않도록 주의하여 꼭 필요한 항목만을 골라 조심스럽게 질문하여야 한다.

## 2 설문지 개발의 과정

### 1) 설문지 개발의 과정

설문지 개발의 과정은 설문지가 한 번 작성된 초안으로 연구자가 의도한 자료들을 정확하게 획득하기 어렵기 때문에 각 단계에서 수시로 문제점을 파악하고 수정하여 점차적으로 설문지를 완성시켜 나가야 한다.

따라서 각 단계별 개발과정과 이 때에 고려하여야 할 점들을 숙지하여 설문지 개발 과정에 있어서 빈번히 발생하는 오류를 사전에 인식하고 예방함으로써 전체적인 설문지 개발의 오류를 극소화 하여야 할 것이다(그림 2-1).

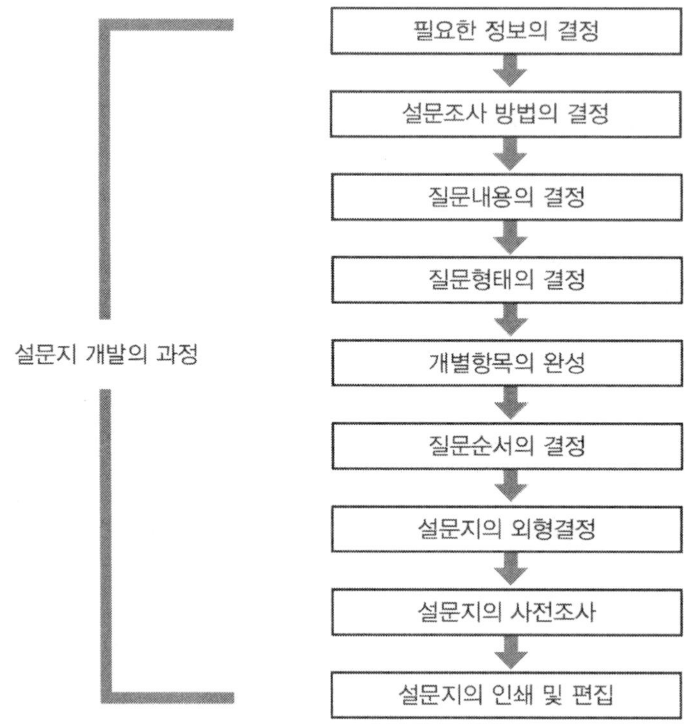


[그림 2-1] 설문지 개발의 과정

### (1) 필요한 정보의 결정

설문지 작성에 있어서 가장 먼저 조사자가 결정하여야 할 사항은 설문조사를 통하여 얻어야 할 정보의 종류를 결정하는 것이다. 따라서 설문지를 작성하기 위해서는 우선 설문조사를 통해 측정하려는 개념의 결정과 이해가 우선되어야 한다. 즉 연구목적을 달성하기 위해 필요한 개념들은 어떠한 것들인가, 또 이러한 개념들은 어떻게 조작화되고 측정될 수 있는가에 대한 이해가 설문지의 작성과 조사에 앞서 이루어져야 하는 것이다.

### (2) 설문조사 방법의 결정

설문지 개발의 두 번째 단계는 설문조사 방법의 결정이다. 어떤 방법을 선택하느냐에 따라 시간과 비용 상의 제약으로 인하여 조사를 할 수 있는 정보의 내용, 양, 질문방식이 달라질 수 있기 때문이다.

설문조사 방법이 설문지의 형태, 양과 표현방식에 큰 영향을 미칠 수 있기 때문에 설문지를 작성하기에 앞서 이용할 구체적인 설문조사 방법을 미리 결정하고 이에 맞는 설문지를 작성해야 한다.

### (3) 질문내용의 결정

설문조사를 통해 조사하고자 하는 개념들이 부엇인지 확정된 후에는 이 자료를 얻기 위한 개별적인 질문들이 구성되어야 한다.

다양한 출처(source)에서 얻어지는 질문들은 대단히 긴 목록이 될 수 있으므로, 자세히 검토해 보고 과연 설문지에 포함시킬지의 여부를 결정해야 한다. 즉, 설문지에 필요 없는 질문이 들어가는 것을 막는 과정으로 이를 위해 다음의 요소들을 고려하여야 한다.

#### ① 꼭 필요한 내용인가?

불필요한 내용은 시간과 비용의 낭비를 가져오고 응답상의 부담을 주어 중요한 내용에 대한 응답상의 신뢰도가 떨어질 수 있다. 따라서 조사의 목적에 부합되는 필요한 내용만을 선별하여 설문지의 문항 수를 줄여야 한다.

#### ② 한 문항으로 충분한가?

하나의 질문에 두 개 이상의 개념이 포함된 응답이 가능한 경우나, 하나의 질문으로는 하나의 개념을 측정하지 못할 때 복수의 문항으로 질문을 할 필요가 있다.

#### ③ 응답자가 요구하는 정보를 알고 있을까?

설문지에 나타나는 많은 질문 중에는 응답자가 그 대답을 갖고 있지 못하거나 정확한 정보를 갖고 있지 못할 경우가 많다. 응답자는 무응답 또는 불명확한 응답을 하거나 엉뚱한 응답을 할 우려가 있으므로 사전에 응답자 입장에서 정보의 소지여부와 기억가능여부를 평가해 보아야 할 것이다.

#### ④ 응답을 하는데 노력이 많이 들지 않을까?

응답자가 정보를 가지고 있더라도 응답을 하기 위해서 시간적 정신적으로 많은 노력이 필요하다면 응답을 회피하거나 무성의한 응답을 할 가능성이 높다.

⑤ 응답자가 정보를 제공해 줄 수 있는가?

정보를 제공하는데 노력이 적게 든다 하여도 여러 가지 문제로 인하여 응답을 해주려 하지 않은 경우에도 응답을 회피하거나 엉터리 응답을 할 가능성이 높다. 예를 들어 대부분의 사람들이 소득에 대한 질문에 정확한 응답을 회피하는 것이나 여자들에게 아이를 물어보았을 때 응답을 거부하는 경우 등이다. 따라서 응답에 필요한 시간과 노력, 개인적 사생활, 그리고 응답자의 표현능력도 문항 선정시 고려해야 할 필요가 있다.

⑥ 응답을 정확히 할 수 있을까?

정보를 제공하는 위의 문제들은 없으나 정확히 응답할 수 없는 경우가 있다. 따라서 응답자의 특성에 따라 정확도를 잘 조정하여야 한다.

### (4) 질문형태의 결정

필요한 질문의 내용들을 확정한 다음에는 각 항목별로 응답의 형태를 결정해야 한다. 응답의 형태는 얻어지는 자료의 내용과 특히 나중에 사용할 통계분석방법 선택의 범위에 큰 영향을 미칠 수 있기 때문에 신중하게 결정하여야 한다.

설문지는 질문의 구조와 응답의 형식에 따라 개방형 질문(open-ended question), 폐쇄형 질문(closed-ended question) 그리고 컨틴전시 질문(contingency question) 등 세 가지로 구분하여 작성할 수 있다(p. 186, 보건조사방법론, 2016).

① 개방형 질문(open-ended question)

자유 응답형 질문이라고도 하며 응답자가 할 수 있는 응답의 형태에 제약을 가하지 않고 자유롭게 표현하는 방법이다. 어느 하나를 택해야 하는 강제성이 없고 다양한 응답을 유도해 낼 수 있으며, 응답자에게 자유롭게 응답을 하도록 해 줌으로써 응답자의 의견을 존중하는 느낌을 주는 장점이 있다. 반면에 응답자가 주관식에 대해 답변할 능력이 있어야 하고 문항에 호의적이어야 하며, 응답의 일관성이 없으며 다양한 응답을 함으로써 자료처리를 위한 코딩의 어려움, 표현상의 차이로 인하여 상이한 해석, 그리고 무응답률이 높다는 단점이 있다.

② 폐쇄형 질문(closed-ended question)

㉠ 양자택일식

이는 가장 극단적인 형태로 단지 두 가지의 선택안 만을 제시해 주고 이중 하나를 선택하게 하는 방법이다. 즉 '예-아니오, 좋다-나쁘다, 찬성-반대'와 같은 서로 상반되는 극단적인 두 가지 범주의 응답 중에서 하나를 선택하도록 하는 방법이다.

예) (3개월 이상 지속되는 질환)을 앓고 계십니까?
① 예 ② 아니오

코딩과 분석이 용이하고, 응답하기가 쉽고 협조를 쉽게 얻어낼 수 있으며 조사자에 의한 영향을 배제할 수 있다는 장점이 있다. 그러나 두 개의 극단적인 대체안을 제시해 주고 이 중 하나만을 선택하게 함으로써 중간정도의 의견을 갖은 사람도 극단적인 의견을 표시해야 하므로 보다 극단적인 결론이 얻어지게 된다는 단점이 있다.

㉡ 다중택일식

응답자가 응답할 수 있는 응답내용을 몇 가지로 제시하고 이중 하나를 선택하게 하는 방법이다. 응답 대체 안이 될 수 있는 가능한 모든 조건을 제시하거나 필요에 따라 공통된 몇 개의 범주로 나누어 응답항목을 구성하게 된다. 응답의 항목들은 서로 배타적이고 모든 응답을 포괄할 수 있어야 한다. 즉 항목들간에 의미상 중복이 있어서는 안되며, 나타날 수 있는 모든 항목이 제시되어야 한다는 점이 중요하다.

응답항목이 명확하고, 신속한 응답이 가능하며, 측정자에 의한 편견이 작용하지 않으며, 자료의 처리가 쉽다는 장점이 있으나 응답항목의 배열에 따라 응답이 달라질 수 있으며 중요한 응답항목이 빠지는 경우 치명적이다. 따라서 응답항목을 개발하기 위해서는 사전조사와 철저한 응답가능항목에 대한 검토가 필요하다.

예) 귀하는 술을 얼마나 자주 드십니까?
① 전혀 안 마신다 ② 월 1회 이하 ③ 월 2-4회 ④ 주 2-4회 ⑤ 거의 매일

㉢ 체크리스트(check-list)

이 방식은 의견이나 태도에 관한 질문, 객관적 사실의 여부 등에 대한 관찰사실을 기록하는 설문지에 적합하다.

예) 보건소는 무엇 때문에 이용하셨습니까? 다음 중에서 모두 골라 체크하십시오.

| | | | |
|---|---|---|---|
| ㅁ 일반진료 | ㅁ 예방접종 | ㅁ 산전관리 | ㅁ 영유아 관리 |
| ㅁ 가족계획 | ㅁ 전염병관리 | ㅁ 성인병관리 | ㅁ 결핵관리 |
| ㅁ 성병관리 | ㅁ 보건교육 | ㅁ 기타 ( ) | |

㉣ 서열식 질문

이것은 어떠한 문제에 대해 가능한 대답을 모두 열거해 놓고 중요한 순서, 좋아하는 순서, 또는 싫어하는 순서 등으로 가려 놓으라고 하는 것이다. 이러한 서열식 질문은 응답항목이 많으면 응답자가 판단하기가 곤란하므로 가능하면 10개 항목 이내로 줄이는 것이 좋다.

예) 다음 중 귀하가 의료기관을 선택할 때 가장 중요하다고 생각하는 순서대로 번호를 기입해 주십시오.

| | | | | |
|---|---|---|---|---|
| 의료장비( ) | 의료진( ) | 치료비( ) | 대기시간( ) | |
| 직원친절도( ) | 교통편리( ) | 아는 직원유무( ) | 시설청결정도( ) | 기타( ) |

㉤ 평정식 질문

이것은 어떠한 질문에 대한 대답의 강도를 요구하는 질문이다. 어떤 질문에 대한 대답의 항목 자체의 종류가 상이한 것이 아니라 한 종류에 대한 강도가 다른 대답을 나열하여 응답자의 의견을 표시하게 하는 방법이다. 이러한 항목의 수는 보통 셋, 넷, 다섯 또는 그 이상이다. 이것은 리커트 척도(likert scale)식 질문이라고 할 수 있다.

예) 평소 보건소 이용시 느낀 만족도는 어떠하십니까 ?
① 매우 만족 ② 만족하는 편임 ③ 그저 그렇다 ④ 불만족하는 편임 ⑤ 매우 불만족

③ 컨틴전시 질문(contingency question)

상황적 질문은 특정한 주제와 관련 있는 표본 가운데 일부 응답자들만을 대상으로 질문하고 응답하게 하는 것으로서 임시질문, 추가적 질문, 해당자 부수 질문 등으로도 불린다. 다시 말해서 컨틴전시 질문은 폐쇄형 질문의 특정한 형태로서 표본의 일부만을 대상으로 하는 질문이다. 이처럼 컨틴전시 질문의 연구대상인 표본 전부를 대상으로 하지 않고 그 일부만을 대상으로 하는 이유는 특정한 주제와 관련이 없는 대상들을 제외시킴으로써 편견이 없는 응답을 얻어내기 위함이다.

예) 여과질문과 컨턴전시 질문의 사례

【질문 1 : 여과질문】 당신은 마리화나를 피워본 경험이 있습니까?
① 네(☞ 질문 2번으로 가시오.) ② 아니오(☞ 5번 질문으로 가시오.)

【질문 2 : 컨턴전시 질문질문】 당신은 몇 번이나 피워본 경험이 있습니까?
① 단 한번 ② 2~4회 ③ 5~6회 ④ 7~10회 ⑤ 11회 이상

## (5) 질문항목의 완성

필요한 질문과 각 항목별 응답형태를 확정한 후에는 보다 구체적으로 각 질문항목을 완성하여야 한다. 같은 내용의 정보를 얻기 위한 질문에 있어서도 단어의 선정이나 사소한 어미의 변화에 의해서 응답이나 분석결과에 많은 차이를 가져올 수 있기 때문에, 연구에 필요한 올바른 정보를 제대로 얻기 위해서는 이에 맞는 적절한 질문을 완성하여야 한다.

① 가능한 한 쉽고 의미가 명확하게 구분되는 단어를 이용한다. 보편적이고 상용적인 어이를 사용하여 그 질문의 내용을 응답자가 정확하게 파악할 수 있도록 해야 한다.
② 다지 선다형 응답에 있어서는 가능한 응답을 모두 제시해 주어야 한다.
③ 응답 항목들 간의 내용이 중복되어서는 안 되며, 또한 하나의 항목으로 두 가지 내용이 포함되어서도 안 된다.
④ 연구자 임의로 응답자들에 대한 가정을 하여서는 안 된다. 단어들의 뜻을 명확히 설명하여야 하며 위험한 용어, 인기용어 등은 피해야 한다.
⑥ 응답자들에게 지나치게 자세한 응답을 요구해서는 안 되며, 응답자가 대답하기 곤란한 사적인 질문들에 대해서는 직접적인 질문을 피하도록 한다.

⑦ 대답을 유도하는 질문을 하여서는 안 된다.
⑧ 질문은 가능한 한 간단하게 해야 한다. 즉 정확한 의미를 내포하는 간단한 단어를 사용해야 할 뿐만 아니라 구절도 가능한 한 간단해야 한다는 것이다.
⑨ 응답자들이 정확한 대답을 모르는 경우에는 중간값을 선택하는 경향이 있음을 알아야 한다.
⑩ '그리고', '와', '과'의 사용에 주의하라.

### (6) 질문순서의 결정

개별적인 항목이 결정된 다음에는 이를 응답자에게 제시하는 질문의 순서를 결정하여야 한다. 설문지에 포함될 여러 가지 질문들은 가급적 논리적인 관련성이 있고 동시에 심리적으로 일관되어 있어서 설문지가 전체적으로 하나의 통일성을 이루도록 배열하는 것이 필요하다. 이 과정에서 고려하여야 할 사항으로서는 가능한 한 응답자들로부터 쉽게 협조를 얻을 수 있도록 하는 것과 정확한 자료를 얻도록 하여야 한다는 것이다.

이를 위해 다음의 요소들을 고려하여야 한다.

① 설문지의 첫 질문은 간단하고 흥미 있는 질문이 좋으며, 응답자의 경험이나 지식범위 안에서 쉽게 대답할 수 있는 것이 좋고, 자연스러운 흐름을 타듯이 순서화 되도록 한다.
② 응답자의 인적사항에 대한 질문은 가능한 한 나중에 하여야 한다. 응답자들을 분류하기 위한 인구통계학적 변수(예 : 연령)나 사회경제학적 변수(예 : 소득)들을 앞부분에서 질문할 경우 협조를 얻기가 어려워지므로 이러한 질문들은 설문지의 뒷부분에서 하도록 하고 연구 주제와 관련된 기본적인 질문들을 우선적으로 하여야 한다.
③ 질문항목간의 관계를 고려하여야 한다. 즉 앞에 있는 질문의 내용이 뒤에 올 질문의 응답에 영향을 주는 수가 있는데 이런 경우에는 질문들 사이의 간격을 멀리 떨어뜨려 놓아야 한다.
④ 응답자가 심각하게 고려하여 응답하여야 하는 성질의 질문은 위치선정에 주의하여야 한다. 내용이 민감한 것은 가급적 뒤로 미루는 것이 좋다.
⑤ 응답자가 응답을 할 때에 피로를 느끼지 않도록 한다.
⑥ 문항이 담고 있는 내용의 범위가 넓은 것에서부터 점차 좁아지도록 문항을 배열하는 것이 좋다.
⑦ 대개 설문지의 배열은 처음에 자기(연구)소개, 준비용 질문, 주제를 다루는 질문들, 마무리 질문의 순서로 배열하는 것이 상식이다.

## (7) 설문지의 외형결정

실제의 조사에 있어서 똑같은 질문내용에 대해서도 설문지의 외관적인 인상에 따라 응답자의 협조나 조사의 진행에 많은 차이가 발생하게 되므로 설문지의 물리적인 외형에 있어서도 많은 주의를 기울여야 한다.

① 응답자들이 설문지를 중요한 것으로 인지하여 자발적인 협조를 할 수 있도록 하여야 한다. 이를 위해 연구를 실시하는 기관의 이름과 연구의 취지를 첫 장에서 밝히도록 하여야 하며, 설문지의 종이 질과 인쇄에 있어서도 응답자들이 중요성을 느낄 수 있도록 신경을 써야 한다.

② 설문지의 관리를 쉽게 할 수 있도록 외형을 결정하여야 한다. 이를 위해 설문지의 크기를 결정하여야 하는데 일반적으로 16절지(A4) 크기의 용지가 사람들에게 익숙해 있고 관리에도 용이한 것으로 나타나고 있다.

③ 응답의 기록이 조사자에 의해 이루어지는지, 응답자가 직접 기록하는지에 따라서도 설문지의 형태는 차이가 나게 된다. 즉 훈련된 조사원이 응답을 기록할 경우보다는 응답자에게 직접 응답을 작성하게 할 경우에는 응답하기 쉽도록 문항을 배치하고 시각적인 효과를 고려하여 여백을 많이 두는 것이 좋다.

## (8) 예비연구(pilot study)

예비연구는 는 진행하고자 하는 본 연구의 사전연구이다. 예비연구는 예비조사(presurvey pretest)와 사전조사(pretest)로 구분할 수 있는데, 예비조사는 연구하고자 하는 핵심적 요소나 문제가 무엇인지 명확하지 않을 때 설문지 작성 전에 실시하는 자료수집 방법이며, 사전조사는 설문지 초안을 작성하여 그 설문지를 통해 자료수집이 가능한지 알아보기 위해 설문지의 내용, 어구의 구성, 배열 등을 적은 표본을 대상으로 본 조사와 거의 유사하게 실시하는 것이다. 따라서 예비조사는 설문지 작성 전에, 사전조사의 경우 설문지 작성 후 본 조사 전에 실시한다. 따라서 예비조사는 비구조적인 상태에서의 조사가 될 수 있어 탐색조사, 문헌조사, 전문가조사 등으로 실시되며, 사전조사는 이미 구조화된 설문지를 기반으로 본조사와 동일하게 표본의 수만 줄여서 조사하게 되는 구조적인 조사라 할 수 있다(p. 98. 보건연구방법론, 2017). 이상의 과정을 거쳐 설문지 초안이 완성되면 일단의 가상적인 응답자들을 대상으로 사전조사를 통해 설문지를 미리 테스트하여 예상하지 못했던 오류를 찾아내 수정함으로써 설문도구의 타당도와 신뢰도를 검증하는 목적으로 이용된다. 연구실 내에서 작성된 설문지는 아무리 만전을 기했다 하더라도, 연구자의 의도와 현실과는 많은 차이가 생길 수 있으므로 이러한 오류를 최소화시키기 위해 사전조사를 실시하는 것이다.

▶ 사전조사 시 관심을 둘 사항
① 연구자가 의도하는 내용이 응답자에게 충분히 전달되고 있는가?
② 응답항목이 빠져있지는 않은가?
③ 연구자가 상용하고 있는 용어들이 응답자에게는 생소하지 않은가?
④ 응답을 회피하는 문항은 없는가?
⑤ 사전조사에 참여한 응답자들이 모집단을 대표할 수 있는가?

이러한 사전조사를 통하여 문제점이 나타나면 앞의 단계들로 돌아가서 문제가 왜 발생하는지 그 이유를 규명하여 문제점을 수정한 후에 다시 사전조사를 하는 과정을 반복하여 설문지를 확정하여야 한다.

### (9) 인쇄 및 편집

사전조사가 끝나고 모든 것이 순조롭다고 확인되면 비로소 설문지를 인쇄하게 된다. 이때 인쇄된 설문지가 피조사자에게 호감을 주고 중요한 것이라는 인식이 들게끔 표지, 용지, 활자, 크기, 공간 등 여러 면을 고려해야 한다.

설문지 인쇄시의 유의사항으로는 익명으로 할 것인가와 조사 기관을 밝힐 것인가의 여부 결정을 들 수 있다. 태도조사의 경우 대부분 무기명이 보통이나 절대 원칙은 아니다. 무기명인 경우에는 조사에 임하는 태도가 덜 진지해지기 때문에 될 수 있으면 기명을 원칙으로 하는 것이 바람직하며, 피조사자에게 부담을 주지 않는 한, 그리고 조사기관이 세무서나 정보기관이 아닌 경우 조사기관을 솔직히 밝히는 것이 유리할 때가 많다.

그리고 설문지에는 다음과 같은 항목이 반드시 기록되어야 한다.

① **설문지를 식별하는 난** : 조사 연월일, 조사 지역, 응답자의 성명(무기명인 경우는 제외), 조사자의 성명, 조사 시기 등
② **응답자의 사회, 경제적 배경을 기입하는 항목** : 응답자의 연령, 성, 직업, 교육정도, 생활정도, 의료보장 형태, 주택의 종류 등

이런 항목을 넣는 이유로는 조사가 잘못 되었을 경우를 대비하기 위해서이고 추후에 조사자와 특정 항목의 응답률의 상관관계를 보기 위해서 필요한 것이다.

① 겉 장

㉠ 고유번호 연구 제목은 겉장 위쪽 가운데에 큰 활자로 인쇄한다.

㉡ 연구 제목은 겉장 위쪽 가운데에 큰 활자로 인쇄한다.

㉢ 소개문(설명문)

- 연구조사를 주관, 실시하는 기관(또는 사람)을 밝힌다.
- 연구의 중요성과 반드시 조사를 완수해야 하는가를 알린다.
- 대답한 내용은 비밀을 보장하며, 응답자의 이름을 공개하지 않는다는 점을 강조한다.
- 소요시간 : 많은 시간이 요하지 않음을 강조하고, 협조해 줄 것을 당부하는 말을 담는다.

② 응답지침

면접용 실문지에서는 조사자가 따라야 할 질문요령 내지 질문지침을 질문 자체와 함께 문항에 밝혀 주며, 자기기입식일 때는 문항마다 응답자 스스로가 읽고서 대답하는 요령을 터득하도록 응답지침을 밝혀야 한다. 밑줄 긋기는 특히 강조할 대목을 밝힐 때 쓴다.

※ **응답률에 영향을 미치는 요인** : 연구 책임자의 특성, 설문지의 외형적 특성(모양, 색깔, 종이의 질 등), 안내편지(cover letter), 인센티브(incentives : 조사의 의의 강조, 사례비 수준 등), 응답자의 특성, 우편조사인 경우는 우편의 종류, 봉투의 종류, 우송한 시기 등

## 3 설문지 측정과 척도

### 1) 평정척도(rating scale)

일반적으로 가장 많이 이용하는 척도 구상법이다. 이는 연구 조사자나 응답자가 어떤 평정자(rater)가 있어서 주어진 대상이나 인물 같은 것들을 일정한 연속선상의 한 점 또는 몇 개의 의미 있게 배열된 가운데 하나에 위치시킴으로써 평정자의 의견과 입장을 밝히거나 대상의 속성을 평정하는 접근법이다. 이렇게 자리를 정하고 난 다음, 각각의 점 또는 범주에 일정한 규칙에 따른 점수를 매기고 여러 개의 항목이 있으면, 각 항목의 값을 합쳐서 척도의 값으

로도 사용한다.

(1) **그림에 의한 평정** : 직선위에 일정단위의 간격을 수치로 표시(예 : 0 – 9)하고 주어진 대상의 위치 또는 태도의 정도를 표시하는 방법이다.

(2) **문항평정법** : 그림을 쓰지 않고 어떤 태도나 속성을 나타내는 문장이나 항목들을 그 정도에 따라 범주별로 제시하고 그 중에서 가장 응답자의 태도에 가까운 문항을 고르게 한다.

(3) **비교평정법** : 비교할 기준을 따로 제시하고 그에 따른 평정을 하는 경우로서 그림이나 문항척도로 한다.

※ 평정법에서 유의할 점

① **후광효과**(halo effect) : 평정해야 할 특성이 둘 이상일 경우 첫 번째 특성이 너무 강력하여 그 효과가 다음 번 특성을 평정하는 데에도 영향을 미치는 경우를 의미한다.

② **관용효과**(generosity effect) : 대상의 좋은 점을 과장해서 평정하는 경우로 추천서 작성이 예이다.

③ **대조오류**(contrast error) : 평정자 자신의 특성과 대조되는 특성을 찾아내어 그것을 부각시키는 경향을 의미한다.

## 2) 총화척도

**리커트 척도**(likert summated scale) : 여러 개의 항목으로 응답자의 태도를 측정하고 해당 항목에 대한 응답을 종합(합산)하여 평가대상응답자에 대한 전체적인 태도를 측정하는 방법이다. 측정하고자 하는 속성(개념)에 관련된 여러 개의 측정항목들 각각에 대해서 찬성과 반대의 정도를 척도 점에 나타내도록 하여 각 항목별 동의의 정도를 합산하고 항목 수로 평균하여 측정치를 얻어내게 된다. 리커트 척도는 하나의 개념을 측정하기 위해서 여러 개의 항목을 이용하는 척도이므로 항목간의 내적 일관성이 높아야 한다. 따라서 내적 일관성 검증을 통하여 신뢰도가 낮은 항목은 삭제할 필요가 있다.

### (1) 장점

① 등간 점수에 대한 기초를 제공한다.

② 쉽게 활용될 수 있다.

### (2) 단점

① 각 개인들이 갖는 응답의 기준으로 삼는 개념이 다름에 따르는 문제가 있다. 똑같은 정

도의 생각을 어떤 사람은 보통으로, 어떤 사람은 극단적으로 표현하는 등의 차이가 있을 수 있다.

② 개별 문항들의 단순 합산 점을 근거로 개인별 차이를 나타낼 때, 각기 다른 개별 문항들을 통해 동일한 합산 점을 받은 사람들이 동일한 성격의 사람들인지를 말하기가 쉽지 않다.

예) 총화척도 예시

| 문항 | 문항내용 | 전혀 아니다 | 대체로아니다 | 결코 아니다 | 조금 그렇다 | 대체로그렇다 | 매우 그렇다 |
|---|---|---|---|---|---|---|---|
| 38 | 나는 내꿈을 위해서 열심히 노력한다. | ① | ② | ③ | ④ | ⑤ | ⑥ |
| 39 | 나의 부모님(보호자)은 내가 우울하거나 두려워하거나 속상해할 때 알아차린다. | ① | ② | ③ | ④ | ⑤ | ⑥ |
| 40 | 나의 또래의 다른 학생들과 함께 일하는 것을 좋아한다. | ① | ② | ③ | ④ | ⑤ | ⑥ |
| 41 | 슬프거나 힘들 때에도 낙담하지 않는다. | ① | ② | ③ | ④ | ⑤ | ⑥ |
| 42 | 어려움이 많더라도 언젠가는 반드시 내 꿈을 이룰 것이다. | ① | ② | ③ | ④ | ⑤ | ⑥ |
| 43 | 나는 집에서 무엇을 결정하는 일에 나의 의견을 말할 수 있다. | ① | ② | ③ | ④ | ⑤ | ⑥ |
| 44 | 대가를 바라지 않고 내 부탁을 들어주는 친구가 있다. | ① | ② | ③ | ④ | ⑤ | ⑥ |
| 45 | 화가 나거나 기분이 상할 때에도 참을 수 있다. | ① | ② | ③ | ④ | ⑤ | ⑥ |
| 46 | 세운 목표나 계획들을 실천하는 편이다. | ① | ② | ③ | ④ | ⑤ | ⑥ |
| 47 | 어떤 일이라도 부모님과 상의할 수 있다. | ① | ② | ③ | ④ | ⑤ | ⑥ |
| 48 | 나는 어려운 상황을 극복할 수 있는 능력이 있다. | ① | ② | ③ | ④ | ⑤ | ⑥ |

### 3) 차별척도

서스톤 척도(thurstone equal appeal interval scale) : 리커트 척도에 의해서 얻어낸 자료가 등간자료라는 명확한 근거가 없기 때문에 측정된 자료가 등간자료가 될 수 있는 척도를 만들기 위한 노력이 서스톤 척도이다. 리커트 척도보다 복잡한 과정을 거쳐서 만들어지게 된다. 최종 척도의 형태는 여러 개의 문항으로 구성되는데, 각 문항마다 특정한 척도 값이 부여되고 있다. 문항별 척도 값을 부여하기 위한 과정에 11점 또는 9점 평정척도가 이용된다. 측정방식은 해당문항에 동의를 하면 해당문항의 척도 값을 얻게 되고 반대하면 그 문항은 0으로 처리된다. 동의한 문항들의 척도 값을 합산하고 평균하여 해당 개념에 대한 측정값을 얻게 된다.

예) 통증을 측정하기 위한 서스톤 척도

욱신거린다(1.5)
뜨끔뜨끔하다(2.5)
바늘로 찌르듯이 아프다(5.7)
망치로 치듯이 아프다(7.5)
까무러치듯이 아프다(8.9)

---

응답자가 '망치로 치듯이 아프다'와 '까무러치듯이 아프다' 사이의 통증을 표시한 경우
측정값 = (5.7+7.5)/2=6.6

## 4) 순위척도

측정하고자 하는 속성을 기준으로 대상의 순위를 매기는 척도로서 측정대상의 특정한 속성으로 판단하여 측정대상 간에 대소(大小)나 고저(高低) 등의 순위를 부여해 주는 척도이다. 그러나 측정대상간의 해당속성의 양적인 비교를 할 수 있는 정보는 제공해 주지 못한다. 이는 주로 정확하게 정량화하기 어려운 응답자의 태도, 선호도, 사회계층 등의 측정에 이용된다. 측정결과 얻어진 자료는 순위자료이다.

예) 먹고 싶은 순서대로 순위를 매기시오.
아이스크림( ) 초콜렛( ) 솜사탕( ) 오렌지 쥬스( )

## 5) 누적척도

**구트만 척도**(guttman scale) : 누적척도의 대표적인 형태이다. 특징은 척도에 동원된 개별 문항들을 서열화하는 구성을 취한다는 것이다. 리커트 척도에서는 개별 항목들을 동일하

게 취급하고 단순히 합산하여 그 결과를 서열화하지만, 구트만 척도에서는 개별 항목들 자체에 서열성이 미리 부여되는 방식을 택한다. 결과로서 산출되는 점수들을 두고 단일 차원의 순위 결정이 가능하게 된다.

예) 귀하의 학력은?
① 초졸 ② 중졸 ③ 고졸 ④ 대졸 ⑤ 대학원졸

## 6) 어의차이 척도(semantic differential scale)

일직선으로 도표화된 척도의 양극단에 서로 상반되는 형용사를 배열하고 양극단 사이에서 해당 속성에 대한 평가를 하는 척도이다. 여러 가지 차원에 대해 평가를 하고 비교하는 데 편리한 척도이다.

어의차이 척도의 일반적인 형태는 척도의 양극점에 서로 상반되는 형용사나 표현을 붙인 5~7점 척도이다. 이에는 다시 "가볍다 – 무겁다"와 같이 서로 대립되는 두개의 설명을 이용해 척도를 구성하는 방식과, "달다 – 달지않다"와 같이 어느 한 쪽의 설명만을 이용해 척도를 구성하는 방식이 있다. 양극단을 이용하는 경우 척도의 중앙점은 어느 한쪽에도 속하지 않는 중립점이 되나 한 극단만을 이용한 척도는 중앙점이 중립점을 의미하지 않음을 알아야 한다. 이 척도는 대상의 평가방법(평균과 표준편차이용)을 척도상에 표시함으로써 시각적인 표현이 가능하며 요인분석의 입력자료로도 이용될 수 있다.

예) 여성의류 A, B상표의 이미지를 아래 척도에 표시해 주십시오.

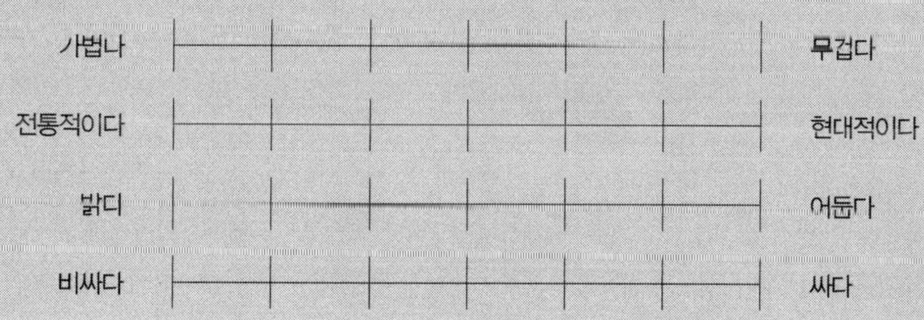

### 7) Q분석법(the Q-sort)

일종의 서스톤 척도법 변형으로, 직접 응답자 스스로의 태도를 알아보는 방법이다. 그리고 각 범주에 분류할 문장의 숫자를 대체로 정규분포가 되게끔 미리 지정해 준다. 주로 특정자극에 대해 비슷한 태도를 가진 사람들을 분류하기 위한 방법으로 사용되거나, 혹은 특정집단 사람들이 비슷한 태도를 지니고 있는 자극이나 대상을 분류하는 기법으로 활용된다.

### 8) 척도 형태를 결정할 때 고려할 사항

① 가설검증에 적용할 분석기법을 고려하여 분석기법에 적합한 형태의 척도를 선정하여야 한다.

② 척도 점의 수를 잘 결정하여야 한다. 척도 점의 수가 많을수록 민감도는 높아지나 측정상의 어려움이 따른다. 따라서 가능한 척도 점의 수를 늘리되 응답자의 수준과 문제의 특성을 고려하여 조정하여야 한다.

③ 척도 점의 편중이 없어야 한다. 부정이나 긍정 어느 한쪽에 해당되는 척도 점의 수가 많으면 안 된다.

④ 중립 점에 대한 고려가 필요하다. 중립 점을 두지 않는 경우는 원하지 않아도 강제로 어느 한쪽을 택해야 하는 문제점이 있으며 중립 점을 두면 별다른 생각 없이 중립 점을 택하는 경우가 많다. 이러한 문제점을 고려하여 각 경우 측정결과에 미칠 효과를 잘 분석하여 결정하여야 한다.

Q분석법의 예시

예) 해당하는 칸을 선택, 표기해 주세요.

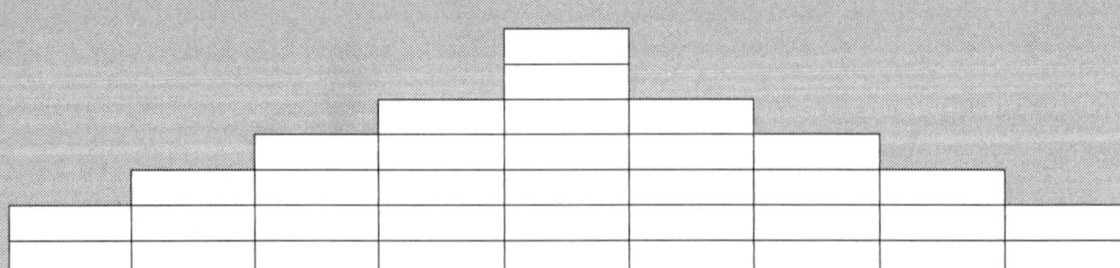


| 분포 | −4 | −3 | −2 | −1 | 0 | +1 | +2 | +3 | +4 |
|---|---|---|---|---|---|---|---|---|---|
| 점수 | 1 | 2 | 3 | 4 | 5 | 6 | 7 | 8 | 9 |

⑤ 무응답이나 모르겠다에 해당되는 항목을 두어야 한다. 잘 모르는 경우에는 엉뚱한 항목에 응답을 함으로써 신뢰도가 상실될 우려가 있으므로 이러한 가능성이 있는 문항에는 무응답이나 모르겠다 문항을 두어서 자료에서 삭제하는 것이 바람직하다. 그러나 문항이 지식의 정도와는 상관없이 입장을 분명히 할 수 있는 문항이나 모르겠다 문항에 대한 응답이 무의미하거나 어려울 경우에는 모르겠다 문항은 만들지 않고 태도나 의견을 묻는 것이 좋다.

## 4 설문지의 신뢰도와 타당도

### 1) 신뢰도(reliability)

신뢰도란 유사한 측정도구 혹은 동일한 측정도구를 사용하여 동일한 개념을 반복 측정했을 때 나타나는 측정값들의 분산으로, 측정의 안정성(stability), 일관성(consistency), 예측가능성(predictability) 등이 내포되어 있다.

#### (1) 설문지 신뢰도 측정방법

① 재측정 신뢰도(test-retest reliability)

동일한 측정도구를 이용하여 동일한 상황에서 동일한 대상에게 일정한 기간을 두고 반복측정을 하여 최초측정치와 재측정치가 동일한지의 여부를 평가하여 신뢰도를 검증하는 방법으로 설문지 측정도구의 안정성에 해당되는 신뢰도 검증방법이다.

이 방법은 장기간 변화되지 않는 태도를 하나의 항목으로 측정할 때 이용될 수 있는 방법이며 측정간격은 시험효과를 고려하여 보통 2주 정도로 한다. 측정과정이 매우 힘들거나 시간이 많이 걸리는 경우에는 재측정이 불성실한 응답으로 인하여 오류가 발생할 수 있으며 외적 변수의 개입가능성이 높다(시험효과, 우발적 사건 등). 보통 측정치가 순위척도 이상이면 상관관계 분석을 이용한다.

② 반분 신뢰도(split-half reliability)

동일한 개념에 대해서 여러 개의 문항을 측정을 하는 경우 무작위로 측정문항을 두 집단으로 나누고 이들 측정값간의 상관관계를 분석하여 신뢰도를 측정하는 방법이다. 다시 말해 조사항목의 반을 가지고 조사결과를 획득한 다음, 항목의 다른 반쪽을 동일한 대상에 적용하여 얻은 결과와 비교하는 방법이다.

이것을 이용하기 위해서는 측정도구가 같은 개념을 측정한다는 것이 증명되어야 하며, 양분된 각 측정도구의 항목 수는 그 자체가 완전한 척도를 이룰 수 있도록 적어도 8개 이상은 되어야 한다는 전제조건을 충족시켜야 한다.

반분하는 방법에는 보통 짝수항목과 홀수항목으로 반분하거나, 무작위적으로 항목을 반으로 추출하여 나머지를 또 하나의 척도로 만드는 방법을 일반적으로 사용하고 있다.

③ 문항분석(item total correlation)

하나의 개념을 측정하기 위한 측정도구가 여러 개의 문항으로 구성되어 있는 경우에 모든 문항의 종합점수와 각 문항별 상관도가 얼마나 높은지를 평가하는 방법이다. 총합과 상관도가 낮은 문항은 신뢰도를 저해하는 문항이므로 제거할 필요가 있다.

④ 알파계수(Chronbach's Alpha)

하나의 개념에 대해 여러 개의 항목으로 구성된 척도를 이용할 경우에 해당 문항을 가지고 할 수 있는 가능한 모든 반분신뢰도를 구하고 이의 평균치를 산출한 것이 알파계수이다. 이 방법을 이용하여 해당 척도를 구성하고 있는 개별항목들의 신뢰평가도 할 수 있다. 따라서 이 방법도 문항분석을 할 수 있는 방법이다. 집단 수준인 경우에는 알파계수가 0.6 이상, 개인수준인 경우에는 0.9 이상이면 신뢰도가 높다고 할 수 있다.

⑤ 동등척도 신뢰도(alternative form reliability)

동일한 개념에 대해 2개의 상이한 측정도구를 개발하고 각각의 측정치간 일치여부를 검증하는 방법이다. 이 방법은 두 측정도구가 서로 동등하다는 가정이 필요한데 이를 개발하는데 어려움이 따른다.

⑥ 평가자간 신뢰도(inter-rater reliability)

동일한 방식에 의한 측정을 다수의 측정자가 실시한 경우 측정자들 간의 일치도를 검증하는 방법이다.

### (2) 설문지 신뢰도 향상 방안

신뢰도는 비체계적인 오차와 관련된 것이므로 최대한 비체계적 오차가 발생할 가능성을 줄이는 것이 신뢰도를 높이는 방법이 될 것이다. 비체계적인 오차는 측정도구, 측정대상, 측정상황 3가지 측면에서 모두 발생할 수 있으므로 이러한 오차가 발생하지 않도록 예방을 하는 것이 가장 중요하다. 신뢰성을 향상시키는 방안은 다음과 같다.

① 측정문항(도구)의 모호성을 제거한다. 설문지의 모호한 문구는 응답자마다 다른 해석을 가져올 수 있으므로 모든 응답자가 동일한 의미로 해설할 수 있도록 내용을 명확히 해야 한다.
② 측정항목을 늘린다. 보통 동일한 개념이나 속성을 측정하는 항목의 수를 늘리면 늘릴수록 신뢰도는 높아지게 된다. 이는 측정항목이 많으면 측정값들의 평균치는 측정하고자 하는 속성의 실제 값에 가까워지게 되어 오차는 줄어들게 되기 때문이다.
③ 측정대상자가 무관심하거나 잘 모르는 내용은 측정하지 않는 것이 좋다. 모르거나 관심이 없는 경우에는 무성의한 대답을 하게 되므로 실제와는 전혀 다른 결과를 나타낼 가능성이 높다.
④ 조사자(면접자)의 면접방식과 태도에 일관성이 있어야 한다. 일관성 없는 면접방식이나 태도는 동일한 질문에 대한 응답자들의 반응을 다르게 할 수 있기 때문이다.
⑤ 이전의 조사에서 이미 신뢰도가 검증된 표준화된 측정도구를 이용하는 것이 바람직하다.

## 2) 타당도(Validity)

### (1) 타당도의 개념

타당도는 측정하고자 하는 개념이나 속성을 정확히 측정하였는가를 말한다. 즉, 특정한 개념이나 속성을 측정하기 위해서 개발된 측정도구가 해당 속성을 정확히 반영하고 있는가와 관련된 문제이다. 직접적인 관찰이나(설문조사 또는 면접조사) 검사를 통해 자료를 얻는 경우에는 연구자가 노력을 어느 정도 기울이냐에 따라 자료의 정확도가 좌우된다. 그러나 기존의 자료를 이용하는 경우에는 원래 연구를 목적으로 얻어진 자료가 아니므로 자료의 정확도에 관해 심사숙고해야 한다. 그리고 각종 검사에 의해 자료를 수집하는 경우 검사항목의 선정과 결과의 해석 시 주의해야 할 것이다.

### (2) 타당도 종류 및 평가방법

① 내용 타당도(content validity = face validity)

측정도구를 구성하고 있는 항목들이 측정하고자 하는 개념을 대표하고 있는 정도, 즉 해당개념을 나타내주는 모든 항목 중에서 가장 대표성 있는 항목들이 측정도구들에 적절히 표출되었는가를 의미한다.

측정도구(항목)가 얼마나 대표성 있게 측정대상의 개념을 측정하느냐는 조사자의 주관적 평가에 의해 달라지기 쉽다. 따라서 내용 타당도를 높이기 위해서는 측정도구를 계획하는 과정에서 미리 내용타당도를 확보할 수 있도록 계획하는 것이 바람직하다. 이를 위해서는 측정에 참여하는 대상자들 대부분이 측정에 대해 불만이 없도록 해야 한다.

내용 타당도는 조사자의 주관적인 해석과 판단에 의존함으로써 착오가 개입할 여지가 많다. 또한 추상적인 개념에 대한 내용 타당도를 검토하는 것이 어렵고 통계적 검증방법이 존재하지 않는다는 문제점이 있다. 그러므로 이를 높이기 위해서는 기존의 문헌과 이론을 충분히 검토하여 개념을 구성하는 내용과 측정도구 사이의 관계를 객관적으로 검토하고 접근할 수 있어야 한다.

② 예측 타당도(predictive validity = criterion-related validity)

한 속성이나 개념에 대한 측정값이 다른 속성의 변화를 예측하는 정도에 의해 타당도를 평가하는 방법이다(예 : 수능성적의 대학입학 후 학업성적에 대한 예측력). 즉, 통계적인 유의성을 평가하는 것으로 어떤 측정도구가 타당성이 높다고 한다면 측정도구에 의해 얻어진 결과와 관련된 기준 또는 변수간에 높은 상관관계가 존재해야 하는 것이다.

③ 구성 타당도(construct validity)

측정도구가 연구하고자 하는 구성(개념)을 측정하였는지의 여부를 검증하는 방법이다. 즉, 측정값의 분산이 해당 구성(개념)의 변화에 의해서 나타난 것인지에 초점을 두고 여러 각도에서 타당성을 평가하는 방법이다. 기존의 이론적 틀에 입각하여 측정하고자 하는 개념들간의 이론적 관계가 성립되는지의 여부를 평가하여 해당 개념의 타당성을 평가하는 방법을 취하게 된다. 구성 타당도의 평가방법으로는 집중타당도와 판별타당도 개념을 이용한 다속성 다측정, 요인분석이 있으며, 이론적 틀을 이용한 논리적 구성 타당도가 있다.

㉠ **다속성 다측정방법**(multivariate-multimethod matrix) : 2개 이상의 개념에 대해 측정할 수 있는 도구를 각각 2개 이상 개발하고, 동일한 개념에 대해 다른 방법으로 측정한 값 사이에는 상관관계가 높아야 한다는 convergent validity와 상이한 개념을 측정한 값 사이에는 상관도가 낮아야 한다는 discrimination validity를 이용하여 구성 타당도를 평가하는 방법이다.

㉡ **요인분석**(factor analysis) : 서로 상이한 개념들에 대한 측정항목을 개발한 후에 측정을 실시하고 요인분석을 실시하여 동일한 개념을 측정하는 항목들은 동일한 요인으로 묶여지는지를 평가하는 방법이다. 요인분석의 기본원리는 항목들 간의 상관관계가 높은 것끼리 하나의 요인으로 묶어내며 요인들 간에는 상호 독립성을 유지하도록 하는 것이므로 하나의 요인으로 묶여진 항목들은 동일한 개념을 측정하는 것으로 간주할 수 있다. 이는 요인내의 항목들은 집중타당성을 유지하고 요인 간에는 판별타당성이 유지되는 것으로 해석될 수 있는 것이다.

㉢ **논리적 구성 타당도** : 이론적 근거 하에 구성들 간의 관계가 예상한대로 나타나고 있는지의 여부를 평가하여 구성 타당도를 평가하는 방법이다. 구성들 간의 관계가 너무 높은 상관관계를 보이면 해당 구성원들은 동일한 구성일 수 있다는 점에 유의해야 한다.

## 설문지 예문

# 정보 활용 동의서

연구제목 : 논문제목

1. 본 연구의 목적은 (논문제목) 이며, 본인은 설문조사의 목적 등 모든 정보들에 관하여, 자세한 설명을 듣고 충분히 이해하였습니다.
2. 본인은 연구를 위해 수집된 자료는 성별, 연령, 학력, 직업, 결혼상태, 가족동거 여부, 종교, 건강상태, 현 직종에서 실무경력, 호스피스 관련 교육수강 여부로 개인 정보의 비밀유지가 보장되는 범위내에서 사용될 수 있으며 연구의 목적으로만 사용된다는 것을 알고 있습니다.
3. 본인이 설문조사의 세부사항에 대해 의문이 있을 경우, 언제라도 연구 담당자에게 문의할 수 있으며, 본 연구에 참여할 수 있는 새로운 정보가 입수되면 즉시 본인에게 알려진다는 것을 알고 있습니다.
4. 본인의 설문조사 참여여부 결정은 자발적인 것이며, 자유로이 참가를 중단할 수 있으며, 이로 인해 어떠한 불이익도 받지 않음을 알고 있습니다.
5. 본 설문조사에 문의사항이 있으신 경우, 다음의 담당자에게 연락주시기 바랍니다.

| | 이름 및 소속 | 연락처 |
|---|---|---|
| 연구원 | 000 / 00대학교대학원보건학과 | 010-0000-0000 |

이에 본인은 설문에 대한 충분한 설명을 들었으며 자유로운 의사에 따라 본 설문조사에 참여할 것을 동의합니다.

성명 __________ 서명 __________ 서명날짜 : 2030년 월 일

# 제 3 장

# 질적 연구법

## 1 질적 연구의 이해

### 1) 질적 연구란?

과학적 탐구방법으로서의 질적 연구는 대규모 수용소안에서 죽음을 기다리는 수감자가 몇 달간을 감금된 상태로 보내는 경우나 긴장감이 고조되어 있는 고립된 에스키모인들과 함께 살게하는 등의 진기함을 연구자가 느끼도록 매일매일의 삶의 과정속에 연구자를 투입시키는 것이다. 질적 연구(qualitative study)란 한마디로 숫자로는 자신들이 경험하고 생각한 것을 다 표현할 수 없다고 생각한 사람들의 연구 방법론이다. 물론 질적 연구에서도 통계나 숫자가 사용될 때가 있으나 그것이 분석의 주요 내용이 되지 않는다. 이것과 반대되는 개념이 양적 연구(quantitative study)이다. 이것은 모든 연구결과를 숫자화하고 통계처리하는 연구 방법으로서 그 동안 전통적으로 의학이나 과학에서 사용되어 온 방법이다. 여기서는 두 연구 방법의 개념을 명확히 하기 위하여 두 연구 방법을 같이 비교하여 설명하도록 한다. 미리 언급하는 것은, 이 두 가지 방법 중 어느 것이 더 우위의 방법은 아니라는 것이다. 이 두 개의 연구 방법은 각각 다른 목적을 가지고 다른 연구결과를 얻기 위하여 실시하는 다른 방법일 뿐이라는 것이다.

### 2) 질적 연구의 철학적 이해

질적이라는 의미는 자연과학의 연구 철학인 객관주의에 반하여 비실증주의 입장을 말하며 "질적 연구"는 비실증주의 입장을 연구논리와 연구기법에 일관되게 적용하는 것이다(장희경, 2017: 187). 질적 방법은 객관적 척도를 바탕으로 한 통계적 기술 혹은 추론 방법을 활용하는 "양적 방법"과 달리 객관적 비교를 목적으로 하지 않고 상황과 현장의 자료를 가능한 한 그대로 연구자료로 활용하는 방법이다.

질적 연구는 좁은 의미의 조사뿐만 아니라 실험, 관찰, 면접, 민속방법론(Ethnomethodology), 문서와 그림의 내용 분석(Content Analysis), 대화 분석(Dialogue Analysis), 참여 관찰(Participant Observation), 각종 현장 작업 등 다양한 방법을 이용하며, 연구에 영향을 주는 신념과 이론에 대한 이해 뿐 아니라 보고서나 연구에서 적극적으로 기술하는 것의 중요성을 강조하고 있다.

이것들은 존재론(실재의 본질), 인식론(무엇이 지식으로 간주되고 지식 주장이 어떻게 정당화 되는지), 가치론(연구에서 가치의 역할), 방법론(연구 과정)에 대한 신념들(표 3-1)이다(장희경, 2017: 188).

[표 3-1] 질적 연구에서 철학적 가정과 실천에 대한 함의

| 가정 | 질문 | 특성 | 실천에 대한 함의 |
|---|---|---|---|
| 존재론적 | 실재의 본질은 무엇인가? | 실재는 많은 관점을 통해 보이는 것이므로 복합적이다. | • 실재는 주관적이며 다양함<br>• 연구자는 피연구자의 언어 사용, 다른 견해들의 존재 밝힘 |
| 인식론적 | • 무엇이 지식으로 간주되는가?<br>• 지식 주장은 어떻게 정당화되는가?<br>• 연구자와 연구는 어떤 관계인가? | • 연구 참여자와 주관적 증거<br>• 연구자는 연구와의 거리를 좁히려는 시도를 한다. | • 연구자는 참여자와의 거리감 줄이려고 노력함<br>• 연구자는 참여자와 함께 시간을 보내면서 스스로 동화되어야 함 |
| 가치론적 | 가치의 역할은 무엇인가? | 연구자는 연구가 가치개입적이며 비뚤림이 존재한다는 것을 인정한다. | • 연구자는 연구에 가치와 편견이 내재하고 있다는 것을 알아야 함<br>• 연구자는 공개적으로 가치에 대해 토론, 자신의 해석에 참여자 해석을 포함시킴 |
| 방법론적 | • 연구 과정은 무엇인가?<br>• 연구의 언어는 무엇인가? | 연구자는 귀납적인 논리를 사용하며, 맥락 내에서 주제를 연구하고, 생성되는 설계를 사용한다. | • 연구자는 귀납법을 사용하며 일반화를 하기 전에 참여자와 함께 작업<br>• 연구자는 연구주제의 맥락에 대해 상세하게 기술, 현장 경험을 통해 끊임없이 연구 질문들을 바꿈 |

존재론적 가정은 실재의 본질 및 그것의 특성과 관련된다. 연구자가 질적 연구를 수행할

때, 그들은 다양한 실재에 대한 의견을 채택한다. 존재론적 가정에서 실재는 주관적이며 다양한 것으로 연구대상자와 독자가 그러하듯 연구자들도 서로 다른 실재를 받아들인다. 새인을 연구할 때, 질적 연구자들은 이러한 다양한 실재들을 보고할 목적으로 연구를 수행한다. 개인이 실제 사용한 언어를 바탕으로 광범위하게 인용하거나 개인의 상이한 관점을 제시함으로써 다양한 실재를 입증할 수 있다.

인식론적 가정에서, 질적 연구를 수행한다는 것은 연구자가 연구참여자와 가능한 한 "객관적 분리" 혹은 "거리"를 최소화하기 위하여 노력한다는 것을 뜻한다. 따라서 주관적 증거는 개인적 관점을 기반으로 수집되고, 이와 같은 지식은 사람들의 주관적 경험을 바탕으로 획득된다. 따라서 참여자가 살거나 일하는 현장에서 연구를 수행하는 것은 매우 중요하며, 이는 연구참여자가 말하고자 하는 것이 무엇인지 이해하기 위한 중요한 맥락이 된다. 연구자가 현장에 더 오래 머물거나 참여자를 더 오래 알수록 직접 보고 들은 정보를 통해 '그들이 알고 있는 것'을 더 많이 알 수 있다.

모든 연구자들은 연구에서 가치를 부여한다. 그러나 질적 연구자들은 이러한 가치를 명백하게 제시하기를 원한다. 이것이 질적 연구를 특징짓는 가치론적 가정이다. 연구자는 가치개입적인 특성을 인정하며 현장으로부터 수집된 정보의 가치개입적인 특성 뿐 아니라 자신의 가치와 비뚤림(Biases)을 적극적으로 나타낸다. 우리는 이것을 연구에 '자신을 자리매김'한다고 말한다.

귀납적이고 생성되는 특징을 가진 질적 연구의 절차 혹은 연구방법론은 자료수집과 분석에서의 연구자의 경험에 의해 형성된다. 질적 연구자가 따르는 논리는 귀납적이며, 연구자의 관점이나 이론으로부터 전적으로 하향 전달되기보다는 하부에서 상부로 향하는 상향식으로 형성된다. 때때로 연구 질문들은 연구문제를 이해하는데 필요한 더 나은 질문 유형들을 반영하기 위해 연구 도중에 변하기도 한다. 이에 따라 수정될 필요가 있다. 자료분석을 하는 동안 연구자들은 연구주제에 대한 더욱 상세한 지식을 개발하기 위해 자료분석의 경로를 따른다.

### 3) 질적 연구의 특징

자연과학 연구방법에 기초한 양적 연구가 설명과 예측을 연구의 궁극적 목적으로 삼으며 이를 위해 이론의 개발을 실천적 목표로 활용한다면 질적 연구는 연구대상의 객관성에 의문을 갖고 인간과 인간경험의 현상을 연구한다.

질적 연구의 특징은 다음과 같다.

### (1) 자연스러운 연구 상황

질적 연구자들은 참여자들이 이슈나 문제들을 경험하고 있는 현장에서 자료를 수집하는 경향이 있다. 그들은 사람들을 실험실로 데려오지 않으며, 대개의 경우 완성해야 할 측정도구를 사람들에게 보내지도 않는다. 실제로 직접 사람들과 이야기하고 그들이 처한 맥락에서 행동하는 것을 보면서 수집하는 현장의 정보들이 질적 연구의 중요한 특성이다. 자연적인 상황에서 연구자들은 흐름에 따라 얼굴을 대하며 상호작용을 하게 된다.

### (2) 핵심적인 검사도구로서 연구자

질적 연구자는 문서를 조사하고, 행동을 관찰하고, 참여자와 면접을 통해 직접 자료를 수집한다. 실제 정보를 모으는 사람은 연구자이며 이들은 다른 연구자들이 개발한 질문지나 도구를 사용하거나 의존하지 않는다.

### (3) 다양한 자료 원천

질적 연구자는 하나의 자료 출처에 의존하기 보다는 면접, 관찰, 문서 등 다양한 형태의 자료를 수집한다. 연구자들은 모든 자료를 검토, 이해하며 모든 자료 원천을 관통하는 범주나 주제로 조직화한다.

### (4) 귀납적 자료분석

질적 연구자들은 점차 추상적인 정보 단위로 조직화함으로써 '아래에서 위로' 올라가는 방식으로 패턴, 범주, 주제를 만들어나간다. 귀납적인 과정에는 연구자들이 포괄적인 주제 체계를 구축할 때까지 주제와 기초 자료 사이를 오가며 수행하는 작업들이 포함된다. 또한 참여자들과 상호작용을 통해 협력하는 것도 포함되는데 이 과정에서 드러나는 주제나 추상 개념을 형성하는 기회를 갖는다.

### (5) 참여자에게 있어서의 의미

질적 연구과정 전체에서 연구자들은 자신의 연구에 가져오거나 선행 문헌의 저자들이 사용한 의미가 아니라 참여자들의 문제나 이슈에 대하여 부여하는 의미를 이해하는데 지속적으로 초점을 맞춘다.

### (6) 유연한 설계

질적 연구과정은 유연하다. 연구자의 초기 계획이 엄격하게 규정될 수 없으며 연구자가 현장에 들어가 자료를 수집하게 되면서 그 과정의 모든 국면들이 변하거나 움직일 수 있음을 의미한다. 연구질문이 변할 수도 있고, 자료수집 형태가 바뀔 수도 있으며, 연구대상자나 방문할 현장이 변경될 수도 있다. 질적 연구의 바탕이 되는 주요한 생각은 '참여자들로부터 문제나 이슈에 대해 배워야 한다는 것'도 정보를 확보하기 위한 연구 수행이다.

### (7) 이론적 렌즈

질적 연구자들은 자신의 연구를 검토하기 위해 렌즈를 사용한다. 문화 기술지에서 중심적인 문화의 개념, 성, 인종, 계급차와 같은 문학 개념이 그것이다. 종종 연구는 연구문제의 사회적, 정치적, 역사적 맥락을 규명하는 것을 위주로 조직된다.

### (8) 해석적 탐구

질적 연구는 연구자가 보고 듣고 이해하는 것을 해석하는 탐구 형태다. 연구자의 해석은 그들 자신의 배경과 역사, 맥락, 선험적 이해와 분리될 수 없다. 연구보고서가 발간되면 독자들은 연구에 대한 다른 해석을 제공하면 참여자와 마찬가지로 해석을 하게 된다. 해석을 하는 독자와 참여자, 연구자는 문제에 대한 다양한 시각이 어떻게 나타날 수 있는지 확인할 수 있다.

### (9) 총체적 이해

질적 연구자들은 연구 중인 문제나 이슈에 대한 복합적인 그림을 발전시키려 애쓴다. 여기에는 다양한 관점들을 보고하는 것, 상황에 관계된 많은 요인들을 확인하는 것, 더 큰 그림을 포괄적으로 그려주는 것이 포함된다. 연구자들은 요인들 간의 엄격한 인과관계가 아니라 어떤 상황에 있는 복합적인 요인들의 상호작용을 규명하게 된다.

## 4) 질적 연구와 양적 연구의 비교

### (1) 기본적 패러다임

연구를 수행하는 기본적 생각의 틀과 세계관에 있어 두 연구방법에는 차이가 있다.

양적 연구는 실증주의적 태도와 과학적 패러다임을 가지고 있다. 즉 세상에 대한 가정에 있어 세상을 관찰 가능하고 따라서 측정 가능한 것으로 본다. 또한 측정 가능한 것만을 중요하게 여기는 기본적 태도를 가진다. 따라서 연구의 결과는 측정한 숫자로 표시되며 그에 따라 통계적 분석이 가능하다.

그러나 질적 연구는 해석적 패러다임을 가지고 있다. 즉 세상은 사회적으로 구성되어 있고, 복잡하며, 계속하여 변화하는 것으로 본다. 그러다 보니 많은 경우에 연구하려고 하는 대상은 보이지도, 측정하기도 어려운 것들이 된다. 따라서 연구결과는 일반적으로 서술적이다. 이런 기본적 생각의 틀과 세계관의 차이가 연구 방법도 다르게 하고 연구의 목적, 연구자의 역할도 다르게 한다. 그 동안 20세기를 지배한 "과학적 패러다임"이 인간의 문제를 모두 이해하고 접근할 수 없다는 생각에서 이런 새로운 접근 방법이 강조되는 경향을 가지게 되었다.

### (2) 연구 목적

양적 연구의 목적은 설명하고 예측하는 것이다. 즉 원인과 변수들 간의 관계를 밝히는 것이 가장 중요한 연구 목적이 된다. 그리고 그러한 연구 목적을 이루기 위하여 연구 방법에 있어서도 변수들간의 관계를 명확히 하기 위하여 그것에 혼란을 줄 수 있는 모든 변수들을 조절하고 때로는 연구 상황에서 배제하는 것이 필요하다. 여기서는 다른 연구자가 다른 곳에서 똑같은 연구와 실험을 했을 때 똑같은 결과가 나오는 것, 즉 일반화가 매우 중요하다. 따라서 양적 연구에서는 연구 표본을 추출하는 전략이 중요하며 연구 방법론도 일반화된 결과를 내도록 하는 것에 초점을 맞춘다.

이에 비하여 질적 연구에서는 다차원적이고, 유기적 연관성을 가진 "현실"과 "사물의 본질"을 밝히는 것에 그 목적을 둔다. 즉 사물의 해석, 의미를 밝히는 것이 가장 중요한 목적인 것이다. 이에 따라 변수들 간의 관계가 아니라 그런 변수들이 어떤 과정을 거쳐가며 결과를 만들었는지에 대한 그 과정에 연구 중점을 둔다. 여기서는 연구 상황 자체가 연구의 대상이자 연구의 목적이며 따라서 연구에서 연관된 변수들을 배제하지 않으며, 또 그것을 조절한다는 것 자체가 불가능할 때가 많다. 예를 들면 AIDS환자들이 겪는 사회적 소외와 심리적 갈등을 연구한다고 하자. 이것을 양적 연구에서는 불안 및 우울 평가의 심리적 고통을 다 평가할 수 없다고 볼 뿐 아니라 각 사람마다 다른 상황과 배경을 가지고 그 과정을 겪어 나가고 있다고 본다. 따라서 각 사람이 가진 특정 상황에서 그의 심리적 고통이 어떤 모습으로 만들어져 가고 변화해 가는가를 해석하고 그 의미를 이야기하려는 연구를 하게 되는 것이다.

### (3) 이론의 이용

양적 연구에서 실증주의자들은 이론을 "현상 사이의 관계를 설명하고 예측하는 가설의 집합"으로 본다. 이런 이론들의 궁극적인 목표는 인간 행동과 사회적 기능의 보편적 법칙을 개발하는 데 있다. 이론의 개발은 새로운 발견을 통해 이루어나가며 연구자들은 계속된 비교 분석을 통하여 개념과 가설을 발견해 나간다.

이에 비하여 질적 연구에서는 "이론"이라는 것을 다르게 본다. 따라서 이론들의 목적을 설명이나 예측을 하는 것으로 보지도 않는다. 즉 질적 연구에서는 사물에 대한 단순한 기록을 넘어서 의도, 의미, 전체 상황 등을 탐구하여 서술하고 기록하고 그런 서술을 통하여 다시 전체적인 이론을 개발하는 과정을 갖는다. 예를 들면 정신분석 이론은 어떤 생물학적 실험으로 증명된 이론이 아니다. 그러나 인간 내면세계에 대한 정밀한 관찰과 서술을 반복하면서 공통되는 어떤 원리들을 찾아내어 만들어진 이론인 것이다.

### (4) 연구자의 역할

양적 연구에서 연구자의 역할은 주로 관찰하고, 측정하는 것이다. 이 과정에서 연구자들이 가장 주의하는 것은 연구자 자신으로 말미암아 자료나 측정이 오염되거나 왜곡되지 않도록 연구자 자신을 중립적이고 객관적으로 만드는 것이다.

질적 연구에서 연구자의 역할은 이해하고, 해석하는 것이다. 그러기 위해서는 연구대상의 본질을 이해할 수 있도록 하는 많은 자료에 접근하는 것과 그를 위하여 때로는 연구대상자들과 장기적인 관계를 형성할 수 있는 것이 중요하다. 또한 연구 내용의 정확한 해석을 위하여 다양한 시각을 가지도록 노력하는 것이 필요하다. 연구자가 객관적으로 되기 위하여 노력할 수는 있지만, 양적 연구에서처럼 절대적 의미에서 객관적일 수는 원칙적으로 불가능하며, 또 반드시 그래야 하는 것은 아니라는 것을 인정한다. 질적 연구에서는 연구자 자신이 바로 "연구 도구"가 되므로 연구자의 주관성이 이 연구에 어떤 영향을 끼치는지를 스스로 평가하고 해석하는 것이 연구의 중요 내용 중 하나가 되며 동시에 연구자의 역할이 된다.

### (5) 연구대상자와의 관계

양적 연구에서는 연구의 본질적인 측면에서 볼 때 원칙적으로 연구자와 연구대상자 간에 어떠한 인격적 만남도 이루어지지 않는다. 오히려 그런 관계가 연구의 중립성과 객관성을 깨뜨리는 것으로 간주되어 적극적으로 회피하려 한다.

질적 연구에서는 얼굴을 직접 대면하는 상호 관계를 중요하게 여긴다. 따라서 질적 연구에서는 때로 연구대상자라는 용어를 쓰지 않는다. 왜냐하면 연구대상자는 일반적으로 어떤 연구 행위가 가해지는(acting on; 예를 들어 약물을 투여한다든지 하는) 대상을 의미하지만 질적 연구에서는 연구자와 피연구자가 상호작용을 하기 때문이다. 그래서 여기서는 일반적으로 연구대상자라는 용어 대신에, 타자(others), 연구 참여자(reseach participants), 응답자(respondents), 피담자(interviewee)라는 용어들이 더 많이 사용된다. 그러다 보니 질적인 연구에서는 연구자와 피연구자 사이의 관계(rapport), 연구자의 주관성(subjectivity), 그리고 때로는 연구에 따른 윤리적 문제 등이 매우 복잡하게 얽힐 수 있다.

## 5) 질적 연구의 특성 및 장·단점

### (1) 질적 연구의 특성

사회학자인 Herber Blumer에 의하면 질적 연구의 본질은 ① 그 연구에 관여된 사람에게 접근하고, ② 그들이 처한 다양한 상황에 대하여 파악하고, ③ 그들의 문제에 주목하고, ④ 그들은 어떻게 그 문제를 다루는지 관찰하며, ⑤ 그들의 대화에 가담하며, ⑥ 그들의 생활방식 그대로를 주시하는 것이다. 질적 연구는 연구자가 대상자의 생활방식에 관하여 되도록 상세하게 이해하고 연구자가 피연구자의 현장에서 현상을 정의하는 방식을 배우게 해준다. 질적 연구의 기법은 관찰, 비공식적인 면담, 생활사, 문서기록 분석, 기타 자유롭고 비구조적인 방법을 포함한다. 그러나 질적 연구의 규범은 연구상황의 특수요구와 연구자의 특성에 맞게 조절하기 위하여 자주 융통성 있게 변화되는 것을 인정한다.

### (2) 질적 연구의 장점

질적 연구에서는 연구자가 실험 연구나 설문 조사와는 달리 인위성이 배제된 자연적 상황에서 행위를 관찰하고 질적인 방법을 통해 조사 대상이 된 현상에 대하여 다음과 같은 장점을 갖는다.

① 질적 연구 자료는 그 지역이나 그 상황의 특성을 이해할 수 있는 풍부한 자료를 준다.

② 연구 주제의 시기적, 연대적 흐름을 이해할 수 있도록 하고, 그런 흐름이 어떤 영향을 순차적으로 주었는지를 알게 해준다.

③ 처음 가지고 있던 개념을 넘어서서 새로운 통합적 지식과 안목을 가지도록 해준다.

④ 질적 연구에서 나온 결과는 구체적이고, 생생하고, 상황이 가진 본질의 의미를 전달하는 강력한 힘을 가진다. 따라서 다른 연구자나 정책 입안자, 실제 활동을 하는 사람들에게 큰 도움이 되는 연구가 될 수 있다.

### (3) 질적 연구의 단점

질적 연구의 단점은 다음과 같다.

① 자료수집을 하는데 많은 시간과 노력이 필요하다.

② 일반적으로 수집되는 자료의 양이 지나치게 많아 혼란이 생길 가능성이 크다.

③ 연구 전반에 연구자의 편견이 들어갈 수 있다.

④ 자료를 처리하고 코딩하는 데 시간이 많이 든다.

⑤ 적은 사례만을 다룰 때 선택된 표본의 대표성에 문제를 가지게 된다.

⑥ 연구결과를 일반화시키는 것에 문제가 있을 수 있다.

⑦ 연구결과를 과연 믿을 수 있는 것인지, 그것의 질은 어떠한지에 의문이 있을 수 있다.

⑧ 연구 내용이 추상적이고 막연하여 정책을 세우거나 실제 세계의 문제를 다룰 때 직접적인 쓸모가 없을 수 있다.

## 5) 언제 질적 연구를 할 것인가?

(1) 의미의 이해를 목적으로 할 때

(2) 상황(Context)에 대한 이해를 목적으로 할 때

(3) 최초로 접근하는 연구 주제나 어떤 예상하지 못하였던 현상을 새로 이해하여야 할 때

(4) 사건과 행동이 발생한 과정의 이해를 목적으로 할 때
(5) 원인 설명을 개발하는 것을 목적으로 할 때

## 2 질적 연구 단계 및 방법

질적 연구는 인간의 행동과 행동의 동기를 이해하는 연구이기 때문에 인간의 가치관, 의견, 태도 그리고 사회적 관계 등에 관심을 기울인다는 특성을 갖는다.

질적 연구방법으로 사회, 문화 현상을 연구하기 위해서는 포괄적으로 다음과 같은(그림 3-1) 과정으로 진행될 수 있으나 질적인 연구 단계와 방법에 관한 사항들을 5단계로 기술하면 1단계: 현장상태, 2단계: 접근시작, 3단계: 연구자 역할의 결정, 4단계: 자료수집 및 기록, 5단계: 현장에서 철수하는 단계로 구분할 수 있다.

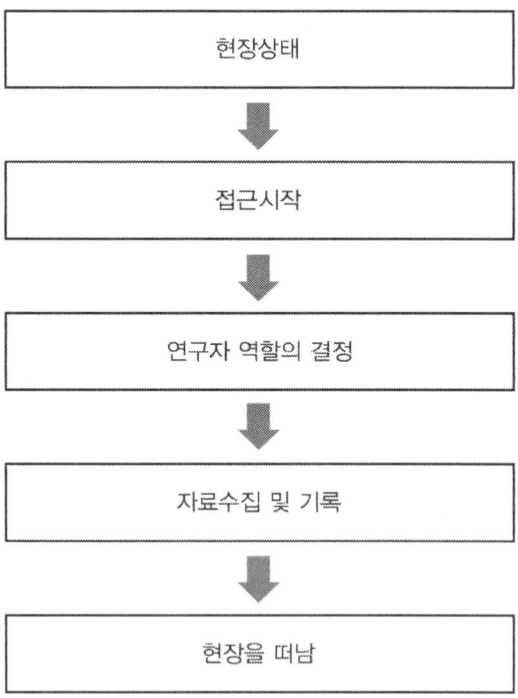


[그림 3-1] 질적 연구방법의 절차

### 1) 1단계 : 현장상태

연구 장소는 연구의 목적에 가장 적합한 현장을 선택해야 한다. 낯선 사람들이 서성거리고 있는 버스 정류장, 중환자실의 대기실, 병원의 응급실, 경주용 트랙, 알코올 중독자 모임 등이 대표적인 예이다. Glaser와 Strauss(1965)가 죽어가는 환자를 연구했을 때 그들은 인식상황(awareness context)과 죽음의 경로(dying trajectory)라는 새로운 개념의 다양성과 포괄성을 포착하기 위하여 응급실, 호스피스병동, 신생아 중환자실, 수술실, 양로원에서 실시했다. 연구자는 연구에 초점이 되는 목적이나 연구문제를 가진 자료를 획득할 수 있을 것인지를 검토하기 위하여 현장을 조사한다. 현장연구의 성공은 종종 이러한 연구 초기 단계에 결정된다. 즉, 조사 계획의 현실성 및 현장과의 친밀성은 질적 자료수집을 촉진한다. 현장연구를 계획할 때는 그 환경을 채택하기 전에 면담과 문서연구 배경의 중요성을 과소평가해서는 안된다.

### 2) 2단계 : 접근시작

연구자는 대상자와 면담하고 관찰할 수 있도록 현장연구를 진행시킨다. 그때 대상자가 기꺼이 정보제공자가 되겠다고 수락하도록 연구자와 신뢰관계를 쌓아야 한다.

#### (1) 개방연구와 폐쇄연구

현장에 들어가는 전략은 연구사실을 알리지 않는 폐쇄된 연구인지, 연구사실을 알리는 공개된 연구인지의 결정에 의해 영향을 받는다. 폐쇄된 연구접근법은 연구자체와 연구자의 참여를 정당화할 필요가 없다. 여기에서 연구자는 당뇨병환자, 병원직원, 편모나 편부, 약물남용자와 같은 사람들에게 그들 자신이 연구대상자임을 알리지 않고 그들의 사회생활을 관찰할 수 있는, 참여자의 자세를 취하게 된다. 하지만 그러한 은밀한 연구는 심각한 윤리적 비판을 면하기 어렵다.

#### (2) 접근가능성의 정도

연구자가 외래 대기실에 앉아있는 환자는 쉽게 관찰할 수 있는 반면, 간호사실에서 환자의 기록을 관찰하기 위해서는 병원경영자의 허락을 요할 것이다. 수술실은 어떤 경우에 완전히 이용불가능한 곳이다. 또한 중환자실은 영유아 병동보다 접근이 용이하지 않다.

### (3) 문지기를 다루는 전략

연구자가 제한된 상황이나 통제된 상황에서 개방연구를 수행하고자 할 때 연구자와 협조체제를 이룰 대상자뿐만 아니라 그 책임자도 설득해야 한다. 이때의 참고할만한 접근전략은 다음과 같다.

첫째, 연구를 통하여 연구환경개선에 최대한으로 기여하고자 시도한다.

둘째, 연구대상자들과 자신의 행위를 조화시킴으로서 대상자들의 호의적 태도를 배양시킨다. 이때 연구자는 다른 사람의 도움과 지지를 얻도록 자신을 표현한다. 경험있는 연구자 조차도 현장에 들어갈 때 불확실성과 의심의 감정을 경험한다. 수용성이 증가되고 불안이 감소됨에 따라 연구의 질이 다양하게 증진된다.

두가지 앞서 말한 제언 이외에 현장내로 파고들어 가는데 가장 중요한 요소는 대상자에 대한 관심이다. 대상자가 연구자를 공식적인 권위자로 인정할 때 보다는 오히려 개인적인 관계로 인정할 때 진정한 신뢰관계가 수립된다.

Schatman과 Strauss는 현장에 들어갈 때는 주인공뿐 아니라 주변에 있는 사람과의 관계를 수립하고 발달시키는 지속적인 과정이 필요함을 지적했다.

## 3) 3단계 : 연구자 역할의 결정

| 완전참여 → 관찰자로서의 참여 → 완전관찰 |
|---|

[그림 3-2] 연구자 역할선

연구자들은 완전참여자에서 완전관찰자까지의 연속선 위에 놓여있다(그림 3-2). 이들 연구자 역할특성에 대한 결정은 어떻게 현장에 들어가서 어떤 종류의 자료를 수집할지에 따라 다르다.

### (1) 완전참여자

현장연구자는 내적인 상황을 알기 위하여 조직에 합류하거나 임무를 맡게 된다.

대부분의 연구에서 현장연구자의 진실된 주체성과 목적이 피관찰자에게 알려지지 않으며 윤리적으로 의심스러운 주제를 다룰 때는 역할위장이 필요하다. Gottman이 수행한 정신병원에서의 생활에 대한 고전적인 사회적 연구에서 보호시설의 수행원으로 일하는 동안 그가 수집했던 접근방법이 대표적인 예이다.

### (2) 관찰자로서의 참여

① **참여를 하는 관찰자(Observer as Participant)** : 여기서 연구자는 주로 관찰을 하지만 상황에 따라서는 연구대상자와 약간의 상호관계를 가진다. 예를 들어 어떤 모임이나 수업을 관찰을 하며 뒷자리에 앉아 있다가, 필요하다면 간단한 자기소개나 분위기에 맞추어 간단한 말들을 하기도 하는 정도의 참여를 하는 것이다. 그러나 그럴 때 하는 말은 어떤 구체적이고 적극적인 의견을 내거나 조언, 도움을 주는 것이 아니라 전체적인 분위기가 어색해지지 않게 하기 위한 사교적인 발언 정도에 국한되는 것이 보통이다.

② **관찰을 하는 참여자(Participant as Observer)** : 연구자가 연구대상자들의 활동과 생활에 꽤 구체적으로 참여해 들어가는 형태이다. 예를 들면 연구대상 집단의 모임에 같이 참여하고 그들과 같이 활동을 하면서 그들에게 적극적으로 자신의 의견도 내고 조언도 해가면서 관계를 형성하여 정보를 받는 방법이다. 이때 자신이 연구자임을 밝히는 것이 보통이다. 이럴 경우 객관적인 제3자로서의 시각은 점차 잃게 되지만 더 많이 참여할수록 더 많은 것을 배울 수 있는 장점이 있다.

### (3) 완전 관찰자

현장연구자는 그들이 피관찰자들을 방해하지 않는 상태에서 개인을 관찰하는 것이다. 예를 들면 한쪽에서는 비쳐 보이고 다른 쪽에서는 비쳐 보이지 않는 유리(one-way mirror)를 통하여 다른 방에서 앉아서 관찰하는 것이 여기에 속한다. 공공장소에서의 방관, 구경꾼, 또는 회의실 도청 등이 그 예가 된다. 이러한 역할은 또한 문화적 유물과 환자들의 병록지, 사건보고 또는 일기와 같은 이차적 자료의 수집, 분석을 포함한다.

분명히 이러한 접근법은 연구자의 존재가 자연상황에 미치는 영향을 줄이고 지적인 거리를 유지할 수 있다. 그러나 그것의 단점은 연구자가 그들과 긴밀하게 상호작용하여 얻을 수 있는 초점이 되는 자료를 수집할 수 없으며 그들의 견해를 완전히 이해하지 못하는 위험이 있다는 점이다. 완전관찰자는 다른 사람으로부터 거절당할 걱정이 거의 없다. 그러나 그들은 관찰을 멈추고 무엇이 진행되는지에 대해 질문하고 싶은 충동을 갖게 된다. 병원

신생아실 창문 밖에서 간호사들이 어떻게 신생아를 안아 주며 얼마나 오랫동안 그들을 울리고 있는지를 관찰하는 연구 등에서는 연구자의 관여형태가 완전히 수동적이다.

### 4) 4단계 : 자료수집 및 기록

현장연구의 목적은 사회적 상호작용의 현장에서 집중적으로 시간을 보내면서 참여자들의 경험을 계속 관찰하는 것이다. 이러한 과정을 통해 현장연구자는 다른 사람의 생의 지각방식을 완전히 이해하게 한다. 자료수집과 질적 분석과정에서 개념과 가설이 구체화된다. 이와 같이 대부분의 현장연구에서 자료수집과 분석이 동시에 진행된다.

자료수집은 '내가 무엇을 관찰할 것인가?'라는 질문으로부터 시작한다. Douglas(1976)는 망이 넓은 그물을 던짐으로서 시작된다고 말했다. 이것은 모든 대상자를 면담하여 의문이 나는 현상의 모든 현장을 조사함을 의미한다. Polsky는 말하기를 '현장연구자의 첫째 법칙은 연구자의 눈과 귀는 열되 입은 닫는 것'이라고 하였다. 즉 매일의 사회생활 속에 자신을 침잠시키는 것이다. 이러한 초기의 접근은 너무 오래 계속되어서는 안된다. 이 기간이 오래 지속되면 관련 없는 자료만을, 다룰 수 없을 만큼 증폭시킬 위험에 빠질 수 있기 때문이다.

분명히 현장연구의 초기자료수집원칙은 모호한 자료거나 앞으로 전개할 분석과 거리가 먼 것일 수도 있는 모든 것을 기록하는 것이다. 왜냐하면 연구의 초점이 의미있는 곳으로 좁혀질 때까지는 무엇이 중요한지 알 수 없기 때문이다. 그리하여 현장연구 초기의 관찰은 특히 자유재량이 있는 듯하다. 그러나 연구가 진행됨에 따라 좀더 상세한 정보가 축적되기 시작한다. 가설이 자연스럽게 표명되며 분석과 관찰이 더욱 목적을 갖게 되고 초점에 맞추어진다. 현장연구자들은 종종 기록을 탐색하게 되고 그 후 특수문제를 제기하기 위하여 그리고 출판물이나 공문서에서 수집된 자료를 보완하기 위하여 비구조화된 면담을 사용한다. 가설을 검증하고 빈칸을 채우고 명료하게 해석하기 위하여 면담이 또 필요하다. 비구조화된 면담에서 면접자는 ① 피면접자의 상황에 대하여 정의하도록 강조하고, ② 상황의 근거를 구조하기 위하여 피면접자를 격려하며, ③ 피면접자로 하여금 그가 타당하다고 생각하는 견해를 소개하도록 한다.

### 5) 5단계 : 현장을 떠남

현장연구는 일련의 연속되는 과정으로서 경험하게 된다. 그러나 현명한 연구자는 그 과정의 어떤 시점에서 종료하고 그 현장을 떠나야 됨을 알게 된다. 궁극적으로 연구자는 연구 때문에 한동안이나마 관계를 맺었던 사람들과 모든 것을 멋지게 마무리해야 한다.

발생했던 문제를 되돌아 볼 필요가 있다. 현장에 들어가기 위한 협상이 재평가되고 대인 관계가 해결되어야 한다.

## 3 참여적 관찰 연구자의 태도 및 역할

### 1) 참여적 관찰 연구자의 태도

"사물을 관찰하고 또 관찰하여 그 사물이 스스로 자기 이야기를 시작할 수 있도록 하라".

이것은 프로이드가 자신의 스승이 자신을 가르치면서 하였던 말이라면서 소개하였던 말이다. 참여적 관찰자의 근본적인 태도는 이것이어야 한다. 연구대상자들을 관찰하여 정말로 자신이 연구하고 싶은 그 내용을 알아내겠다는 마음과 태도가 있을 때, 그 관찰한 자료들은 중요한 이야기를 연구자에게 시작할 것이다.

연구대상자들의 집단 속에 들어가 참여적 관찰을 한다는 것은 연구자로서는 "타인의 문화권"에 들어간다는 것을 의미한다. 그것은 일반적으로 예상보다 어려운 일이며 또한 때로는 자신이 지금 무엇을 하고 있는지 방향감각을 잃게 되는 경우도 많이 있다. 따라서 이런 연구자들의 심리적 상태를 인류학에서는 "주변적 원주민"(marginal natives)이라고 부르기도 한다. 연구자들은 성공적으로 자신들의 연구를 수행하기 위하여 연구대상자들의 문화에 맞지 않는 연구자 자신의 행동방식, 언어 등은 다 버려야 한다. 예를 들어 어떤 연구자가 초등학교 어린이들의 놀이 행동에 대한 연구를 하기 위하여 초등학교에 가 참여적 관찰을 한다면서 정장 양복에 근엄한 표정을 짓고 딱딱하게 앉아 있다면 그 연구자의 연구결과는 많은 문제가 있을 것으로 예상되는 것이다.

일반 관찰자와 참여적 관찰자 사이에는 차이가 있다. 일반 관찰자는 단지 상황의 옆에 서 있기만 할 뿐이고 자신의 관찰한 것이나 또는 그때의 주관적 느낌을 막연히 서술할 뿐이다. 그러나 참여적 관찰자는 상황 속에서 더 많은 자료를 얻으려고 "적극적인 활동"을 하면서 자신이 객관적으로 관찰을 한 것과, 자신의 주관적인 느낌, "모두를" "정확하고 상세하게" "기록에 남긴다" 그리고 일단 참여적 관찰이 시작되면 연구자는 연구 주제에 관계없이 연구대상에 관한 모든 것을 다 관찰하려고 노력한다. 그것이 연구자료를 더 풍부하고 정확하게 만드는 방법이기 때문이다.

때로 참여적 관찰 연구의 대상자들에게 있어 지금의 연구자는 그들이 경험하는 최초의 연구자가 아닐 수도 있다. 그전에도 다른 연구자들이 들어와 몇 마디 물어보고는 잠시 머물러 있으며 그들에 대한 연구를 하였었고, 이상한 편견을 가지고 그들에 대한 연구 보고서를 쓴 일이 있었을지도 모른다. 이런 일이 자주 있게 되면 연구대상자들은 일반적으로 자신들이 이용당하고 있다는 느낌을 가지게 되고 연구에 비협조적이 될 수도 있다. 이러한 문제를 만났을 때 연구자는 그들에게 다음과 같은 태도를 보이는 것이 필요할 수 있다. "나는 이곳을, 그리고 여러분을, 정말로 완전히 이해하게 될 때까지 계속 여기에 여러분과 함께 머물러 있겠습니다". 이러한 진지한 태도가 그들의 태도를 바꿀 수 있는 것이다.

## 2) 참여적 관찰 연구자의 역할

### (1) 연구자로서의 역할

참여적 관찰 연구를 하는 연구자는 내적 성찰 능력을 가지는 것이 필요하다. 이것은 연구자로서 단순히 자기 앞에 펼쳐지고 있는 상황을 객관적으로 기술하는 능력과는 다른 것이다. 이것은 자기 자신을 내적으로 성찰하면서 내가 참여하며 경험하고 있는 이것들에 의하여 지금 내 안에 어떤 느낌과 생각이 지나가고 있는지, 그것은 무엇 때문에 그런 것인지 등을 스스로 돌아보고 생각하는 능력을 의미한다. 따라서 이것을 수행하기 위하여 연구자는 적절한 정도로 자기 의식적(self-conscious)인 상태를 유지하고 있는 것이 필요하다. 즉 자신의 관찰 행동에 완전히 몰입해 있어 지금 자신이 어디에서 어떤 역할을 하고 있는지조차 의식하지 못하는 상태가 되는 것이 아니라, 제3자적 입장에서 자신을 객관적으로 평가하고 있는 것이 필요한 것이다.

이러한 태도를 유지하기 위하여 사용할 수 있는 방법은 두 가지이다.

첫째, 연구를 하면서 끊임없이 연구자 자신이 스스로에게 다음과 같은 질문을 던지는 것이다. "이 연구의 의미가 무엇인가?", "무슨 일이 여기서 정말로 벌어지고 있는 것인가?", "나는 편견을 가지고 이 관찰을 하고 있는 것은 아닌가?", "나는 내가 보고 싶은 것만 보고 보기 싫은 것은 안 보고 있는 것이 아닌가?"

둘째, 주변의 사람들이나 다른 관찰자에게 지금 연구자로서 자신의 관찰 태도가 어떠한지를 정기적으로 질문하며 그들로부터 점검을 받는 것이다.

### (2) 배우는 학생으로서의 역할

참여적 관찰자가 가져야 하는 또 하나의 중요한 태도는 자신이 지금 배우는 학생의 입장에 있다는 마음 자세를 가지고 연구에 임하는 것이다. 자신이 무슨 전문가나 권위자로서 여기에 있는 것이 아니라 정말로 호기심 있고 배우고 싶은 사람으로 여기 있다는 것을 연구대상자들에게 보여주는 것이 그들의 태도를 더 협조적으로 만들 수 있는 방법이다. 따라서 관찰 과정에서도 가급적 말을 하기 보다는 더 열심히 들으려고 하는 태도를 가지고 있어야 한다.

# 4 참여적 관찰 내용과 기록

## 1) 참여적 관찰의 내용과 기록

### (1) 어떻게 시작할 것인가?

참여적 관찰을 처음 시작하려고 할 때, 연구자들은 연구대상의 사람들을 모두 다 관찰하려고 하고 모든 관련 장소에 다 참여하려고 할 때가 있는데 그것은 의욕만 앞서고 현실적으로는 문제를 일으킬 수 있다. 따라서 너무 서두르지 말고 가장 쉽게 시작할 수 있는 사람에 대한 관찰부터, 그리고 가장 쉽게 어울릴 수 있는 장소에 참여하는 것으로부터 시작하는 것이 좋다. 연구자 자신도 편안하고 연구대상자들도 편안한 그런 상황 속에서 시작하여 하나씩 관찰 범위를 넓혀 나가는 것이 좋다.

### (2) 무엇을 관찰할 것인가?

① 관찰 목록에 따른 내용

관찰에 앞서 연구자는 자신의 연구 목적에 맞추어 그 상황 속에서 무엇을 좀더 집중적으로 관찰할 것인가를 목록으로 만들어야 한다. 그리고 관찰시 그 목록의 내용에 충실한 관찰을 하도록 노력하여야 한다.

② 우연히 생긴 일들

때로는 계획된 상황보다도 우연히 생긴 일들을 통하여 연구대상자들을 이해하고 그들에 관한 정보를 더 많이 얻을 수 있게 되는 경우가 있다. 그런 우연히 생긴 일들에 대하여 연구대상자들은 어떤 해석을 하고, 어떤 반응을 하고, 어떻게 대처하는가를 보며, 그들간의 면담이나 일반적 관찰에서 본 것과는 전혀 새로운 자료들을 모을 수 있게 된다. 따라서 그런 우연한 일에 민감하게 눈과 귀가 열려 있어야 한다.

③ 언어

연구자가 연구대상자들의 언어를 이해한다는 것은 단순히 정보를 교환하는 매체를 가지게 되었다는 것 이상의 의미를 가진다. 많은 경우 언어 그 자체가 중요한 정보와 자료가 되기 때문이다. 연구대상자들이 사용하는 언어의 특징은 무엇인지, 특별한 상황에서 더 자주 사용되는 단어가 있는지, 일반적으로 사용되는 것과 다른 의미나 방법으로 사용되는 단어가 있는지 등을 관찰하는 것도 중요한 관찰 내용이 된다. 그리고 이때 중요한 것은 반드시 그 언어의 원단어(또는 원어)를 그대로 옮겨 기록하여야 한다는 것이다.

④ 몸짓과 행동

연구대상자들의 말뿐만 아니라 그들의 몸짓, 행동 등에 대한 자세한 관찰이 그들을 이해하고 자료를 수집하는 데 유용할 수 있다. 면담을 통하여 말로 얻을 수 있는 자료와 이것은 비교될 수도 있다. 때로는 개개인의 행동이 아니라 그들의 전체 집단행동에 관심을 가지는 것도 연구 방법 중 하나가 된다.

⑤ 생각과 말과 행동의 차이

때로는 연구대상 사람들의 "생각하는 것"과 "말하는 것"과 "행동하는 것"을 구분하여 관찰하고 기록하고 해석하는 것이 필요하다. 그것은 어디까지 일치하고 어디부터 달라지는가? 그것들의 공통된 특징이 있는가? 그 이유는 무엇인가? 일반적으로 그 차이가 그들의 가장 중요한 특징을 나타내고 있을 때가 많다.

### (3) 어떻게 기록할 것인가?

① 손으로 쓰는 기록이 중요하다.

만일 가능하면 비디오 테이프에 녹화를 하든지, 녹음기로 녹음을 해 놓는 것도 좋은 방법이다. 그러나 그런 녹화나 녹음이 연구자 자신의 손으로 쓰는 기록을 대신할 수는 없다. 연구에 있어 녹화나 녹음보다 연구자 자신의 기록이 훨씬 더 중요한 의미를 가지게 된다. 녹화나 녹음에 담을 수 없는 객관적, 주관적 기록이 연구의 가장 중요한 내용이기 때문이다.

② 서술적(Descriptive)으로 기록하라.

"그때 두 사람은 서로 적의에 차 있었다", "전체적으로 흥분된 분위기였다", "그들은 애매 모호한 태도를 보였다", "그는 우울하다는 내용의 말을 하였다"

예를 들어 위와 같은 참여적 관찰 기록들은 의미가 없다.

첫째, 판단적인 단어를 쓰는 것은 좋지 않다. 위의 첫 번째 예문에서 "적의에 차 있었다"라는 표현은 연구자가 판단할 때 적의에 차 있었다는 말이 되는데 그것은 나중에 독자들이 볼 때 상황을 이해하기 어려운 표현이다.

둘째, 일반적으로 모호한 표현을 쓰는 것은 좋지 않다. "전체적으로 흥분된 분위기"라는 것이 도대체 어느 정도 흥분된 어떤 상황인지 모르게 되기 때문이다.

셋째, 추상적인 단어를 쓰는 것은 좋지 않다. "애매 모호하다"는 것은 문자 그대로 애매모호한 표현이기 때문이다.

넷째, 정말로 그가 한 말을 그대로 옮기는 것이 필요하다. 모든 것을 종합한 최종적인 말로 기록을 남기는 것은 나중에 자료로 쓰기가 어렵다.

이러한 내용을 고려하여 위의 기록들을 바꾸어 보면 다음과 같이 될 수 있다.

"그때 두 사람은 서로 큰 목소리로 욕을 하고 주먹을 불끈 쥐고 서로에게 다가갔다."

"모든 사람들은 몹시 빠른 속도로 춤을 추고 서로를 축하해 주었다. 몇몇 사람은 눈물을 흘리기도 하였다. 풀을 태우는 연기가 온방에 가득하였고 그 냄새가 매캐하게 숨을 막았다."

"그들은 말을 하지 않은 채 땅만 바라보며 신발로 흙을 툭툭 차곤 하였다."

그는 "최근에 식욕도 없고 잠도 오지 않고 멍하니 앉아 옛날 일을 후회하다가 눈물을 짓곤 합니다"라고 말하였다.

③ 분석적으로 기록하라.

그러나 관찰 현장에 있으면서 위와 같은 식의 기록을 다 남길 수는 없을 것이다. 그러므로 현장에서는 짧은 단어들로 기록을 계속 남겨 가고, 이후에 가급적이면 관찰이 끝나자마자, 차분히 앉아 그날 관찰한 내용을 전부 자세히 기록에 남기도록 한다. 이때 서술적으로 쓰는 것뿐만 아니라 분석적으로 쓰는 것이 필요하다. 그 상황에서 자신의 느낌, 생각은 어떠하였는지, 자신의 반응은 어떠하였는지 등등을 앞에서 이야기한 대로 내적 성찰적인 태도를 가지고 쓰는 것이 필요하다.

위와 같은 세 가지 원칙을 가지고 기록을 계속 축적시켜 나가면, 이것이 원자료(raw data)가 되어 이후에 모든 것을 종합하여 하나의 연구결과로 만들어 나갈 수 있게 된다. 그리고 이런 식으로 기록을 해나가는 것이기에 질적 연구에서는 두 명의 연구자가 똑같은 상황 속에 들어가 참여적 관찰을 하였어도 전혀 다른 결과물을 낼 수 있는 것이다.

## 5 질적 연구의 종류

### 1) 민속학적 접근법

민속학적 연구는 문화 공유 집단이 가지고 있는 가치, 행동, 신념, 언어 등으로 학습된 패턴을 기술하고 해석하는 질적 연구의 형태이다(보건연구방법론, 장희경 외, 2017. 195).

자연 상황에서 관찰과 면담을 통해 사례연구, 사례역사연구 및 문서연구를 수행하기 위해 현장에서 자료수집하는 전략이다. 이 현장연구는 전통적인 문화인류학과 상징적 상호주의의 사회철학의 전통이 결합된 것이다. 즉, 인류학적 측면에서 특정한 사회적 상황을 기술하고, 그 장소와 사람과 사건 등에 대하여 그들 내부의 고유 시각을 가지고 해석하는 가장 포괄적이고 종합적인 연구를 말한다. 따라서 이러한 연구의 목적은 일반적으로 연구대상자들이 가지고 있는 삶의 상황이나 사건에 대한 그들 자신들의 생각과 그들이 그것에 부여하고 있는 의미를 알아보고, 그들이 생각하는 방법을 파악하고, 그들이 상황을 인식하는 방법이 타인의 것과 어떻게 다른가를 비교하는 것이 된다. 이러한 목적을 이루기 위하여, 민속학 연구는 비록 그것이 어떤 정해진 작은 주제에 관한 것일지라도, 그 연구대상에 대한 전체적인 지식과 시각을 가지는 것을 필요로 한다. 민속학은 생소한 세계속으로 파고들어갈 수 있는 특수기술을 요하고 그들의 논리성에 대한 발견을 요한다. 이상적인 현장연구가는 그들의 지성과 함께 그들의 심장으로 이러한 종류의 과학을 수행한다.

이와 같이 민속학 연구에서는 "연구대상의 시각을 가지고 그들의 현상을 이해하려는 노력을 하는 연구 태도", 즉 "피연구자 중심적 태도(emic position)"를 가지고 있기 때문에, 다른 연구에서 일반적으로 사용하는 "연구자–반응자"(researcher–respondent)라는 용어 대신에 "민속학 연구자–정보제공자"(ethnographer–informant)라는 용어를 쓰기도 한다.

민속학 연구는 연구대상을 가장 깊이 있고 포괄적으로 이해할 수 있는 최종적인 방법이라는 점에서 큰 장점을 가지고 있으나 동시에 다음과 같은 단점도 가지고 있다.

첫째, 연구가 연구자의 능력과 성격에 의하여 결정되는 측면이 지나치게 많다.

둘째, 연구자의 개인적인 능력과 관심, 이론적 배경 등에 따라 같은 정보제공자에게 얻은 정보를 가지고도 연구자들은 각기 전혀 다른 연구결과를 내놓을 수 있다.

셋째, 연구결과의 신뢰도를 높이려면 오랜 기간을 접촉하고 연구자료를 모아야 한다.

넷째, 연구에서 수집되는 자료가 질적 자료가 되므로 사료 분석에 많은 차이가 있을 수 있다.

일반적으로 연구에 들어가는 많은 시간과 노력 때문에 민속학 연구를 시행하기 어려울 때가 많이 있다. 그러므로 그것을 좀더 간략한 방법으로 연구하는 "약식 민속학 연구 방법(rapid ethnographic method, REM)을 사용할 때가 있다. 이것은 수개월 정도의 짧은 기간에 걸쳐 집중 민속학 면담(focus ethnographic interview), 집중 집단 토론(focus group discussion), 참여적 관찰 등을 집중적으로 실시하여 수행하는 연구 방법을 말한다. 의료 민속학 연구(medical ethnographic study)와 같이 비교적 연구 주제가 명확하게 제한된 연구에서는 이와 같은 방법도 많이 사용한다.

### (1) 인류학의 성장

사회학의 가장 최근의 학문분야의 하나인 인류학은 '인간'을 뜻하는 그리스말 anthropos와 '연구'를 뜻하는 logos에서 유래되었다. 이것은 세가지로 분류될 수 있다. 첫째는 19세기말 태동한 생리인류학(physical anthropology)인데 인간의 해부학적 연구, 생리학적 연구, 행위의 생물학적 기초 연구로 이루어져 있다. 둘째는 고고학으로서 태고의 대상에 대한 연구이며 문명발생의 유적에 대한 연구이다. 인류학의 세 번째 종류는 민속학(ethnology)이다. 개인을 신체적 유기체로서 보다는 사회적 또는 문화적 행위자, 사상가 및 의사소통자로 간주하고 연구하는 학문분야이다. 그것은 태고환경의 물리적 유물로서 보다 법칙, 원리, 언어습관 및 형성된 관계 등의 체계로서 문화와 사회에 초점을 둔다.

### (2) 민속학의 특성

민속학(ethnography)은 인간에 관한 총체적 과학이라고 볼 수 있다. 민속학의 초점은 개인과 그의 환경이 된다. 민속학은 문화, 하위문화, 생활방식을 연구하는 체계적 방법이다. 1943년 William Foote Whyte는 북부 보스톤에 사는 이태리 빈민가에 대한 연구를 발표하였는데 이는 전통적인 민속학적 방법의 예이다.

## 2) 근거이론적 방법

질적 자료로부터 어떤 관련성에 대한 범주와 명제를 발견하는데 있어서 고도로 발전되고 성문화되어 있는 방법 중의 하나가 근거이론적 방법이다. 근거이론의 가장 큰 장점은 유연하고 실제적인 분석과정을 위한 도구를 제공하는 것이다. 근거이론은 사람을 연구함에 있어서 실제로 살고있는 사람들의 경험을 자세히 근접하여 연구한다(질적연구방법, 고미영, 2012: 182). 질적 연구방법론의 선구자인 Glaser(1978)에 따르면, 근거이론적 방법은 각각의 단계별로 기존 사회연구의 방법들과 밀접하게 통합시켜 이론적으로 발전시키는 엄밀하고 질서정연한 길잡이가 된다.

근거이론적 접근의 목표는 기존의 이론을 논박하거나 맞서는 것이 아니라 기존이론을 분석을 위한 근거자료로 통합시키려는 것이다. 즉, 질적 자료의 특징인 다양성에도 불구하고 근거이론적 접근법은 모든 사회적 삶에 있어서 기본적인 유형의 발견가능성을 가정하고 있다. 이러한 접근을 핵심변수 또는 기초사회과정(basic social processes: BSP)이라 부르고 이는 연구에서 상호작용을 특징지우는 대부분의 변화를 설명한다. Hutchinson은 세곳의 신생아 중환자실에서 여러달을 관찰한 후에 간호사들이 신생아의 기형, 죽음, 특수 치료와 관련된 공포와 같은 사회적, 정신적 문제에 대하여도 대처해 나아가야 한다는 것을 알았다. 그녀의 이론에서 말하고 있는 기초사회과정(BSP) 또는 핵심변수는 의미의 창조라고도 한다. 이러한 변수는 어떤 병동에서 이건 간에 주어진 상황이나 문제가 존재하는 곳에서 간호사들이 어떻게 의미를 창조하고 그들이 하는 일에서 만족을 얻느냐 하는 것을 설명하고 있다. 간호사들이 현장에서 어떤 의미부여에 실패하게 되면 그들은 소진, 우울과 낮은 사기를 경험하게 된다는 것이다.

## 3) 현상학적-해석학적 접근

중요하고 고유한 사건뿐 아니라 하루하루의 삶의 과정을 이해하는 맥락에서 인간을 시험하는 것 또한 현상학적-해석학적 연구 접근을 이용할 수 있다. 현상학적 연구가 근거로 하는 가정은 다음과 같다. ① 상황은 공통된 의미와 언어를 갖는 개인들에 의해서 의미 있는 전체로서 파악된다. ② 사람들은 그들의 문화적, 사회적, 개인적 역사의 맥락에서 연구되어야 한다. ③ 인간의 세계를 이해하는 것은 전적으로 의식적이거나 인지적일 필요가 없다. ④ 인간은 특별한 관심을 갖고 세상사에 관여한다. ⑤ 언어는 현실에 대한 개인의 정신적 표현을 다른 사람들에게 의사소통하는 것이다. ⑥ 연구자들의 임무는 조사하는 과정에서 실무에 내재된 의미를 이해하고 발표하며 그 의미를 표현하는 것이다. ⑦ '생생한 의미'에 접근하기 위해서 연구자들은 일상생활의 실제적인 활동을 연구하여야 한다.

현상학적 연구의 연구문제는 가정을 반영하고, 인간 사건에 연결되어 있는 의미와 생의 경험을 반영하여야 한다.

해석학(hermeneutics)은 인간행동과 의미를 이해하기 위한 분석이다. 관례상 관찰지와 면담지의 시본을 참고 내용으로 한다. 연구자는 다음과 같이 질문함으로써 내용을 분석한다.

① 어떤 일이 발생되는가?(작용/행위)

② 그와 같은 일의 상황과 내용은 무엇인가?

③ 정보제공자의 관점에서 볼 때 어떤 상황이 현저하게 나타나는가?

④ 정보제공자들은 그들의 산 경험에 어떤 의미를 연결짓는가?

앞서의 질문에 따라서 내용을 분석하고 발표하는 방법에 세가지 접근법이 있다. 첫째, 주제분석(thematic analysis) : 경우에 따라서 나타나는 탁월한 주제를 인식하기 위하여 각 정보제공자와의 면담 내용이나 관찰 내용을 읽는다. 둘째, 사례분석 : 상황, 작용, 실무 및 의도를 완전한 형태로 충분히 묘사하기 위해 면담을 통해 이루어지는 사건들의 구체적인 사례를 시험한다. 셋째, paradigm 사례의 확인 : paradigm 사례와 다른 사례 사이의 유사점을 찾는다.

## 4) 연구의 사례

### (1) 기본적인 해석 연구(Basic Interpretive Qualitative Research)

기본적인 해석적 연구는 어떤 현상 안에 있는 사람들이 그 현상을 어떻게 이해하고 의미를 만들어 가는지 탐구하는 연구 유형이다. 이것은 기본적으로 모든 질적 연구의 목적이자 질적 연구의 일반적 형태라고 볼 수 있다. 이것은 사람들의 주관적 관점이나 견해를 찾아내어 그러한 관점들이 사람들의 삶과 관계에 미치는 영향을 알고자 하는 것이다. 사람들의 주관적 관심과 그들의 경험이나 어떠한 사건에 영향을 주는 의미를 찾고자 하는 것은 질적 연구에서의 일반적인 연구의 방향이다(임은미 외 역, Flick 저, 2011: 54). 동시에 해석적 연구자들은 사람들이 경험하는 과정에서 발견해 내는 의미에 주목하여 이러한 의미들이 삶의 맥락을 어떻게 구성해 가는지에 대해서도 관심을 가질 수 있다. 즉 기본적인 해석적 연구는 사람들이 갖은 주관적 관심을 대상으로 연구하며 그것이 구성되어 가는 과정이나 영향을 탐구하는 것이기도 하다. 다시 말해서 연구자를 도구로 삼아 귀납적으로 의미를 도출시켜 서술하고자 하는 것이 해석적 연구라고 할 수 있다(고미영, 2012: 134).

### (2) 사례 연구(Case Study)

사례 연구라는 용어는 사람들의 오해를 많이 불러일으킨다. 원래 질적 연구로 시작된 장르가 아니기 때문이다. 사례(Case)라는 말이 사용되는 경우가 천차만별이어서 사람들의 뇌리에 스치는 사례는 무수히 많다. 이러한 이유로 질적 연구로서의 사례 연구를 이해하는데 많은 혼란이 야기된다. 사례 연구란 한 사람, 한 집단, 한 프로그램, 한 조직이나 한 시간대, 하나의 문화적 사건이나 한 지역사회에 초점을 맞추어 깊이 있는 연구 조사를 하는 것이다(Patton, 1990: 54). 질적 연구에서 사례는 다양하게 정의될 수 있다. 하나의 과정으로서 사례 연구를 사용하는 학자들도 있고(Yin, 1994), 연구의 최종 결과물로서 사례 연구를 받아들이기도 한다.

사례 연구는 크게 두 가지 유형으로 나뉜다. 하나는 본질적인 사례 연구이고 다른 하나는 도구적인 사례 연구이다(Stake, 2005). 본질적인 사례 연구는 하나의 특정한 사례를 이해하는 것에 총력을 기울인다. 도구적인 사례 연구는 연구되는 사례가 다른 더 많은 사례들의 대표성을 띤다든지 어떤 특성이나 문제를 예증해 주기 때문에 그 사례를 이용하여 다른 어떤 것을 이해하고자 하는 연구이다. 본질적 사례 연구의 사례는 그 특이성이나 평범한 자체 그대로 충분히 배울 것이 있고 연구자들의 관심을 집중시킬만한 가치가 있는 사례이다. 도구적 사례 연구는 그 사례를 연구함으로써 어떤 큰 쟁점에 대한 통찰을 얻을 수 있거나 일반화를 이끌어낼 수 있게 된다. 도구적 사례들은 연구자들이 다른 것을 이해하도록 도움을 주는 사례들이다(Stake, 2005: 445). 종종 이 두 유형은 확연히 구분되는 것이 아니고 서로 겹쳐서 사용되기도 한다. 이것은 특수성에 대한 관심을 가짐과 동시에 일반성에 대해서도 주목을 하는 경우가 많기 때문이다. 다중 사례 연구(Multiple Case Study) 혹은 집합적 사례 연구(Collective Case Study)는 현상이나 모집단 혹은 일반적인 상태를 조사하고자 여러 사례를 함께 연구한다. 즉 여러 사례에 확장시킨 도구적 사례 연구의 한 형태로 볼 수 있다.

### (3) 내러티브 연구(Narrative Study)

내러티브 연구는 모스트모더니즘의 기조와 더불어 점점 더 사회과학 분야에서 사람들의 관심을 끌어들이는 질적 연구 중 하나이다. 그러나 내러티브 연구는 아직도 새로운 생각과 방법, 질문들이 생겨나는 발전 단계에 있다고 보는 것이 옳을 것이다(Chase, 2005: 651) 최근에 내러티브 연구는 다학제적인 분석의 렌즈와 접근법, 전통적이거나 혁신적인 방법들의 혼합물이라 할 만큼 다양한 양상을 띄고 있다. 원래 내러티브는 시작과 중간, 그리고 끝을 가진 스토리 형태로 엮어진 일인칭 서술을 말한다. 특히 한 사람이 살아온 경험의 특이한 면들을 전기적으로 서술한 것을 내러티브로 정의한다. 주로 개인적 경험을 설명한 것으로 혼용되어 사용되는 용어로는 전기, 생애사, 구술사, 자서전 혹은 내러티브 민족지학 등이 있다.

여러 다른 학문 분야와 이론적인 견해의 차이에도 의미를 만들어 소통하고자 하는 근본적으로 관심을 공유한다고 본다(Chase, 1995: 1). 이해를 위한 강력한 도구로서 스토리를 보는 것은 어떤 내러티브 이론이라도 부인할 수 없는 사실이다. 내러티브는 지난 경험에 대한 회상을 통한 의미 창출의 행위(Chase, 2005)인 것이다. 특히 내러티브는 자신과 다른 사람들의 행동을 이해하고자 사건과 사물을 하나의 의미로 담은 전체로 그려내면서 시간의 흐름에 따른 사건들의 변화나 필연적 결말을 제시하는 방법이다(Bruner, 1986).

내러티브는 인간 경험 속에 스며들어 있는 의미를 만들고 전달하는 도구라는 점에서 연구할 가치가 있고 자아, 현실, 경험이 어떻게 만들어지고 어떤 해석이나 변형이 가해지는지를 찾고자 한다. 사회학자들은 내러티브를 삶과 분리될 수 없는 산 경험 자체로 취급한다. 따라서 스토리텔링의 내용뿐만 아니라 스토리텔링이 어떻게 만들어지는가에 관심을 가진다. 이것은 이야기를 하는 사람이 인식할 수 있는 자신을 형성하는데 사용 가능한 자원들이 어떻게 이용되는지에 초점을 맞춘 것이다.

### (4) 참여 실행 연구(Participatory Action Research)

참여 실행 연구의 시작은 1960년대 기존의 실증주의에 반발하고 연구 참여를 통해 지역사회와 기관에 있는 사람들이 실제적 도움을 얻을 수 있도록 한 것에 있다(Calhoun & Karaganis, 2001, ; Fals-Borda, 2001; Susman & Evered, 1978; Whyte, 1991). 참여 실행 연구는 질적 연구와 결합하여 인간의 주관성을 강조하면서 참여자들에게 수용되는 연구를 이끌어내는 것을 중요시 한다. 따라서 참여자들의 능력을 고취시키고 변화를 불러 일으키는 통로를 제공한다. 실행 연구는 연구와 개입이 동시에 이루어지는 형태로 연구 안에서 개입을 허용한다. 참여 실행 연구의 목적은 이론과 연구를 통합하여 문화와 맥락에 특별히 주의를 기울이는 개입 방식을 발전시키는 것이다(Nastsi et al, 2000). 이 과정에서 참여자들은 연구의 주역이 되며 단순히 대상자로 남아있지 않는다. 그 결과 참여자들의 능력 고취와 책임감의 고양, 또한 실제적 변화를 이끌어내게 된다.

참여 실행 연구에서는 참여자들 스스로 목적과 방법을 발전시키며 자신들의 비판적 의식과 변화를 추구하도록 연구가 진행된다. 연구자는 이것을 키워주는 촉매자로서의 역할을 하는 것이다. 연구자들은 자료를 모으고 분석하고 해석의 진실성을 확보하고 일반화를 위한 상세한 방법과 결과에 대한 설명을 하고자 노력한다. 연구자들은 자료를 모으고 분석하고 해석의 진실성을 확보하고 일반화를 위한 상세한 방법과 결과에 대한 설명을 하고자 노력한다.

참여 실행 연구는 계획과 실행 및 관찰, 그리고 반성, 재계획이라는 나선형의 자기성찰 주기를 따라서 연구가 진행된다. 연구자들은 의사소통, 사회적 편성으로 구성된 실천을 계획하고 수행한다. 이 사회적 실천은 문화적인 영역, 경제적 영역, 사회정치적인 영역의 사회적인 구조들에 의해 형성되거나 그것들을 형성해 준다. 이러한 사회적인 구조들은 언어와 담론, 일, 그리고 권력과 같은 사회적 매체를 통해 형성되거나 그것을 형성해 주고 참여자들이 가진 이해와 기술 혹은 가치관들을 변형시키거나 혹은 그것들에 의해 변형되기도 한다. 이 참여자들이 가진 지식의 표현, 즉 인지적 이해나 기술, 사회적 가치나 기준, 감정들은 되돌아와 다시 연구에 영향을 미친다. 결국 이러한 참여자들의 지식은 다시 의사소통과 결과물, 사회적 편성이라는 구체적이며 상징적이고 사회적인 실천을 재구성하게 되는 순환이 이루어진다(Kemmis & McTaggart, 2005: 565). 참여 실행 연구자들은 그들의 의사소통의 행위가, 그들의 연구 성과가 혹은 그들이 시도한 사회적 편성이 얽혀서 실제 상황 속에서 어떻게 작용하는지 알고자 한다.

또한 참여 실행 연구는 이론과 실천 모두를 변화시키는 것을 추구한다. 연구자들은 이론이나 실천 어느 하나를 더 우월하게 보지 않는다. 그 대신 비판적인 사고를 통해 이론과 실천이 서로 긴밀히 연결되어 발전되어 가도록 노력한다.

따라서 참여 실행 연구에서는 구체적인 상황으로부터 다른 이론과 견해, 담론의 가능성을 탐구하도록 뻗어 가고 반대로 새로운 견해나 이론, 담론이 그 상황에 실제적인 실천을 제공할 수 있는 기회를 탐색한다. 이런 방식으로 참여 실행 연구는 지엽적인 것과 전체적인 것을 함께 연결시켜 나아간다.

# 6 질적 연구 논문을 쓰는 방법

질적 연구에서 논문을 쓰는 형식은 양적 연구의 논문을 쓰는 것과는 다른 성격을 가진다. 그리고 질적 연구 논문을 쓰는 데는 어떤 정해진 방법이나 법칙이 있는 것은 아니기 때문에 그 형식이 매우 다양하다. 여기서는 질적 논문을 쓸 때 연구자의 역할과 질적 연구 논문이나 보고서의 유형, 그리고 이러한 연구를 할 때의 몇 가지 주의 사항을 기술하기로 한다.

## 1) 질적 연구에서 연구자의 역할

질적 연구에서는 자료수집을 위한 별도의 도구 없이 연구자 자신이 연구 도구로서의 역할을 수행한다. 참여 관찰자로서 직접 현장에서 일어나는 행동, 사건, 대화를 관찰하고 기록해야 한다. 또한 실제 생활 속에서 연구자의 오감은 현장의 정보를 측정하고 평가하기 위한 주된 방법이 될 수 있다. 그리고 무엇을 기록할지 결정할 때 연구자의 재량권을 발휘하게 된다. 이와 같은 맥락에서 질적 연구에서 연구자는 연구에 관한 논문을 쓸 때 기록자, 해석자, 변혁자로서의 역할을 수행하게 된다.

### (1) 기록자로서의 역할

다른 과학적 논문과 다르게, 질적 연구는 어떤 사건이나 상황의 내용, 과정, 의미 등에 대하여 연구하기 때문에 그 사건이나 상황의 기록을 생생히 남기는 것이 매우 중요한 의미를 가진다. 그런 의미에서 질적 연구자는 마치 소설가나 시인, 사진작가나 미술가, 또는 음악가들이 어떤 주제에 대하여 치밀한 묘사와 기록을 남기는 것과 같은 역할을 가지고 있다고 볼 수 있다.

### (2) 해석자로서의 역할

그러나 질적 연구자는 단순한 기록자로서 뿐만 아니라 자신의 생각과 지식, 이론, 자료를 가지고 자신이 기록한 내용을 해석하고 설명하는 해석자로서의 역할도 하게 된다. 그러나 질적 연구자가 이러한 해석자로서의 역할을 하는 데에는 몇 가지 제한점이 있을 수 있다. 그러한 제한점은 다음과 같은 것들이다.

첫째, 연구 자체의 객관적 한계
둘째, 연구자 개인의 경험과 능력의 한계
셋째, 정치적인 관계, 즉 연구비를 준 기관이 원하는 결과나 방향, 또는 연구자가 속한 기관의 정치적 방향 등에 의한 제한
넷째, 연구자의 이론적 입장에 의한 제한
다섯째, 상황을 서술하는 데 있어 전통적인 방법을 따르도록 하는 외부의 제한
여섯째, 연구자가 관찰과 면담을 시행한 시점이 해석에 영향을 끼치는 제한
일곱째, 논문을 읽을 독자들의 수준과 상황에 맞추어 논문을 써야 한다는 사실

그러므로 연구자는 자신의 연구에 있어 이런 한계들을 명확히 인식하고, 그러한 한계나 제한점 중 자신이 극복하고 해결할 수 있는 것은 해결하고, 해결할 수 없었던 것은 그것이 무엇이며, 왜 그 문제를 해결하지 못하였고, 그래서 그것을 해결하기 위하여 나름대로 어떤 노력을 하였고, 그 결과로 이 논문이 가지는 한계에 대해 명확하게 설명하는 것이 매우 중요하다. 결국 연구자로서 해석자의 역할이란 자기 연구의 한계에 대한 해석을 하는 역할이라고 말할 수도 있다.

#### (3) 변화시키는 사람(Transformer)으로서의 역할

질적 연구를 하는 궁극적 목적 중 하나는 이것을 통해 자신이 속한 가족, 사회, 국가, 인류, 그리고 최종적으로는 자기 자신과 인간이라는 존재를 다시 돌아보고, 새로이 통찰하고, 새로운 시각을 가지는 것이다. 그리고 그러한 것들을 가지고 새로운 사회를 만들려고 시도하는 것이다. 그런 의미에서 모든 연구에서도 마찬가지겠지만, 특히 질적 연구자와 질적 연구의 논문은 "자기 성찰"과 "사회 변혁"이라는 구체적 역할을 가지게 되며, 연구자는 변혁자로서의 역할을 하게 되는 것이다.

### 2) 질적 연구 논문이나 보고서의 유형

질적 연구의 논문이나 보고서는 매우 다양한 유형으로 쓰여질 수 있다. 여기서는 그 대표적인 몇 가지 유형에 대하여 설명하기로 한다.

#### (1) 현실적 이야기(Realistic Tale)

저자가 글 속에서 자신이 관찰하고 연구하는 대상의 외부적, 내면적 상태의 모든 것을

다 파악하고 있는 전지(全知)한 존재로서 권위적 위치를 가지고 글을 써가지만 실제로 글 속에서 연구자 자신은 등장하지 않는다. 가장 대표적으로 많이 사용되는 방식이며 가장 과학성을 지닌 방법이다.

### (2) 고백적 이야기(Confessional Tale)

이것은 이야기 형태(narrative style)에서 많이 등장하는 유형이다. 여기서 연구자는 해석자로서 자신의 글 속에 구체적으로 등장하게 된다. 즉 글속에서 연구자는 자신이 한계와 약점이 있고 때로는 실수도 하는 존재임을 드러내고, 자신의 감정을 직접 표현도 하면서 연구 과정 속에서의 자신의 체험, 생각, 감정 등의 내용과 변화와 흐름 등을 구체적으로 묘사한다. 그리고 결국은 자신이 그 곳에서 무언가를 배워 나가고 변해가고 성숙해 나갔음을 이야기하는 형태이다.

### (3) 인상주의적 이야기(Impressionist Tale)

연구자가 자신이 보고 듣고 느낀 모든 내용을 극적인 회상, 예술적인 기교, 문학적 양식 등을 이용하여 글을 쓰는 것이다. 이런 형식의 장점은 연구자가 보고 듣고 느낀 것이 아주 생생하게 독자나 청중에게 전달할 수 있다는 점이다.

### (4) 비판적 이야기(Critical Tale)

이것은 네오막시즘적 이야기 서술 방식으로서, 주로 억눌린 자들에게 관심을 보이고, 사회적 정치적, 경제적 주제에 관심을 가지고, 현실의 불의와 모순에 비분강개하기도 하고, 변혁을 위한 선동자적 태도를 가지고 주장도 하고, 사회나 집단의 구체적 행동 변화를 요구하면서 글을 쓰는 것이다.

### (5) 정형적 이야기(Formal Tale)

특정 학문의 전문가들이 연구대상 현장에 들어가 연구 현장을 일종의 실험실로 이용하여 실시한 특수한 연구를 한 것(사회언어학 같은 것)을 정형적인 형식에 맞추어 글로 쓰는 것이다.

위에서 나온 유형 이외에도 연구의 내용과 목적에 따라 얼마든지 새로운 유형의 질적 연구 보고서가 나올 수 있다. 자신의 연구 목적과 내용에 적합한 그런 논문의 유형을 찾아내고 개발하는 것이 질적 연구 논문 작성에 있어 또 하나의 중요한 과제이다.

## 3) 질적 연구 논문을 쓰면서 기억할 사항들

### (1) 최종적 진리를 쓴다고 생각하지 말 것

논문을 쓰며 연구자가 할 수 있는 것이란 결국 깊이 생각하고, 질문하고, 토론하고, 새로운 모델을 만들어 보고, 어떤 입장을 가져보고, 어떤 문제를 명확히 해보고, 그런 문제를 관찰하고, 해결책을 제안해 보고, 가능성을 생각해 보고, 논문이나 책 등을 통하여 생각들을 나누어 보는 것이지 그 이상의 어떤 절대적 진리를 이야기하는 것이 아니다. 따라서 너무 완전한 진리를 논문에 쓰려고 부담을 가지는 것은 오히려 좋은 논문을 쓰는 데 장애가 될 가능성이 크다. 자신의 한계 속에서 성실하게 최선을 다하겠다는 태도가 더 바람직하다.

### (2) 글쓰기를 가급적 일찍 시작할 것

이런 종류의 글들은 논문 형식으로 글을 쓰면서 그 쓰는 과정을 통하여 연구자의 생각이 정리되고 확장되어 간다. 따라서 논문을 원고 형식으로 쓰기 시작하는 것은 자료수집이 이루어져 가는 그 과정 중에 가급적 일찍 시작하는 것이 좋다. 즉 모든 자료가 다 모아진 다음에 원고를 시작하려 하면, 너무 많아진 자료로 말미암아 압도되어 어떻게 원고를 써 가야 할지가 막막해지는 경우가 많기 때문이다. 그리고 일단 논문을 계속 써 가면서 새로 들어오는 자료를 추가하여 정리하고 보완해 나감으로써 논문을 완성시켜 나가는 것이 좋다.

제 4 장

# 델파이 연구법

## 1 델파이 연구방법의 개요

'Delphi'라는 이름은 고대 희랍신화 중에서 미래를 통찰하고 신탁을 하였다는 아폴로(Apollo) 신전의 소재지인 희랍의 옛 도읍지 명칭을 따른 것이다. 델파이 방법은 예측하려는 문제에 관하여 전문가들의 견해를 유도하고 종합하여 집단적 판단으로 정리하는 일련의 절차라고 정의할 수 있다. 이 방법은 미국의 랜드연구소(Rand Corporation)에서 개발하였으며 대면토의에서 나타나는 제한점을 제거하고 긴급한 국방문제(소련의 원자탄 보유량을 추정하는 문제)에 관하여 전문가들의 합의를 도출하는데 1950년대에 최초로 사용하였다. 군사기밀상 그로부터 10여년 후인 1960년대 이 방법이 공개된 후에 여러 분야에서 미래를 예측하는 문제뿐만이 아니라 연구방법으로 발전되었다.

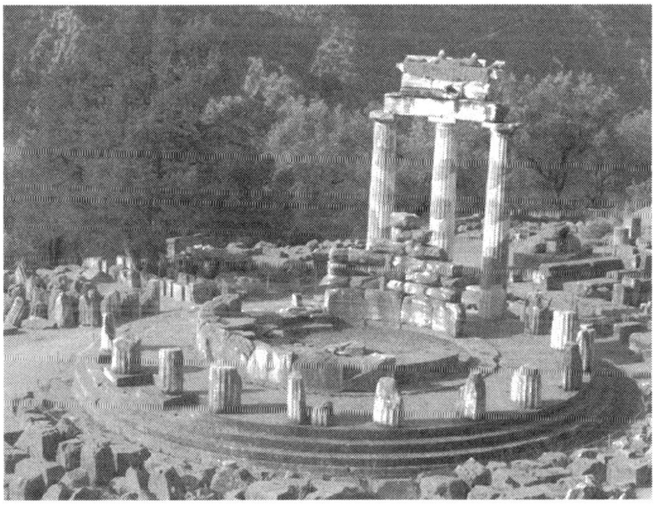

[그림 4-1] 고대 그리스 델파이 신전

델파이 방법(Delphi method)은 추정하려는 문제에 관한 정확한 정보가 없을 때는 '두 사람의 의견이 한 사람의 의견보다 정확하다'는 계량적 객관의 원리와 '다수의 판단이 소수의 판단보다 정확하다'는 민주적 의사결정의 원리에 논리적 근거를 두고 있다.

집단의 합의가 필요한 문제를 해결하기 위하여 일반적으로 관계된 사람들이 모이거나 대표자로 구성된 협의회를 통하여 토의를 하게 된다. 협의회와 같이 얼굴을 맞대고 토의하는 과정에는 ① 소수의 의견이 무시되는 다수의 횡포, ② 권위 있는 어느 한 사람의 발언의 영향, ③ 사전조율에 의한 집단 역학의 약점, ④ 한번 취한 입장의 고수 등 심리적으로 바람직하지 못한 효과가 작용하게 된다. 델파이 방법은 대면 토의과정에서 나타날 수 있는 바람직하지 못한 심리적 효과를 제거한 일종의 패널식 조사연구방법이라고 할 수 있다. 델파이 방법은 토론집단이 복합적인 문제를 효과적으로 취급할 수 있도록 토론자 사이에 의사소통 과정을 구조화한다. 델파이 방법의 세 가지 특성이라고 할 수 있는 의사소통 과정의 구조화는 ① 절차의 반복과 통제된 피드백(feedback), ② 응답자의 익명성, ③ 통계적 집단반응의 절차를 통하여 이루어진다.

델파이 절차는 일반적인 여론조사 방법과 협의회 방법의 장점을 결합시킨 방법이다. 델파이 패널(Delphi panel)이라고 하는 델파이 토론 참여자(또는 토론자라고도 함)는 델파이 절차가 반복되는 동안 피드백된 전회의 통계적 집단반응과 소수의견 보고서를 참고하여 다음 회에 자기 판단을 수정 보완할 수 있는 기회를 갖는다는 점이 일반조사절차와 다르다. 델파이 절차에서 토론 참여자는 공개되지 않을 뿐만 아니라 상호간에 직접적인 접촉을 하지 않으므로 일반적인 대면협의회에서 있을 수 있는 바람직하지 못한 심리적 효과(band-wagon effect, group noise, halo effect 등)를 피할 수 있다. 이와 같은 특성 내에서 변형된 델파이 방법이 개발되어 미래에 대한 예측뿐만 아니라 여러 가지 형태의 추정을 하는데 이용되고 있다. 델파이 방법은 전문가가 있는 분야에는 다양하게 이용될 수 있으며 시행이 용이하고 간단하여 미래예측 뿐만 아니라 이해집단의 갈등관계를 추정하거나 다수인의 의견을 수렴하는 중재도구로 이용될 수 있다.

델파이 방법은 3~4회에 걸쳐 질문을 하는데 가장 간단한 일반적 절차는 다음과 같다.

**제1회** : 추정하거나 해결하려는 연구문제에 해당하는 분야의 전문가 또는 이해집단 구성원을 선정하여(패널이라고 함) 이들로 하여금 상호접촉하지 않고 연구문제에 대한 개방형 질문(open-ended question)에 응답하도록 하여 일련의 판단을 수집한다.

**제2회**: 1회 개방형 설문으로 수집한 비체계적인 개방형 응답들을 편집하여 구조화된 폐쇄형 질문들을 만들어 다시 패널들로 하여금 질문의 각 항목내용의 중요성, 희망, 가능성 등에 대하여 동의하는 강도(보통 likert형 척도)를 평정하도록 한다.

**제3회**: 2회에서 회수한 패널들의 반응에 대하여 집중경향과 변산도(중앙값과 사분점간 범위: inter-quartile range '사분범위'라고도 함 또는 평균과 표준편차)를 산출한다. 3회 설문은 각 패널들에게 각 질문의 집중경향과 변산도 측정값(통계적 집단반응)과 패널본인의 제2회 반응을 피드백하여 질문에 대한 반응을 제고하고 수정할 수 있는 기회를 제공한다. 제3회 설문의 각 질문에 대한 반응란에 동의의 강도뿐만 아니라 다수의 의견으로부터 벗어난 반응(사분점간 범위를 벗어난 반응)을 할 때에는 다수의 의견과 달리하는 이유를 적을 수 있는 란을 포함한다.

**제4회**: 제3회에서 회수한 패널들의 반응에 대하여 집중경향과 변산도를 다시 산출하고 다수 의견으로부터 벗어난 소수의견을 수합한 보고서와 함께 질문을 반복한다. 패널들의 의견이 어느 정도 일치할 때까지 몇 차례 질문을 반복한다.

델파이 과정은 두 가지 형태로 나누기도 한다. 가장 일반적으로 사용되는 형태는 표준 델파이(standard Delphi)라고 할 수 있는 지필형이다. 소수의 모니터 팀이 설문지를 작성하고 설문지는 다수의 응답집단에게 보내진다. 회수된 설문지는 다시 모니터 팀이 결과를 요약하고 편집하여 새로운 설문지를 작성하여 응답집단에 보낸다. 응답집단은 집단반응을 검토하여 그들의 응답을 재평가할 기회를 갖는다. 이 형태의 델파이 방법은 다수로 구성되는 응답집단의 통신과정에 소요되는 노력을 소수의 모니터 집단이 맡는 투표절차와 회의절차를 결합한 것이다. 실시간 델파이(real-time Delphi)라고 하는 다른 형태의 델파이 방법은 설문지를 우송하고 회수하고, 결과를 통합하고 편집하는 등 모니터 팀이 하는 일의 상당 부분을 컴퓨터가 하게 된다. 실시간 델파이 방법은 델파이 절차가 빠르게 진행될 수 있다는 장점을 갖고 있는 반면에 통신과정의 프로그램에 따라 반응에 제한점을 갖는다.

델파이 방법은 쉽게 적용할 수 있는 간단한 방법이다. 그러나 세심한 설계를 하지 않는다면 패널조사연구의 약점과 함께 델파이 방법의 약점을 드러낼 수 있다. 델파이 방법을 적용하려고 할 때 중요한 문제는 ① 추정하려는 문제를 가능한 한 좁게 구체적으로 정의하는 것, ② 패널을 선정하는 일, ③ 절차를 반복함에 따른 패널들의 이탈을 방지하는 것이다.

## 2 미래예측 방법과 델파이

지식정보화 사회에서 미래에 대한 연구는 더욱 필요하게 되었으며 미래를 예측하는 다양한 방법과 기술이 개발되어 이용되고 있다. 대부분의 예측방법은 미래에 대한 종합적인 관점을 마련하기 위해 상호보완적으로 개발되었다. 미래예측의 접근방법은 탐구형(exploratory type), 규범형(normative type), 그리고 직관형(intuitive type)으로 분류할 수 있다.

### 1) 탐구형

탐구형 방법은 과거로부터 현재에 이르는 경향을 분석하여 예상되는 미래상을 투시하고 그 변화와 가능성을 예측한다. 미래의 경향에 대한 조기경고, 이에 대한 대안, 새로운 목표와 가치지향, 그리고 가능한 미래에 관한 지식을 탐구한다. 경향분석(trend extrapolation), 전후관계도(contextual mapping), 모의실험(simulation), 그리고 모형법(modeling) 등을 여기에 분류할 수 있다.

### 2) 규범형

미래를 위한 목표와 규범을 찾으려는 목표지향 예측방법이다. 바람직한 미래의 필요와 목표를 설정하고 그 필요를 충족하고 목표에 도달하기 위하여 요구되는 변화를 찾아서 미래로부터 작업을 거슬러 내려와 여러 가지 대안에 관한 결정과정을 분석하여 미래를 위한 규준을 설정하고 미래를 설계하며 창안한다. 일반적인 규범적 예측방법에는 관련목(relevance tree), 임무행렬(mission matrices), 질문지법 등이 있다.

### 3) 직관형

미래에 관한 직관이 예측의 도구가 된다. 이 방법은 전문가의 직관적 판단에 의하여 미래를 예측하고 투시한다. 델파이 방법, 교차행렬(cross matrices), 시나리오(scenarios), 미래역사 분석(future analysis) 등이 직관형으로 분류될 수 있다.

이상과 같이 세 가지로 분류해 본 미래예측 방법은 어느 한 방법이 한 유형에만 국한되는 것은 아니며, 오히려 중복 분류될 수 있다. 예로서 델파이 방법은 직관형으로 분류되었으나 미래예측의 목적에 따라 탐구형 또는 규범형으로 사용될 수 있다. 또한 여러 가지 미래예측 방법 중에서 특별히 어느 한 방법이 신뢰도와 타당도가 높다고 평가하기는 어려우며, 미래예측의 목적 · 대상 · 가용자원에 따라 적당한 방법이 선택된다. 더욱이 예측된 미래에 대한 종합적인 관점을 갖기 위해서는 여러 가지 방법이 보완적으로 사용된다.

변화예측에 동원되는 델파이 방법은 탐구형으로 분류할 수 있으며, 교육목표연구나 종합계획수립에 동원되는 델파이 방법은 규범형으로 분류할 수 있다. 예측방법을 양적 방법과 질적 방법으로 분류한다면 델파이 방법은 양적 방법과 질적 방법 모두의 특성을 지니고 있다.

예측방법을 객관적 방법과 주관적 방법으로 구분한다면 델파이 방법은 객관적 탐구형 델파이, 주관적 탐구형 델파이, 주관적 규범형 델파이로 분류할 수 있다. 미래에 일어날 시간을 예측하는 문제는 객관적 탐구형 델파이 방법이다.

## 3 델파이 방법의 기본 가정과 특성

### 1) 델파이 방법의 기본 가정

'두 사람의 판단이 한 사람의 판단보다 정확하다.'는 가정에서 한 사람의 전문가보다는 전문가 집단을 이용하는 델파이 방법이 개발되었다. 그러나 예측문제에 전문가 집단을 이용하는데는 찬반 양론이 있다. 찬성론은 집단구성원의 상호작용을 통해서 개인의 편견을 상쇄할 수 있으며, 집단을 구성하고 있는 어느 한 사람의 지식이 다른 사람의 무지를 보충할 수 있다는 주장이다. 반대론은 '사공이 많으면 배가 산으로 간다.'는 경험적 격언에 근거한다.

'다수의 의견이 소수의 의견보다 정확하다.'는 민주적 의사결정의 원리는 집단 추정치의 범위는 정답을 포함할 가능성이 높다는 가정에 기초한다. 그러나 집단 추정치는 또한 불확실성과 애매함을 포함할 수도 있다. 집단적 예측이 개인적 예측보다 정확하다는 주장은 실험적으로 증명된 논리는 아니다. 문제상황에 따라서 집단적 추정치가 정확할 수도 있고 개인 추정치가 정확할 수도 있다.

델파이 방법의 요점은 집단 추정치가 정답의 범위를 포함할 가능성이 높다는 가정에서 집단추정과정을 통해 정확한 추정치를 찾으려는 것이다. 표준 델파이 집단추정과정은 심리측정이나 경제측정의 집단추정과 유사하다. 다만, 차이점은 델파이 과정에서 집단추정은 불확실한 양의 추정치를 구하기 위해 전문가 집단을 이용한다는 것이다. 불확실한 양이란 시기, 비용, 사건이 일어날 가능성과 같은 것들이 될 수 있다.

## 2) 기본 특성

델파이 절차는 여론조사와 협의회의 장점을 결합시킨 방법으로 세 가지 특성을 갖는다고 하였다 : ① 절차의 반복과 통제된 피드백, ② 패널의 익명, ③ 통계적 집단 반응. 세 가지 특성 중에서 가장 논의의 대상이 될 수 있는 것은 협의회에서 나타날 수 있는 편승효과(band-wagon effect), 집단 소음(group noise), 후광효과(halo effect)와 같은 심리적 효과를 피하기 위해 고안된 패널의 익명성이다.

델파이 과정에서 응답자의 이름이 밝혀지지 않기 때문에 무책임한 반응을 유발할 수 있다는 점에 유의하여야 한다. 여러 사람의 의견을 모아 예측이나 해결책을 마련하기 때문에 최선의 예측이나 해결책이 제외될 수도 있다. 그러나 대면 위원회 장면에서는 델파이 방법과 달리 대면 접촉을 통해 주어진 주제에 대한 토론을 통해 어감이나 확신과 같은 상호작용이 중요하다. 델파이 방법에서 상호작용의 제한점을 극복하기 위해서 소수의견 보고서가 패널들

[표 4-1] 집단 의사소통 방법별 효과적인 집단크기, 상호작용 및 비용 등 기타 특성 비교

| 구분 | 전화회의 | 위원회 | 세미나 | 델파이 | 실시간 델파이 |
|---|---|---|---|---|---|
| 효과적 집단크기 | 소집단 | 소집단<br>중집단 | 소집단<br>중집단<br>대집단 | 소집단<br>중집단<br>대집단 | 소집단<br>중집단<br>대집단 |
| 상호작용 발생 | 동시 | 동시 | 동시 | 랜덤 | 랜덤 |
| 상호작용의 기간 | 단기간 | 중 · 장기간 | 장기간 | 단 · 중기간 | 단기간 |
| 비용 | 통신비 | 여비<br>개인시간 | 여비<br>개인시간<br>참가비 | 모니터<br>시간<br>행정비 | 통신비<br>컴퓨터<br>사용료 |
| 기타 | 시간의 긴급성<br>동일한 정보유통<br>심리적 효과의 극대 | 강제지체<br>동일한 정보유통<br>심리적 효과의 극대 | 동일한 정보유통 | 강제지체<br>동일한 정보유통<br>심리적 효과의 최소화 | 시간의 긴급성<br>동일한 정보유통<br>심리적 효과의 최소화 |

에게 제공된다.

델파이 방법이나 위원회 방법과 같은 집단 의사소통과정을 조직하는 다양한 형식에는 장점과 단점이 있다. 중요한 것은 가장 적절한 형식을 선택하거나 이들 방법을 혼용하는 일이다. [표 4-1]은 전화회의, 위원회, 세미나, 델파이 방법을 효과적 집단의 크기, 상호작용, 기타 특성을 준거로 비교한 것이다.

## 4 델파이 방법의 적용상 유의점

델파이 방법은 그 절차가 간단하게 보이기 때문에 적용상에 나타날 수 있는 문제들을 충분히 고려하지 않고 쉽게 시행한다면 실패할 가능성이 높다. 패널의 선정, 설문지의 설계, 반응척도, 신뢰도와 타당도는 델파이 방법을 적용하는데 충분히 고려되어야 할 문제들이다.

### 1) 패널의 선정

예측형 델파이에서 전문가들의 의견을 의사결정 자료로 이용하는 것은 의견의 적절성을 가정한다는 점이 전제된다. 완전하고 엄밀한 이론적 체계를 갖추지 못한 분야의 예측과정에 전문가의 판단을 이용한다는데 델파이 방법은 논리적 근거를 두고 있다.

델파이 방법은 ① 직접 지식 대신에 전문가 판단, ② 개인 대신에 집단적 판단을 구한다. 따라서 전문가 패널을 선정하는 일은 델파이 시행과정에서 가장 중요하면서도 어려운 일이다. 그러나, 패널을 선정하는데 표준이 되는 준거가 마련되어 있지는 않다. 위원회, 패널조사연구, 연구집단과 같은 집단활동의 구성은 공통적인 문제점을 갖는다. ① 패널의 대표성, ② 패널의 적절성과 자질, ③ 패널의 책임 있는 관여, ④ 반응의 독립성, ⑤ 패널의 개인차, ⑥ 무반응자의 특성과 같은 패널변수가 델파이 연구의 신뢰도와 타당도에 영향을 미친다.

패널을 선택하기 위해서는 ① 전문성의 결정과 ② 해당 전문분야에서의 전문가 선택 두 가지 점을 고려한다. 즉, 필요로 하는 전문성의 범주를 결정하고 각 범주 내에서 최고 전문가를 선택하는 것이다. 포함시킬 전문성 범주를 정확하게 하려면 문제분야의 사전분석이 필요하다. 한편 전문성의 각 범주 내에서 최고의 전문가를 선정하는 두 가지 방법이 있을 수 있다. ① 전문가 예측의 신뢰도와 정확도 같은 수행업적에 대한 사후평가와, ② 경력, 연구 업적, 동료집단사이의 위치와 같은 동료 집단의 판단을 이용한다. 즉, 전문영역 내에서 전문가들에게 그 분야의 최고 전문가를 예컨대 두 사람 이상 지명하도록 요청한다. 그 결과 가장 많이 지명을 받은 전문가 순으로 패널을 위촉한다. 동료집단의 판단자료로는 ① 전공학회에서의 명성, ② 출판 논문 수, ③ 특허의 수와 중요성, ④ 출판 논문의 인용비율과 같은 객관적 자료를 이용할 수 있다.

## 2) 설문지 작성

델파이 설문지를 작성하는 과정은 두 단계로 나눌 수 있다 : ① 1회 개방형 설문, ② 2회 이후 구조화된 설문

### (1) 1회 설문의 특성

델파이 제1회 질문은 신뢰도에 영향을 미칠 수 있다. 델파이 1회 형식은 두 가지 방법이 있다 : ① 전문가 패널에게 변화항목을 예측하도록 요구하고 패널의 응답으로부터 다음 회에 질문하게 될 그러한 변화가 나타날 시기나 가능성을 추정하도록 하는 구조화된 설문지를 작성한다. ② 패널에게 변화항목을 예측하도록 요구하는 단계를 생략하고 1회에 미리 준비된 구조화된 설문에 응답하도록 패널에게 요구한다. 1회 델파이 조사에서 변화될 사건들을 수집하기보다 미리 준비한 구조화된 설문을 시행하는 것은 편리하다는 장점을 갖는다. 반면에 개방형 설문에 의해 전문가로부터 변화항목에 대한 직관적 판단을 구하지 않는다면 델파이 방법의 의도된 역할은 반감하게 된다.

### (2) 델파이 폐쇄형 문항

개방형 설문으로부터 수집한 패널들의 반응을 편집하여 델파이 2회 구조화된 폐쇄형 문항을 작성하는 일이 델파이 과정에서 가장 어려운 절차이다. 델파이 폐쇄형 문항 개발에는 개방형 질문에 대한 패널들의 응답을 편집하여, 그 내용을 분석하고 문항형식과 반응척도를 결정하는 일들이 포함된다. 개발된 설문지를 모든 패널들의 응답이 포함될 수 있도록 충분한 문항이 포함되어야 한다.

델파이 문항은 패널의 선정과 함께 연구의 신뢰도와 타당도에 영향을 미치는 중요 요인이 된다. 문항의 의미가 명백하지 않게 되면 델파이 반복과정에서 의견이 변화가 일어났는지, 잘못된 문항인지 불확실하게 된다. 문항개발과정에서 문항분석을 하는 것도 좋은 방법

이다. 문항분석에는 문항의 내용을 분석하고 문항의 어휘를 결정하는 질적 평가방법과 변별력, 곤란도, 반응척도의 적절성을 평가하는 양적인 방법들이 동원될 수 있다. 대부분의 설문지 검사는 주어진 문항에 대한 피험자들의 판단을 통해서 피험자의 행동을 추정한다. 마찬가지로 델파이 설문지는 주어진 문항에 대한 전문가의 판단을 통해서 전문가의 지각을 추정하려고 설계된다.

### (3) 반응척도

델파이 방법에서 가장 많이 사용되는 척도는 단순한 순위 혹은 적극 반대부터 적극 찬성까지 범위를 나타내는 형식의 리커트형 평정척도이다. 이와 같은 반응의 범주는 5간 또는 7간으로 가중값을 준다. 그러나 얻어진 척도는 서열척도에 불과하며 척도값은 상대적 순위만을 나타낼 뿐이다. 서열척도자료를 처리하는데 이용될 수 있는 통계량은 중앙값, 백분위, 서열상관과 같은 비모수적 통계방법이다. 평균, 표준편차, 피어슨 상관계수, 유의도 검정과 같은 일반적인 통계량들을 서열자료에 사용하기에는 적절하지 못하다. 리커트형 평정척도는 정규분포를 이룬다는 확신이 없이는 등간척도와 같이 처리할 수는 없다.

# 제 5 장

# 문헌연구방법

문헌연구법은 문헌고찰(review of literature)과 구별되는 연구방법 중의 하나이다. 문헌고찰 혹은 문헌검토는 기존의 문헌을 철저히 검토해 명확한 질문을 만들어내는 것이다. 이런 검토에서는 반복 가능하며, 최소한의 바이어스를 가진 방법론을 사용해 연구 질문에 관련된 근거를 검색하고, 식별하고, 선정하고, 종합한다. 체계적 문헌고찰은 특히 근거에 기반한 의학에서 결정적인 역할은 하지만, 다른 분야에서도 높은 가치를 갖는다. 새로운 연구를 진행하기 전에 적질한 주제를 신정하고자 할 때 연구주제와 관련 있는 이론적 관심을 점검하고자 할 때, 가설을 도출하기 위하여 종전의 연구결과를 참고하고자 할 때나 연구방법, 도구, 이론 등을 요약하고자 할 때 그리고 자신의 연구결과와 비교하고자 할 때 등의 경우에 활용된다.

그에 비하여 문헌연구법(documentary methods, document studies)이란 연구자가 탐구해 보고 싶은 현상에 대한 정보를 담고 있는 문서자료의 수집과 분석방법을 말한다.

이 방법이 위에 살펴본 자료수집과 다른 점은 미리 만들어진 문서들을 참고만 하는데 쓰는 것이 아니고, 그들이 담고 있는 내용을 정밀하게 분석하여 관심 있는 영역의 현상에 대한 인식을 얻고, 그에 관한 이론의 검토, 가설 검증 또는 어떤 결론을 내리고자 하는 실질적 연구방법이다.

일반적으로 연구결과에 대한 종합적 분석 방법으로 체계적 리뷰(systematic review)와 메타분석(meta-analysis)이 있으며, 이러한 연구결과의 종합적 분석 방법은 궁극적으로 클라이언트의 문제해결과 학문의 이론적 발전을 위해 필요하다. 체계적 리뷰와 메타분석은 그 목적이나 과정이 거의 같지만, 실제로 이 두 가지 접근방법이 반드시 일치하지는 않는다. [그림 5-1]에서 보는 바와 같이 체계적 리뷰(SR)는 반드시 메타분석을 포함하지는 않는다. 가끔 여러 개의 메타분석을 포함하기도 하지만 때로는 서술적 분석을 포함하기도 한다. 한편 메타분석은 항상 체계적 리뷰에 기초하지는 않는다. 상당수의 메타분석 연구들은 기존 연구들에서 편의표본을 추출한 후 메타분석을 실시한 것이어서 출간오류에 대한 취약성을 보이고 있다.

성격상 기존의 문헌이 보여 주는 것은 과거의 일이니까, 이런 연구법을 역사적 연구라고도 한다. 역시 자신이 직접 수집한 자료를 분석하지 않고 이미 있는 자료를 분석하므로 2차적 분석이라 일컫기도 한다.

문헌연구법은 질적 접근방법, 양적 접근방법 혹은 두 방법의 혼합으로 진행된다. 질적 접근방법은 의미와 현상을 해석하여 사례중심으로 접근하는 경우가 대부분이므로 사례연구법(case study)이라 하고 양적 접근방법은 통계적 방법을 사용하여 쟁점이 되는 주제에 대하여 자료를 수집하여 계량적으로 재분석하여 결론을 도출하는 방법이다. 질적 연구에서는, 대부분의 생각과 측정에 대한 의사결정이 데이터를 수집하는 와중에 발생하며, 데이터는 분산된 형태를 띤다. 반대로 양적 연구에서는 데이터를 수집하기 전에 측정에 대한 생각과 결정이 이루어진다. 데이터는 규격화되고, 균일한 형식의 숫자들이다. 양적 접근방법으로는 내용분석법이 주로 쓰이고 있다. 이 장에서는 내용분석법에 대하여 설명하겠다.

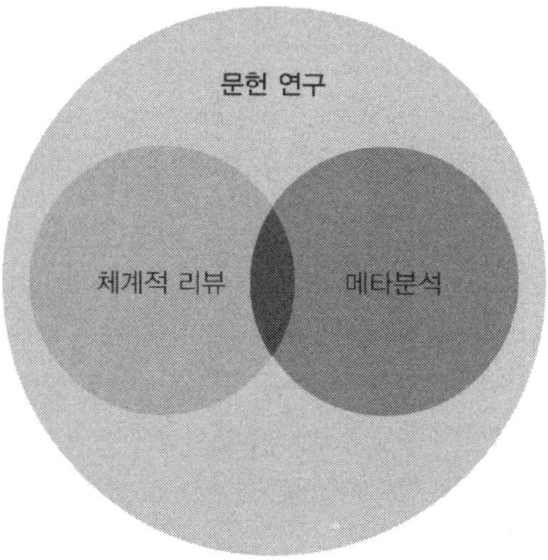


[그림 5-1] 체계적 리뷰와 메타분석의 관계

# 1 내용분석법의 개념

## 1) 내용분석법의 정의

내용분석(content analysis)이란 연구주제에 대한 기존정보들의 특징을 객관적, 체계적으로 인식하여 내용을 파악하고 분석하는 기술이다. 즉, 인간의 상징적 기호로 표현된 의사소통의 기록물의 내용적 특성들을 체계적으로 기술하고, 나아가 그 동기, 원인 및 결과나 영향을 체계적으로 규명하려는 분석기법으로서, 그 분석의 절차는 누구나 동일 방법을 쓰면 같은 결과를 가져올 수 있다는 뜻의 객관적 분석을 전제한다. 덧붙여, 그 결과를 가능하면 통계적으로 처리할 수 있도록 수량화하는 기법으로도 인식한다. 즉, 인간의 의사전달을 통해 외부로 표시된 표면적인 내용을 객관적 · 체계적 · 계량적으로 서술하기 위한 조사연구의 기법이 내용분석이다.

내용분석은 다음과 같은 경우에 주로 사용된다.
첫째, 조사대상에 대한 직접적인 접근이 어렵거나 상실된 경우
둘째, 실증적 자료에 대한 보충적 연구가 필요한 경우
셋째, 조사대상자의 언어를 분석하고자 하는 경우
넷째, 분석하고자 하는 자료가 너무 방대할 경우에 주로 사용된다.

내용분석법은 기존 자료를 대상으로 삼는 유용한 연구방법이다. 다시 말해서, 대규모의 자료를 대상으로 수량적 접근을 통해 귀납적 일반화를 시도하거나 가설검증을 목표로 하는 접근법이다. 동시에, 그 절차의 성격으로 보면, 조직적 관찰법의 기법을 닮았다. 일정한 객관적 분석범주들을 가져야 체계적 부호화를 할 수 있기 때문이다. 내용분석의 범위는 오늘날에 와서는 크게 확대되고 있어 인간의 심리상태, 가치, 사회 및 정치집단의 목적 또는 형태의 파악 등 여러 가지 연구목적을 위해 모든 사회과학 분야에서 널리 사용되고 있는 하나의 중요한 측정방법이다.

우리나라도 자료수집의 방법으로 신문, 방송, 연설, 잡지, 논문 등에 대한 내용분석의 방법이 많이 사용되고 있다. 예를 들면 대통령의 연설문 내용을 분석하여 안보, 경제발전, 복지, 외교 등 여러 가지 발전가치가 어떻게 달리 비중을 두고 상소되고 있는가를 알아보는 것은 내용분석의 좋은 예이다.

## 2) 내용분석법의 목적

내용분석의 기본적 용도는 구어적, 비계량적 문서를 계량적 자료로 전환시키는 데 있다. 홀스티에 의하면 내용분석은 다음과 같이 여덟 가지의 목적을 지닌다.

(1) 과학적 가설의 검증
(2) 의사전달 내용에 대한 경향의 기술
(3) 기존자료의 특징을 의사전달에서 산출되는 메시지와 연계
(4) 의사전달 내용의 표준성에 대한 검사
(5) 설득기법에 대한 분석
(6) 스타일에 대한 분석
(7) 청중에게 알려진 속성을 산출된 메시지와 연계
(8) 의사전달의 형식에 대한 기술 등

### 3) 내용분석법의 자료

문서나 기록으로 된 자료의 종류를 일일이 나열하자면 한이 없을 만큼 다양한 것이 특징이다. 그러나 체계적 검토의 편의를 위하여 다음 몇 가지 범주로 나눌 수 있고, 자료의 성격과 연구목적에 따라 적절한 자료를 선택하는 것이 중요하다.

#### (1) 문서(개인문서, 공공문서)

문헌 자료는 그 목적과 형식에 따라서 개인이 사사로운 목적으로 기록한 개인문서 또는 사적기록과 각종 공공기관에서 공적인 목적으로 마련하는 공식문서로 나눌 수 있다. 대개 개인문서는 일정한 형식 없이 자유롭게 쓰여진 것이 보통인 반면, 공식문서는 모두가 그 나름의 형식을 갖추고 있다.

개인문서란 일기, 편지, 자서전, 참회록, 학교에서 쓴 작문, 수필, 수상, 문집 등을 일컫는다. 이러한 개인문서를 이용하는 방법은 자연스러운 행동에 대한 참여 관찰과 같이 구조화하지 않는 상황에서 개인이 자발적으로 경험하고 느낀 바를 알아낼 수 있는 길이다. 따라서 질적인 연구에 유용한 것이 개인기록이다. 공식문서는 그 작성 주체가 정부, 기업, 기타 각종의 연구기관, 협회들이다. 이들 조직체들은 업무상 중요하다고 간주하는 일들은 기록으로 남겨 둔다. 회계기록, 회의록, 각종공문과 통신문, 여러가지 문서철, 출판물, 법령집, 최고의사 결정자의 연설물 등의 모양으로 보관 보존하기도 하고 일정기간이 지나면 폐기하기도 한다. 그러나 정부나 공공기관, 대규모의 기업들은 기록보관소를 설치하고 각종 공식기록들을 영구 보존할 뿐 아니라 이를 필요한 연구자들에게 공개하여 이용토록 한다. 이러한 서류들은 정책결정 과정이나 연구에 유용한 자료로 이용된다.

### (2) 통계자료

역시 공공기관과 공식적 조직체, 협회, 병원들이 사업수행 중 모아진 기록, 보관하고 있는 데이타베이스, 각종 통계자료가 있다. 이들 통계자료들은 각종 유용한 정보를 산출해볼 수 있고 변화추세를 파악하여 사업기획이나 정책입안연구에 유용한 자료로 이용된다. 또한 업무수행 중에 각종활동에 양적으로 표현된 사업통계자료는 사업의 평가연구에 반드시 필요한 자료이다. 이처럼 기존에 만들어 조직화된 통계자료를 분석하다 보면 더 깊은 연구의 필요성을 느끼게 되어 표본조사 혹은 실험 등의 연구방법을 추가로 수행하게 되기도 한다. 그러나 몇가지 문제점에 대해서는 유의하는 것이 좋다.

첫째, 타당도와 관련 기존자료란 그것을 이용하려는 연구자의 연구목적을 위해 수립한 것이 아니라는 것을 주목할 필요가 있다. 그러므로 기존 자료의 개념규정이나 변수의 범주들을 자신의 연구목적과 연구문제에 맞게 조정할 필요가 생기며 그것조차 불가능한 때는 보충자료를 수집하여 활용할 도리밖에 없다.

둘째, 신뢰도에도 문제가 있다. 특히 원 자료를 수집, 집계한 사람이 과연 믿을 만한 정당한 절차를 밟았는지를 확인해 볼 필요가 있다. 아직도 많은 나라의 정부통계는 그 자료의 생산과 처리 과정에 전문적인 손길이 작용하지 못해서 썩 믿을 만한 정도의 정확성과 질을 갖추지 못한 예가 허다하다. 그래도 기존 통계자료의 활용은 각종 연구에서 여러모로 편리할 뿐 아니라 유용한 작업이다.

### (3) 기존 연구자료

각종 전문 학술잡지, 연구보고서, 학위논문 등 기존 연구결과들을 수집하여 특정주제에 대하여 재분석하여 공통된 특성을 체계화시키거나, 논리적 흐름의 평가, 방법론에 대한 고찰 등의 연구가 있고, 기존 연구에서 쓴 자료를 재활용하여 다른 각도에서 분석해 보는 연구도 점차 늘어나고 있다. 다른 사람이 수고하여 수집해 놓은 자료로 자기가 원하는 재분석(secondary analysis)을 할 수 있다면 그만큼 시간과 비용을 절약할 수 있고, 자료수집 과정에서 겪는 여러 가지 번거로움을 피할 수 있어서 좋은 방법이 될 것이다. 그러나 원 자료 자체가 자신이 처음부터 기획, 수집한 것이 아닌 이상 반드시 자기가 필요로 하는 자료를 담고 있다는 보장이 없다.

그뿐 아니라, 같은 개념이라도 그것을 변수화하는 조작적 과정에서 자기가 필요로 하고, 원하는 식으로 범주화하고 측정하지 않은 경우, 자기의 필요에 맞추어 조종하는 과정이 따름으로써 왜곡이 일어날 수 있다. 따라서 타당도를 손상시키는 조건이 된다.

### (4) 대중통신매체

현대사회에서 매우 중요한 문헌자료는 대중통신매체 형태의 정보이다. 대중통신매체란 대중사회에서 공중에게 정보를 알리고, 설득을 하며, 오락을 제공하려는 목적으로 통신행위를 하는 수단인데 그 종류로는 신문, 방송매체, 영상매체 및 각종 정기간행물과 출판물이 이용되어 왔고 최근에는 정보통신이 급격히 확산되어 연구에도 크게 활용될 전망이다.

이와 같은 대중매체야말로 각양각색의 정보를 담고 있기 때문에 사회연구자들이 활용하기에 매우 유용한 문헌의 원천이 된다. 다만 그것이 오늘날에는 두 가지 사회적 요인으로 말미암아 정보의 왜곡을 일으킬 소지가 있음을 주목해야 한다. 그 하나는 정치적 압력에 의한 왜곡이나 편견이고, 다른 하나는 이른바 상업주의라는 문화적, 경제적 특성에서 초래하는 것이다. 결국 대중매체의 분석에서 이러한 요소들을 어떻게 가려내는가 하는 것이 연구의 객관성을 유지하는 관건이 된다.

내용분석법은 문헌자료의 수량적 분석을 통해서 방대한 문헌자료를 체계적으로 간편하게 요약해 주는 방법이다. 내용분석법은 문헌분석기법 가운데에서 가장 효율적인 방법이다. 이 방법은 주로 대중매체의 분석에서 유래한 것이므로, 커뮤니케이션 분야에서 가장 활발히 발전해 왔다.

## 2 내용분석법의 절차와 기법

내용분석법의 일반적 절차는 다음과 같이 진행한다.

### 1) 연구문제의 형성

연구문제의 형성이란 연구자의 상식, 상상력, 지식, 경험 등을 통하여 잠정적으로 결정한 후 관련된 기존문헌을 검토하여 연구문제를 가설을 설정하게 된다. 문헌연구법이 아니고는 탐구할 수 없는 주제이거나 또는 다른 자료수집 분석 방법보다는 문헌연구법이 더 적절하거나 효율적인 연구문제를 설정할 필요가 있다.

### 2) 대상 모집단의 규정

모집단의 규정도 다른 접근법과 같은 원리에 입각하여 연구문제의 탐색에 필요하고 적합한 문헌기록의 종류와 범위를 확정하는 식으로 해야 한다.

### 3) 문헌자료의 모집단 및 표본추출

문헌자료의 모집단이란 연구자가 분석하고자 하는 모든 자료를 말한다. 예를 들면 1990년부터 2008년까지의 중일일간신문의 사설, 청소년 상담센터의 상담기록 등이다. 모집단을 어떻게 규정하느냐에 따라 달라지겠지만 대부분의 문헌자료는 방대하기 때문에 표본추출을 해야 한다. 여기에서 다양한 방법이 사용될 수 있다. 내용분석을 위한 문헌자료의 표본추출도 어느 표본조사의 표본원리와 절차를 그대로 원용하는 범위 안에서 이루어진다. 다만, 표본단위에 대하여 주목할 사항이 있다. 표본조사에서도 표본단위가 개인뿐 아니라 집단, 지역, 계층 등일 수 있듯이, 문헌자료를 대상으로 추출할 때에도 층화 집락을 곁들인 다단계 표본추출을 하는 수가 자주 있다. 예컨대, 신문을 분석하자면 먼저 시간단위를 몇 년 치 또는 몇 달 치 등으로 한정한 다음에 각 신문의 몇 면을 선택할지를 결정한 다음, 그 안에서 기사, 문장, 행, 심지어 단어까지도 표본단위가 될 수 있다.

### 4) 내용 범주 설정

내용분석대상의 범주 설정은 내용분석을 통해 분석하고자 하는 내용의 분류기준 혹은 분류항목이다. 분석내용의 범주가 확실히 규정되고 문제에 적합해야 좋은 범주라고 할 수 있으므로 연구결과에 매우 중대한 영향을 미친다. 내용분석에서는 무엇을 말하는가(주제)와 어떻게 말하는가(의사전달방법)에 대한 범주가 중요하다. '무엇을 말하는가'와 관련된 범주에는 주제, 방향, 특성, 행위자 등을 '어떻게 말하고 있는가'와 관련된 범주에는 의사전달의 형태, 진술의 형식, 수단 등을 포함할 수 있다. 내용분석 시 분석대상의 범주 설정에 있어서 주의해야 할 점은 범주가 연구목적과 연구주제를 적절히 반영할 수 있어야 하고 포괄적이고 범주간에 상호 배타적이어야 한다는 점이다.

연구주제에 대한 범주들을 정하는 데에는 관찰법처럼 이론의 틀에서 도출하는 연역법과 실제 자료에서 귀납적으로 형성해 가는 방법이 있다.

### 5) 내용분석단위의 규정

내용분석단위 혹은 부호화 단위라고도 하는 내용분석의 단위는 크게 두 종류로 나누어 생각해 보는 것이 유용하다. 그것은 기록단위(recording unit)와 맥락(contex)단위이다. 기록단위는 내용 가운데 가장 작은 실체로서 흔히 등장하는 출현빈도를 계산하여 분석의 대상으로 삼는 경우이고, 맥락단위는 출현빈도만 가지고는 메시지의 진의를 파악할 수 없어 맥락까지를 고려하는 경우이다. 기록단위의 예로는 단어나 상징, 주제, 인물, 문장, 혹은 절, 항목 등을 들 수 있다.

### 6) 내용분석법의 장단점

내용분석을 실시하게 되는 경우의 장단점을 살펴보면 다음과 같다.

#### (1) 내용분석의 장점

① 설문조사나 실험 등과 같이 실수가 발생하더라도 기존 자료를 다시 검토하면 되기 때문에 실수를 쉽게 보완할 수 있어 안정성이 보장된다.
② 장기간에 걸쳐 일어난 과정을 연구할 수 있기 때문에 역사연구에도 적용이 가능하다.
③ 비관여적 연구조사방법이므로 조사자가 조사대상자에게 관여하게 됨으로써 발생하는 조사대상자의 반응성이 문제되지 않는다.
④ 개방형 질문의 응답을 처리하는 데 도움이 된다.
⑤ 심리적인 변수를 효과적으로 측정할 수 있다.

#### (2) 내용분석의 단점

① 다른 자료수집방법에 비해서 내용분석은 조사연구에 시간 · 노력 · 비용이 너무 많이 든다.
② 일단 기록된 자료에만 의존해야 하는 한계가 있다.
③ 실제적인 타당도를 확보하기가 어렵다. 비록 내용분석 방법이 자료수집상의 타당도를 지녔다고 하더라도 기록물이 어떤 행위자의 행동이나 태도 등을 그대로 반영했다고 보기 힘들기 때문에 실제의 특성을 제대로 파악했다고 보기 어렵다.
④ 내용분석에 따른 능력 있는 코더(coder)를 구하기가 어렵다.

[표 5-1] 내용분석법의 장 · 단점 비교

| 장 점 | 단 점 |
|---|---|
| • 시간과 비용 면에서 경제적<br>• 자료의 수정 및 반복 가능<br>• 장기간에 걸쳐 일어난 과정을 연구할 수 있음<br>• 조사자체에 대한 반응이 거의 문제가 되지 않음 | • 연구가 기록된 자료에만 의존하게 됨<br>• 실제적인 타당도를 확보하기가 어려움<br>• 자료 수집하는데 제한이 많음 |

# 제 6 장

# 질병 및 사망의 측정

보건학은 기본적으로 관찰되는 모든 현상을 계량화하고 수량화를 기본으로 한다. 계량화는 질적인 변수나 양적인 변수로 나타날 수 있으며, 이러한 계량화의 과정을 측정이라고 한다. 보건문제와 관련된 연구에서 대상이 되는 질병이나 사건의 발생을 계량화하는 일은 필수사항으로 측정은 기본적으로 단순히 수를 세는 빈도와 같은 절대치와 분율(proportion), 비(ratio), 비율(rate) 등의 상대치로 표현할 수 있다.

## 1 빈도(頻度, frequency)

보건연구에서 가장 먼저 해야 하는 일은 대상 인구집단의 보건문제의 크기와 심각성을 파악하는 것이다. 어떤 사건(event)이 발생한 사람을 단순하게 세는 것은 가장 간단한 측정방법이면서도 보건 수요 및 공급을 위한 예측에 매우 중요하다.

그러나 단순한 빈도는 어떤 현상을 분석하고 파악하는데 매우 제한적인 정보만을 제공한다. 어느 해 홍역 발생 환자 수가 A 마을은 10명, B 마을은 15명인 경우, 빈도를 통해 알 수 있는 정보는 B 마을에서 환자발생이 5명 많았다는 사실 뿐이다. 그러나 마을 인구를 고려한 경우, 인구수가 A 마을은 200명, B 마을은 500명이었다면 발생률은 A 마을 5%(10/200), B 마을 3.0%(15/500)로서 오히려 A 마을이 높게 나타나고 있다. 반대로 분율로만 이루어진 자료에서 빈도는 중요한 정보를 제공하기도 한다. 예를 들어, 전년도 대비 홍역발생 증가율이 A 마을은 100%, B 마을은 50%인 경우, 이 자료에서 알 수 있는 것은 A 마을의 홍역발생 증가가 B 마을보다 2배 높으므로 A 마을의 그 해 홍역 예방대책은 B 마을에 비해 매우 미흡하였다고 평가할 수 있을 것이다. 그러나 전년도 홍역 발생 환자 수가 A 마을은 5명, B 마을은 10명이었다면, 그 해 환자 증가 수는 두 마을 모두 5명으로 동일하므로 어느 마을의 예방대책이 잘되었다고 단적으로 말하기 어렵다는 것을 알 수 있다.

따라서 보건 문제의 심각성, 분포 및 결정요인들을 파악하기 위해서는 상대적인 개념의 지표뿐만 아니라 단순한 빈도도 중요하게 다루어져야 한다.

## 2 비, 분율 및 비율(ratio, proportion and rate)

### 1) 비(比, ratio)

비(比)는 일반적으로 한 측정값을 다른 측정값으로 나눈 값으로 표현되는데 분자가 분모에 포함되지 않는 경우로서, 분자와 분모는 서로 다른 별개의 속성을 지니고 있다. 간단히 표현하면, 두 항목간의 대비를 말한다.

B라는 수치에 대한 A라는 수의 비는 다음 식과 같이 표현할 수 있다.

$$A : B = \frac{A}{B}$$

비는 비율과는 달리 1보다는 큰 값을 가질 수도 있고, 각 항목이 서로 베타적인 경우에 사용한다.

흔히 사용되는 예에는 성비, 종족비, 사망비 등이 있다. 율이나 비율을 율이나 비율로 나눈 경우(비교위험도, 교차비), 인구 천명당 병상수, 모성사망률, 영아사망률, 체질량지수(BMI) 등이 있다. 비는 표시방법이 비교적 간단하나 시간개념과 분모의 개념이 결여되어 있어서 역학적 유용성이 비율이나 율에 비해 낮다.

### 2) 분율(백분율, 百分率 percentage)

분율은 전체 중에서 어떤 특성을 가진 소집단의 상대적 비중을 나타낸다. 분율은 비의 한 형태로서 항상 분자가 분모에 포함되며 주로 백분율(%)로 표현된다. 백분율이란 전체를 100으로 보았을 때 어느 한 항목이 차지하는 비율을 말한다. 즉, 비율에다 100을 곱한 것이 된다.

$$\% = \frac{N_1}{N} \times 100$$

$N$ : 한 집단의 전체 사례 수

$N_1$ : 한 항목의 사례 수

비율의 특성은 단위가 없으며 0에서 1사이의 값을 취한다. 예로는 치명률(fatality rate), 코호트 사망률(cohort infant mortality rate), 유병률(prevalence rate), 누적발생률(cumulative incidence rate), 비례사망지수(PMI), 2차 발병률, 특정 사인별 사망률(cause-specific mortality rate) 등이 있다. 위 모두가 분율 임에도 율이란 용어로 잘못 사용하고 있는데, 이는 용어들이 율과 비율의 개념정립 이전에 명명되어 현재까지 관용적으로 사용하는 데서 기인하고 있다.

### 3) 비율(比率, proportion)

비율은 전체를 1로 보았을 때 한 항목이 차지하는 값을 말하며, 한 측정값(흔히 시간)이 한 단위(unit) 변화하는 동안 다른 측정값의 순간적 변화량을 의미하며, 시간이란 자원이 포함된다는 특징적이다.

$$P = \frac{N_1}{N}$$

### 4) 율(率, rate)

율은 역학통계에서 많이 쓰는 것으로, 모집단을 구성하고 있는 구성원 중 사건의 수로 표현한다. 율의 특성은 차원이 있으며 0에서 무한대까지의 값을 취한다. A를 특정 사건수라 하고, B를 특정 사건을 가지지 않는 수라고 하면, A+B는 모집단이 된다.

$$\frac{A}{A+B} \times k \qquad (k = 10^3, 10^4, 10^5)$$

예를 들면, 어느 지역의 인구수는 10,000명이고 결핵 발생수가 50명이라면, 결핵 발생률은 $\frac{50}{10,000} \times 1,000 = 5$ 가 된다. 즉, 이 지역의 결핵 발생률은 주민 1,000명당 5명이다.

또한 평균발생률(incidence density), 조사망률, 특수사망률 등이 있다. 그러나 순간 변화량을 매순간 측정하기는 어렵기 때문에 일반적으로는 총 변화량을 총 시간수로 나눈 평균율

(average rate)을 사용한다. 예를 들어 어떤 한 순간의 자동차의 속도(velocity)란 단위시간 동안의 주행거리(km/h)를 뜻한다. 그러나 자동차의 순간속도를 계기판에서 읽을 수는 있으나 순간속도의 변화를 전부 측정하기는 어렵기 때문에 일반적으로 자동차의 속도는 총 주행거리를 총 주행시간으로 나눈 평균속도(speed)로 측정하는 것이 보통이다.

분율과 율의 차이를 [표 6-1]에 정리하였다.

[표 6-1] 분율과 율의 차이

| | 분율 | 율 |
|---|---|---|
| 분자/분모 관계 | 분자는 분모에 포함됨 | 분자는 분모의 시간적 변동에 의존하여 변동함 |
| 단위 | 없음 | 1/시간 |
| 범위 | 0 ~ 1 | 0 ~ ∞ |
| 내포한 의미 | 확률 예측치를 표현 [개체] | 순간적 변동량(속도)을 표현[집단] |
| 관련 확률분포 | 이항분포 | 포아송분포 |

## 3 보건학 분야 측정의 종류(types of measures)

보건학 연구에서 사용하는 측정에는 빈도 측정, 관련성 측정, 영향력 측정의 3가지가 있다. 이 중 빈도 측정은 이 장에서 설명하고 나머지 두 측정은 뒷장에서 다뤄지는 비교위험도나 기여위험도에서 설명할 것이다.

빈도 측정(frequency measures)이란 인구집단에서 질병, 불구, 사망 등의 규모를 측정하는 것으로 40대 이상 여자의 심혈관질환 발생률이나 사망률을 알아보는 것이 예가 된다. 관련성 측정(measures of association)이란 위험요인과 질병과의 통계학적 관련성을 측정하는 것이다. 이때는 위험요인의 수준별로 질병의 빈도를 측정하여야 한다. 영향력 측정(measures of impact)이란 위험요인이 인구집단의 질병 빈도에 기여하는 정도를 측정하는 것이다. 이것은 공중 보건사업을 기획하고 그 효과를 평가하는데 이용된다. 위 세 가지 측정법 중 어떤 것을 사용하느냐 하는 것은 연구목적에 따라 결정된다.

# 4 빈도 측정(frequency measures)

## 1) 유병률(Prevalence rate)

발병시기에 관계없이 조사 당시 질병을 가지고 있는 모든 사람이 대상이 된다. 조사방법에 따라 어느 시점에 있어서의 유병률을 조사하는 경우는 시점유병률(point prevalence rate)이라 하고, 일정기간을 두고 조사하는 경우는 기간유병률(period prevalence rate)이라 한다.

### (1) 시점유병률(point prevalence rate)

시점유병률($Po$)은 한 시점에서 인구집단 중의 한 사람이 환자일 확률을 말한다. 일반적으로 유병률이라 하면 시점유병률을 말하며 이것은 분율(proportion)에 속한다. 시점유병률은 정기적으로 측정하면 시간경과에 따라 질병양상이 어떻게 변화하는지를 파악할 수 있다. 또한 질병이 아니더라도 고혈압의 인지율, 치료율, 조절률 등에 어떤 변화가 있는지를 파악할 수 있다.

$$\text{시점유병률}(Po) = \frac{\text{일정한 지역에 한 시점에서 특정 질병에 이환된 환자 수}}{\text{동일한 지역, 동일한 시점에서 인구집단의 수}}$$

예를 들어, 2017년 7월 1일 현재 65세 이상 ○○시민의 고혈압 유병률을 파악하고자 한다면, 65세 이상 ○○시민을 모두 조사하여 동일한 날짜에 고혈압 환자가 몇 명인지를 파악하여야 한다. 이 때 2017년 7월 1일 현재 65세 이상 ○○시민의 수가 분모가 되며 고혈압 환자 수가 분자가 된다.

### (2) 기간유병률(period prevalence rate)

기간유병률($Pe$)은 일정 기간 동안 한 번이라도 환자 상태에 있었던 사람 수를 그 기간 동안의 평균인구 수로 나누어준 것이다. 일정 기간 동안 한번이라도 환자 상태에 있었던 사람이란 그 기간 이전에 발병한 사람에 그 기간 동안에 새로 발병한 사람을 합한 수가 된다. 분모는 일정 기간 동안 관찰하여 측정하기 때문에 그 기간 동안 인구수가 일정하지 않고 달라질 수 있다. 따라서 분모는 평균인구 수를 이용하는데 일반적으로 연앙인구(6월 30일 또는 7월 1일 시점의 인구수)나 연구기간의 중앙인구 수를 이용한다. 기간유병률은 비

(ratio)에 속한다. 기간유병률은 발병 시점을 알기 어려운 질병의 경우에 시점유병률이나 발생률에 비해 측정하기 쉽다.

$$\text{기간유병률}(Pe) = \frac{\text{일정 기간 동안 1회 이상 이환상태에 있었던 사람의 수}}{\text{동일한 기간 동안 평균 인구 수}}$$

## 2) 발생률(incidence rate)

발생률은 초병률이라고도 하며, 일정 기간에 새로 발병한 환자수를 그 지역의 인구로 나눈 값을 말한다. 발생률은 질병에 걸릴 가능성이 있는 사람(population at risk, PAR)들 중에서 특정기간 동안 새로 발생한 환자 수가 얼마나 되는가를 나타내는 지표이다. 발생률에는 누적발생률과 평균발생률 등 두 가지 형태가 있으며, 일반적으로 위험도(risk)라고 하면 누적발생률을 의미하고 발생률이라고 하면 평균발생률을 의미한다.

### (1) 누적발생률(CI, cumulative incidence rate)

누적발생률(CI)이란 일정 기간 동안 질병 발생위험에 노출된 사람 중 질병이 발생한 사람의 비율을 말한다. 누적 발생률은 관찰 시작 시에 질병 발생 위험에 노출된 사람 전체를 연구기간 동안 추적 관찰한다는 가정 하에서 측정한다. 즉 누적발생률은 주로 인구 이동이 거의 없는 코호트(fixed cohort)에서 측정한다. 이때 반드시 관찰기간이 명시되어야 하며, 이 기간은 질병의 특성에 따라 결정되는 경우가 많다.

$$\text{누적발생률}(CI) = \frac{\text{정해진 기간동안 질병이 발생한 사람 수}}{\text{그 기간동안(관찰시작시에) 질병발생 위험에 노출된 사람 수}}$$

한 사람이 일정 기간 동안 질병에 이환될 확률을 위험도(risk)라 하면 누적발생률은 평균위험도(average risk)가 된다. 즉, 누적발생률이란 인구집단에 속한 개개인이 일정한 기간이 경과하는 동안에 새롭게 질병에 걸릴 확률 혹은 위험도이다. 여기서 관찰기간은 어떤 형태의 것도 가능하지만 통상적으로 어떤 질병의 유행기간 동안, 수 년, 혹은 생애(life time) 등을 사용한다. 흔히 사용하는 누적발생률의 예로는 전염병 유행기간과 같이 특정 기간에만 사용하는 발병률(attack rate)과 5년 누적발생률 등이 있다. 누적발생률을 계산하는 예를 들어보자. 피임약과 세균뇨와의 관계를 알아보기 위하여 20세에서 49세 사이의 여성 3,000명을 조사한 결과 이 중 1,900명은 피임약을 복용하지 않고 있었으며 나머지

1,100명 중 100명은 세균뇨가 나오고 있었다. 따라서 1,000명을 3년간 관찰한 결과 이 중 60명이 세균뇨 증상을 나타내었다. 이런 경우 3년 누적발생률은 1,000명 중 60명 즉, 6%가 된다. 이 때 누적발생률 6%는 관찰기간이 3년일 때에만 적용되는 것으로서 예를 들어 1년 누적발생률 2%라든지, 6년 누적 발생률 12% 등으로는 적용할 수 없다. 왜냐하면 세균뇨 환자가 관찰기간 동안 균등하게 발생하였다는 보장이 없기 때문이다. 즉, 첫 2년 동안에는 한 명도 발생하지 않고 모두 3년째에 발생하였을 수도 있기 때문이다.

### (2) 평균발생률(ID, incidence density)

앞에서 비율이란 시간이 한 단위 변화하는 동안 다른 측정값의 순간적 변화량이라 정의하였다. 이 율의 개념을 그대로 적용한 것이 순간발생률(instaneous incidence rate)이다. 그러나 이미 설명한 바와 같이 순간율을 매순간 모두 측정하기는 어렵기 때문에 실제로는 평균율(average rate)인 평균발생률을 이용한다. 평균발생률이란 관찰기간이 각각 다른 것을 감안하고 모든 가능한 정보를 이용하기 위한 것이다. 즉, 평균발생률(ID)은 관찰기간 동안 인구집단에서 새로 발생한 건수가 그 기간 동안 질병 발생 위험에 노출된 인구집단의 인시(人時, population-time)로 나누어준 것이다. 여기서 분자가 환자 수가 아니고 질병 발생 건수인 것은 한 사람에게 동일 질병이 중복 발생할 경우를 감안한 것이며, 인시란 질병 발생 위험에 노출된 기간을 말하고 위험에 노출된 기간이란 관찰 대상 개개인이 그 질병에 걸릴 가능성이 있으면 걸리지 않은 상태로 있었던 기간을 말한다. 이 기간은 질병의 특성에 따라 다양한 단위로 표현할 수 있다. 인시(人時)의 예로는 인일(人日), 인월(人月), 인년(人年) 등이 있으며 평균발생률의 예로는 발생 수/인일, 발생 수/인월, 발생 수/인년 등이 있다. 따라서 평균발생률은 비율(rate)의 개념에 가장 합당한 발생률이다.

$$\text{평균발생률}(ID) = \frac{\text{관찰기간 동안 인구집단에서 새로 발생한 특정질병의수}}{\text{그 기간 동안 질병발생 위험에 노출된 집단의 人時}(population\ time)}$$

평균발생률을 계산할 때 누적발생률과 달리 인시를 사용하는 이유는 평균발생률은 고정코호트가 아닌 유동인구(dynamic population)를 대상으로 측정하기 때문이다. 즉 연구 시작시에 관찰하기로 계획하였던 인구집단을 다음과 같은 이유로 전 연구기간 동안 관찰하지 못하는 경우가 많기 때문이다. 첫째, 이사나 협조거부, 둘째, 다른 원인으로 인한 사망, 셋째, 중간에 연구대상자로 포함된 사람, 넷째, 의학적 시술로 인한 대상자로서의 자격 상실(예 : 자궁 경부암 발생률을 측정할 때 그 대상자가 중도에 다른 이유로 자궁적출술을 받은 경우) 등이다.

[그림 6-1]은 질병이 없는 12명을 5.5년 동안 추적 관찰한 결과(가상자료)이다. 이로부터 평균발생률을 계산하면 다음과 같다. ID = 5/(2.5+3.5+· · · +1.5)인년=0.192/인년

위의 예에서 개개인이 분모(즉, 인년)에 기여한 시기와 규모는 각기 다르지만 이를 구별하지 않고 합산하였다. 예를 들어, 한 사람을 10년간 관찰하거나 열 사람을 1년간 관찰하거나 동일하게 10년이 된다. 이는 질병 발생 확률이 관찰시기에 관계없이 균일하다는 가정하에 평균발생률을 측정하기 때문에 가능한 일이다. 그러나 이러한 가정을 적용하기에 무

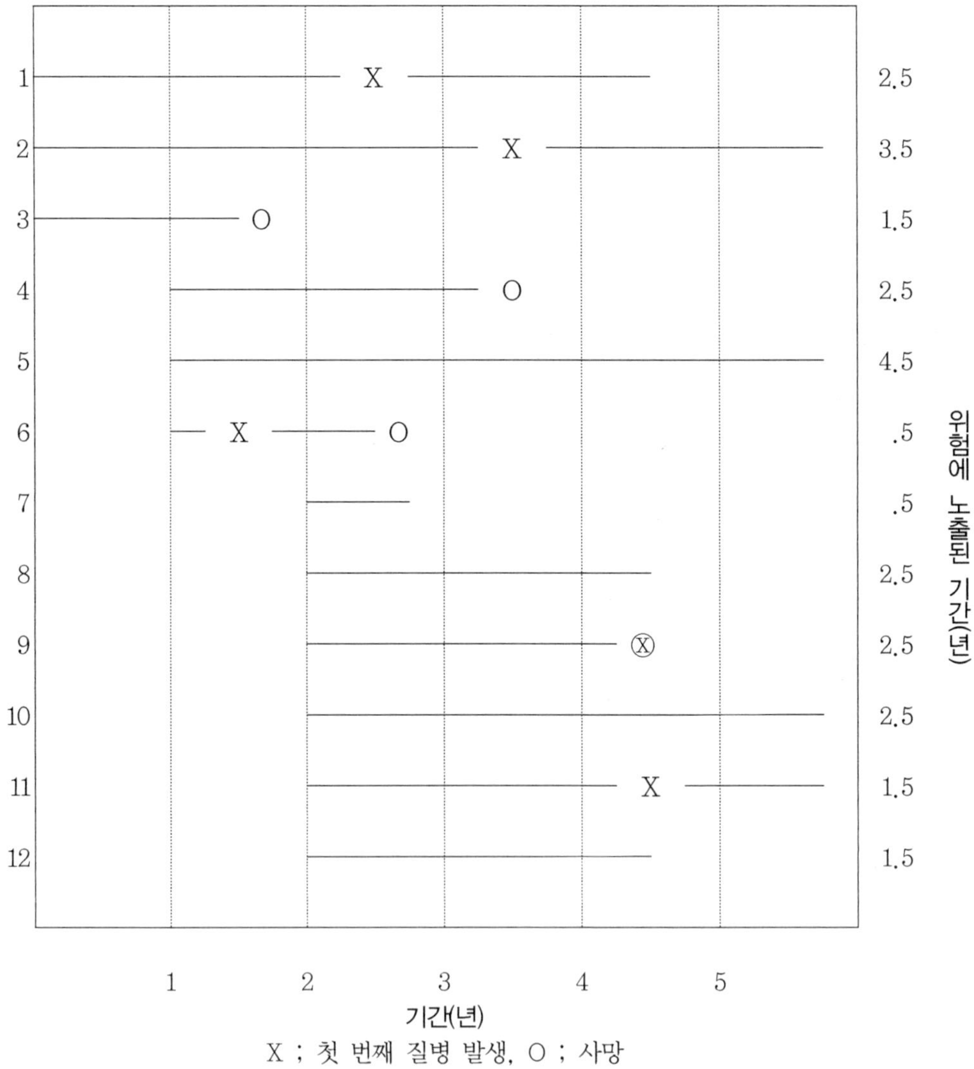


[그림 6-1] 초기 질병이 없었던 12명의 코호트에 대한 5.5년간의 추적 관찰 결과

리가 있는 경우도 많다. 예를 들어, 암과 같은 만성 질병의 평균발생률을 측정한다고 할 때, 만성 질병이란 원인요소에 노출된 후 발병할 때까지 상당한 기간의 잠재기(latent period)가 소요된다. 따라서 질병 발생 확률이 관찰기간 동안 균등하지는 않을 것이다.

#### (3) 누적발생률과 평균발생률의 비교

누적발생률과 평균발생률의 특성을 비교하면 다음과 같다. 누적발생률의 특성은 첫째, 관찰 기간이 증가하면 그 값이 커진다. 즉, 발생수가 누적되므로 누적발생률의 값이 증가한다. 그러나 그 값이 관찰기간의 증가 정도에 비례하여 커지지는 않는다. 둘째, 관찰 대상자 개인별 피 관찰 기간에 차이가 있을 때는 측정하기 곤란하다. 셋째, 측정한 누적발생률을 표현할 때 단위기간이 고정되어 있다. 넷째, 한 사람에게 동일한 질병이 여러 번 발생하었을 때 이를 반영하지 못한다. 다섯째, 정해진 특정한 기간 동안의 질병 발생 위험을 직접 측정한다.

평균발생률의 특성은 첫째, 관찰 대상자 개인별 피 관찰 기간이 차이가 있을 때도 측정할 수 있다. 둘째, 측정한 발생률을 표현할 때 단위 기간을 자유롭게 표현할 수 있다(duration free). 즉, 평균발생률의 값은 단위 기간을 증가 혹은 감소시키면 이에 비례하여 변화한다. 셋째, 개인별로 동일 질병이 두 번 이상 발생하여도 이를 반영할 수 있다. 넷째, 유동인구에서도 측정할 수 있다.

### 3) 유병률과 발생률의 관계

유병률과 발생률은 밀접한 관계가 있다. 유병률은 발생률과 질병이환기간의 영향을 받는다. 발생률이 낮고 이환기간이 긴 질병은 발생률에 비해 유병률이 높으며, 발생률이 높고 이환기간이 짧은 질병은 발생률에 비해 유병률이 낮다. 새로 개발된 암의 화학요법제가 사망률을 감소시키나 완전히 회복시키지 못한다면 유병률이 증가할 것이다.

만약 인구집단의 질병 발생 양상이 평형상태에 있으며(유병률과 발생률이 일정한 경우), 드문 질병이라면(치명률이 매우 높거나 이환기간이 짧은 경우), 유병률과 발생률간에는 다음과 같은 식이 성립한다.

$$P = I \times D$$ (P : 유병률, I : 발생률, D : 평균 이환기간)

그리고, $D = P/I$

유병률과 이환율을 알면 평균 이환기간을 계산할 수 있다. 또한 이러한 관계식은 상대적으로 측정하기 쉬운 유병률과 질병 이환기간에 대한 정보로부터 발생률을 추정하는데 주로 이용된다. [그림 6-2]에서 질병은 첫 번째 사람부터 7년, 7년, 2년, 7년,.... 만에 발생하였다. 이 경우 평균발생률(ID)은 3/(7+7+2+7+3+2+5)인년 ≒ 0.091/인년 ≒ 9.1/100인년, 누적발생률(CI)은 3명/7명 ≒ 43명/100명/7년, 질병의 평균 이환기간은 (3+5+2)년/3명 ≒ 3.3년/명, 4년째 유병률은 2명/6명 ≒ 3.3명 ≒ 33명/100, P = I× D 공식을 이용한 유병률은 9.1× 3.3 ≒ 30명/100명이다. 이 경우 질병 발생 양상이 평형상태에 있다고 가정한다면 관찰기간 중앙(4년째)에서의 유병률과 P = I×D 공식을 이용한 유병률은 비슷한 값을 갖는다는 것을 알 수 있다.

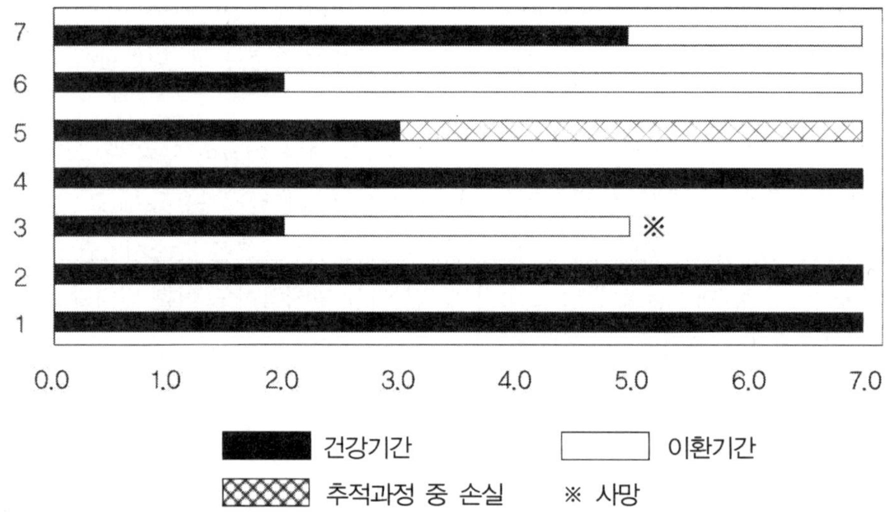


[그림 6-2] 초기 질병이 없었던 7명의 코호트에 대한 7년간의 추적 관찰 결과
추적 년수

유병률은 다음과 같은 요소에 의해 달라지며 이러한 유병률과 발생률의 관계를 표시하면 [그림 6-3], [그림 6-4]와 같다.

첫째, 질병의 중증도(severity) : 질병의 치명률이 높으면 유병률이 낮아진다.

둘째, 이환기간 : 질병의 이환기간이 짧으면 유병률이 낮아진다.

셋째, 질병발생률 : 질병의 발생률이 낮으면 유병률이 낮아진다.

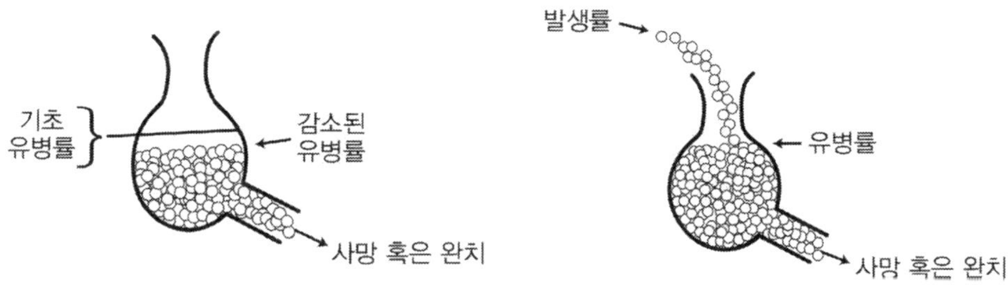


[그림 6-3] 완치와 사망으로 유병률이 내려가고 있는 모습과 환자 발생과 질병종료의 조화로 유병률이 유지되는 모습

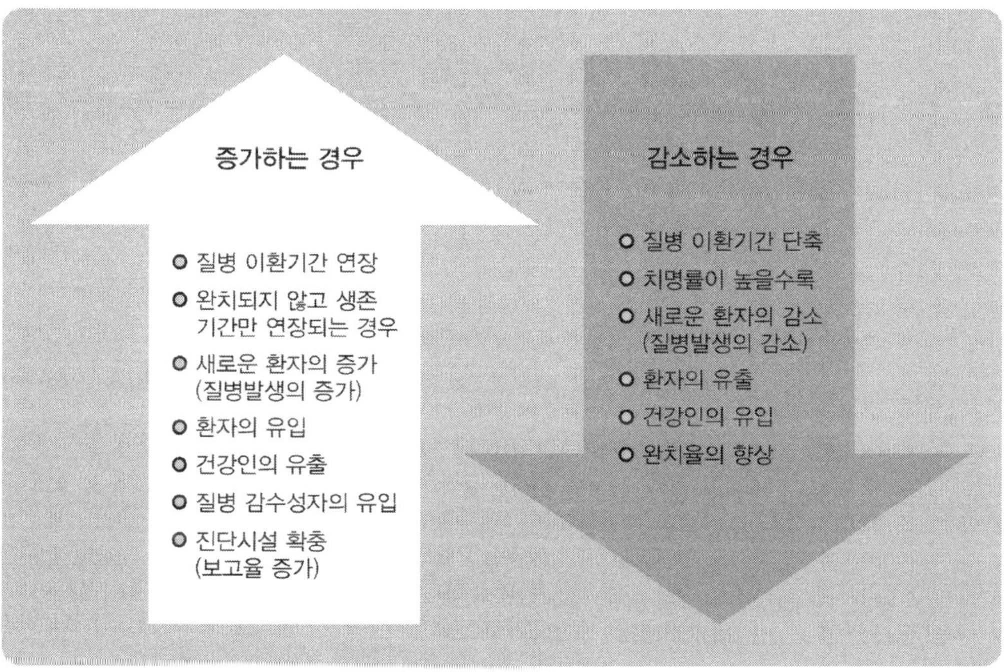


[그림 6-4] 유병률에 영향을 주는 요소

발생률과 유병률은 서로 밀접한 관계가 있으나 그들로부터 얻을 수 있는 정보와 효율성에는 차이가 있다. 유병률은 보건정책 입안자들이 지역사회내의 특정 질병으로 인한 건강 영향을 평가하고 이에 필요한 의료자원 즉, 보건의료 인력이나 시설 등을 추정하는데 도움이 된다. 또한 질병의 원인을 탐구할 때 필요로 하는 표본수를 쉽게 채울 수 있다는 점에서 흔히 사용된다. 그러나 유병률은 두 가지 요인(발생률과 이환기간)의 영향을 받으며 질병과 원인요소와의 시간적 선후관계가 분명치 않다는 문제점 때문에 원인조사 수단으로서의 적합성에 장

애가 된다. 예를 들어, 한 조사에서 정신장애 환자와 경제 상태를 조사한 결과 소득수준이 낮은 사람들에서 정신장애 환자가 많은 것으로 나타났다. 그러나 이 자료로는 낮은 소득수준이 정신장애 발생의 원인이라고 단적으로 말할 수 없다. 왜냐하면 우리나라 정서상 정신장애를 갖고 있는 사람들은 직업선택이나 경제활동에 있어서 정상인보다는 많은 불이익을 받았을 개연성이 커서 그로 인해 정신장애인들의 소득수준이 낮게 나타날 수도 있기 때문이다. 따라서 보건정책을 수립하는 데는 유병률을 측정하는 것이 적합하며, 원인 조사 시에는 좀 더 많은 노력이 필요하더라도 발생률을 측정하는 것이 타당하다.

또한 유병률은 발생률과 달리 질병 변화의 동적인 특성을 반영하지 못한다. 이같은 특성 때문에 유병률 만으로 질병의 양상을 파악하면 문제점이 생기게 된다. 우선 이환기간이 짧은 환자보다는 이환기간이 긴 환자가 유병률 조사에 들어올 가능성이 높아진다. 이것은 특정 시점의 유병률 조사에 들어온 환자가 전체 환자를 대표하지 못하게 된다는 것을 의미하며 결과적으로 선택생존바이어스(selective survival bias)와 기간바이어스(length bias)가 초래될 가능성이 있다(바이어스에 대해서는 2부에서 상술되어 있음).

유병률과 발생률의 비교를 [표 6-2]에 나타내었다.

[표 6-2] 유병률과 발생률의 비교

| | 유병률 | 발생률 |
|---|---|---|
| 관찰의 종류 | 정적(static)이다. | 동적(dynamic)이다. |
| 분자 | 한 시점에서 어떤 상태에 있거나 어떤 질병을 가지고 있는 사람의 수 | 한 인구집단 내에서 일정한 기간 동안 발생한 사건의 수 |
| 분모 | 한 시점에서 어떤 상태 또는 질병의 유무를 조사받은 사람의 수 또는 인구집단의 수 | 일정한 기간 동안 그 사건이 일어날 위험에 있는 인구집단의 평균 인구 수 |
| 기간의 개념 | 있다. | 없다. |

## 5 조율, 특수율 및 표준화율

### 1) 조율과 특수율(crude rate and specific rate)

조율이란 일정 기간 동안 인구집단에서 발생한 사건(출생, 사망 혹은 질병)에 기초한 율(summary rate)이다. 특수율이란 전체 인구집단을 질병의 역학적 양상을 자세히 검토하기 위하여 모집단을 동일한 특성을 가진 소집단으로 분류하여 각 소집단내 사건의 비율을 계산하여 비교하는 방법이다. 소집단을 구분하는 변수로는 연령 및 인구학적 변수(성, 직업, 학력, 결혼상태, 경제수준, 지역구분, 계절, 종족 등)가 흔히 사용된다. 특수율은 가치 있는 정보를 얻을 수 있지만 인구구성의 차이에 의한 영향을 배제하지 못한다는 단점이 있다. 따라서 이러한 단점을 보완하여 전반적인 비율의 상태를 파악할 필요가 있는데 이와 같은 비율을 정정률(adjusted rates) 또는 표준화율(standardized rates) 이라고 한다. 흔히 연령에 의하여 정정하는 경우가 많은데 이는 연령에 따라 질병률과 사망률이 크게 영향을 받기 때문이녀 때로는 성 또는 종족에 따라 정정하기도 한다. 흔히 사용하는 조율에는 조출생률(crude birth rate)과 조사망률(crude death rate)이 있으며 조출생률 이란 우리나라의 경우 아이가 태어나면 가족관계 등록 등에 관한 법률에 따라 읍, 면, 동사무소에 1개월 이내에 신고하여야 한다. 동 법률에 따라 출생뿐 아니라 혼인, 사망 등 가족관계의 발생 및 변동에 관한 사항등도 의무적으로 신고하게 되어 있다 특정 인구집단의 출산수준을 나타내는 가장 기본적인 지표인 조출생률은 1년간 발생한 총 출생아수를 당해 연도의 주민등록 연앙인구(그 해 중앙인 7월 1일 기준인구)로 나누어 1,000 분율로 나타낸 것으로 인구 1천명당 출생아수를 의미하며 다음과 같이 계산한다.

$$\text{조출생률}(CBR) = \frac{\text{특정 1년간의 총 출생아 수}}{\text{당해 연도의 연앙인구}} \times 1,000$$

$$\text{조사망률}(CDR) = \frac{\text{특정 1년간의 총 사망자 수}}{\text{당해 연도의 연앙인구}} \times 1,000$$

### 2) 표준화율(standardized rate)

질병 발생(혹은 사망)에는 여러 가지 요인들이 작용한다. 이 요인들에는 수정 가능한 요인

[표 6-3] 조율과 특수율의 장단점 비교

| 비율 | 장점 | 단점 |
|---|---|---|
| 조율 | 현실적인 종합적 비율<br>국제적으로 비교하는 데 제약이 있지만 흔히 이용되고 있으며 산출이 쉽다. | 인구 구성이 다르므로 두 집단의 조율을 비교하는 것은 어렵다. |
| 특수율 | 비슷한 특성을 지닌 집단 역학적 및 보건학적으로 유용하다. | 두 개 이상의 집단의 특성이 비슷한 작은 집단으로 나누어 비교하기가 번거롭다. |

(modifiable factor)과 수정 불가능한 요인(unmodifiable factor)이 있다. 조율이란 이러한 여러 가지 요인들이 복합적으로 작용한 결과를 나타내는 질병의 빈도이다.

이제 두 지역의 사망빈도(조율)를 비교해 보자.

[표 6-4]를 보면 A 지역의 조사망률이 B 지역보다 높다. 즉 여러 가지 요인들이 복합적으로 작용한 결과 A 지역의 조사망률이 B 지역보다 높다는 뜻이다. 그러나 이러한 비교방법에는 한 가지 문제점이 내포되어 있다. 즉, 비교하고자 하는 두 집단의 비교성이 낮다는 점이다. [표 6-4]에서 두 지역 인구의 연령 분포를 보면 서로 크게 차이가 나는 것을 알 수 있다. 사망수준이 높은 A지역은 노인인구가 차지하는 분율이 커서 사망자 수가 많은 것일 뿐 다른 환경적 요인이나 물리적 요인 등이 열악하여 나타난 결과가 아닐 수도 있다. 예를 들어, 노령자가 많은 집단은 개개인의 사망 확률이 높지 않더라도 보통사망률이 높아지게 된다. 이 때 연령이란 요인은 수정 불가능한 요인이다. 두 지역의 사망률을 비교하는 이유는 결국 두 지역간의 사망률에 차이를 초래하는 환경을 비교하여 수정 가능한 요인들을 수정함으로써 사망률을 낮추려는 데에 궁극적인 목적이 있을 것이다. 따라서 이러한 목적에 부합하려면 수정 불가능한 요인, 즉 인구 구조의 영향을 배제한 후에 두 지역의 사망률을 비교하여야 할 것이다. [표 6-4]를 보면 두 집단의 연령별 사망률이 같지만 두 지역의 인구 구조가 다름으로 인해 보통사망률이 차이가 있음을 알 수 있다. 그러므로 조율을 비교할 때에는 인구 구조가 연령별 특수율을 검토하여 인구 구조의 영향을 제거할 필요가 없는지 판단하여야 한다. 조율은 위와 같은 제한점에도 불구하고 널리 사용되고 있는데 그 이유는 조율은 최소한의 정보(총 사건수와 총 인구수)만으로도 구할 수 있기 때문이다.

질병 발생 및 사망에는 연령이 가장 큰 영향을 주는 요인이기 때문에 앞으로 대부분 연령 보정에 대해 주로 설명하겠지만 경우에 따라서는 기타 인구학적 변수(성, 직업, 학력, 결혼상태, 경제수준, 지역구분, 계절, 종족 등)에 대해서도 보정이 필요함을 인지해야 한다.

[표 6-4] A, B 두 지역의 사망률

| 연령(세) | A 지역 | | | B 지역 | | | 전체 | | |
|---|---|---|---|---|---|---|---|---|---|
| | 인구수 | 사망수 | 사망률 | 인구수 | 사망수 | 사망률 | 인구수 | 사망수 | 사망률 |
| 30~39 | 5,000 | 15 | 3 | 15,000 | 45 | 3 | 20,000 | 60 | 3 |
| 40~49 | 5,000 | 25 | 5 | 15,000 | 75 | 5 | 20,000 | 100 | 5 |
| 50~59 | 15,000 | 120 | 8 | 5,000 | 40 | 8 | 20,000 | 160 | 8 |
| 60~ | 15,000 | 300 | 20 | 5,000 | 100 | 20 | 20,000 | 400 | 20 |
| 계 | 40,000 | 460 | 11.5 | 40,000 | 260 | 6.5 | 80,000 | 720 | 9 |

앞에서 살펴본 바와 같이 두 집단의 질병 사망(발생)률을 비교하고자 할 때 조율은 인구 구조의 영향을 받으며 특수율은 너무 복잡하기 때문에 한눈에 비교하기 어렵다. 이러한 문제점을 해결하기 위하여 표준화율은 인구 구조의 영향을 조정한 후에 하나의 값으로 측정한 율이다. 이와 같은 경우 비교하고자 하는 지역의 인구 구성 등을 보정하여 계산을 해야 올바른 결론을 유도할 수 있다. 이렇게 계산한 값을 표준화율(standardized rate, adjusted rate)이라고 하며, 분수 3/4과 5/7의 크기를 비교하기 위해서는 공통분모를 구하듯이 비교하고자 하는 집단 간에 비슷한 상황을 만들어 비교가능하게 하는 것을 율을 표준화한다고 한다. 즉, 표준화율은 질병 위험(risk of disease)에 영향을 줄 수 있는 특성이 서로 다른 두 집단의 질병 위험을 비교하기 위하여 서로 다른 특성의 영향을 조정한 율로 정의할 수 있다. 인구 구조의 영향을 보정하는 방법에는 직접법(direct method)과 간접법(indirect method)이 있다.

### (1) 직접법(direct method)

[표 6-4]에서 A 지역과 B 지역의 조율 차이는 연령별 사망률의 차이라기보다는 순선히 연령 구조의 차이에 기인하였다. 즉, 두 지역의 연령 구조가 같다면 조율도 같을 것이다. 직접법은 인구 구조의 차이를 제거하기 위하여 비교하려는 두 지역의 특수율을 표준 인구의 인구 구조에 적용하는 방법이다. [표 6-5]는 직접법에 의해서 A 지역과 B 지역의 표준화율을 계산한 결과이다. 그 과정을 보면, 먼저 표준인구(standard population)를 선정하고 (이 경우는 A 지역과 B 지역의 인구를 합산함), 표준 인구의 연령별 인구수에 A지역과 B지역의 연령별 사망률을 곱하여 표준 인구가 A 지역과 B 지역의 연령별 사망률을 경험하

였을 때 기대되는 사망수를 각기 구하였다. 이 결과 두 지역의 기대 사망수는 동일하였다. 즉, 두 지역의 연령 표준화 사망률(age standard death rate)은 1,000명당 9명으로 동일하였다. 조율이 다른 두 집단의 표준화율이 왜 똑같을까? 그 이유는 두 집단이 인구 구조는 다르지만 연령별 사망률이 같았는데 표준화 과정에 의해서 인구 구조의 차이가 제거되었기 때문이다.

[표 6-5] 직접 표준화율 계산 순서

| 연령(세) | 표준인구 | A 지역 | | B 지역 | |
|---|---|---|---|---|---|
| | | 사망률(/1,000) | 기대사망수 | 사망률(/1,000) | 기대사망수 |
| | (1) | (2) | (3)=(1)×(2) | (4) | (5) |
| 30~39 | 20,000 | 3 | 60 | 3 | 60 |
| 40~49 | 20,000 | 5 | 100 | 5 | 100 |
| 50~59 | 20,000 | 8 | 160 | 8 | 160 |
| 60~ | 20,000 | 20 | 400 | 20 | 400 |
| 계 | 80,000 | | 720 | | 720 |

$$A\text{지역 직접표준화율} = \frac{720}{80,000} \times 1,000 = 9(/1,000\text{명당})$$

$$B\text{지역 직접표준화율} = \frac{720}{80,000} \times 1,000 = 9(/1,000\text{명당})$$

### (2) 간접법(indirect method)

직접법은 표준 인구의 인구 구조와 비교하려는 집단의 특수율에 대한 정보가 있을 때 가능한 방법이다. 그러나 간접법은 정보의 부족으로 인해 비교하려는 집단의 조율은 알더라도 특수율을 모르는 경우(특히 개발도상국)나 특수율은 알 수 있을지라도 아주 적은 규모의 인구에서 산출한 경우 사용된 분자의 수가 너무 적어서 계산한 특수율의 신뢰성이 낮게 되는 경우에 이용한다. 이러한 경우 인구가 적은 집단을 인구 규모가 큰 집단에 적용시킴으로써 큰 인구집단의 특수사망률을 경험한다고 가정하여 예상되는 사망수를 산출하게 된다. 즉, 간접법은 표준 인구의 특수율을, 비교하려는 두 집단의 인구 구조에 적용하는 방법이다. 가령 두 집단의 인구 구조에 적용하여 두 집단이 표준 인구처럼 사망할 때(표준 인구의 연령별 사망률을 나타낼 때) 기대되는 두 집단의 사망수를 얻는다.

[표 6-6]을 보면 각기 인구수가 100,000명인 C 지역과 D 지역의 조율은 인구 1000명당 7명으로서 서로 같다. 그러나 이 두 지역은 인구 구조가 다르므로, 간접 표준화율을 계산하여 비교하여 보자. 각 지역의 인구 구조에 표준 인구의 연령별 사망률을 적용하여 기대 사망수를 계산하면, C 지역은 740명, D 지역은 600명이었다. 이 때 각 집단의 실제 사망수를 기대 사망수로 나눈 값을 표준화 사망비(standardized mortality ratio, SMR)라 한다.

[표 6-6] 간접 표준화율 계산 순서

| 연령(세) | 표준 인구의 사망률(/1,000) | C 지역 | | | D 지역 | | |
|---|---|---|---|---|---|---|---|
| | | 인구수 | 기대 사망수 | 실제 사망수 | 인구수 | 기대 사망수 | 실제 사망수 |
| | (1) | (2) | (3)=(1)×(2) | | (4) | (5) | |
| 30~39 | 4 | 20,000 | 80 | | 40,000 | 160 | |
| 40~49 | 6 | 30,000 | 180 | | 40,000 | 240 | |
| 50~59 | 8 | 30,000 | 240 | | 10,000 | 80 | |
| 60~ | 12 | 20,000 | 240 | | 10,000 | 120 | |
| 계 | 8 | 100,000 | 740 | 700 | 100,000 | 600 | 700 |

$$표준화사망비(SMR) = \frac{어떤\ 집단에서\ 관찰된\ 총\ 사망수}{그\ 집단에서\ 예상되는\ 총\ 기대사망수}$$

표준화 사망비가 1보다 크면 그 집단의 사망률이 표준 인구보다 높다는 뜻이며, 1보다 작으면 그 집단의 사망률이 표준 인구보다 낮다는 뜻이 된다. 표준화 사망비는 C 지역이 0.95, D 지역이 1.17이었다. 즉, 인구 구조상 C 지역은 표준 인구보다 기대 사망수가 크며, D 지역은 표준 인구보다 기대 사망수가 작은데도 실제 사망수는 두 지역이 700명으로 같다. 이는 C 지역의 사망 발생 확률이 표준 인구보다 0.95배로 낮으며, D 지역은 표준 인구보다 1.17배로 높다는 뜻이 된다. 간접 표준화율은 표준 인구의 조율에 표준화 사망비를 곱한 값이다.

$$\text{간접표준화율} = \text{조율} \times \text{표준사망비} = \text{조율} \times \frac{\text{실제사망수}}{\text{기대사망수}}$$

따라서 표준화 사망비를 표준 인구의 조사망률에 각기 곱하면 C 지역은 간접 표준화율이 인구 1000명당 7.6이며, D 지역은 인구 1000명당 9.3이 된다.

$$C\ \text{지역 표준화율} = 8 \times \frac{700}{740} = 8 \times 0.95 = 7.6(/1{,}000\text{명당})$$

$$D\ \text{지역 표준화율} = 8 \times \frac{700}{600} = 8 \times 1.17 = 9.3(/1{,}000\text{명당})$$

### (3) 표준화율의 장 · 단점

표준화율은 인구 구조의 영향을 통제한 요약률(summary rate)이므로 쉽게 비교할 수 있다는 장점이 있으나 단점도 있다. 첫째, 인구 계층별 경향을 자세히 살펴볼 수 없으며, 둘째, 표준화율은 실제로 측정된 값이 아닌 허구의 값이다. 즉, 어떤 표준 인구를 사용하느냐에 따라 표준화율의 크기가 달라진다.

표준 인구를 선정하는 방법은 세 가지가 있다. 첫째, 비교하려는 집단 중 어느 한 집단을 선정한다. 인구 규모가 큰 집단과 작은 집단을 간접적으로 비교할 때는 큰 집단의 특수율이 더 안정적(stable)이므로 인구 규모가 큰 집단을 표준 인구로 선정하며 선진국과 개발도상국을 비교할 때는 위와 같은 이유로 선진국을 표준 인구로 선정한다. 둘째, 비교하려는 집단의 합(sum)을 사용하거나, 셋째, 비교하려는 집단을 모두 포함하는 더 큰 집단을 표준인구로 선정한다. 예를 들어, 전주시의 경우 전라북도나 한국인 전체를 표준 인구로 선정하면 된다.

## 6 주요 질병 및 사망지표

### 1) 주요 질병관계 지표

#### (1) 이환율(morbidity rate, case rate)

이환율은 질병의 발생률과 유병률로 나타내며, 질병과 관련된 발생이나 환자의 앓고 있는 유병상태 등을 빈도(%)로 표현한다. 일정기간 관찰한 인구집단에 대한 환자수를 나타내는 지표로서 발생률과 유병률도 이환율의 일종이다.

$$\text{이환율}(\%) = \frac{\text{일정기간 동안의 환자수}}{\text{동일기간에서의 전체인구}} \times 100$$

#### (2) 발병률(attack rate)

발병률은 어떤 집단이 한정된 기간에 한해서만 어떤 질병에 걸릴 위험에 놓여 있을 때 전체 기간 중 주어진 집단 내에 새로 발병한 총수의 분율(%)로 표시한다. 즉, 발병률은 어떤 특수한 눈병, 식중독, 조류독감이나 사스, 메르스, 광우병처럼 유행이나 사건(event)이 발생한 경우에 그 인구집단이 한정된 기간에 이환된 경우를 토대로 다른 인구집단에 이 질병이 전염되면 새로운 질병을 만들 수 있는 환자수의 비율로 나타낸다. 비교적 인과관계가 분명한 질병인 경우에는 해당지역의 인구전체를 감수성 인구로 하는 것보다, 그 질병의 원인요인에 접촉 또는 노출된 사람만을 감수성 인구로 하여 이들 중에서 그 질병이 발생하는 상태를 파악하는 것으로 다음과 같이 계산된다.

$$\text{발병률}(\%) = \frac{\text{질병 발병자의 수}}{\text{유행기간 중 원인요인에 접촉 또는 노출된 인구}} \times 100$$

#### (3) 이차발병률(secondary attack rate)

이차발병률은 감염성 질환에서 그 병원체의 감염력(infectivity)을 간접적으로 측정하는 데 유용하다. 가족이나 학급 또는 수용소와 같이 비교적 밀집된 환경에서 첫 환자가 발생한 후 이 환자와 접촉한 감수성 있는 사람들에 대한 발병자의 백분율로서 나타내며 계산은 다음과 같다.

$$\text{이차발병률}(\%) = \frac{\text{질병 발병자의 수}}{\text{환자와 접촉한 감수성이 있는 사람들의 수}} \times 100$$

## (4) 치명률(fatality rate)

어떤 질병이 생명에 영향을 주는 위험도와 그 질병에 대한 치료법의 발달 정도를 나타내 주는 지표이다.

$$\text{치명률}(\%) = \frac{\text{그 기간 동안 동일 질병에 의한 사망자 수}}{\text{어떤 기간 동안 특정 질병이 발생한 환자수}} \times 100$$

일정 기간 동안 특정 질병에 이환된 사람들 중 그 질병에 의해 사망한 사람이 얼마나 되는지를 백분율로 표시한 것으로, 모든 환자를 추적하여 그 생존여부를 확인한 후 다음과 같이 산출해야 한다.

$$\text{치명률}(\%) = \frac{\text{그 후 동일 질병에 의한 사망자 수}}{\text{어떤 기간 동안 특정 질병이 발생한 환자수}} \times 100$$

## (5) 감수성지수(index of contagion)

전염성질환의 경우에만 이용되며 접촉감염에 의한 전파로 인정되는 경우에 사용된다. 즉, 해당 질병에 걸린 환자와 접촉한 감수성이 있는 사람 중 실제로 병에 걸린 사람의 비율을 백분율로 나타내며 주로 급성 호흡기계 전염병에 적용된다.

$$\text{감수성지수}(\%) = \frac{\text{발병자수}}{\text{환자를 접촉한 감수성자수}} \times 100$$

## 2) 주요 사망관계 지표

### (1) 보통사망률(조사망률, crude death rate)

보통사망률은 인구 1,000명당 1년간 발생한 총 사망자수로 표시하는 비율이다. 보통사망률은 조사망률이라고도 한다. 사망은 질병상태보다도 분명한 사항이기 때문에 다른 건강상태를 나타내는 보건지표에 비하여 비교적 정확하고 안전하다는 점에서 보건수준의 가장 정확한 지표이며 국가 간 또는 지역 간의 건강수준 비교에 가장 널리 이용되고 있다.

$$\text{보통사망률} = \frac{\text{그 해의 총사망자수}}{\text{연앙인구(또는 둘이상 시점에서의 인구수 평균)}} \times 1{,}000$$

### (2) 특성별 사망률(specific death rate)

주어진 기간 동안 인구집단에서의 성별 사망률, 연령별 사망률, 직업별 사망률, 질병별 사망률 등이 여기에 속하며 질병별 특수사망률(disease specific death rate)의 경우 주어진 지역사회에서 그 질병으로 인한 사망의 규모를 알고자 할 때 유용하다. 예로서 연령별 사망률의 계산은 다음과 같다.

$$\text{연령별 사망률} = \frac{\text{일정 연령의 1년간 총사망수}}{\text{그 연령의 연앙인구(또는 둘 이상시점의 산술평균)}} \times 1{,}000$$

### (3) 영아사망률(infant mortality rate)

영아사망률은 국가사회나 지역사회의 보건수준을 나타내는 대표적인 지표로 매우 가치가 높다. 영아사망률이 조사망률에 비해 국가의 보건수준을 나타내는 지표로서 더 큰 의미를 지니는 이유는 다음과 같다. 첫째, 조사망률은 연령구성비에 따라 크게 영향을 받지만 영아사망률은 12개월 미만의 일정한 연령군을 대상으로 하기 때문에 영향을 받지 않아 통계적 유용성이 크다. 둘째, 영아사망률은 환경위생 불량, 질병관리 및 모자보선수준과 밀접한 관계를 갖고 있는 것으로 환경악화나 비위생적 생활환경에 예민하게 영향을 받기 때문이다. 우리나라의 영아사망률 내용은 위장염, 폐렴, 인플루엔자, 뇌막염 및 신생아 고유질환 등이 주로 원인이 되고 있어 보건관리로 가능한 질병들이 사망원인이 되는 것은 바람직한 현상이라고 할 수 없다.

지역이나 국가 간의 건강수준을 민감하게 반영하는 중요한 건강지표로서 다음과 같이 계산된다.

$$\text{영아사망률} = \frac{\text{연간 1세 미만 사망아 총수}}{\text{연간 출생아 총수}} \times 1,000$$

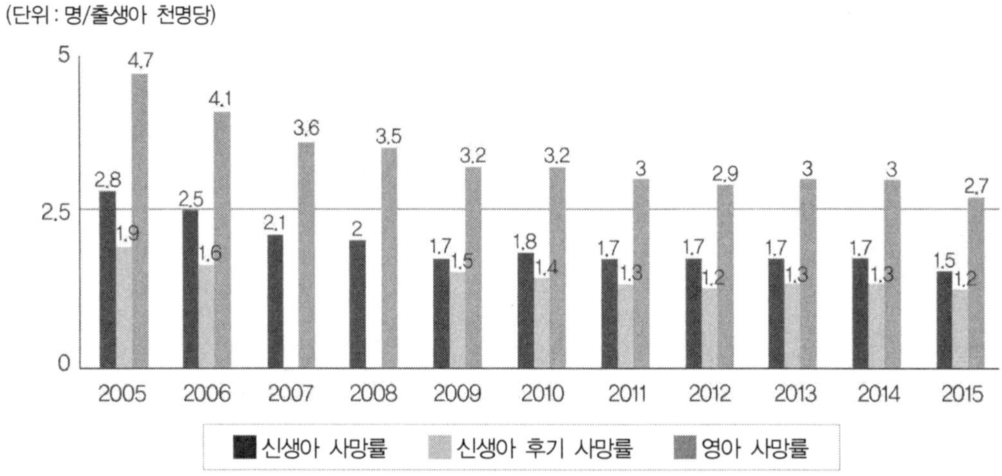


출처 : 2008년 이전 보건복지부 영아모성사망조사(국가승인통계 제11733호),
2009년 이후 : 사망원인통계조사(국가승인통계 제101054호)

[그림 6-5] 영아사망 추이

### (4) 신생아사망률(neonatal mortality rate) 및 후기 신생아사망률(post-neonatal period mortality rate), 신생아사망률에 미치는 요인

신생아는 생후 28일 미만의 아이를 말하며, 생후 28일부터 1년 미만의 아이를 후기신생아라 한다. 신생아 사망률에 영향을 주는 요인으로는 선천성기형, 출생 시 손상, 미숙아 등 내재적인 또는 유전적 소인이 있으며 개발도상국에서는 전염성질환도 중요한 요인이다. 한편, 후기 신생아사망률에 영향을 주는 요인으로는 호흡기 및 위장관 감염, 영양결핍 등이 있으며 모성으로부터 받은 면역의 정도가 쇠진해가는 생후 6개월에서 1년 사이에 더욱 증가한다. 따라서 전체 영아사망률이 신생아 사망률에 근접할수록 해당 지역이나 국가의 보건수준은 높다고 할 수 있다. 이 개념을 반영한 것이 α-index 이다.

$$\text{신생아사망률} = \frac{\text{연간 생후 28일 미만의 사망아 수}}{\text{연간 총 출생아 수}} \times 1{,}000$$

$$\text{후기 신생아사망률} = \frac{\text{연간 생후 28일 이후부터 1세 미만의 사망아 총 수}}{\text{연간 총 출생아 수}} \times 1{,}000$$

$$\alpha - \text{index} = \frac{\text{영아사망수}}{\text{신생아사망수}}$$ : 보건수준이 높을수록 1에 근접함

### (5) 주산기 사망률(perinatal mortality rate)

임신 28주 이후(8개월부터)의 사산과 생후 1주 이내의 신생아 사망은 주로 임신중독, 출생시 손상, 난산, 조산, 저산소증, 조기파수 등이 그 주요 원인으로 원인들 간의 공통성이 인정되어 주산기 사망으로 부른다.

$$\text{주산기사망률} = \frac{\text{연간 임신 28주 이상의 사산수} + \text{출생 1주 이내 사망수}}{\text{연간 출생수}} \times 1{,}000$$

### (6) 모성사망률(maternal mortality rate)

모성사망률은 주어진 기간의 출생아 1만명(또는 10만명)당 사망한 모성의 총수를 뜻한다. 모성사망은 임신, 분만, 산욕의 합병증에 의한 사망을 뜻하며, 기타 교통사고나 감염병 등은 포함되지 않는다. 기간은 보통 1년으로 하며, 모성사망률의 분모는 임신한 모든 여성이 되어야 하지만 그 수를 정확하게 판단하기가 어려워 출생아 수로 대신할 수 있다.

$$\text{모성사망률} = \frac{\text{연간 모성 사망자 수}}{\text{연간 총 출생아 수}} \times 10{,}000\ (\text{또는 } 100{,}000)$$

### (7) 사산율(fetal death rate)

사산의 범주는 국가에 따라 다르게 규정하고 있으나 일반적으로 임신 4개월 이후의 사태아 분만을 뜻하며, 자연사산과 인공사산으로 나눈다.

$$사산율 = \frac{1년간의\ 사산수}{1년간의\ 출산수\ (사산수 + 출생수)} \times 1,000$$

$$사산비 = \frac{연간의(남 \cdot 여)사산수}{연간의(남 \cdot 여)출산수} \times 100$$

### (8) 비례사망률 또는 비례사망비(proportional martality rate or ratio, PMR)

비례사망률은 어떤 연도의 사망자수 중 특정질병에 의한 사망자수의 백분율이다.

$$비례사망률(\%) = \frac{연간특정질병으로\ 인한\ 사망자수}{연간총사망자수} \times 100$$

### (9) 비례사망지수(proportional mortality index, PMI)

전체 사망자수 중에서 50세 이상의 사망자수가 차지하는 백분율이다. 보건수준이 높을수록 1에 근접한다.

$$비례사망지수(\%) = \frac{연간 50세\ 이상\ 사망자수}{연간총사망자수} \times 100$$

이상의 열거한 지표 중에서 WHO가 한 나라의 건강수준을 제시하면서 다른 나라와 비교할 수 있는 종합적인 건강지표로서 보통사망률, 평균수명, 비례사망지수(PMI)를 추천하고 있다.

또한 이 외에 인구 재생산 지표로 보통출생률, 일반출산율, 연령별출산율, 합계출산율(total fertility rate) 등이 있다.

# 제 7 장

# 삶의 질 측정

## 1 삶의 질 개념

최근 들어 삶의 질(quality of life)이라는 개념과 용어가 국민들의 일상생활을 비롯하여 보건분야에서 널리 쓰이고 있다.

전세계적으로 삶의 질 개념이 처음 제시된 것은 1940년대 이후로서 2차 대전 말기에 미국에서 삶의 질을 'good life'를 의미하는 말로 쓰기 시작한 것이 시초로 알려져 있다. 이 개념은 당초에는 주로 물질적인 여유를 나타내는 말로 사용되어, 예를 들어 자동차, 주택, 소비재 등의 소유 여부가 중요한 내용이었다. 이러한 물질적 소비를 위주로 한 삶의 질 개념은 1960년대 초 교육, 건강, 복지, 경제발전, 자유세계의 수호 등을 포함하는 것으로 확장되었다. 그러나 이 개념이 본격적으로 논의된 것은 1970년대 이후로서 선진국들은 경제성장이 그대로 국민의 삶의 질 향상으로 이어지지는 않는다는 것을 인식하고 인간의 삶에 있어서 질적 가치를 증진시키기 위한 연구와 삶의 질적 측면을 측정하기 위한 노력을 기울이기 시작하였다. 우리나라의 경우, 삶의 질에 대한 관심은 1960년대 이후 1980년대까지 양적인 경제규모의 확대에 주력하는 성장전략을 추구하던 시기에 상대적으로 소홀하였다가 1990년대에 들어서야 본격적으로 논의되기 시작하였다.

'삶'이란 사전적 의미로는 사람이 살아가거나 생활하는 일을 뜻한다. '질(quality)'은 일반적으로 '좋은 정도(goodness)'로 정의할 수 있다. 그러나 삶의 질은 개념적으로 명확하게 정의될 수 있는 성격의 것은 아니어서 대체로 정의 자체보다는 삶의 질의 주요 요소에 대한 논의로 정의를 대신하는 경우가 많다. 삶의 질은 '안녕', '건강상태', '생활만족' 등의 여러 가지로 해석하기도 하지만 일반적으로는 개인의 건강상태, 사회적 안녕, 역할기능(가정과 직장에서), 지역사회 상호작용의 질과 수준, 정신적 안녕, 신체적 감각 그리고 삶의 만족 등을 포함하는 넓은 개념으로 이해되고 있다. 최근에는 일상생활을 포함한 기능의 회복, 사회참여, 사회 · 직업 기능 수행 등이 매우 중요한 영역으로 강조되고 있다.

## 2 삶의 질과 보건

이러한 관점에서 보면 건강수준(health status)은 삶의 질을 구성하는 매우 중요한 요소임을 알 수 있다. 보건분야에서의 삶의 질의 개념은 역사적으로 1947년 Karnofsky에 의해 암 치료의 비(非)생리학적인(non-physiological) 결과를 측정할 목적으로 처음 제안되었고, 그 이후 다양한 개념과 구성요소가 제안되어 최근에는 주로 평균수명 연장과 만성질환의 증가와 관련된 비생리학적인 결과를 대상으로 하는 삶의 질에 대한 관심이 크게 증가하고 있다.

1991~1992년에 세계보건기구(WHO)에서는 적용 가능한 새로운 삶의 질 측정도구의 개발을 위한 일련의 회의가 있었다. 이 회의에서 '삶의 질'이란 "자신들의 문화 및 가치체계의 관점과 그들의 목표, 기대, 표준 및 관심의 관점에서 자신의 지위(위치)에 대한 개인들의 인식정도"라고 정의하였다. 이러한 개념정의는 삶의 질에 대한 광의의 접근으로 개인의 육체적 건강, 정신상태, 독립정도, 사회적 관계, 신뢰 및 환경과의 관계를 포괄함으로써 문화, 사회, 환경부문에 내재되어 있는 주관적 평가를 아우르고 있다. 따라서 삶의 질은 단순하게 '건강상태', '생활행태', '생활만족', '정신상태', 또는 '행복(well-being)'이라는 표현보다는 좀더 포괄적인 의미의 다면적 개념으로 이해해야 한다. 세계보건기구가 제시하고 있는 삶의 질 지표는 물리, 정신, 심리측면과 독립성의 정도, 사회관계, 환경 등의 영역으로 이뤄져 있다.

학자마다 의견은 다르겠으나 일반적으로 보건분야에서 인정하고 있는 삶의 질의 영역은 다음과 같다(표 7-1).

[표 7-1] 삶의 질(quality of life)의 영역

| 주요 영역 | 대표적인 항목 |
|---|---|
| 심리적 영역(psychological) | 불안, 우울, 질병에 대한 적응 |
| 사회적 영역(social) | 개인적 인간관계, 사회/여가활동에 대한 참여 |
| 직업적 영역(occupational) | 직업수행 능력, 가사수행 능력 |
| 신체적 영역(physical) | 통증, 수면, 거동, 식사, 성생활 |

보건분야에서 사용하는 삶의 질 개념은 주로 개인을 대상으로 한 것으로, 사회적 현상으로서의 보건을 다루는 데에는 한계가 있다. 그러나 일반적인 삶의 질 개념이 매우 다양한 요소를 포함하고 있으므로, 보건분야에서 삶의 질을 논의할 때에는 다소 좁은 범위의 삶의 질 개념이 오히려 유용하게 쓰일 수도 있을 것이다. 개념이 넓고 좁음에 상관없이, 삶의 질이 단순히 질병이 없고 생명을 유지하는 것만을 뜻하지는 않는다는 점은 명확하다. 비록 건강수준 자체가 삶의 질을 구성하는 중요한 요소이긴 하지만, 건강에는 신체적 요소 이외에 심리적 요소가 중요하게 고려되어 있음을 인지해야 한다.

## 3 삶의 질과 관련된 건강상태의 평가

보건분야에 흥미가 있는 연구자라면 누구나 건강 정도를 평가하는데 관심이 많을 것이다. 보건분야에서의 삶의 질은 각 개인이 주관적으로 평가한 건강상태를 의미하며 이를 특별히 건강 관련 삶의 질(health-related quality of life, HRQOL)이라고 부른다.

보건사업을 평가하는데 있어서 건강 관련 삶의 질의 측정은 필수사항이다. 현재 사용되고 있는 대부분의 건강 측정에 관한 지표들은 '질병모델'을 반영하고 있다. 질병모델은 증상과 징후로 표현되는 병리적 이상 상태에 대한 의학적 개념이다. 사람이 건강하지 않다는 것은 통증이나 불편감을 느끼거나 일상적인 기능과 감정에 변화가 있다는 뜻이다. 상병감(illness)은 병리적 이상의 결과일 수 있지만 반드시 그렇지는 않다. 과학적 기법을 사용해서 질병을 진단하지 않더라도 사람들은 상병감을 느낄 수 있다. 따라서 건강상태를 올바르게 평가하기 위해서는 설명 가능한 개념이 필요하다.

건강결과를 측정하기 위해서는 건강상태를 측정하는 것이 필요하고, 건강상태는 건강의 개념에 기초하고 있어야 한다. 그동안은 단순히 질병이 없는 상태를 건강이라고 생각하는 소극적인 개념이 광범위하게 인식되어 왔다. 많은 건강상태 평가들은 건강을 질병이나 질환, 불편함이 없는 상태라는 소극적 개념으로 정의하고 여기에서 어느 정도 벗어나는지를 측정한다. 그 결과 현재 사용되고 있는 많은 건강상태 지표는 소극적인 건강 개념에 초점이 맞추어져 있다. 여기에는 사망률, 생화학적 자료(혈색소 수치 등), 보건 서비스 이용에 관한 일상적인 통계, 주관적인 지표(본인이나 타인에 의해 보고되는 이환율이나 불편감) 그리고 건강행태 자료(음주, 흡연 등) 등이 포함되어 있다. 이것은 건강에서 벗어난 정도를 측정하는 것이 건강 자체의 지표를 개발해내는 것보다 쉽기 때문으로 이해된다. 그러나 소극적인 개념으로는 건강에 대한 많은 정보를 얻을 수가 없다. 따라서 적극적인 건강의 개념에 대한 정의가 필요하다.

세계보건기구에서 1946년 발표한 '건강은 단순히 질병이나 허약함이 없는 것뿐 아니라 완전히 신체적, 정신적, 사회적 안녕 상태에 있는 것이다'라고 정의하였다. 이런 이상적인 정의에 대한 논란의 여지가 있지만 이 정의는 협의적이고 소극적인(질병중심) 개념보다는 광의적이고 건강의 적극적인 면에 새롭게 초점을 맞추고 있다. 세계보건기구는 1978년 9월 소련 alma-ata시에서 개최한 국제회의에서 '2000년에는 모든 사람에게 건강(health for all by the year 2000)'이라는 이상과 건강증진에 대해 1986년 오타와 선언(ottawa charter for health promotion)에서 건강을 향상시키고 건강관리의 조정을 위해 각 개인의 협조를 강조하고 있다. 현재는 단순히 질병이나 장애가 없는 상태뿐만 아니라 완전하고 정신적, 신체적, 사회적 적응이 효율적이고 모든 기능을 다 발휘할 수 있는 상태인 적극적인 건강 개념이 광범위하게 합의되어 있다.

적극적인 건강은 스트레스를 잘 대처할 수 있는 능력, 강력한 사회적 지지 체계의 유지, 지역사회의 통합, 높은 도덕성과 만족한 생활, 심리적 안정 그리고 신체적 건강뿐 아니라 적절한 체력의 유지 등으로 기술되며 이는 서로 독립된 구성요소들로서 개별적으로 평가되어져야 한다. 사회적 건강은 신체적, 정신적 건강과 구별되는 개인의 안녕 차원이다. 사회적 건강을 측정하는 것은 개인에 초점을 맞추는 것이며 사람 사이의 관계(친구 방문)와 사회 참여(모임에 가입)로 정의할 수 있다. 사회적으로 건강한 사람은 주도적으로 사회적 역할을 수행하고, 가정생활이 보다 안정되고, 통합되어 있으며 사회규범에 보다 잘 순응하는 것으로 알려져 있다. 따라서 사회적 건강의 평가에는 역할대처, 가족건강, 사회참여 같은 구성개념이 포함되어야 한다. 또한 대인관계의 양과 질은 개인의 성격에 많은 영향을 받기 때문에 사회적 통합이 부족하면 정신적 스트레스를 받게 되어 사회적 지지가 부족한 경우 우울증과 같은 질환으로 이어질 수도 있다. 따라서 사회적 지지는 '사회적 건강'의 이론과 연구에서 중요한 개념이다. 사회적 지지에는 작업성취와 조직에서의 위치, 가족 지지, 사회활동, 우정, 재정 안정성, 자신감, 성적 만족 등이 포함된다.

현재 건강과 관련된 삶의 질 평가를 위한 지표에 대한 연구는 개개인의 전반적인 건강상태를 측정하기 위한 노력이 적극적으로 이루어지고 있으며 내용면에서 세계보건기구의 사회, 정신, 신체 건강의 개념을 평가에 광범위하게 반영하고 있다. 건강과 관련된 삶의 질을 측정하기 위해 고안되어 주로 쓰이는 양적 평가 도구들에는 생활 만족도, 안녕감과 사기(士氣), 기능도, 사회 관계, 스트레스 등이 포함되어 있어 건강과 관련된 삶의 질 평가는 개인에 대한 건강증진 및 임상효과의 비교자료로 이용할 수 있으며 인구집단을 대상으로 하는 보건정책의 결정 및 평가의 근거로 이용할 수 있다. 한편, 건강과 관련된 삶의 질 연구에서 상기한 사항들을 결합시켜 하나의 도구로 만들려는 시도는 아직까지 성공적이지 못한 상태이지만 점차 하나로 통합되는 추세이다.

## 4 삶의 질 측정도구

다음은 국내에서 많이 이용되고 있는 분야별 삶의 질 측정도구들이다.

### 1) 건강상태, 기능 측정 설문

#### (1) 일반건강설문(GHQ, general health questionnaire)

GHQ는 자기보고형 검사도구로 개발된 것으로서 국내에서는 Goldberg가 제작한 총 60문항의 GHQ-60에 기초하여 장세진이 번역하여 검증한 것을 사용하고 있다. GHQ는 정신·사회적 스트레스 수준을 측정할 수 있어 임상분야 뿐만 아니라 지역사회 조사에서 광범위하게 사용되고 있으며 GHQ-60 번역판은 뒤에 언급될 사회심리적 건강 측정도구(psychosocial well-being index, PWI)의 개발 연구시 기초 자료로 사용되었다. 그러나 PWI가 개발된 후에는 사용이 드문 편이다. 내용은 강박, 불안, 사회적 손상, 우울증과 같은 스트레스 관련 내용을 다루고 있으며 각 문항은 '전혀 그렇지 않다', '이따금 그렇다', '자주 그렇다', '항상 그렇다'의 4점 척도로 구성되어 있다. 점수는 순서대로 0-1-2-3점을 부여하며 긍정적 감정의 내용을 가진 문항에 있어서는 이를 역으로 하여 점수를 부여하였다. 설문의 타당도와 신뢰도는 대한예방의학회(2001) 문헌에 자세히 언급되어 있다.

[표 7-2] 일반건강설문(GHQ, general health questionnaire)

| 항목 | 항상 그렇다 | 자주 그렇다 | 이따금 그렇다 | 전혀 그렇지 않다 |
|---|---|---|---|---|
| 1. 현재 매우 편안하며 건강하다고 느낀다. | | | | |
| 2. 생(삶)에 활력소가 필요하다고 느낀다. | | | | |
| 3. 기력이 떨어지고 건강이 나빠졌다고 느낀다. | | | | |
| 4. 병에 걸렸다고 느낀다. | | | | |

| 항 목 | 항 상 그렇다 | 자 주 그렇다 | 이따금 그렇다 | 전혀 그렇지 않다 |
|---|---|---|---|---|
| 5. 머리가 띵하고 통증을 느낀다. | | | | |
| 6. 가슴이 죄이거나 압박감을 느낀다. | | | | |
| 7. 하고 있는 일에 집중할 수 있다. | | | | |
| 8. 사람이 보는 앞에서 자신이 실패(좌절)하지 않을까 하는 두려움이 있다. | | | | |
| 9. 정신상태가 혼란스럽고 오락가락한다. | | | | |
| 10. 땀을 많이 흘린다. | | | | |
| 11. 잠자다 깨고난 후 다시 잠을 자기가 어렵다. | | | | |
| 12. 잠자고 난 후에도 개운한 감이 없다. | | | | |
| 13. 매우 피곤하고 지쳐있어 먹는 것 조차도 힘들다고 느낀다. | | | | |
| 14. 근심걱정때문에 편안하게 잠을 자지 못한다. | | | | |
| 15. 정신이 맑고 깨끗하다고 느낀다. | | | | |
| 16. 기력(원기)이 왕성함을 느낀다. | | | | |
| 17. 잠이 드는데 어려움을 느낀다. | | | | |
| 18. 밤이면 심란해지거나 불안해진다. | | | | |
| 19. 두렵거나 불쾌한 꿈을 꾼다. | | | | |
| 20. 신경이 너무 예민하여 일을 할 수 없음을 느낀다. | | | | |
| 21. 스스로 바쁘게 일에 집중하여 살아가고 있다. | | | | |
| 22. 하는 일들이 오래 지체되고 있다. | | | | |
| 23. 평상시 일을 할 때 의욕이나 흥미를 잃고 있다. | | | | |
| 24. 개인적인 취미생활에 흥미가 떨어지고 있다. | | | | |
| 25. 친구(동료)들과의 분쟁이나 문제 등이 있다. | | | | |
| 26. 평상시보다 집을 멀리하고 있다. (집에 들어가는 것을 피하게 된다.) | | | | |
| 27. 대다수의 사람들과 마찬가지로 자신을 잘 관리해 나간다고 생각한다. | | | | |
| 28. 전체적으로 볼 때 현재 자신이 하고 있는 일은 잘 되어가고 있다고 느낀다. | | | | |
| 29. 직장에서 일을 하거나 집안 일을 시작할 때 일이 지체되거나 늦어진다고 생각된다. | | | | |
| 30. 자신이 수행한 일의 방법이나 정차에 만족한다. | | | | |
| 31. 자신의 주위에 있는 사람들에 대해 온정이나 정감을 느낄 수 있다. | | | | |
| 32. 다른 사람들과 쉽게 잘 어울린다고 생각한다. | | | | |

| 항 목 | 항 상 그렇다 | 자 주 그렇다 | 이따금 그렇다 | 전혀 그렇지 않다 |
|---|---|---|---|---|
| 33. 많은 시간을 사람들과 대화하는데 보낸다. | | | | |
| 34. 자신이 남에게 웃음거리가 되었을 경우 다른 사람들과 말하기가 두렵다. | | | | |
| 35. 원하는 시간보다 일찍 잠에서 깨게 된다. | | | | |
| 36. 자신이 현재 쓸모있는 역할을 담당하고 있다고 느낀다. | | | | |
| 37. 어떤 일에 대해 결정할 수 있다고 느낀다. | | | | |
| 38. 어떤 일에 바로 착수(시작)할 수 있다. | | | | |
| 39. 해야 하는 일에 대해 두려움을 느낀다. | | | | |
| 40. 긴장속에서 살고 있다고 느낀다. | | | | |
| 41. 닥친 어려움을 극복할 수 있다고 느낀다. | | | | |
| 42. 생존경쟁속에서 살고 있다고 느낀다. | | | | |
| 43. 정상적인 일상생활을 느낀다. | | | | |
| 44. 일하는 것이 힘들게 느껴진다. | | | | |
| 45. 안절부절 못하거나 성질이 심술궂게 되어진다. | | | | |
| 46. 아무런 이유없이 겁이나고 공포감을 느낀다. | | | | |
| 47. 자신에게 닥친 문제를 해결해 나갈 수 있다. | | | | |
| 48. 모든 것(사람)에 비해 뒤져 있다고 생각한다. | | | | |
| 49. 사람들이 자신을 주시하고 있다고 느낀다. | | | | |
| 50. 불행하고 우울함을 느낀다. | | | | |
| 51. 나 자신에 대한 신뢰감이 없어지고 있다. | | | | |
| 52. 자신을 가치없는 사람이라고 느낀다. | | | | |
| 53. 삶의 희망이 없다고 느낀다. | | | | |
| 54. 자신의 미래(장래)는 희망이 있다고 생각한다. | | | | |
| 55 모든 것을 고려해 볼 때 행복감을 느낀다. | | | | |
| 56. 신경이 쓰이고 흥분됨을 느낀다. | | | | |
| 57. 삶을 살아갈 만한 가치가 있다고 느낀다. | | | | |
| 58. 자신이 파멸낭할시도 모른다는 생각이 든다. | | | | |
| 59. 죽고 싶거나 이 세상에서 사라져 버리고 싶은 생각이 든다. | | | | |
| 60. 자살하고 싶은 생각이 지속적으로 든다. | | | | |

### (2) 사회심리적 건강측정도구(PWI, psychosocial well-being index)

PWI는 기존의 사회 · 심리적 건강측정도구에 대한 평가에서 가장 유용성을 인정받은

GHQ-60을 토대로 우리나라 상황에 맞게 45문항으로 개발한 사회심리적 건강측정도구이다. PWI는 스트레스 수준을 측정함에 있어 다루어져야 할 내용들을 포괄적으로 포함하고 있으며, 최근 몇 주간의 육체적, 심리적 상태를 파악하고 스트레스 수준을 반영시킬 수 있는 부정적 측면과 긍정적 측면을 동시에 내포하고 있다. 또한 다양한 연구 대상집단을 통해 신뢰도와 타당도가 높은 측정도구로서 인정받고 있다.

PWI는 각 문항은 '전혀 그렇지 않다', '이따금 그렇다', '자주 그렇다', '항상 그렇다'의 4점 척도로 구성되어 있고 점수는 순서대로 0-1-2-3점을 부여하며 이를 합산하여 총점을 산정하였다. 총점에 따라 63점 이상은 '고위험 스트레스', 23-62점은 '잠재적 스트레스', 23점 미만은 '건강'으로 분류한다.

한편, PWI는 사용과정에서 문항 수가 너무 많아 응답률이 낮아지거나 거짓 응답을 하게 되는 등의 문제점이 나타나고 응답하기 애매하거나 직업 특성에 따라서는 적절치 않은 문항이 있어 결측처리되는 경우가 자주 나타났다. 이를 보완하기 위해 개발된 것이 단축형 PWI(PWI Short Form; PWI-SF)이다. PWI-SF는 PWI-45의 45 문항 중 18문항(1, 9, 10, 11, 12, 13, 15, 19, 20, 22, 29, 33, 35, 37, 39, 40, 43, 45)을 추출하여 구성하였다. 측정은 PWI와 동일하여 각 항목에 0-1-2-3점의 점수를 주어 각 문항의 점수를 합산한다. 점수는 0-54점 사이에 분포하게 되며 점수가 높을수록 스트레스 수준이 높음을 의미한다. 평가는 27-54점을 고위험군, 9-26점은 잠재적 스트레스군, 8점 이하를 건강군으로 규정한다. 두 지표에 대한 타당도와 신뢰도에 대한 사항은 대한예방의학회(2001)에 잘 언급되어 있으므로 참고하기 바란다.

[표 7-3] 사회심리적 건강측정도구(PWI, psychosocial well-being index)

| 번호 | 항목 | 항상 그렇다 | 자주 그렇다 | 이따금 그렇다 | 전혀 그렇지 않다 |
|---|---|---|---|---|---|
| 1 | 현재 매우 편안하며 건강하다고 느낀다. | | | | |
| 2 | 기력이 떨어지고 건강이 나빠졌다고 느낀다. | | | | |
| 3 | 머리가 띵하고 통증을 느낀다. | | | | |
| 4 | 가슴이 죄이거나 압박감을 느낀다. | | | | |
| 5 | 하고 있는 일에 집중할 수 있다. | | | | |
| 6 | 사람이 보는 앞에서 자신이 실패(좌절)하지 않을까 하는 두려움이 있다. | | | | |
| 7 | 정신상태가 혼란스럽고 오락가락한다. | | | | |
| 8 | 잠자다 깨고 난 후 다시 잠을 자기가 어렵다. | | | | |
| 9 | 잠자고 난 후에도 개운한 감이 없다. | | | | |

| 번호 | 항 목 | 항 상 그렇다 | 자 주 그렇다 | 이따금 그렇다 | 전혀 그렇지 않다 |
|---|---|---|---|---|---|
| 10 | 매우 피곤하고 지쳐있어 먹는 것 조차도 힘들다고 느낀다. | | | | |
| 11 | 근심걱정 때문에 편안하게 잠을 자지 못한다. | | | | |
| 12 | 정신이 맑고 깨끗하다고 느낀다. | | | | |
| 13 | 기력(원기)이 왕성함을 느낀다. | | | | |
| 14 | 잠이 드는데 어려움을 느낀다. | | | | |
| 15 | 밤이면 심란해지거나 불안해진다. | | | | |
| 16 | 신경이 너무 예민하여 일을 할 수 없음을 느낀다. | | | | |
| 17 | 평상시 일을 할 때 의욕이나 흥미를 잃고 있다. | | | | |
| 18 | 개인적인 취미생활에 흥미가 떨어지고 있다 | | | | |
| 19 | 대다수의 사람들과 마찬가지로 나를 잘 관리해 나간다고 생각한다. | | | | |
| 20 | 전체적으로 볼 때 현재 내가 하고 있는 일은 잘 되어가고 있다고 느낀다. | | | | |
| 21 | 직장에서 일을 하거나 집안 일을 시작할 때 일이 지체되거나 늦어진다고 생각된다. | | | | |
| 22 | 내가 행한 일의 방법이나 절차에 만족한다. | | | | |
| 23 | 내 주위에 있는 사람들에 대해 온정이나 정감을 느낄 수 있다. | | | | |
| 24 | 다른 사람들과 쉽게 잘 어울린다고 생각한다. | | | | |
| 25 | 내가 남에게 웃음거리가 되었을 경우 다른 사람들과 말하기가 두렵다. | | | | |
| 26 | 원하는 시간보다 잠에서 일찍 깨게 된다. | | | | |
| 27 | 자신이 현재 쓸모 있는 역할을 담당하고 있다고 느낀다. | | | | |
| 28 | 어떤 일에 대해 결정할 수 있다고 느낀다. | | | | |
| 29 | 어떤 일에 바로 착수(시작)할 수 있다. | | | | |
| 30 | 해야 하는 일에 대해 두려움을 느낀다. | | | | |
| 31 | 긴장속에서 살고 있다고 느낀다. | | | | |
| 32 | 닥친 어려움을 극복할 수 있다고 느낀다. | | | | |
| 33 | 정상적인 일상생활을 느낀다. | | | | |
| 34 | 일하는 것이 힘들게 느껴진다. | | | | |
| 35 | 안절부절 못하거나 성질이 심술궂게 되어진다. | | | | |
| 36 | 아무런 이유 없이 겁이 나고 공포감을 느낀다. | | | | |
| 37 | 나에게 닥친 문제를 해결해 나갈 수 있다. | | | | |

| 번호 | 항 목 | 항 상 그렇다 | 자 주 그렇다 | 이따금 그렇다 | 전혀 그렇지 않다 |
|---|---|---|---|---|---|
| 38 | 모든 것(사람)에 비해 뒤져 있다고 생각한다. | | | | |
| 39 | 불행하고 우울함을 느낀다. | | | | |
| 40 | 나 자신에 대한 신뢰감이 없어지고 있다. | | | | |
| 41 | 삶의 희망이 없다고 느낀다. | | | | |
| 42 | 나의 미래(장래)는 희망이 있다고 생각한다. | | | | |
| 43 | 모든 것을 고려해 볼 때 행복감을 느낀다. | | | | |
| 44 | 신경이 쓰이고 흥분됨을 느낀다. | | | | |
| 45 | 삶을 살아갈 만한 가치가 있다고 느낀다. | | | | |

### (3) 일상생활 활동지수 및 도구적 일상생활 활동지수(ADL, activities of daily living; IADL, instrumental activities of daily living)

노인에서는 건강 및 질환의 진단적 평가로부터 치료관리에 이르기까지 가장 강조되는 부분이 기능적 측면이다. 노인은 일반적으로 특별한 질환이 없더라도 여러 가지 기능이 저하되어 정상적인 일상생활의 수행이 어려워지며 젊은 사람에 비해 치료에 대한 반응이 느리고 합병증의 발생이 많기 때문에, 질병에 의한 기능손실이 매우 흔하다. 노인에서 신체적, 정신적 기능의 손실은 일상생활 유지를 어렵게 만드는 가장 중요한 요인이다. 노인에서 기능평가는 흔히 기본적인 일상생활(ADL)과 도구적 일상생활(IADL)을 평가하여 다른 사람의 도움이 필요한지를 판단한다. 이러한 기능평가는 장애정도를 명확히 하여 돌봄서비스 종류나 필요정도, 효과 판정에 이용할 수 있다. ADL은 1963년 Katz가 개발한 것으로 목욕, 옷입기, 실내이동, 식사, 화장실 이용, 대소변 보기 등의 6가지 항목으로 구성되어 있다. 한편, IADL은 1969년 Lawton에 의해 개발된 것으로 전화걸기, 교통수단 이용하기, 쇼핑, 음식준비, 집안 일, 약물복용, 금전관리 등 7개 항목으로 구성되어 있다. IADL은 주로 지역사회 노인의 기능상태를 평가하는데 많이 사용되며, 입원 후 환자의 사회복귀 가능성을 확인하는데 사용하고 있다. 국내에서는 위 두 가지 도구를 원장원(2002)이 우리 실정에 맞게 재구성한 한국형 K-ADL과 K-IADL이 개발되어 있다. 그러나 아직 타당도나 신뢰도에 대한 정확한 자료가 제시되지 않고 있고 IADL의 경우 쇼핑, 요리, 세탁 등은 남성에서는 실행성이 의문시되어 여기에서는 남녀 구별없이 일상적으로 수행하는 부분을 고려하여 전화걸기, 간단한 일용품이나 약 사러가기, 버스나 전철타기, 가벼운 집안일 하기 등의 4개 항목을 선정하여 이용한 윤종률(2001)의 자료를 제시한다.

[표 7-4] 일상생활 활동지수(ADL, activities of daily living)

| | 다음 항목의 일상생활 동작을 다른 사람의 도움없이 하십니까? | 전혀 어렵지 않다 | 약간 어렵다 | 매우 어렵다 | 전혀 할 수 없다 |
|---|---|---|---|---|---|
| 1 | 목욕하기 | | | | |
| 2 | 옷입기 | | | | |
| 3 | 화장실 이용하기(화장실 출입, 변기사용, 휴지사용, 용변후 옷 추스르기) | | | | |
| 4 | 이동하기(잠자리나 의자에서 들고 나거나 앉고 서기, 방출입하기) | | | | |
| 5 | 대소변 보기(대소변을 참거나 제시간에 보기) | | | | |
| 6 | 식사하기 | | | | |

전혀 어렵지 않다 : 3, 약간 어렵다 : 2, 매우 어렵다 : 1, 전혀 할 수 없다 : 0

[표 7-5] 도구적 일상생활 활동지수(IADL, instrumental activities of daily living)

| | 다음 항목의 일상생활 동작을 다른 사람의 도움없이 하십니까? | 전혀 어렵지 않다 | 약간 어렵다 | 매우 어렵다 | 전혀 할 수 없다 |
|---|---|---|---|---|---|
| 1 | 일상생활 용품이나 약사러 가기 | | | | |
| 2 | 전화걸기 | | | | |
| 3 | 버스나 전철 혼자타기 | | | | |
| 4 | 청소, 쓰레기 버리는 일 등 가벼운 집안일 하기 | | | | |

전혀 어렵지 않다 : 3, 약간 어렵다 : 2, 매우 어렵다 : 1, 전혀 할 수 없다 : 0

## 2) 정신건강 측정 설문

### (1) 벡의 우울검사(BDI, beck depression inventory)

정신과적 진단과는 무관하게 우울증상의 정도를 측정하기 위해 1961년 고안되었고, 1978년 개정되어 널리 사용되는 척도이다. 우울증의 유형과 정도를 측정하며 정서, 인지, 동기, 생리 증후군 등 21개의 문항으로 구성되어 있다. 설문은 상태가 경미한 것부터 순서대로 나열되어 있는데 응답자는 일주일간 자신이 경험한 상태를 고르게 된다. 이 척도에서 측정하는 증상과 척도는 슬픔, 비관/낙담, 실패감, 불만족, 죄의식, 처벌에 대한 생각, 자기혐오, 죄책감, 자살사고, 오열, 흥분, 사회적 고립감, 우유부단함, 신체왜곡 등이다.

측정은 경미한 상태의 응답이 0점, 가장 심한 상태의 응답에 3점을 주며 총점은 최대 63점이다. 점수 해석은 0~9는 우울하지 않은 상태, 10~15는 가벼운 우울 상태, 16~23은 중등도 우울 상태, 24~63은 심한 우울 상태로 한다. 이 검사의 타당도 및 신뢰도에 대한 사항은 고려대학교 부설 행동과학연구소(1999) 자료를 참고하기 바란다.

[표 7-6] 벡의 우울검사(BDI, beck depression inventory)

| 응답자는 다음에 제시된 각각의 문장의 4개 답가지 중 하나를 선택하시기 바랍니다. | | |
|---|---|---|
| 1 | 1) 나는 슬프지 않다. | |
| | 2) 나는 슬프다. | |
| | 3) 나는 항상 슬프고 기운을 낼 수 없다. | |
| | 4) 나는 너무나 슬프고 불행해서 도저히 견딜 수 없다. | |
| 2 | 1) 나는 앞날에 대해서 별로 낙심하지 않는다. | |
| | 2) 나는 앞날에 대해서 용기가 나지 않는다. | |
| | 3) 나는 앞날에 대해 기대할 것이 아무것도 없다고 느낀다. | |
| | 4) 나는 앞날은 아주 절망적이고 나아질 가망이 없다고 느낀다. | |
| 3 | 1) 나는 실패자라고 느끼지 않는다. | |
| | 2) 나는 보통사람들보다 더 많이 실패한 것 같다. | |
| | 3) 내가 살아온 과거를 뒤돌아보면, 실패투성이인 것 같다. | |
| | 4) 나는 인간으로서 완전한 실패자라고 느낀다. | |
| 4 | 1) 나는 전과같이 일상생활에 만족하고 있다. | |
| | 2) 나의 일상생활은 예전처럼 즐겁지 않다. | |
| | 3) 나는 요즘에는 어떤 것에서도 별로 만족을 얻지 못한다. | |
| | 4) 나는 모든 것이 다 불만스럽고 싫증난다. | |
| 5 | 1) 나는 특별히 죄책감을 느끼지 않는다. | |
| | 2) 나는 죄책감을 느낄 때가 많다. | |
| | 3) 나는 죄책감을 느낄 때가 아주 많다. | |
| | 4) 나는 항상 죄책감에 시달리고 있다. | |
| 6 | 1) 나는 벌을 받고 있다고 느끼지 않는다. | |
| | 2) 나는 어쩌면 벌을 받을지도 모른다는 느낌이 든다. | |
| | 3) 나는 벌을 받을 것 같다. | |
| | 4) 나는 지금 벌을 받고 있다고 느낀다. | |
| 7 | 1) 나는 나 자신에게 실망하지 않는다. | |
| | 2) 나는 나 자신에게 실망하고 있다. | |
| | 3) 나는 나 자신에게 화가 난다. | |
| | 4) 나는 나 자신을 증오한다. | |

| | | |
|---|---|---|
| 8 | 1) 내가 다른 사람보다 못한 것 같지는 않다. | |
| | 2) 나는 나의 약점이나 실수에 대해서 나 자신을 탓하는 편이다. | |
| | 3) 내가 한 일이 잘못되었을 때는 언제나 나를 탓한다. | |
| | 4) 일어나는 모든 나쁜 일들은 다 내 탓이다. | |
| 9 | 1) 나는 자살 같은 것을 생각하지 않는다. | |
| | 2) 나는 자살할 생각을 가끔 하지만, 실제로 하지는 않을 것이다. | |
| | 3) 자살하고 싶은 생각이 자주 든다. | |
| | 4) 나는 기회만 있으면 자살하겠다. | |
| 10 | 1) 나는 평소보다 더 울지는 않는다. | |
| | 2) 나는 전 보다 더 많이 운다. | |
| | 3) 나는 요즈음 항상 운다. | |
| | 4) 나는 전에는 울고 싶을 때 울 수 있었지만, 요즈음은 울래야 울 기력조차 없다. | |
| 11 | 1) 나는 요즈음 평소보다 더 짜증을 내는 편은 아니다. | |
| | 2) 나는 전보다 더 쉽게 짜증이 나고 귀찮아 진다. | |
| | 3) 나는 요즈음 항상 짜증을 내고 있다. | |
| | 4) 전에는 짜증스럽던 일에 요즘은 너무 지쳐서 짜증조차 나지 않는다. | |
| 12 | 1) 나는 다른 사람들에 대한 관심을 잃지 않고 있다. | |
| | 2) 나는 전보다 다른 사람들에 대한 관심이 줄었다. | |
| | 3) 나는 다른 사람들에 대한 관심이 거의 없어졌다. | |
| | 4) 나는 다른 사람들에 대한 관심이 완전히 없어졌다. | |
| 13 | 1) 나는 평소처럼 결정을 잘 내린다. | |
| | 2) 나는 결정을 미루는 때가 전보다 더 많다. | |
| | 3) 나는 전에 비해 결정내리는 데에 더 큰 어려움을 느낀다. | |
| | 4) 나는 더 이상 아무 결정도 내릴 수가 없다. | |
| 14 | 1) 나는 전보다 내 모습이 나빠졌다고 느끼지 않는다. | |
| | 2) 나는 나이 들어 보이거나 매력 없이 보일까봐 걱정한다. | |
| | 3) 나는 내 모습이 매력 없게 변해버린 것 같은 느낌이 든다. | |
| | 4) 나는 내가 추하게 보인다고 믿는다. | |
| 15 | 1) 나는 전처럼 일을 할 수 있다. | |
| | 2) 어떤 일을 시작하는 데에 전보다 더 많은 노력이 든다. | |
| | 3) 무슨 일이든 하려면 나 자신을 매우 심하게 채찍질해야만 한다. | |
| | 4) 나는 전혀 아무 일도 할 수가 없다. | |
| 16 | 1) 나는 평소처럼 잠을 잘 수 있다. | |
| | 2) 나는 전에 만큼 잠을 자지는 못한다. | |
| | 3) 나는 전보다 한두 시간 일찍 깨고 다시 잠들기 어렵다. | |
| | 4) 나는 평소보다 몇 시간이나 일찍 깨고, 한번 깨면 다시 잠들 수 없다. | |

| | | |
|---|---|---|
| 17 | 1) 나는 평소보다 더 피곤하지는 않다. | |
| | 2) 나는 전보다 더 쉽게 피곤해진다. | |
| | 3) 나는 무엇을 해도 피곤해진다. | |
| | 4) 나는 너무나 피곤해서 아무 일도 할 수 없다. | |
| 18 | 1) 내 식욕은 평소와 다름없다. | |
| | 2) 나는 요즈음 전보다 식욕이 좋지 않다. | |
| | 3) 나는 요즈음 식욕이 많이 떨어졌다. | |
| | 4) 요즈음에는 전혀 식욕이 없다. | |
| 19 | 1) 요즈음 체중이 별로 줄지 않았다. | |
| | 2) 전보다 몸무게가 2kg가량 줄었다. | |
| | 3) 전보다 몸무게가 5kg가량 줄었다. | |
| | 4) 전보다 몸무게가 7kg가량 줄었다. | |
| | * 나는 현재 음식 조절로 체중을 줄이고 있는 중이다. (예, 아니오) | |
| 20 | 1) 나는 건강에 대해 전보다 더 염려하고 있지는 않다. | |
| | 2) 나는 여러 가지 통증, 소화불량 변비 등과 같은 신체적인 문제로 걱정하고 있다. | |
| | 3) 나는 건강이 염려되어 다른 일은 생각하기 힘들다. | |
| | 4) 나는 건강이 너무 염려되어 다른 일은 아무것도 생각할 수 없다. | |
| 21 | 1) 나는 요즈음 성에 대한 관심에 별다른 변화가 있는 것 같지는 않다. | |
| | 2) 나는 전보다 성(sex)에 대한 관심이 줄었다. | |
| | 3) 나는 전보다 성(sex)에 대한 관심이 상당히 줄었다. | |
| | 4) 나는 성(sex)에 대한 관심을 완전히 잃었다. | |

## 3) 건강증진 관련 측정도구

### (1) BEPSI(brief encounter psychosocial instrument)

BEPSI는 역동적인 상호작용으로서의 스트레스 개념을 이용하여 건강에 미치는 부정적인 영향을 평가하도록 구성된 측정도구로 1988년 Frank와 Zyzanski에 의해 외래에서 스트레스를 간편하게 측정하도록 개발된 것으로 우리나라에서는 배종면 등(1992)이 번안하여 한국어판측정도구를 개발하였고, 이를 임지혁 등(1996)이 수정하여 한국어판 BEPSI(수정판)을 개발하였다. 현재는 많은 연구자들이 한국인의 스트레스 정도와 스트레스 관련요인을 알아보기 위한 연구에서 BEPSI를 사용하고 있다.

측정은 5문항에 대해 대상자가 느끼는 정도에 따라 리커트 척도로 측정하여 1~5점까지 부여한 뒤 합산하여 응답한 항목수로 나누어서 스트레스량을 측정한다.

타당도는 profile of mood status(POMS)와 bodily expression of stress scale(BESS)와 상관관계를 살펴본 결과 0.52~0.61의 상관계수를 나타내었고 이 설문들의 전체 점수와 BEPSI는 0.67의 상관계수를 보였다. 신뢰도는 86명의 상기도 감염 환자에서 스트레스와 상기도 감염간의 관계를 측정한 연구에서 신뢰도와 타당도가 검증되었다. 신뢰도는 일개 종합병원 가정의학과를 방문한 환자 140명을 대상으로 시험-재시험법으로 조사된 바가 있는데 내적 일관싱 계수는 0.80이었다(김규남 등, 1998).

[표 7-7] BEPSI(brief encounter psychosocial instrument)

| 번호 | 항 목 | 전혀 없다 | 간혹 | 종종 여러번 | 거의 언제나 | 언제나 항상 |
|---|---|---|---|---|---|---|
| 1 | 지난 한달동안의 생활에서, 정신적으로나 육체적으로 감당하기 힘든 어려움들이 있었다고 느낀 적이 있습니까? | | | | | |
| 2 | 지난 한달동안 자신의 생활표준에 따라 살아가려고 애쓰다가 좌절을 느낀 적이 있습니까? | | | | | |
| 3 | 지난 한달동안 인간으로서의 기본적인 요구가 충족되지 않았다고 느낀 적이 있습니까? | | | | | |
| 4 | 지난 한달동안 미래에 대해 불확실하게 느끼거나 불안해한 적이 있습니까? | | | | | |
| 5 | 지난 한달동안 할 일들이 너무 많아 정말 중요한 일들을 잊은 적이 있습니까? | | | | | |

## 4) 가족기능 측정도구

### (1) 가족기능도 지수(family APGAR score)

정신건강 뿐 아니라 신체질환에도 가족의 기능이 많은 영향을 미친다는 사실이 밝혀지면서 가족의 기능을 쉽게 평가해야 할 필요성이 제기되었다. 가족기능도 지수는 Smikstein (1978)에 의해 개발된 것으로 문항이 짧고 측정이 쉬우며, 다양한 가족형태에도 적용할 수 있다는 장점이 있다. 가족기능도 지수는 적응성, 협력성, 발전성, 애정성, 해결성을 측정하는 5문항으로 구성되어 있다.

측정은 각 항목의 응답에 0-1-2점의 점수를 주며 총점은 최대 10점이다. 총점이 높을

수록 가족기능 정도가 높으며, 7~10점이면 '건강한 가족기능', 4~6점이면 '중등도의 가족기능', 0~3점이면 '매우 문제가 있는 가족기능'으로 구분할 수 있다.

가족기능도 지수의 타당도와 신뢰도는 한림의대 가정의학교실(1999) 문헌에 잘 언급되어 있다.

[표 7-8] 가족기능도 지수(family APGAR score)

| 번호 | 항 목 | 아니다 | 약간 그렇다 | 그렇다 |
|---|---|---|---|---|
| 1 | 내게 괴롭거나 어려운 일이 생기면 나는 가족에 도움을 청할 수 있어서 만족한다. | | | |
| 2 | 나는 가족이 나와 함께 문제해결을 위한 대화나 어려움을 나누어 갖는 방법에 대하여 만족한다. | | | |
| 3 | 나는 새로운 일을 하려거나 새로운 제안을 할 때 나의 가족이 이를 잘 따라주고 도와주기 때문에 만족한다. | | | |
| 4 | 분노, 슬픔, 사랑 등 나의 감정에 가족의 반응이나 감정에 만족한다. | | | |
| 5 | 나는 가족과 함께 여가를 보내는 방법에 대하여 만족한다. | | | |

### (2) 가족적응력, 결속도 평가척도(FACES III, family adaptability and cohesion evaluation)

가족적응력, 결속도 평가척도는 '정서적으로 적당하게 연결 또는 분리되어 있고 변화가 요구되어질 때 적절하게 반응할 수 있는 가족'이란 정상가족의 정의에 근거하여 고안된 것으로 가족구성원내 역동적인 상호관계를 파악하고 다차원적인 속성을 동시에 고려할 수 있다는 장점이 있다. 자기기입식 설문지로 내용은 총 20문항으로 구성되어 있으며 1~10문항은 가족 결속력을, 11~20문항은 가족 적응력에 대한 내용을 담고 있다. 측정은 각 문항당 순서대로 1~5점을 주며 총점은 최대 50점이 되며 점수는 응답한 사람의 평균을 취한다. 가족결속력은 10~35 미만은 '이탈된 가정', 35~40 미만은 '분리된 가정', 40~45 미만은 '연결된 가정', 그리고 45~50은 '밀착된 가정'으로 분류한다. 가족 적응력은 10~20 미만은 '경직된 가정', 20~25 미만은 '구조화된 가정', 25~30 미만은 '유연한 가정', 그리고 30~50은 '혼돈된 가정'으로 구분한다.

이 척도에 대한 타당도 및 신뢰도는 윤방부 등(1990)의 문헌에 자세히 언급되어 있다.

[표 7-9] 가족적응력, 결속도 평가척도(FACES III, family adaptability and cohesion evaluation)

| 번호 | 항목 | 거의 안그렇다 | 가끔 그렇다 | 때때로 그렇다 | 자주 그렇다 | 거의 항상 그렇다 |
|---|---|---|---|---|---|---|
| 1 | 우리 가족은 서로서로 일을 나눠서 한다. | | | | | |
| 2 | 우리 가족은 가족구성원 친구를 자기 친구처럼 잘 대한다. | | | | | |
| 3 | 우리 가족은 힘든 일이 있어도 우리 가족의 힘으로 해결하려 한다. | | | | | |
| 4 | 우리 가족원은 다른 사람들에 대해 낯을 가린다. | | | | | |
| 5 | 우리 가족은 시간이 있을 때 같이 여가시간을 보낸다. | | | | | |
| 6 | 우리 가족은 서로 친하게 지내고 있다. | | | | | |
| 7 | 우리 가족은 집안에 행사가 있을 때 모두 참석한다. | | | | | |
| 8 | 우리 가족은 늘 가족 단위로 할 수 있는 일을 생각한다. | | | | | |
| 9 | 우리 가족은 자신의 일을 가족과 상의하여 결정한다. | | | | | |
| 10 | 우리 집에서는 가족이 함께 지낸다는 것을 매우 중요하게 생각한다. | | | | | |
| 11 | 우리 가족은 문제를 해결할 때 자녀의 의견을 반영한다. | | | | | |
| 12 | 우리 가족의 자녀들은 자신들이 지켜야 할 규율에 대해 의견을 잘 말한다. | | | | | |
| 13 | 우리 가족은 상황에 따라서 중심역할자가 달라진다. | | | | | |
| 14 | 무슨 일이 생기면 우리 가족은 상황에 따라 대처하는 방법이 달라진다. | | | | | |
| 15 | 우리 집에서는 잘못한 일이 생겼을 때 부모와 자녀가 함께 모여서 잘못한 일에 대해 토론하곤 한다. | | | | | |
| 16 | 우리 집에서는 자녀들도 여러 가지 일의 결정에 참여한다. | | | | | |
| 17 | 우리 집에서는 때에 따라서 전통적인 규칙을 바꾼다. | | | | | |
| 18 | 집안 일을 가족이 돌아가면서 한다. | | | | | |
| 19 | 우리 집에서는 가족이 함께 지낸다는 것이 매우 중요하다. | | | | | |
| 20 | 우리 집은 가족 중에 누가 집안의 어떤 일을 하는지 분간하기 어렵다. | | | | | |

### 5) 건강상태의 포괄적 측정도구(KQOLS, korean health related quality of life scale)

건강상태의 포괄적 측정도구는 일반적으로 개개인이 주관적인 건강을 어떻게 인지하는지에 초점이 맞추어져 있다. 주관적 혹은 자각된 건강이란 '한 개인이 경험한 안녕감을 침해하는 정신적, 신체적 및 사회적 사건에 대한 반응'으로 정의할 수 있다.

건강상태를 포괄적으로 측정하기 위한 지표들은 nottingham health profile과 sickness impact profile 등이 있으나 국내 실정에 맞는 지표는 많지 않다. 건강상태의 측정은 건강에 대한 개인의 경험을 평가에 반영하기 때문에 주관적일 수밖에 없어 합리적이고 실증적 패러다임에 근거한 과학의 시대에는 항상 논란의 여지가 있다. 이러한 논란을 보완하기 위해 국내에는 한국인의 언어표현 및 문화를 적극 반영한 '한국형 건강관련 삶의 질 측정도구(KQOLS, korean health related quality of life scale)'가 개발되어 있으나 아직은 사용 예가 적어 여기에서는 소개로 가름한다.

### 6) 간편형 세계보건기구의 삶의 질 척도(WHOQOL-BREF)

일반적으로 WHOQOL은 삶의 질과 관련된 각각의 하부척도에 대항 상세한 평가를 가능가게 하지만, 그것은 어떤 경우, 예를 들면 큰 역학적 연구에 사용하기엔 너무 양이 많다. 이런 경우 만일 그것이 간단하고 정확하다면 널리 이용될 수 있을 것이다(Berwick 등, 1991). 그리하여 만들어진 간편형 WHOQOL-BREF는 WHOQOL의 24개의 하부척도(facets) 각각으로부터 가장 대표적인 한 항목씩 선택되어 구성되어 있다.

각 하부척도(facet)의 4항목 중 가장 일반적인 항목 즉 각 하부척도의 평균점수와 가장 높은 상관관계가 있는 항목이 선택되었다. 이후 WHO에서는 선택된 각 항목들이 개념적으로 각 영역(domain)을 반영하는지에 대해 여러 토론자들이 검토하였다. 그 결과 WHOQOL-BREF의 항목을 선택하는 새로운 기준을 만들었다. ① 각 영역에서 선택한 항목들은 그 영역 내 변이의 많은 부분을 설명할 수 있어야 한다, ② 선택된 항목들은 전반적인 삶의 질과 일반적인 건강 인식에 관한 하부척도(facets)의 변이의 상당부분을 설명할 수 있어야 한다. ③ confirmatory factor analysis에 의해 구조적으로 보전되었음을 보여 주어야만 한다. ④ 환자군과 정상대조군을 구별할 수 있어야 한다. 이러한 기준에 의거하여 선택된 24항목들 중에서 여섯 개가 대체되었다. 환경 영역으로부터의 세 항목은 정신적 영역(psychological domain)

과 너무 밀접히 관련되어 있기 때문에 대체되었고 다른 세 항목들은 그 하부척도 내의 다른 항목들이 그 개념을 더 잘 설명해 준다고 했기 때문에 대체되었다. 추가로 전반적인 삶의 질과 일반적인 건강 인식에 관한 하부척도로부터 선택된 두 항목이 포함되었다.

따라서 WHOQOL-BREF는 전체 26개의 항목들로 구성되었으며 4개의 영역으로 구분되어있다(표 7-10). 즉 ① 신체적 건강 영역(physical health domain), ② 정신적 영역(psychological domain), ③ 사회적 관계 영역(social relationship domain), ④ 환경 영역(environment domain) 등이다. 이 두 척도의 한국판은 모두 표준화되었다(Min 등, 2002).

[표 7-10] WHOQOL-BREF의 구성

| 영역과 항목 | 항목의 수 |
|---|---|
| G 전반적 삶의 질과 건강상태 | 2 |
| Domain 1 신체적 건강 영역 | |
| 통증과 불편 | 1 |
| 에너지와 피로감 | 1 |
| 수면과 휴식 | 1 |
| 운동성 | 1 |
| 일상의 활동성 | 1 |
| 약물과 치료에의 의존 | 1 |
| 일하는 능력 | 1 |
| Domain 2 정신적 영역 | |
| 긍정적 정서 | 1 |
| 사고, 학습, 기억, 주의력 | 1 |
| 자존심 | 1 |
| 신체상 및 외모 | 1 |
| 부정적 정서 | 1 |
| 종교, 영성, 개인적 신념 | 1 |
| Domain 3 사회적 관계 영역 | |
| 개인적 관계 | 1 |
| 실제적 사회적 지지 | 1 |
| 성(性)적 활동 | 1 |
| Domain 4 환경 영역 | |
| 신체적 안전과 보안 | 1 |

| 영역과 항목 | 항목의 수 |
|---|---|
| 가정환경 | 1 |
| 재정적 자원 | 1 |
| 건강과 사회적 돌봄 | 1 |
| 새로운 정보와 기술을 얻을 수 있는 기회 | 1 |
| 레크레이션, 여가에의 참여와 기회 | 1 |
| 물리적 환경 | 1 |
| 교통 | 1 |

### 7) EuroQol(EQ – 5D)

1987년 설립된 EuroQol Group은 7개의 국가가 국제적인 연결망을 조직해 다국적 언어로 다양한 전문가들이 모여 일반적 삶의 질을 측정하는 EQ-5D를 개발하고 그 연구결과를 공유하면서 점차 건강관리의 임상연구와 경제성 평가 및 일반 인구집단의 건강상태에 대해 연구를 시행하였다.

EQ-5D는 ① 현존하는 도구를 이용한 연구에 쉽게 추가 적용할 수 있는 도구이고, ② 자가 보고 방법으로 우편을 통해 광범위하게 연구할 수 있으며, ③ 짧은 시간에 응답할 수 있으며, ④ 건강인이나 환자 모두에게 가정에서나 병원 내 응답자에게 모든 연령 군에게 사용할 수 있으며, ⑤ 하나의 건강 효용 지표로 나타낼 수 있고, ⑥ 죽음보다도 더 나쁜 건강상태를 측정하여 일치하는 도구일 것이라는 목적 하에 개발되었다(Rabin & Charro, 2001).

EQ-5D-3L은 EuroQoL그룹에서 개발한 도구로 SF-36v2와 더불어 임상 연구 분야에서 가장 많이 사용하는 삶의 질 평가도구 중 하나이다. 세계적으로 130개 이상의 언어로 번역되어 다양한 분야에서 사용되고 있다. EQ-5D-3L은 운동, 자기관리, 일상활동, 통증/불편, 근심/우울의 5개 영역으로 구성되어 있으며 각 영역은 3수준 즉, 문제가 없는, 약간의 문제가 있는, 심한 문제가 있는 경우로 나누어지나, EQ-5D-3L로 측정한 HRQOL은 5개의 숫자의 조합으로 표현된다. 예를 들어 '12232'라는 상태가 있으면, 이 건강상태는 운동능력에는 문제가 없고, 자기관리, 일상활동, 불안/우울에는 다소 문제가 있으며, 매우 심한 통증/불편감이 있는 상태를 의미하게 된다. 이렇게 해서 이론적으로 EQ-5D-3L로 표현할 수 있는 건강상태는 35=243개가 되며 다른 선호도기반 측정도구에 비해 기술적 풍부함(descriptive richness)은 떨어진다. EQ-5D-3L은 자가 평가를 통한 기입방식이 주된 조사방식이며 다른 도구에 비하여 상대적으로 수행하기가 용이하다는 장점이 있다.

EQ-5D-3L은 여러 국가에서 일반 인구뿐 아니라 다양한 질환을 가진 환자를 대상으로도 신뢰도와 타당도가 검증되어 왔다. EQ-5D는 좋은 측정 성질을 가지고 만성 질환에서 작은 변화를 탐지할 수도 있음을 보인 연구도 있지만, 다른 효용 측정도구에 비해 표현 가능한 건강상태가 적고, 특히 일반인구집단에서는 많은 응답자들이 모두 특별한 문제를 호소하지 않아 천장효과(ceiling effect)가 높은 것으로 평가되고 있다. 우리나라에서는 류마티스성 관절염, 뇌졸중 환자를 대상으로 EQ-5D-3L의 신뢰도와 타당도가 평가되었지만, 일반인구집단을 대상으로 평가한 바는 없다.

[표 7-11] 한국어판 EQ-5D(EuroQol group)

| 운동능력 |
|---|
| 1. 나는 걷는데 지장이 없다. |
| 2. 나는 걷는데 다소 문제가 있다. |
| 3. 나는 종일 누워있어야 한다. |
| **자기관리** |
| 1. 나는 목욕을 하거나 옷을 입는데 지장이 없다. |
| 2. 나는 혼자 목욕을 하거나 옷을 입는데 다소 지장이 있다. |
| 3. 나는 혼자 목욕을 하거나 옷을 입을 수 없다. |
| **일상활동 일 공부 가사일 가족 또는 여가 활동** |
| 1. 나는 일상활동을 하는데 지장이 없다. |
| 2. 나는 일상활동을 하는데 다소 지장이 있다. |
| 3. 나는 일상활동을 할 수 없다. |
| **통증/불편** |
| 1. 나는 통증이나 불편감이 없다. |
| 2. 나는 다소 통증이나 불편감이 있다. |
| 3. 나는 매우 심한 통증이나 불편감이 있다. |
| **불안/우울** |
| 1. 나는 분안하거나 우울하지 않다. |
| 2. 나는 다소 불안하거나 우울하다. |
| 3. 나는 매우 심하게 불안하거나 우울하다. |

## 8) 기타 삶의 질 측정도구

외국의 Quality of Life Index(QLI), Life Satisfaction Index(LSI), Sickness Impact Profile(SIP), Self-Anchoring Scale, Affect Balance Scale, Philadelphia Geriatric Center Morale Scale(PGCMS), Quality of Life Visual Life Analogue Scale(VAS)과 국

내에서 개발된 삶의 질 측정도구(노유자, 1988; King & Hinds, 1998) 등이 있다.

삶의 질의 객관적인 측면을 측정하는 도구로는 Karnofsky Performance Scale과 Bartel Function Scale이 있으며 이 도구들의 사용양식은 대개 관찰과 면접에 의해 이루어진다 (Mor, Laliberte, Morris, & Wiemann, 1984). 삶의 질 연구에 쓰인 도구의 측정양식 자가보고식 질문지 형태로는 Likert형 등간척도, 100mm Visual Linear Analogue, Face Scale, Ladder Scale, Delighted Terrible Scale 등이 있으며, 많은 연구들에서 변별력이 적합하다는 Likert형 5점 등간척도가 사용되고 있다.

# 제 4 부

## 자료의 분석

제1장 자료의 분류

제2장 자료의 요약

제3장 자료의 분석

제4장 자료의 해석

제5장 복합표본설계와 분석

# 제 1 장

# 자료의 분류

## 1 자료의 종류

자료(data)란 관심의 대상이 되는 개체의 성격이나 속성을 관측한 결과로서 학생들의 시험 점수, 신장과 같은 것을 예로 들 수 있다.

자료를 관측하거나 측정할 때, 관측되는 특성에 따라서 관측값들 간에 차이가 있을 수 있다. 이러한 관측값들 간에 존재하는 변이성 즉 연령, 신장, 체중 등과 같이 개체에 따라 변화가 가능한 특성을 변수(variable)라 하며, 개체에 따라 변화가 가능하지 않은 특성을 상수(constant)라 한다.

일반적으로 변수는 관측 결과에 따라 양적변수와 질적변수로 나누며, 인과관계에 따라 독립변수와 종속변수로 분류할 수 있다.

### 1) 양적변수(quantitative variable)와 질적변수(qualitative variable)

관측의 결과가 수치로 나타나는 자료로서, 체중, 신장, 대장균의 수, 혈압, 연령 등과 같은 변수를 양적변수라 한다. 양적변수는 연속변수(continuous variable)와 이산변수(discrete variable)로 나눌 수 있다. 연속적인 척도에서 관측값은 어떤 특정한 범위내의 모든 가능한 값을 갖는다. 연속적인 척도로 측정될 수 있는 특성을 연속변수라고 한다. 예컨대 시간, 무게, 길이의 크기는 연속적이다. 반대로 이산적인 척도는 관측값이 취할 수 있는 어떤 두 가능한 값들 사이에 공백 또는 간격이 존재하는 척도이다. 이산적인 척도로서만 측정할 수 있는 특성을 이산변수(discrete variable)라고 한다. 예컨대, 한가족은 1, 2, 3 또는 8명의 자녀를 가질 수 있지만, 3.5 또는 5.31명의 자녀 또는 어떤 다른 소수점 단위의 자녀를 갖는다는 것은 분명히 불가능하다. 따라서 자녀의 수, 환자수, 병상수 등은 이산변수이다. 비록 연속변수와 이산변수간의 이론적인 구분은 분명하고 정밀하지만 실제 통계작업에서 이것은 단지 대략적인 것에 불과하다.

한편, 범주로 나누어서 나타내는 자료로서, 직업, 성별, 학력 등과 같은 변수를 질적변수 또는 범주형 변수라고 한다. 환자의 월평균 소득액을 상, 중, 하로 분류할 수 있는 것처럼 양적변수는 질적변수로 변환이 가능하다. 질적변수는 범주의 수에 따라 이분형 변수와 다분형 변수로 나누어진다. 성별과 같이 범주의 수가 둘인 자료를 이분형 변수라 하며, 직업이나 종교와 같이 범주의 수가 셋 이상인 자료를 다분형 변수라 한다.

## 2) 척도의 종류

조사목적에 맞는 통계자료를 수집하기 위해서 관찰대상을 측정하기 위한 자 즉, 척도가 필요한데 척도란 일정한 규칙을 가지고 대상의 속성이나 특성을 일련의 기호 또는 숫자로 나타내는 것을 말한다. 측정하려는 개념의 속성에 따라 측정수준이 다르며 이는 일정한 규칙에 의해서 결정된다. 측정의 척도로는 다음과 같이 네가지의 척도가 사용된다. 이 4 가지 척도는 명목척도(nominal scale), 순위척도(ordinal scale), 구간척도(interval scale), 비율척도(ratio scale)이다.

### (1) 명목척도(normal scale)

명목척도는 단지 관측 결과의 특성을 몇 개의 범주(category)로 구분하고 각 범주에 속하는 대상의 수를 계수, 할당하는 경우처럼 일종의 이름, 명칭에 의한 척도이다. 예를 들어 성별을 '남자' 또는 '여자'로 구분하거나, 혈액형을 A, B, AB 및 O형으로 구분하는 경우, 또는 여러 가지 의학적 진단들을 서로 구분하기 위하여 숫자를 사용하는 것도 명목척도에 의한 측정방법이다. 인종, 국적, 질병의 분류, 종교, 결혼상태 등은 모두 명목척도로 측정될 수 있는 변수들이다. 만일 백인에 1번을 부여하고 황인에 2번, 흑인에 3번을 부여할 때 사용하는 숫자 1, 2, 3은 명목척도이다. 여기에서 숫자는 임의로 선택되었고 다른 숫자를 써도 무방하고 여기에 사용된 수에는 순서의 개념이 없다. 따라서 명목척도로 수집된 자료는 수학적 조작이 허용되지 않는다. 적절한 통계기법으로서 최빈수(mode), 도수(frequency) 등을 산출할 수 있다.

### (2) 순위척도(ordinal scale)

순위척도는 측정 대상의 특성을 상대적 크기에 따라 순서로서 구분할 수 있는 척도이다. 이 척도는 크고 작은 순서나, 많고 적은 순서에 따라 등급이 매겨진다. 경제적 상태를 상, 중, 하로 나타낸다든지, 학생들의 석차를 '일등', '이등', '삼등' 순으로 구분하는 것 등이 이에 속한다. 순위척도는 어떤 속성의 한 수준이 다른 수준에 비해 어떻게 다른가는 설명하지만 얼마나 다른지에 대해서는 설명하지 못한다. 순위척도를 나타내는 수치는 순서의 관점에서 어떤 관계를 가지는 서로 다른 범주들의 순위를 나타낸다. 그리고 순위를 나타내는 숫자의 경우 단위들 간에 간격이 거의 항상 일치하지는 않는다. 이와 같이 단위들 간에 간격이 불일치하기 때문에 명목척도에서와 마찬가지로 순위자료에 대해서도 기본적인 수학적 연산을 적용할 수 없다. 경제적 상태를 '상', '중', '하'로 나누고 '3', '2', '1'의 수치를 부여했을 때, 경제적 상태 '3'이 경제적 상태 '1'보다 3배만큼 잘 사는 것을 의미하는 것은 아니다.

순위척도의 측정결과에 대하여 사용될 수 있는 통계적 방법은 중위수, 백분위수(percentile), 스피어만의 순위상관계수, 켄달의 순위상관계수 등을 들 수 있다.

### (3) 구간척도(interval scale)

구간척도는 순위척도가 갖고 있는 순위관계의 특성 이외에도 동일한 구간이라는 보다 강한 의미의 특성을 지니고 있다. 즉 구간척도의 경우 척도들 간의 동일한 구간은 측정하고 있는 특성들 간의 차의 크기가 서로 같다는 것을 의미한다. 또한 구간척도는 순위와 거리의 개념은 있으나 의미 있는 원점이 없는 경우이다. 즉 구간척도에도 원점은 존재하나 그것은 의미 있는 것이 아니고 임의로 정해 놓은 것이다. 예를 들어 섭씨 0°는 물의 어는점을 임의로 정해 놓은 것이고, 시간의 영시도 임의로 정해진 것에 지나지 않는다. 의미 있는 원점이란 측정하고자 하는 특성 자체가 존재하지 않는 원점을 말한다. 의미 있는 원점이 없는 척도의 경우 비율의 개념은 존재하지 않는다. 서울의 3월 중 평균 온도가 섭씨 10°이고 제주의 3월 중 평균 온도가 섭씨 20°라고 할 때 제주가 서울보다 3월 중 평균 온도가 2배 높다고 하지는 않는다. 섭씨 10°와 20°를 화씨로 각각 변환하면 화씨 50°와 화씨 68°가 되는데 이 때는 섭씨의 경우처럼 2배가 되지 않기 때문이다. 즉, 구간척도에는 비율의 개념이 존재하지 않는다.

구간척도의 자료에 적용될 수 있는 통계적 방법은 평균, 표준편차, 피어슨의 적률상관 등을 주로 들 수 있다.

### (4) 비율척도(ratio scale)

비율척도는 측정값의 순서, 거리, 절대적인 크기뿐만 아니라 의미 있는 원점도 있는 경우이다. 비율척도로 측정된 변수들 간에는 가감승제 계산이 모두 가능하며 다른 척도들에 비해 훨씬 많은 정보를 표현해 줄 수 있다. 비율척도의 예로는 무게, 길이, 자녀수 등과 같이 비율의 개념이 존재하는 숫자를 들 수 있는데, 이들의 경우 원점(0)은 측정하고자 하는 특성자체가 존재하지 않음을 나타낸다. 예를 들어 길이가 0m라는 것은 길이가 없음을 나타내고, 4m인 길이는 2m인 길이보다 2배 길다고 말할 수 있는 것이다. 우리가 실생활에서 접하는 대부분의 수량자료는 비율척도로 측정된 것이다.

이상에서 4 가지 종류의 척도를 설명하였는데, 어떤 척도에 의하여 측정된 값인가에 따라서 분석방법이 달라질 수 있다. 이것은 각 척도가 갖는 정보량의 차이에 기인하기 때문이다. 명목척도와 순서척도는 범주형 자료로서 부호검정, 순위검정, $X^2$ 검정 등의 비모수적 통계기법을 이용하며, 구간척도와 비율척도는 수량자료로서 정규검정, t검정, F검정 등의 모수적 통계기법을 이용하여 분석할 수 있다. 한편, 상위척도는 하위척도로 변환이 가능하다. 예를 들어, 비율척도로 측정이 된 혈압의 경우, 순위척도인 정상, 경증 고혈압, 중증 고혈압으로 분류할 수 있으며, 정상은 '정상'으로 경증 고혈압과 중증 고혈압을 묶어서 '환자'로 변환하여 명목척도화 할 수 있다. 그러나 명목척도로 표현된 혈압은 순위척도로 변환이 불가능하다. 따라서 표본조사를 계획할 때 정보량의 차이를 고려하여 어떤 척도로 측정할 것인가를 신중히 해야 할 것이다. 가능하다면 정보량이 많은 척도수준으로 측정하는 것이 바람직하다.

4가지 척도에 따른 특성과 척도별 자료 분석방법으로는 다음과 같이 요약할 수 있다.

[표 1-1] 척도점에 내포되어 있는 과정

| | 유목(분류) | 순위 | 등간격 | 절대영점 |
|---|---|---|---|---|
| 명목척도 | ○ | × | × | × |
| 서열척도 | ○ | ○ | × | × |
| 구간척도 | ○ | ○ | ○ | × |
| 비율척도 | ○ | ○ | ○ | ○ |

[표 1-2] 척도별 자료분석 방법의 특성

| | 비교방법 | 평균측정 | 적용가능한 분석방법 | 예 |
|---|---|---|---|---|
| 명목척도 | 확인분류 | 최빈값 | 빈도분석, 교차분석, 비모수통계, | 질병명, 성별분류, 상품유형별분류, 종교 |
| 서열척도 | 순위분류 | 중앙값 | 서열상관, 비모수통계 | 상표우선순위, 경제상태, 사회계층, 계급, 석차 |
| 구간척도 | 간격비교 | 산술평균 | 모수통계 | 온도, 체온, 주가지수 |
| 비율척도 | 절대비교 | 기하평균, 조화평균 | 모수통계 | 신장, 나이, 거리, 시간, 매출액, 소득 |

## 3) 모집단과 표본

### (1) 모집단의 정의

통계학에서 말하는 모집단(population)이란 연구의 조사대상이 되는 전체 집단을 말한다. 예를 들어 어떤 대학교 학생들의 평균 신장을 알고자 한다면, 구하고자 하는 관측값은 신장이 되고 관측대상이 되는 개체는 학생 개개인이며, 모집단은 대학교에 재학중인 학생들의 신장의 집합이다. 우리가 4학년 학생들의 신장에만 관심이 있다면, 그 학교 4학년 학생들의 신장의 집합이 모집단이 된다. 따라서 모집단 설정시 가장 주의해야 할 사항은 우리의 관심대상인 모집단의 정의와 범위를 정하는 것이다. 그것은 조사의 한계와 결과에 대한 설명의 범위를 정하기 위한 것이다. 모집단의 크기가 한정되어 있으면 유한모집단(finite population)이라 하고, 모집단의 크기가 무한정으로 많으면 무한모집단(infinite population)이라 한다.

### (2) 표본의 정의

표본(sample)이란 모집단의 일부를 추출하여 실제로 관측한 값들의 집합이다. 예를 들

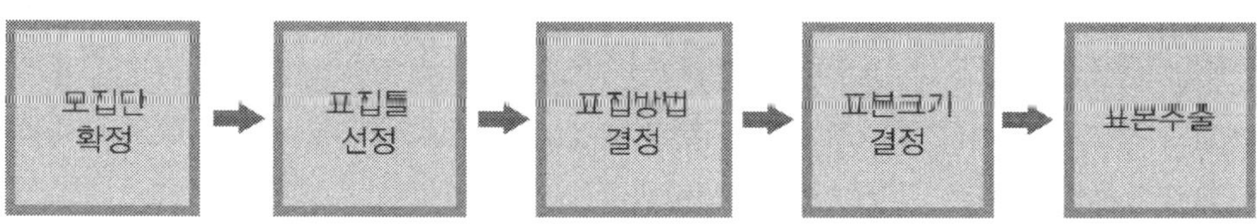
모집단
확정
표집틀
선정
표집방법
결정
표본크기
결정
표본추출

[그림 1-1] 표본추출의 절차

어 모집단이 어떤 대학교에 재학중인 학생들의 신장이라 할 때, 이중 일부 학생들의 신장을 잰다면, 이는 모집단의 한 부분, 즉 표본이 되는 것이다. 전체로서의 모집단(population)으로부터 부분으로서의 표본(sample)을 선택(selection)하는 행위를 표본추출(sampling)이라고 한다(소재진. 보건조사방법론. 2016. p. 140).

연구자는 표본에서 얻은 결과치가 전수(전집)를 대표할 수 있는 성격을 가지고 있는지를 밝힐 필요가 있으며 표본을 어떻게 선택하고 크기를 결정하기 위해 우선적으로 다음을 고려해야 한다.

① 조사목적을 구체적으로 밝혀야 한다.
② 조사목적에 필요한 전집을 밝혀야 한다.
③ 연구의 성격에 합당한 표본의 표집방법을 구체적으로 계획하고 표집단위도 결정되어야 한다.
④ 전수의 모수치 추정과 관련된 정도(precision)와 정확성(accuracy)을 결정해야 된다.
⑤ 신뢰도와 고려하여 표본 수를 결정한다(백영수 외. 운동과학 연구방법론. 2002. p. 187).

### (3) 표본의 종류

표본의 종류에는 확률표본과 비확률표본이 있다. 확률표본은 모집단에서 표본을 추출할 때 확률이 동일한 상태에서 무작위로 뽑힌 표본이다. 비확률표본은 표본추출과정에서 확률이 동일하지 않은 상태에서 뽑힌 표본으로 연구자의 주관적인 판단이 개입되어 선택적으로 뽑힌 표본이다. 따라서 비확률추출방법은 객관적으로 확률들을 배분할 수 없으며, 표본 결과값의 신뢰성을 결정할 수 없기 때문에 통계학에서는 취급하지 않고, 확률표본만을 다루게 된다. 표본에서 계산되는 기술적인 특성치를 통계량(statistic)이라 하고, 모집단으로부터 산출되는 특성치를 모수(parameter)라고 한다. 모집단으로부터 확률표본을 추출하여 통계자료를 수집하고 통계량을 계산하여 모수를 추정한다.

### (4) 표본조사를 하는 이유

모집단 전체를 대상으로 조사하는 것을 전수조사(complete survey)라 하며, 표본을 이용하여 통계자료를 수집하는 조사를 표본조사(sample survey)라 한다. 통계조사에 관한 정보를 정확히 알아내는 가장 이상적인 방법은 모집단을 구성하고 있는 모든 개체들을 남김없이 치밀하게 조사하는 전수조사를 실시하는 것이다. 그러나 현실적으로 전수조사를 실시하여 모집단에 관한 정보를 추출해 내는 경우는 극히 드물다. 특히 모집단의 크기가 큰 경우에는 전수조사가 곤란하고, 무한모집단의 경우 전체를 조사하기가 실제로 불가능하기 때문이다.

일반적으로 전수조사보다는 표본조사가 더욱 광범위하게 이용되고 있다. 우리가 접하고 있는 모든 사건이나 현상에 대해 알고 있는 대부분의 정보는 일종의 표본에 바탕을 둔 것이라고 해도 과언이 아니다. 이처럼 일상생활 뿐 아니라 특히 자연 및 사회현상의 연구를 위하여 표본조사가 선호되는 데는 다음과 같은 이점이 있기 때문이다.

① **경제성** : 모집단 전체를 조사하여 완전한 정보를 얻는 것보다 표본을 조사하여 정보를 얻는데 드는 비용이 저렴함을 의미한다.

② **시간성** : 전체적인 조사보다는 표본을 추출하여 표본조사를 한다면 빨리 수집되고 통계결과가 빨리 나올 수 있다. 정보가 긴급히 요구될 때는 이점이 필수적인 고려사항이 된다.

③ **정확성의 확보** : 대부분 모집단 전체에 대한 조사만이 그 정확성을 높일 수 있으리라고 생각하고 있다. 그러나 전수조사의 경우 많은 조사원들을 사용함으로써 잘 훈련되지 못한 조사원들이 포함될 수 있기 때문에 조사결과의 질이 저하될 수 있다. 그러나 표본조사는 소수의 잘 훈련된 조사원을 확보할 가능성이 높고, 이들에 의하여 수집된 조사자료의 정확성이 전수조사에 비해서 높아질 수 있다. 특히 합리적으로 설계된 표본조사에서 정확한 추정이 가능하며 규모가 작아 비표본오차(non-sampling error)를 줄일 수 있기 때문에 그 활동을 효과적으로 관리할 수 있다. 표본오차(sampling error)는 표본조사방법을 이용하는 결과로서 발생하고 비표본오차는 표본조사나 전수조사에서 모두 발생한다.

④ **파괴적인 조사에의 적용가능** : 어떤 조사를 하는 경우 그 조사대상을 더이상 사용할 수 없게 파괴하는 경우도 있다. 이런 경우에는 모집단의 일부인 표본을 선택하여 표본이 특성치로 모집단의 특성을 추정해야 한다.

⑤ **전수조사가 불가능한 경우** : 전수조사가 불가능하여 표본조사를 할 수밖에 없는 경우가 있다. 예를 들어 한강의 오염도를 알고자 할 때에 모집단 전체를 조사하는 것은 거의 불가능하다.

⑥ **표본관리가 용이** : 표본조사는 예비조사와 사후조사를 철저히 할 수 있다. 모집단의 일부분을 조사하게 되므로 면밀한 계획과 철저한 시행이 가능하고 재방문이나 반복조사가 가능하여 표본관리가 용이하다.

⑦ **다량의 정보의 확보가능** : 표본조사는 소규모의 추출단위를 조사하기 때문에 단위별

로 많은 특성값을 상세하게 조사할 수 있다. 예를 들어 추출단위가 사람인 경우 그 사람의 인적사항을 여러 가지 각도에서 태도, 의견, 선호성을 조사할 수가 있으며 그것의 분석 · 검토도 상세하게 할 수 있다.

표본조사의 단점은 다음과 같다.

① 표본조사에서 얻는 응답 행위가 각 개인의 추측, 기억, 생각 등을 자료로 삼기 때문 사회현상의 겉핥기식 이해에 그칠 가능성이 높아 깊이 있는 정보 획득에는 실패할 가능성이 있다.

② 표본조사 중 질문서나 면접 시의 면접과정 등 조사 시의 이론적 방법론적 문제점으로 이른바 반작용 효과가 있다. 따라서 진실한 응답을 얻는데 실패할 가능성이 있다.

③ 질문에 응답하는 피조사자의 동기지움과 그 질문에 대한 지식이 요구되거나, 관심이 없는 문제인 경우 응답을 잘못하거나 누락시킴으로써 응답률이 낮아질 수 있다.

④ 사회의 시대성이나 여론에 매우 민감한 사항이고 조사가 비교적 장기적이라면 조사가 이루어지고 있는 시기에 따라 응답에 매우 편위를 가져올 가능성이 있다(백영수 외. 운동과학 연구방법론. 2002. p. 167).

### (5) 표본 크기 추정

연구대상자 수(흔히 표본의 크기 ; sample size)의 결정은 연구형태에 따라 여러 학자들에 의해 산출수식이 제시되어 있으나, 이러한 산술적인 수식에 의해서만 결정되는 단순한 과정은 절대 아니다. 또한 이러한 표본의 크기 결정은 연구의 준비 · 설계 단계에서 미리 고려되어야 하는 것임에도 불구하고 많은 연구에서 이러한 원칙이 무시되고 일정기간 동안에 확보할 수 있는 정도를 대상자 수로 결정해 버리는 경우가 있다. 연구 준비단계에서 표본 크기를 고려하지 않은 경우(특히, 임상시험)에는 임상적으로 의미 있는 차이가 있는데도 검정력(power)이 저하되어 이를 찾아내지 못하여, 유익한 치료법이 충분한 검증 없이 기각되는 바람직하지 못한 상황을 초래할 수 있다.

표본의 크기를 결정하는 방법은 연구 시작 전에 미리 고정된 수를 할당하여 연구를 시작하는 고정설계법(fixed sample size design)과, 연구를 시행해가면서 나타나는 결과에 따라 표본의 수가 결정되는 축차설계법(sequential design)으로 구분되며, 본 장에서는 고정설계법에 의한 표본크기의 결정에 대해서만 논의하겠다.

위에서 언급하였듯이 표본의 크기는 표준화된 공식을 이용하여 산출할 수 있으나, 그러한 공식을 적용하기 위해서는 반드시 다음의 사항을 고려해야 한다.

① **예상되는 결과에 대한 통계적 유의수준의 크기**(제1종 오류 ; α error) : 일반적으로 0.05, 즉 5%를 택하고 있다.

② 효과가 있는데도 불구하고 파악하지 못할 오류의 크기(제2종 오류 ; β error) 또는 효과가 있는 것을 있다고 판정해 내는 힘(검정력, power ; 1-β) : 일반적으로 80%(또는 90%)의 검정력을 택하고 있다.

③ 단일 대상군인 경우, 기대효과의 산포도(dispersion, 예 ; 분산, 표준편차)를 추정한다.

④ **예상되는 효과의 크기** : 단일 대상군에서 '효과판정'을 목적으로 하는 경우 기대하는 효과에 대하여 허용할 수 있는 변동의 폭(δ)을 사전에 정하는 것으로, 예를 들어 '기대하는 효과는 50%인데 40% ~ 60%의 변이는 있을 것이다, 또는 허용오차는 기대효과의 0.2(±10%)이다'라는 내용이다. 한편 비교연구에서는 연구자가 알아내고자 하는 차이의 최소치(difference to be detected, Δ)의 결정이 필요한데, 이는 실제 존재하고 있기를 원하는 차이(real difference)가 아니라 최소한 이 정도의 차이는 있어야 효능에 차이가 있음으로 결정하겠다는 임상적 결정(clinical difference)을 의미한다.

⑤ **중도탈락률 및 추적 관찰기간** : 중도탈락률은 일반적으로 10% ~ 15%로 추산하여 사전에 이를 보정하여 표본의 크기를 결정하는데, 가급적 15%를 넘지 않도록 하며 20% 이상인 연구결과는 신뢰성을 인정받지 못한다.

## 4) 표본 크기(sample size) 산출수식

### (1) 단일 대상군에서의 산출수식

① α-error에 대응하는 Zα 값

| α-error(유의수준) | Zα (양측검정) | Zα (단측검정) |
|---|---|---|
| α = 0.01 | 2.576 | 2.326 |
| 0.05 | 1.960 | 1.645 |
| 0.10 | 1.645 | 1.282 |

② 분석대상 자료가 연속척도인 경우

㉠ 기대효과가 정규분포를 한다고 믿어지는 경우

$N \geq [(Z\alpha)(\text{표준편차})]^2 / \delta^2$

㉡ 정규분포가 아닌 경우

$N \leq (\text{표준편차})^2 / \alpha\delta^2$

③ 분석대상 자료가 명칭척도인 경우

㉠ 허용오차가 δ%라고 하면

$N \geq \frac{1}{4} (Z\alpha)^2 / \delta^2$

㉡ 정규분포가 아닌 경우

$N \leq (\text{표준편차})^2 / \alpha\delta^2$

④ 상관관계를 보기 위한 경우

$N \geq [(Z\alpha + Z\beta)/C]^2 + 3,\qquad C = \frac{1}{2}\ln[(1+r)(1-r)]$

r = correlation coefficient

## (2) 비교연구에서의 산출수식

| α-error | Zα (양측검정) | Zα (단측검정) |
|---|---|---|
| α = 0.01 | 2.576 | 2.326 |
| 0.05 | 1.960 | 1.645 |
| 0.10 | 1.645 | 1.282 |
| 1-β = 0.80 | 0.840 | |

| α-error | Zα (양측검정) | Zα (단측검정) |
|---|---|---|
| 0.90 | 1.282 | |
| 0.95 | 1.645 | |
| 0.99 | 2.326 | |

① 분석대상 자료가 연속척도 이면서 평균 차이를 비교하는 경우

결과관찰 항목의 척도가 연속치(예: 혈압)로서 처치군 간의 평균차를 비교하고자 하는 경우에 적용된다.

$$n = \frac{2(Z_\alpha + Z_\beta)^2 V}{(M_c - M_t)^2}$$

$M_c$ : 비교대조군에서의 평균

$M_t$ : 시험처치군에서의 평균

$V$ : 관찰치의 분산 ($\sigma^2$)

② 분석대상 자료가 연속척도 이면서 변동치 평균의 차이를 비교하는 경우

실험군 및 대조군(비교군) 각각 처치 전과 후를 비교한 변동치의 평균($Md_t$, $Md_c$)을 비교하는 경우이다.

$$n = \frac{2(Z_\alpha + Z_\beta)^2 V_d}{(Md_t - Md_c)^2}$$

③ 분석대상 자료가 명칭척도인 경우(chi-square approximation ; 2×2 table)

$$n = \frac{(Z_\alpha + Z_\beta)^2 (4P(1-P))}{(P_t - P_c)^2}$$

$P_c$ = 비교대조군에서 예상되는 결과 (치료율, 사망률 등)

$P_t$ = 시험처치군에서 예상되는 결과 (치료율, 사망률 등)

$P$ : $P_c$와 $P_t$의 가중평균치 $(P_c + P_r)/2$

### (3) 역학 연구방법에 따른 산출수식

① 코호트 연구

$$n = \frac{(Z_\alpha \sqrt{(2pq)} + Z_\beta \sqrt{(p_1 q_1 + p_0 q_0)})^2}{(p_1 - p_0)^2} = \frac{(Z_\alpha \sqrt{(2pq)} + Z_\beta \sqrt{p_0(1+r) - p_0(1+r^2))})^2}{(p_0(1-r))^2}$$

$p_0$ : 비노출군 중 질병 발생분율

$p_1$ : 노출군 중 질병 발생분율

$q_1 = 1 - p_1$

$q_0 = 1 - p_0$

r = $p_1$ / $p_0$ : 비교위험도(relative risk)

② 환자－대조군 연구

$$n = \frac{(Z_\alpha \sqrt{((1+1/k)p'q')} + Z_\beta \sqrt{p_1 q_1 + p_0 q_0})^2}{(p_1 - p_0)^2}$$

$p_0$ : 대조군 중 노출분율

$p_1$ : 환자군 중 노출분율

$q_1 = 1 - p_1$

$q_0 = 1 - p_0$

$p' = (p_1 + kp_0) / (1 + k)$

$q' = 1 - p'$

$r = p_1 q_0 / p_0 q_1$ : 비차비(odds ratio)

$k$ : controls per case

＊ $p_1 = \dfrac{p_0 OR}{(1 + p_0(OR - 1))}$

(대조군에서의 노출분율과 비차비가 주어진 경우 환자군에서의 노출분율을 추정하는 식)

③ 생존자료에서의 표본 크기

$n = d / P_r(\text{death})$

$$d = \frac{4(Z_\alpha + Z_\beta)^2}{{\theta_R}^2},\ \theta_R = \log\psi_R,\ \psi_R = \frac{\log S_N(t)}{\log S_s(t)}$$

$$P_r(\text{death}) = 1 - 1/6\,[S(f) + 4S(0.5a + f) + S(a + f)]$$

$$S(t) = \frac{S_S(t) + S_N(t)}{2}$$

$n$ : 연구대상자 총 수

$d$ : 연구대상자 중 사망자 수

$\psi_R$ : hazard ratio

a : accrual period

f : follow-up period

다음은 표본의 크기를 산정할 때 고려해야 할 사항들을 나타내고 있다.

[표 1-3] 표본 크기 산정 시 고려사항

| 항목 | 고려사항 |
|---|---|
| 연구방법 | • 양적 연구는 질적 연구에 비해 많은 수의 표본이 필요함<br>• 조사연구는 실험연구에 비해 많은 수의 표본이 필요함 |
| 모집단의 동질성 | • 모집단이 서로 이질적일 경우 표본의 크기가 커짐 |
| 변수의 숫자 | • 측정 변수의 수가 많을수록, 각 변수의 분석항목이 많을수록 표본의 크기가 커짐 |
| 측정도구의 민감도 | • 측정 도구의 민감도가 떨어질수록 표본의 크기가 커짐 |
| 표집방법 | • 단순 확률 표집에서는 층화 표집보다 표본의 크기가 커져야 함 |
| 통계 분석 방법 | • 통계 분석의 검정력이 약할수록 표본의 크기가 커져야 함 |
| 시간, 경제적 예측 소요 비용 | • 연구방법에 따라 소요되는 경비, 시간, 인력이 달라지고 이 부분이 표본 선정 시 가장 많은 영향을 미치는 요인이므로 미리 비용과 시간에 맞는 모집단을 설정하고 표본 크기를 설정해야 함 |

❖ 출처 : 장희경 외(2017). 보건연구방법론. p. 240.

## 5) 표본추출방법

표본추출방법에는 2가지 방법이 있는데 확률표본추출(probability sampling)과 비확률표본추출(non-probability sampling)이다. 확률표본추출은 모집단을 구성하는 각 개체가 표본으로 선택될 확률이 모두 동일한 상태에서 표본을 추출하는 것을 뜻한다. 확률표본추출에 의하여 모집단을 효과적으로 추정하기 위해서는 적절한 규모의 표본을 가져야 하며 모집단을 대표할 수 있도록 무작위성(randomness)이 확보되어야 한다. 확률표본추출 방법으로는 단순확률추출법(simple random sampling), 계통추출법(systematic sampling), 층화확률추출법(stratified random sampling), 집락추출법(cluster sampling) 등이 있다.

[표 1-4] 확률표본추출과 비확률표본추출의 특징 비교

| 확률표본추출 | 비확률표본추출 |
|---|---|
| 1. 연구대상이 표본으로 추출될 확률이 알려져 있을 때 | 1. 연구대상이 표본으로 추출될 확률이 알려져 있지 않을 때 |
| 2. 무작위적 표본추출을 함 | 2. 인위적 표본추출을 함 |
| 3. 모수 추정에 편향(bias)이 없음 | 3. 모수 추정에 편향(bias)이 존재 가능 |
| 4. 표본분석결과의 일반화 가능성이 있음 | 4. 표본분석결과의 일반화에 제약이 따름 |
| 5. 표본오차의 추정이 가능함 | 5. 표본오차의 추정이 불가능함 |
| 6. 시간과 비용이 많이 소요함 | 6. 시간과 비용이 적게 듬 |

여기서 편향(bias)이란 모수 추정에 사용된 통계량의 기댓값과 모수 참값의 차이이다.

✤ 출처 : 소재진(2016). 보건조사방법론. p. 150.

### (1) 확률표본추출(probability sampling)

#### ① 단순확률추출법(simple random sampling)

단순확률추출은 대상집단의 모든 구성요소에 대해 동등한 확률을 부여하여 표본을 추출하는 방법을 의미한다. 이러한 단순확률추출법은 모든 표본추출방법의 기본이 되는 기초적인 방법으로 추첨법과 난수표활용법이 있다. 추첨법은 크기가 N인 모집단에서 표본의 크기 n을 추출하는 방법을 말한다. 예를 들어 100명 중에 10명을 뽑을 때 한사람이 선택될 확률은 1/10이다. 개개인에게 1에서 100까지 일련번호를 부여한 후, 1에서 100까지의 숫자가 각각 적혀있는 쪽지를 만들어 통에 넣고 잘 섞은 다음 한번에 하나씩 열 번을 뽑으면 뽑힌 번호의 사람이 하나의 표본으로 선택되는 것이다.

난수표(table of random numbers)를 이용하는 방법이다. 난수표란 동일한 독립적인 발생확률을 가진 0부터 9까지의 10개의 숫자를 임의적으로 배열된 표를 말한다. 난수표에는 가로와 세로로 여러 조(sets)의 난수가 배열되어 있다. 따라서 일련의 난수를 추출하기 위해서는 어떤 페이지의 어떤 곳에서라도 시작할 수 있다. 첫번째 수를 택한 후에는 가로

의 좌측이나 우측의 어느 방향으로 가도 좋으며 세로의 위로 올라가도 좋고 아래로 내려가도 된다. 그러나 하나의 난수표를 자주 사용한다면 같은 부분을 항상 사용해서는 안된다. 일련의 난수가 되풀이해서 사용될 수 있기 때문에 난수표를 자주 사용할 때에는 새로운 다른 출발점을 사용해야 한다.

[표 1-5] 난수표(RANDOM NUMBER TABLE)

| 38001 | 02176 | 81719 | 11711 | 71602 | 92937 | 74219 | 64049 | 65584 | 49698 |
|---|---|---|---|---|---|---|---|---|---|
| 37402 | 96397 | 01304 | 77586 | 56271 | 10086 | 47324 | 62605 | 40030 | 67468 |
| 97125 | 40348 | 87083 | 31417 | 21815 | 39250 | 75237 | 62047 | 15501 | 29578 |
| 21826 | 41134 | 47143 | 34072 | 64638 | 85902 | 49139 | 06441 | 03856 | 54552 |
| 73135 | 42742 | 95719 | 09035 | 85794 | 74296 | 08789 | 88158 | 64691 | 19202 |
| 07638 | 77929 | 03061 | 18072 | 96207 | 44156 | 23821 | 99538 | 04713 | 66994 |
| 60528 | 83441 | 07954 | 19814 | 59175 | 20695 | 05533 | 52139 | 61212 | 06455 |
| 83596 | 35655 | 06958 | 92983 | 05128 | 09719 | 77433 | 53783 | 92301 | 50498 |
| 10850 | 32746 | 99599 | 10507 | 13499 | 06319 | 53075 | 71839 | 09410 | 19362 |
| 39820 | 98952 | 43622 | 63147 | 64421 | 80814 | 43800 | 09531 | 31024 | 73167 |
| 59580 | 06478 | 75569 | 78800 | 88835 | 54486 | 23768 | 06156 | 04111 | 08408 |
| 39508 | 07341 | 23793 | 48763 | 90822 | 17719 | 17719 | 04207 | 95954 | 49953 |
| 30692 | 70668 | 94688 | 16127 | 56196 | 82067 | 82067 | 63400 | 05462 | 69200 |
| 65443 | 95659 | 18288 | 27437 | 49632 | 08337 | 08337 | 65676 | 96299 | 90836 |
| 27267 | 50264 | 13192 | 72294 | 07477 | 17985 | 17985 | 48911 | 97341 | 30358 |
| 91307 | 06991 | 19072 | 24210 | 36699 | 53728 | 28825 | 35793 | 28976 | 66252 |
| 68434 | 94688 | 84473 | 13622 | 62166 | 98408 | 12843 | 82590 | 09815 | 93146 |
| 48908 | 15877 | 54745 | 24591 | 35700 | 04754 | 83824 | 52692 | 54130 | 55160 |
| 06913 | 45197 | 42672 | 78601 | 11883 | 09528 | 63011 | 98901 | 14974 | 40344 |
| 10455 | 16019 | 14210 | 33712 | 61342 | 97821 | 88325 | 80851 | 43667 | 70883 |

단순확률추출법의 장·단점은 다음과 같다.

장점은 ㉠ 모집단의 모든 요소가 동일하고 독립적인 추출 기회를 가지므로 이론적으로 추출된 표본의 모집단을 대표하게 된다. 따라서 편견(bias)이 들어갈 가능성이 매우 적다. ㉡ 다른 추출방법에 비해 모집단에 대한 사전지식을 필요로 하지 않는다. ㉢ 표본오차의 계산이 용이하다. ㉣ 다른 확률추출에 비해 모집단의 모수나 특성을 잘못 분류함으로서 오는 오차를 줄일 수 있다. ㉤ 확률추출 중 가작 적용하기가 용이하며, 다른 확률분표방법과 결합하여 사용할 수 있다. 단점은 ㉠ 조사자의 모든 집단의 정보에 대한 지식을 충분히 활용할 수 없다. ㉡ 보통 동일한 크기의 표본인 경우, 층화표출보다 표집오차(=표본오차)가 크다. ㉢ 모집단의 수가 적은 표본에서는 표본으로 추출된 보장이 없으며, 따라서 표본의 규모가 커야 한다는 문제점이 있다(백영수 외. 운동과학 연구방법론. 2002. p. 174).

### ② 계통추출법

계통추출(systematic sampling)은 추출단위에 일련번호를 부여하고 이를 등간격으로 나눈 후 첫 구간에서 하나의 번호를 무작위(random)로 선정한 다음 등간격으로 떨어져 있는 번호들을 계속하여 추출해 가는 방법을 말한다. 모집단의 모든 개체들에 1에서 N까지 일련번호를 부여한 후, 먼저 k=N/n으로 정의되는 추출간격을 결정한다. 다음은 첫번째 추출간격에서 임의로 수치가 부여된 개체하나를 선정한다. 만약에 이렇게 선정된 개체의 수치가 예를 들어 크기가 n인 표본은 부여된 수치가 $a, a+k, a+2k$와 같이 되는 개체들로 이루어지게 된다. 다음은 90개의 모집단 중 9개의 표본을 계통추출법에 의하여 추출하였다.

㉠ 표본추출간격 k를 구한다.
  k=N/n에 의하여 k=90/9=10이 된다.

㉡ 난수표에서 시작번호 X1을 무작위로 선정한다.
  X1=3이 나왔다고 가정하자.

㉢ 시작번호는 X1=3이 되고 표본추출간격 k=10을 계속 더하여 나가면 뽑게 될 일련번호는 3, 13, 23, …, 83이 된다.

주의점은 제일 처음 시작할 번호는 주관이나 편견이 개입이 없도록 무작위로 해야 하며, 자료목록의 배열이 주기적인 성질이 포함되어 있으면 편견(bias)를 가져올 경향이 있기 때문 곤란하다. 계통추출법의 장 · 단점은 다음과 같다.

장점은 비전문가라도 쉽게 이해할 수 있고 또 실시하기가 용이하다. 즉 표본추출의 용이성이다. 단점은 모집단의 배열이 일정한 주기성과 특정한 경향성을 보일 때에는 편향(bias)이 개입될 가능성이 높아져 대표성이 문제가 될 수도 있다(백영수 외. 운동과학 연구방법론. 2002. p. 176).

### ③ 층화추출법(stratified random sampling)

모집단의 구성성분에 대하여 사전에 어느 정도 지식을 갖고 있다면 모집단의 특성을 더욱 잘 반영하여 표본을 얻을 수 있다. 층화추출법은 모집단을 여러 개의 서로 중복되지 않는 부분집단으로 나누게 되는데, 이들 부분집단을 층(stratum)이라 하며, 이러한 층을 형성하는 것을 층화(stratification)라 한다. 나누어진 각 층으로부터 단순확률추출방법에 의하여 표본을 추출하는 방법을 층화추출방법(stratified random sampling)이라 한다.

한편, 층화추출방법은 실제로 많이 적용되는 방법 중의 하나이며, 이와 같은 방법이 필요한 이유는 다음과 같은 경우들이다.

㉠ 조사목적에 의한 층화
㉡ 조사관리의 편리상 설정하는 층화
㉢ 각 층간에 뚜렷한 차이가 있어 서로 비교할 필요가 있는 경우
㉣ 조사의 정도(precision)를 높이기 위한 경우

층화추출방법의 근본적인 핵심방법은 모집단 내의 상이하고 이질적(heterogeneous)인 개체들을 가능한 동질적이고 유사한 개체들로 묶어서 각 층을 형성하는 것이다. 층화추출의 주된 목적은 추정량의 분산을 최소화하여 정확하게 추정하고자 하는데 있으므로 각 층의 분산과 크기를 알고 있다면 분산과 층의 크기가 큰 경우에 많은 표본을 배분하고 분산과 층의 크기가 작은 경우에는 적은 수의 표본을 배분하는 것이 타당하다(박지환 외, 알기 쉬운 연구방법론, 2014, p. 221).

예) 서울지역의 A대학교 학생들이 학교보건서비스에 대해 어떻게 생각하지 있는지 알아보고자 한다. 전체 학생 수는 10,000명이고 1학년 2,000명, 2학년 3,000명, 3학년 3,000명, 4학년 2,000명으로 구성되어 있다. 500명을 표본으로 추출하여 연구하고자 할 때, 학년에 따라 인원을 고려하여 특정 수의 표본을 할당하여 추출하는 경우 층화추출법이다.

④ 집락추출법(cluster sampling)

모집단의 구성단위를 자연적으로 또는 인위적으로 몇 개 집락으로 구분한 다음, 무작위로 필요한 집락을 추출한다. 그리고 다시 추출된 집락에 대하여 일부 또는 전수조사를 하는 것이다. 집락들이 지형적인 단위로 형성되어 있을 때는 행정적인 단위인 시 · 군 · 구, 읍 · 면 · 동을 하나의 집락으로 간주하여 추출한다. 실제적으로 집락추출방법(cluster sampling)이 필요하게 되는 주요한 이유는 2 가지를 들 수 있다. 즉, 대부분의 경우 모집단의 추출단위에서 직접 표본을 추출하기 위한 적당한 리스트나 표본추출대장(sampling frame)이 작성되어 있지 않거나 있다하더라도 최신정보가 결여되어 있을 때, 조사되는 전지역을 블럭(block)이나 분해(segments)지역으로 구분하여 모집단을 이러한 부분지역으

로 만들 경우이다. 그리고 완전한 리스트가 있다고 하더라도 여기서 표본을 추출한다면 지리적으로 너무나 분산되는 경우가 있기 때문에 이들을 조사하려면 교통비와 시간이 많이 들게 되므로 집락추출은 비용면에서 많은 이득을 가져온다(박지환 외. 알기쉬운 연구방법론. 2014. p. 221).

예) 충남지역의 A대학교 학생들이 학교보건서비스에 대해 어떻게 생각하지 있는지 알아보고자 한다. 전체 학생 수는 10,000명이고 B학과 2,000명, C학과 3,000명, D학과 2,000명, E학과 3,000명으로 구성되어 있다. 500명을 표본으로 추출하여 연구하고자 할 때, 학과를 군집으로 보고 무작위 표본추출된 학과의 전체 학생이나 일부의 학생을 조사하고, 다시 무작위 표본추출 학과를 선택하여 조사하는 순서를 거치는 방법이 집락추출법이다.

### (2) 비확률표본추출(non-probability sampling)

비확률표본추출(non-probability sampling)은 모집단이 불분명하여 모집단의 속성을 대표할 수 있는 표본을 추출하기 어렵고, 확률표집이 불가능한 경우 이용하는 표본추출방법이다. 바확률표본추출법은 비용이 상대적으로 적게 들고, 실행하기 쉽다는 장점을 가진 반면 연구자와 연구참여자의 주관적 판단이 들어갈 수 있기 때문에 객관성의 확보가 어렵다(장희경 외. 보건연구방법론. 2017. p. 237).

비확률표본추출 방법으로는 편의표본추출법(convinience sampling), 눈덩이표본추출법(snowball sampling), 판단적표본추출법(judgement sampling), 할당표본추출법(quota sampling) 등이 있다.

#### ① 편의표본추출법(convinience sampling)

편의표본추출은 연구자가 쉽게 접할 수 있는 대상들을 표본으로 추출하는 것이다. 표집추출은 가장 쉬운 추출로 대상자의 모집이 비교적 쉬워 흔하게 사용한다.

어떤 모집단에서 추출되었는지 분명하지 않아 도출된 결과에 대해 결정적인 말을 할 수 없으므로 연구결과를 일반화시킬 수 없다는 제한점이 있다. 그래서 편의표본추출은 가설을 산출하가기 위한 기초로 조사의 탐색 단계에 많이 사용한다(장희경 외. 보건연구방법론. 2017. p. 238).

예) Ha와 Choi(2015, p349)는 대상자를 편의표집하였으며 다음과 같이 기술하였다.
자기결정성 이론을 기반으로 한 동기면담 기법을 적용한 금연 프로그램이 청소년 흡연자에게 미치는 효과를 규명하기 위해, D광역시에 소재한 12개 고등학교 학생 중 선정 기준에 부합하고 연구참여에 동의하고 학부모 동의서를 제출한 학생 164명을 편의표집하였다.

② 눈덩이표본추출법(snowball sampling)

눈덩이표본추출은 먼저 소수의 대상자를 찾아 연구한 후 이들의 소개로 추가적인 조사대상자를 찾아 표본을 확보하는 추출방법을 말한다. 주로 특정한 모집단의 구성원이나 표본틀을 구하기 어려운 대상자들을 대상으로 사용된다. 예를 들면, 한센병 환자를 구하고 그 사람에게 다른 대상자를 소개 받아 한국의 한센병 환자가 질병과 더불어 어떻게 살아왔는지를 이해하고자 연구를 수행하는 방법이다(장희경 외. 보건연구방법론. 2017. p. 238~239).

③ 의도표본추출법(purposive sampling)

의도표본추출은 특정한 특성을 가진 대상자를 모집하기 위해 활용되며, 주로 질적연구에 사용된다. 연구하고자 하는 모집단과 유사한 특성을 가진 대상자를 선택하므로 대표성이 강화되며 예를 들어 헌팅턴 무도병과 같은 희귀 유전질환을 앓는 대상자처럼 매우 드문 그룹을 연구할 때 사용된다(이해정 외. 건강전문가을 위한 연구방법론 : 이해와 비평. 2017. p. 223).

④ 할당표본추출법(quota sampling)

할당표본추출은 변수에 관련이 있다는 판단되는 특성에 대한 모집단의 구성 비율이 표본에 그대로 유지되도록 하는 표본추출방법으로 모집단을 구성하는 부분집합들의 각 부분에서 일정한 개수의 요소들을 추출해내는 방법이다. 예를 들면 어느 지역주민들의 체질량지수를 측정하는 연구를 시행한다고 할 때 주거형태, 연령, 운동여부에 따라 차이가 날 경우 이들의 구성 비율이 표본에 유지될 수 있도록 표본을 추출하는 것이다(장희경 외. 보건연구방법론. 2017. p. 239).

# 2 자료의 정리

수집된 자료를 가공하지 않은 상태, 즉, 원자료(raw data)만으로는 모집단에 대한 유용한 정보를 파악하기가 곤란하다. 유용한 정보를 만들기 위해서는 원자료를 정리하고 요약해야 한다. 자료의 정리란 수집된 자료의 분포와 특성을 쉽게 이해할 수 있도록 표(table)나 그림(graph)으로 일목요연하게 나타내는 것을 말한다.

## 1) 도수분포표(Frequency distribution Tables)

어떤 모집단의 구성 성분에 대해 연구자가 변수의 값을 측정하여 얻게 되는 측정치들은 무질서하게 배열된 자료의 덩어리에 불과하다. 측정치의 수가 아주 적지 않는 한 변수의 값을 측정하여 모아 놓은 원자료(raw data)로부터 정보를 얻기란 쉬운 일이 아니다. 따라서 어떤 원칙에 따라 이들을 재배열하여야 한다.

측정치의 수가 너무 많지 않은 경우 제일먼저 할 일은 순서에 따라 배열하는 것이다. 순서에 따라 배열한다는 것은 가장 작은 값으로부터 가장 큰 값으로 그 크기에 따라 나열된 자료의 일람표를 만드는 것이다.

도수분포표를 작성하기 위해서는 계급 수(number of classes), 계급 폭(width of class) 또는 계급구간(class interval), 각 계급에 속하는 관측값의 수인 도수(frequency)를 결정해야 하는데 이를 위해 고려해야 할 사항은 다음과 같다.

① 계급의 수는 5개에서 15개 사이로 하는 것이 바람직하다. 실제로 결정되는 계급의 수는 기초자료의 수와 범위, 도수분포를 작성하는 목적, 작성자의 기호에 달려있다고 하겠다.

② 계급은 가장 큰 수와 가장 작은 수를 비롯한 모든 자료를 다 포함하고 있어야 하며, 하나의 자료가 하나의 계급에만 포함되도록 선택해야 한다. 즉 계급이 중간에 빠진 것이 있다든지 중복되지 않도록 해야 한다.

③ 가능하면 계급구간의 크기, 즉 계급의 폭은 같게 하고 계급구간은 5, 10, 100등의 배수로 하는 것이 후속적인 분석(예를 들어, 계급 값 계산 및 정리된 자료의 평균과 표준편차 계산)을 위해 바람직하다. 계급구간을 개략적으로 결정하는 방법은 다음과 같다.

$$i = \frac{L-S}{C}$$

단, $i$ : 계급구간의 크기
$L$ : 자료의 최대값
$S$ : 자료의 최소값
$C$ : 계급의 수

이상에서 도수분포를 작성할 때 고려할 사항을 설명하였는데 기초자료로부터 삭성될 수 있는 도수분포는 작성자에 따라서 다르게 나올 수 있으므로 도수분포의 작성은 어느 정도 경험과 기교가 필요하다. 계급의 수 및 폭을 얼마로 하느냐 또는 각 계급의 시작하는 값과 끝나는 값, 즉 계급 하한값과 상한값을 얼마로 할 것인가 하는 것은 작성자에 달려 있는 것이다. [표 1-6]은 범주형 자료로서 유방암환자 189명을 병기에 따라 구분하여 도수분포표로 작성한 것이다.

[표 1-6] Stage of Breast Cancer in a Sample of 189 patients

| Value Label | Value | Frequency | Percent | Cum. Percent |
|---|---|---|---|---|
| Zero | 1 | 8 | 4.2 | 4.1 |
| Stage 1 | 2 | 94 | 49.7 | 53.9 |
| Stage 2A | 3 | 50 | 26.5 | 80.4 |
| Stage 2B | 4 | 15 | 7.9 | 88.3 |
| Stage 3A | 5 | 7 | 3.7 | 92.0 |
| Stage 3B | 6 | 9 | 4.8 | 96.8 |
| Stage 4 | 7 | 6 | 3.2 | 100.0 |
| total | | 189 | 100.0 | |

또한 [표 1-7]은 양적자료로서 218명의 성인 환자를 대상으로 입원기간을 조사하여 순서에 따라 도수분포표를 자성하였으며, '·'로 표시된 자료는 누락자료이다.

[표 1-7] Length of Stay for 218 Elderly patients

| Value Label | Frequency | Value Label | Frequency | Value Label | Frequency |
|---|---|---|---|---|---|
| 1 | 2 | 11 | 19 | 24 | 1 |
| 2 | 8 | 12 | 5 | 25 | 1 |
| 3 | 11 | 13 | 6 | 26 | 1 |
| 4 | 16 | 14 | 6 | 27 | 1 |

| Value Label | Frequency | Value Label | Frequency | Value Label | Frequency |
|---|---|---|---|---|---|
| 5 | 18 | 15 | 4 | 28 | 1 |
| 6 | 20 | 16 | 4 | 30 | 2 |
| 7 | 19 | 17 | 2 | 40 | 1 |
| 8 | 21 | 18 | 3 | 54 | 1 |
| 9 | 26 | 19 | 1 | · | 1 |
| 10 | 16 | 20 | 1 | | |

[표 1-8]은 SPSS를 이용하여 성인 환자 218명을 11개의 범주로 구분하여 작성하였으며, '35~39', '39~49'에 속하는 계급의 빈도가 '0'이기 때문에 나타나지 않았다.

[표 1-8] Example of Frequency Distribution Produced by SPSS : Length of Stay for 218 Elderly Patients

| Value Label | Value | Frequency | Percent | Valid Percent | cumulative Percent |
|---|---|---|---|---|---|
| 50~54 | 1 | 1 | 0.5 | | |
| 40~44 | 3 | 1 | 0.5 | 0.5 | 0.5 |
| 30~34 | 5 | 2 | 0.9 | 0.5 | 0.9 |
| 25~29 | 6 | 4 | 1.8 | 0.9 | 1.8 |
| 20~24 | 7 | 3 | 1.4 | 1.8 | 3.7 |
| 15~19 | 8 | 13 | 6.0 | 1.4 | 5.1 |
| 10~14 | 9 | 52 | 23.9 | 6.0 | 11.1 |
| 5~9 | 10 | 104 | 47.7 | 24.0 | 35.0 |
| 0~4 | 11 | 37 | 17.0 | 47.9 | 82.9 |
| | · | 1 | 0.5 | 17.1 | 100.0 |
| | | | | Missing | |
| | Total | 218 | 100.0 | 100.0 | |
| Valid cases | 217 | Missing cases | | 1 | |

따라서 [표 1-9]에서는 이를 다시 정리하여 최종적으로 도수분포표를 작성하였다.

[표 1-9] Frequency distribution for Length of stay in a Sample of Elderly Patients From an Urban Medical Center(N=217)

| Days | Frequency | Percent | Cumulative Percent |
|---|---|---|---|
| 50~54 | 1 | 0.5 | |
| 45~49 | 0 | 0.0 | 0.5 |
| 40~44 | 1 | 0.5 | 0.9 |
| 35~39 | 0 | 0.0 | 0.9 |
| 30~34 | 2 | 0.9 | 1.8 |
| 25~29 | 4 | 1.8 | 3.7 |
| 20~24 | 3 | 1.4 | 5.1 |
| 15~19 | 13 | 6.0 | 11.1 |
| 10~14 | 52 | 24.0 | 35.0 |
| 5~9 | 104 | 47.9 | 82.9 |
| 0~4 | 37 | 17.1 | 100.0 |
| Total | 217 | 100.0 | |

## 2) 그림(graph)

많은 숫자를 요약해서 설명하는 가장 효과적인 방법은 숫자들을 그래프로 나타내는 것이다. 수량 자료는 보통 히스토그램과 도수다각형, 누적도수 다각형으로 도시하며, 범주형 자료는 막대그래프와 원그래프로 나타낸다. 이와함께 줄기-잎 그림(stem-and-leaf display)과 상자-수염 그림도(box-plot=box whisker plot) 수량자료의 분포를 도시하는데 효과적이다. 많은 자료를 그래프로 그릴 때에는 가능한 한 간단하게 자료가 갖고 있는 정보를 생기있는 도표로 전달해야 한다. 이 때 자료를 단순화하면서도 자료가 갖고 있는 사실을 정확하게 전달하는 것이 무엇보다도 중요하다.

### (1) 히스토그램

히스토그램은 도수분포를 직사각형의 막대로 표시한 것인데 [표 1-9]에 제시된 성인 환자의 입원기간에 대한 히스토그램이 [그림 1-2]에 주어져 있다. 성인 환자의 입원기간이 각 계급 수평축에 적혀있고 수직축에는 백분율이 적혀있다. [그림 1-2]의 각 막대는 같은 폭으로 되어 있는데, 이 폭은 계급 구간을 나타내고 막대의 높이는 각 계급의 도수를 나타낸다. 따라서 각 막대의 면적은 각 계급의 도수와 비례하고 있다.

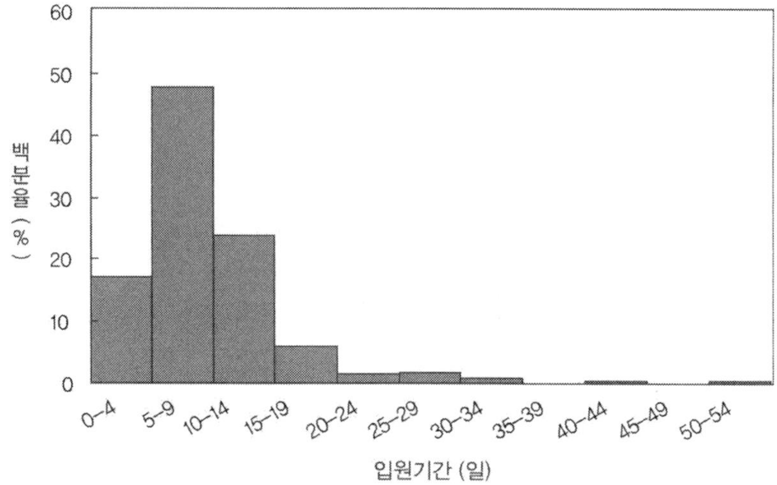


[그림 1-2] 성인 환자의 입원기간(n=217)

### (2) 도수다각형

도수다각형은 [그림 1-3]과 같이 계급구간의 가운데 점인 계급값과 그 계급의 도수가 만나는 점을 모든 계급에 대해서 차례로 직선으로 연결한 것으로, 두개 이상의 자료 분포를 비교하고자 할 때 유용하다. 도수다각형은 그리기가 쉬울 뿐 아니라 많은 숫자 속에 숨어있는 경향을 잘 나타내 주기 때문에 자료의 분석이나 예측에 가장 많이 쓰인다. 그러나 자

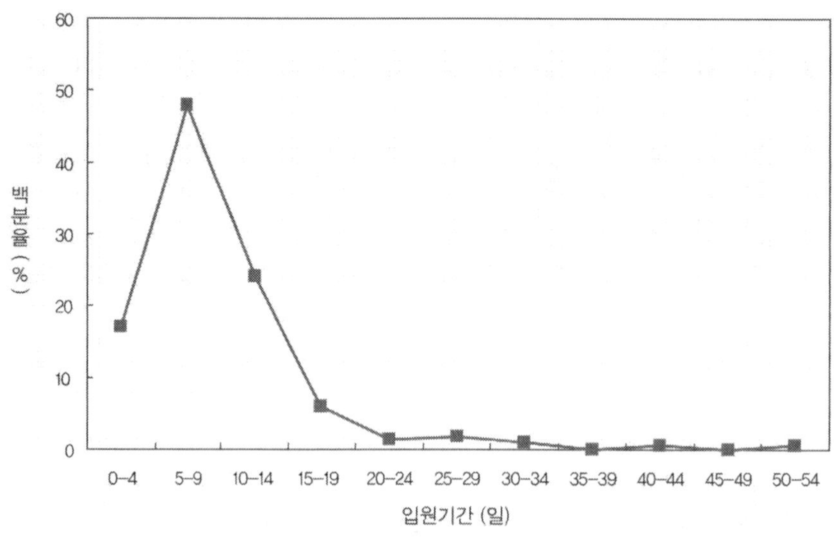


[그림 1-3] 성인 환자의 입원기간(n=217)

료의 왜곡이 가장 많은 그래프도 도수다각형이다.

히스토그램과 도수다각형을 비교하면 히스토그램은 막대로 각 계급을 표시하여 각 계급이 뚜렷하게 나타난다는 장점이 있으며, 도수다각형은 두 개 이상의 도수분포를 비교하는데 적절히 사용될 수 있다. 또한 도수다각형은 계급구간의 크기를 계속해서 작게 줄여나가고 관측값의 수를 증가시키면 원활한 곡선이 된다.

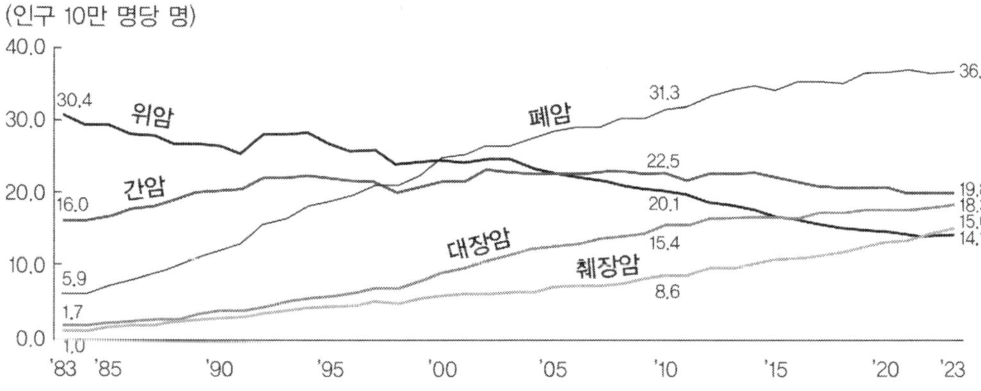


[그림 1-4] 우리나라 악성신생물 사망률 추이, 1983-2023(통계청, 2025)

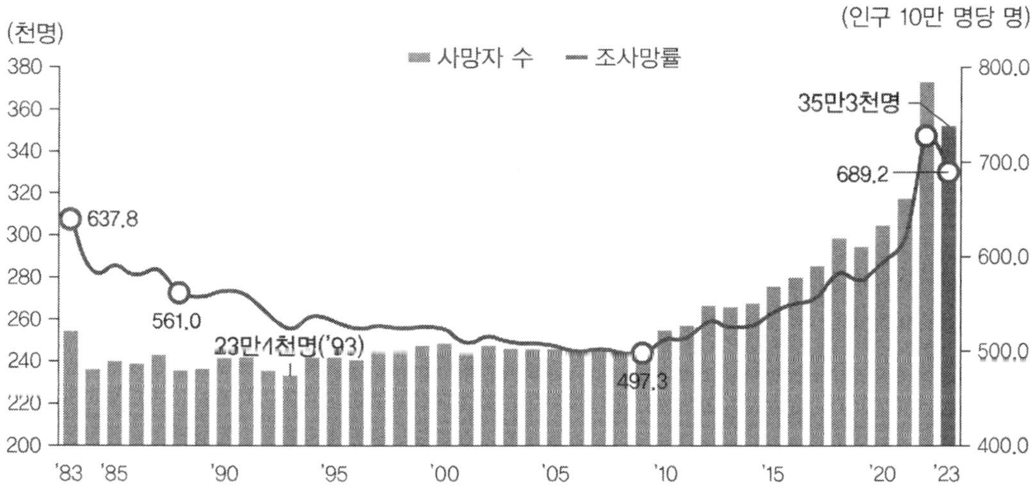


[그림 1-5] 우리나라 사망자수 및 조사망률, 1983-2023(통계청, 2025)

### (3) 누적도수다각형

누적도수다각형은 [표 1-9]의 누적도수를 [그림 1-6]과 같이 도표로 나타낸 것인데 각

점은 운행거리가 수평축의 거리보다 작은 노선의 수를 나타내고 있다. 즉 누적도수다각형은 각 계급의 상한값과 그 계급의 누적도수가 만나는 점을 직선으로 연결한 것인데 수평축 위의 시작점은 첫째 계급의 하한값이다.

누적도수다각형의 오른쪽에 누적상대도수를 그려 넣으면 뒷장에서 언급할 정리된 자료의 중앙값을 구할 수 있다. 즉 누적상대도수가 0.5인 점에서 수평으로 선을 긋고 누적도수다각형과 만나는 점에서 다시 수직으로 선을 그어 수평축과 만나는 점을 읽으면 개략적인 중앙값을 구할 수 있다.

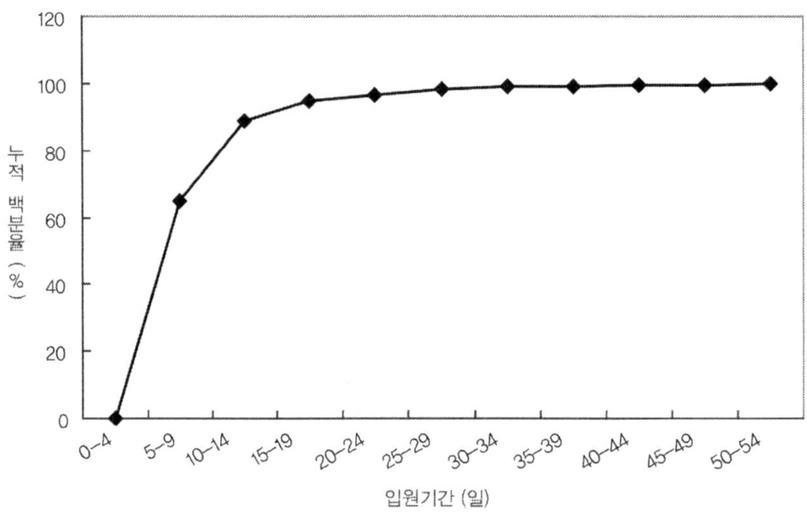


[그림 1-6] 성인 환자의 입원기간(n=217)

### (4) 줄기-잎 그림

수집된 자료는 그 양이 많을 수록 원자료를 그대로 나열해 놓아서는 일목요연하게 그 자료의 특성을 파악하기 어렵다. 그러므로 어떤 방법으로든 일단 정리할 필요가 있다. 즉, 자료의 구조와 특징을 가장 손쉽게 알아내기 위한 방법이 줄기-와-잎(Stem-and-Leaf Displays)이다. 각 측정값은 2개의 부분으로 나타낸다. 한 자리 또는 그 이상의 앞자리 숫자(leading digits)는 줄기(stem)가 되고 꼬리숫자는 잎이 된다. 예를 들면 일련의 수치, 62, 33, 66, 95, 68, 80, 88, 64 가 있을 때 다음과 같이 각 수치를 10자리까지 구분하여 아래와 같이 나타내면 전체의 모양이 한눈에 파악된다.

| 줄기 | 잎 |
|---|---|
| 9 | 5 |
| 8 | 0 8 |
| 7 | |
| 6 | 2 4 6 8 |
| 5 | |
| 4 | |
| 3 | 3 |

[그림 1-7] 줄기-잎 그림

이와 같이 자료 값들을 줄기에 해당되는 부분(이 예에서는 10자리 수치)과 잎사귀에 해당되는 부분(한 자리 수치)으로 나누어서 표현한 것을 줄기-잎 그림(stem and leaf plot)이라 한다. 이는 자료전체의 모양 즉,

① 일련의 수치가 어느 정도 퍼져 있는지 여부
② 다른 것과 멀리 떨어진 수치가 있는지 여부
③ 수치가 집중되어 있는지의 여부
④ 수치전체가 어느 값을 중심으로 대칭적으로 퍼져 있는지의 여부
⑤ 전체의 수치가 몇 개의 그룹으로 나누어져 있는지 등을 파악하는데 유용하다. 단, 수치를 어느 자리에서 나눌 것인 가는 전체의 모양으로부터 문제에 따라 적절히 정하면 된다. 줄기 잎 그림이 히스토그램과 다른 점은 실제 자료값이 표시된다는 점이다.

**줄기-잎 그림의 작성 과정**

① 자료의 줄기 부분을 선택하고 나머지 부분을 잎으로 정하다.
② 줄기값을 크기 순서대로 세로에 나열하고 그 옆에 수지선을 그린다.
③ 각 줄기에 해당하는 잎 부분을 그 줄기의 오른쪽에 가로로 나열한다.
④ 각 줄기에서 잎의 값을 크기 순서대로 재 나열한다.

**예제 1 다음 자료를 이용하여 줄기-잎 그림을 작성하여라.**

52 53 56 37 34 25 40 41 58 47 70 81 73 61 59 65 79 89 48

우선 10자리 수치를 구분하여 줄기 부분에 배열하고 그 다음 한자리 수치를 잎 부분에 배열하면, 다음과 같은 줄기-잎 그림을 작성할 수 있다.

| 줄기 | 잎 |
|---|---|
| 8 | 1 9 |
| 7 | 0 3 9 |
| 6 | 1 3 5 |
| 5 | 2 3 6 8 9 |
| 4 | 0 1 7 8 |
| 3 | 4 7 |
| 2 | 5 |

### (5) 상자-수염 그림도

상자-그림도는 최대값, 최소값, 중앙값, 사분편차를 사용하여 자료의 측정값들이 어떤 모양으로 분포되어 있으며, 극단값들은 어떠한지 등을 쉽게 알 수 있도록 하는 그림이다. 자료들이 비대칭으로 분포되어 있을 경우에는 상자그림을 그려 극단값의 개수, 비대칭 여부 등을 파악할 수 있으므로 측정값들의 중심위치와 산포도의 척도로 사용할 수 있다. 상자-그림은 특히 응답값이 왜곡되었을 때 응답값에 대한 분포를 나타내는데 도움을 줄 수 있다.

상자-수염 그림 그리는 방법은 아래와 같다.

1. 주어진 데이터에서 각 사분위수를 계산한다.
2. 그래프에서 제1사분위와 제3사분위를 밑변으로 하는 직사각형을 그리고, 제2사분위에 해당하는 위치에 선분을 긋는다.
3. 사분위수 범위(IQR, Interquartile range, $Q_3 - Q_1$)를 계산한다.
4. $Q_3$와 차이가 1.5IQR 이내인 값 중에서 최대값을 $Q_3$와 직선으로 연결하고, 마찬가지로 $Q_1$과 차이가 1.5IQR 이내인 값 중에서 최소값을 $Q_1$과 연결한다.
5. $Q_3$ 보다 1.5IQR 이상 초과하는 값과 $Q_1$ 보다 1.5IQR 이상 미달하는 값은 점이나, 원, 별표 등으로 따로 표시한다(Kathryn H. jacobsen 지음. 강형곤 옮김. 보건의료

연구방법론. 2015. p. 205).

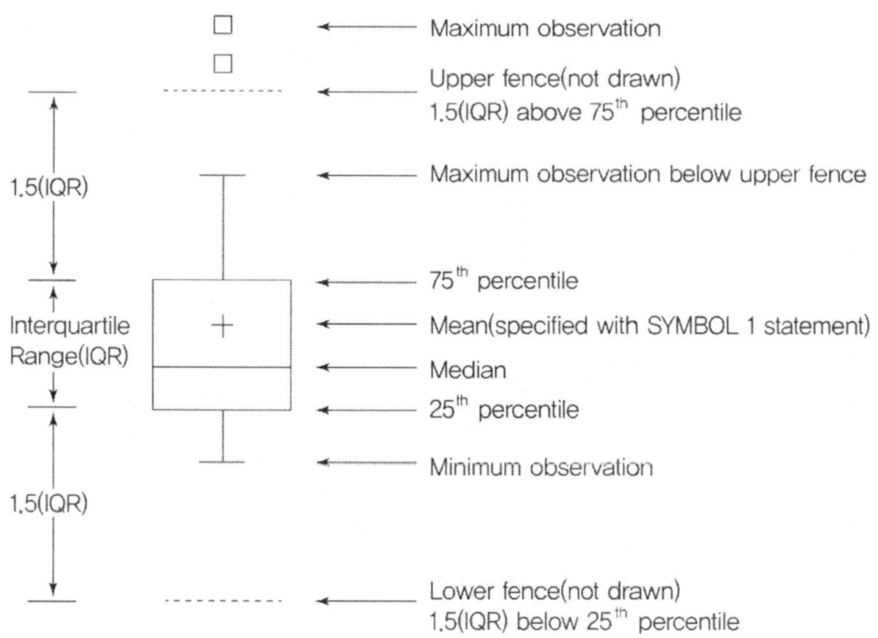


[그림 1-8] 상자-수염 그림도의 측정값

**예제 2** **다음 [표 1-10]은 대학교 1학년 학생 100명의 통계학 성적이다. 도수분포표와 상대도수분포표를 작성하라.**

[표 1-10] 100명 학생의 통계학 성적

| | | | | | | | | | |
|---|---|---|---|---|---|---|---|---|---|
| 76 | 66 | 74 | 76 | 68 | 82 | 57 | 75 | 35 | 34 |
| 65 | 63 | 85 | 87 | 79 | 77 | 76 | 74 | 76 | 78 |
| 75 | 60 | 96 | 74 | 73 | 87 | 52 | 98 | 88 | 64 |
| 76 | 69 | 60 | 74 | 72 | 76 | 57 | 64 | 67 | 58 |
| 72 | 80 | 72 | 56 | 73 | 82 | 78 | 45 | 75 | 56 |
| 75 | 86 | 66 | 86 | 50 | 78 | 66 | 79 | 68 | 60 |
| 80 | 83 | 87 | 78 | 80 | 77 | 81 | 92 | 57 | 52 |
| 58 | 82 | 73 | 95 | 66 | 60 | 84 | 80 | 79 | 63 |
| 80 | 88 | 58 | 84 | 96 | 87 | 72 | 65 | 79 | 80 |
| 86 | 68 | 76 | 41 | 80 | 40 | 63 | 90 | 83 | 94 |

n=100이고, 최소값이 34, 최대값이 98이므로 이것을 감안하여 계급수를 7로 하면 다음과 같은 도수분포표와 상대도수분포표를 얻을 수 있다.

[표 1-11] 통계학 성적의 도수 및 상대도수분포표

| 계급 | 계급값 | 도수 | 상대도수 |
|---|---|---|---|
| 30~39 | 34.5 | 2 | 0.02 |
| 40~49 | 44.5 | 3 | 0.03 |
| 50~59 | 54.5 | 11 | 0.11 |
| 60~69 | 64.5 | 20 | 0.20 |
| 70~79 | 74.5 | 32 | 0.32 |
| 80~89 | 84.5 | 25 | 0.25 |
| 90~99 | 94.5 | 7 | 0.07 |
| 합 | | 100 | 1.00 |

**예제 3** [예제 2]의 누적 및 상대누적도수분포표를 작성하라.

[표 1-12] 누적 및 상대누적도수분포표

| 계급 | 계급값 | 도수 | 누적도수 | 상대누적도수 |
|---|---|---|---|---|
| 30~39 | 34.5 | 2 | 2 | 0.02 |
| 40~49 | 44.5 | 3 | 5 | 0.05 |
| 50~59 | 54.5 | 11 | 16 | 0.16 |
| 60~69 | 64.5 | 20 | 36 | 0.36 |
| 70~79 | 74.5 | 32 | 68 | 0.68 |
| 80~89 | 84.5 | 25 | 93 | 0.93 |
| 90~99 | 94.5 | 7 | 100 | 1.00 |
| 합 | | 100 | | |

**예제 4** **[예제 2] 및 [예제 3]의 [표 1-11]과 [표 1-12]에 해당하는 막대그래프, 히스토그램, 도수다각형, 누적도수다각형을 그려라.**

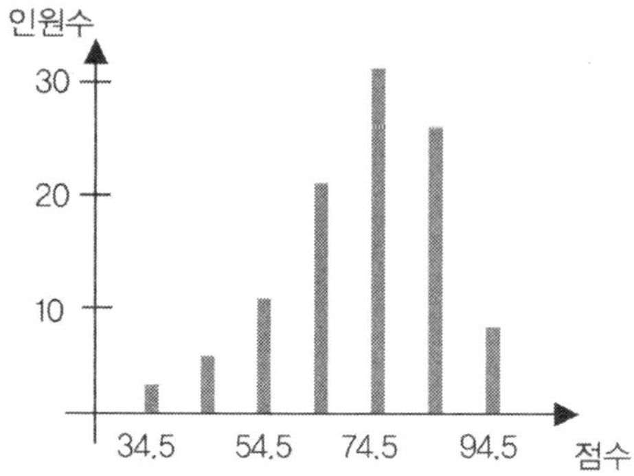


막대그래프

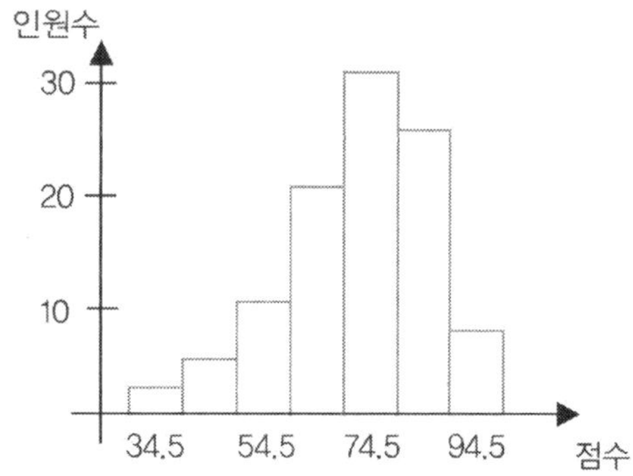


히스토그램

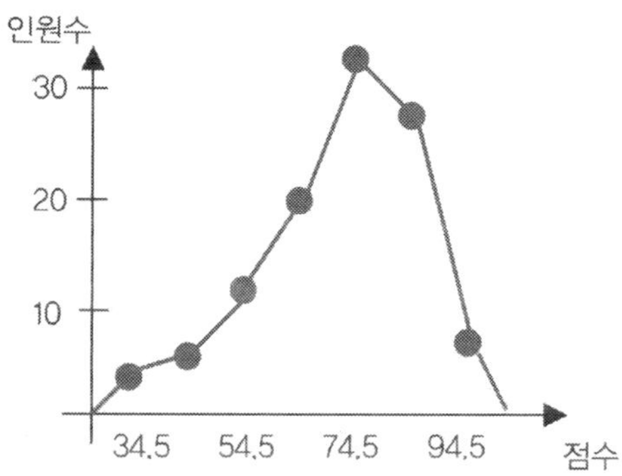


도수다각형

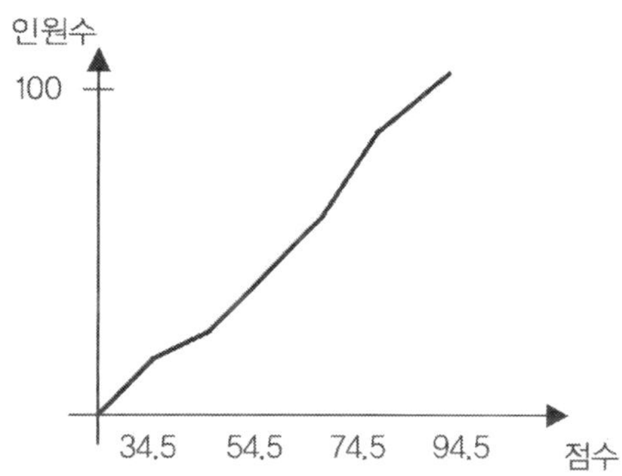


누적도수다각형

# 제 2 장

# 자료의 요약

기초자료의 전체적인 윤곽과 특성을 이해하는데 도수분포나 히스토그램과 같은 그림을 통해서 파악할 수 있지만, 이러한 정보를 하나의 요약수치로써 객관적으로 대표할 수 있는 측도들을 많이 사용하게 된다. 이러한 자료의 요약수치들은 흩어져 있는 정도와 어떤 값 주위에 집중되어 있는지를 한눈에 파악할 수 있어 자료에 대한 보다 정확한 분석이 가능하다. 일반적으로 자료의 특성을 요약하는 척도로는 그림, 중심위치의 측도, 산포도 등이 있다. 그림을 이용하는 것은 자료분석이나 결과해석에 곤란한 점이 많기 때문에, 자료의 내용을 객관화하는데 그림보다는 중심위치의 측도와 산포도를 많이 이용한다.

## 1 중심위치의 측도(대표값)

중심위치의 측도는 흔히 대표값이라 하며, 평균(mean), 중앙값(중위수, median), 최빈값(최빈수, mode) 등이 있다. 대표값은 측정값들의 위치를 대표할 수 있는 하나의 요약지표이며, 측정값의 분포가 좌우대칭일 때, 측정값들의 가운데값에 가까워지기 때문에 중심경향측도(measure of central tendency) 또는 집중경향치라고 부르기도 한다.

### 1) 평균(mean)

평균에는 산술평균, 가중평균(weighted mean), 기하평균(geometric mean) 등이 있으며, 대부분 중심위치의 측도의 대표값으로서 산술평균을 가장 많이 사용한다. 산술평균은 간단하게 mean이라고 표시하고, 보통 평균("average")이라고 부른다.

가중평균은 자료의 평균을 구할 때 자료 값의 중요도나 영향 정도에 해당하는 가중치를 반영하여 구한 평균값으로 각각의 가중치를 곱하여 구한 평균값이다. 가중평균은 다음과 같이 계산한다.

N개의 수치 x1, x2, …, xn의 산술평균 M은,

M=(x1+x2+…+xn)/N

이 N개 중에 x1이 f1개, x2가 f2개, …, xn이 fn개 있다고 하면, 가중평균 M=(f1x1 + f2x2+…+fnxn)/N이다.

기하평균은 기본적인 평균의 하나로 성장률의 평균 등을 구할 때 많이 쓰며, 기하(geometric)의 첫 글자 G를 이용하여 다음과 같이 정의한다.

$$G(x_1, x_2, ..., x_n) = (x_1 x_2 \cdots x_n)^{\frac{1}{n}}$$

산술평균은 간단하게 mean이라고 표시하고, 보통 평균("average")이라고 부른다. 모집단의 크기가 N개이고, $i$번째 측정치를 $X_i$라 한다면, 모집단의 측정치는 각각 $X_1$, $X_2$, …, $X_N$ 등으로 나타낼 수 있다. 이때 모집단의 평균은 모평균(μ)이라고 부르며, 다음과 같이 계산한다.

$$\mu = \frac{X_1 + X_2 + \cdot\ \cdot\ \cdot\ X_n}{N} = \frac{\sum_{i=1}^{N}}{N}$$

모평균(population mean)의 추정치는 표본평균($\overline{X}$)이며, 표본의 크기가 n일때, 표본평균($\overline{X}$)은 다음과 같이 계산한다.

$$\overline{X} = \frac{\sum_{i=1}^{n}}{n} \quad \text{or} \quad \overline{X} = \frac{\sum X_i}{n}$$

평균은 양적인 자료에서 사용하며, 다른 대부분의 자료값보다 아주 크거나 작은 극단값에 영향을 많이 받는다. 극단값은 통계적 용어로 이상점(outlier)이라고 부르며, 자료에 극단값이 존재할 때는 그 극단값을 버리고 나머지 자료로부터 평균을 구하거나, 중앙값을 대표값으로 사용하기도 한다.

## 2) 중앙값(median)

측정값들을 가장 작은 값부터 크기순으로 배열하였을 때 가운데 순위에 있는 측정값을 말한다. 측정값의 수를 n이라 하면, 중위수는 다음과 같이 구한다.

n이 홀수이면 (n+1)/2번째 측정값,
n이 짝수이면 n/2번째와 n/2 + 1번째 측정값의 평균

평균은 이상점에 많은 영향을 받지만, 중앙값은 이상점에 무관하다. 따라서 중심위치의 측도로 평균이나 중앙값이 많이 쓰여지는데, 분포상태가 극도로 비대칭일 때에는 대표값으로서 평균보다 중앙값이 더 큰 의미를 갖는다. 그러나 관측값 중 아주 극단적인 값이 존재하는 경우를 제외하고는 그 추측의 정확성을 수리적으로 측정하기 위하여 평균을 많이 사용한다.

### 3) 최빈값(mode)

최빈값은 관측값 중에서 가장 많은 빈도로 나타나는 관측값을 말하며, 평균이나 중앙값과는 달리 여러개 있는 경우도 있다. 수량자료에서 최빈값을 구할 수는 있지만, 자료에 나타난 관측값이 거의 동일한 빈도를 보이는 경우에는 최빈값이 대표값으로서 의미가 없기 때문에, 거의 사용되지 않는다. 일반적으로 범주형자료나 그룹화된 양적자료에서 드물게 사용된다.

### 4) 왜도(skewness)

왜도는 분포의 모양이 대칭을 벗어나 어느 한쪽으로 기울어진 정도로 분포가 대칭이면

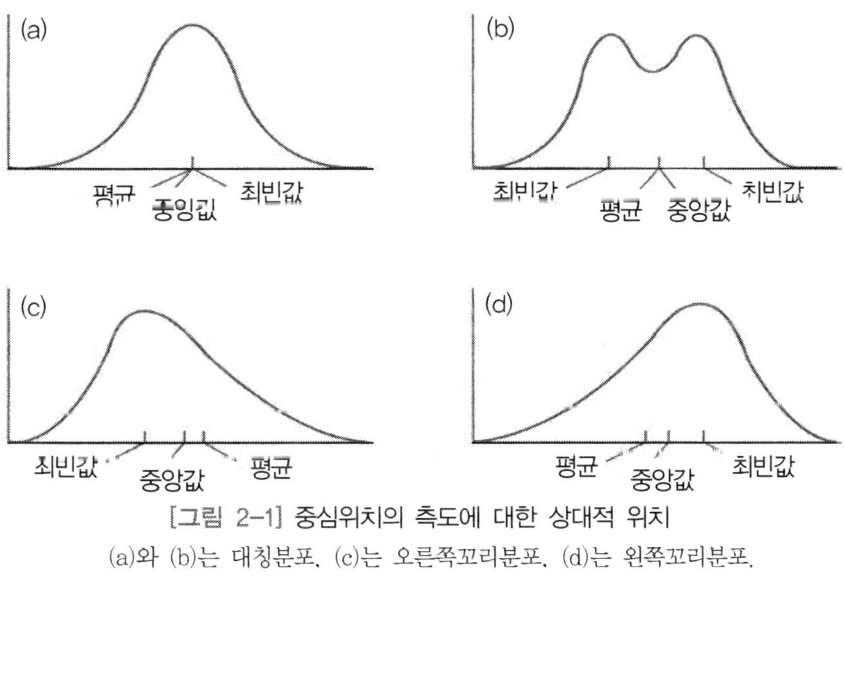


[그림 2-1] 중심위치의 측도에 대한 상대적 위치
(a)와 (b)는 대칭분포, (c)는 오른쪽꼬리분포, (d)는 왼쪽꼬리분포.

S=0이고 [그림 2-1]의 (c)와 같이 오른쪽이 기울어진 경우는 S>0이 된다.

### 5) 첨도(kurtosis)

첨도는 분포의 뾰족한 정도를 나타내는 척도로 정규분포일 때 0의 값을 갖는다. 0보다 클 때 정규분포보다 큰 값을 나타내 주고, 0보다 작을 때 평평한 모양을 나타낸다(소재진. 보건조사방법론. 2016. p. 271~273;이충휘. 물리치료사와 작업치료사를 위한 연구방법론. 2015. p. 175).

## 2 산포도(Degree of scattering)

앞에서 우리는 자료의 분포상태를 중심위치의 측도로서 요약하는 방법 즉, 전체자료를 가장 잘 대표하는 지표인 대표값에 관하여 알아보았다. 그러나 대표값은 숫자들이 모여있는 정도를 나타내는 유용한 정보지만 분포 전체의 모양을 보여주지는 못한다. 때로는 모여있는 정도보다 흩어져 있는 정도를 나타내는 대표값이 더 중요한 경우가 많다. 흩어져 있는 정도란 데이터가 얼마나 퍼져 있느냐를 나타낸다. 따라서 자료의 분포상태를 몇 개의 숫자로 요약하기 위하여 중심위치에 대한 측도인 대표값과 더불어 자료가 중심위치로부터 얼마나 흩어져 있는가를 나타내는 산포도가 필요함을 알 수 있다. 산포도란 측정값들이 평균을 중심으로 얼마나 밀집 혹은 분산되어 있는가를 나타내는 지표이다. 자료의 산포도를 측정하는 이유는 평

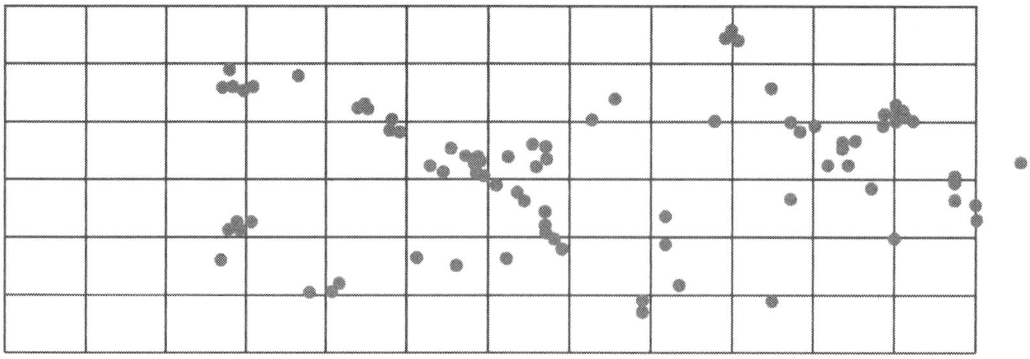

[그림 2-2] 산포도의 예

균과 같은 대표값의 신뢰도를 평가하기 위함이다. 만일 자료가 넓게 분포되어 있으면 평균으로 전체를 대표하기에 많은 무리가 따를 것이며, 그만큼 신뢰도도 낮아지는 것이다. 산포도를 측정하는 대표적인 수치로는 범위(range), 사분위편차(quartile deviation), 분산(variance), 표준편차(standard deviation), 변이계수, 백분위수(percentile), z-값(z-score) 등이 있다.

### 1) 범위(range)

산포도를 알아보는 방법 중에서 가장 쉽게 구할 수 있는 방법으로서 자료를 크기 순서에 따라 늘어놓았을 때 자료의 최대값과 최소값의 차이를 말한다.

sample range = Xmax−Xmin

아주 쉽게 계산할 수 있다는 장점은 있지만, 극단적인 값에 크게 영향을 받으며, 범위내에 놓인 측정값들이 실제로 어떻게 분산되어 있는가를 알 수 없다. 또한 관측수가 많아지면 그 범위가 커지기는 해도 줄지는 않기 때문에, 자료를 대략적으로 검토하여 측정값들이 거의 비슷하고, 측정값이 많지 않을 때 사용하는 것이 좋다.

### 2) 사분위수범위(quartile range)와 사분위편차(quartile deviation)

크기 순서에 따라 늘어놓은 자료를 4등분하는 수를 사분위수라 하며, 그중 첫번째 위치에 있는 수를 제1사분위수(1st quartile), 두번째 위치에 있는 수를 제2사분위수(2nd quartile), 세번째 위치에 있는 수를 제3사분위수(3rd quartile)라 부른다. 그리고 두번째 위치에 있는 수인 제2사분위수가 중앙값이 된다.

사분위수의 범위(interquartile range)는 제3사분위수와 제1사분위수의 차이를 말한다.

사분위수범위 = 제3사분위수($Q_3$) − 제1사분위수($Q_1$)

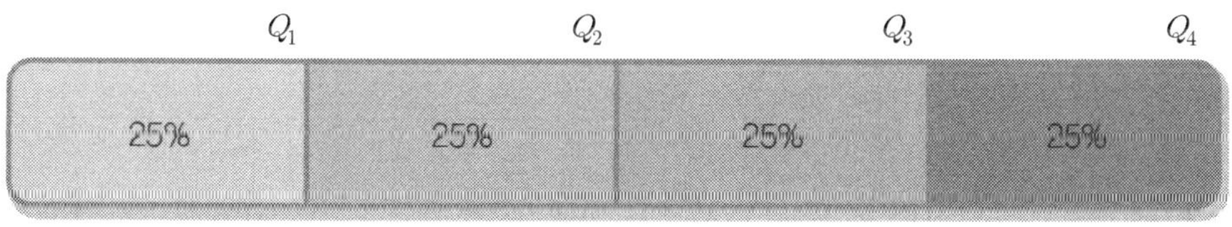


사분위수 범위(Interquartile range) = $Q_3 - Q_1$

사분위편차(quartile deviation)는 계산이 간단하며 비교적 이해하기 쉬운 개념이지만 도수분포의 중앙의 50%에 해당하는 범위를 2로 나누어 산포도를 비교하므로 제1사분위수($Q_1$) 이하나 제3사분위수($Q_3$) 이상의 분포상태에 관해서는 예민하지 않다는 단점이 있다.

$$사분위편차(Q) = \frac{Q_3 - Q_1}{2}$$

사분위편차는 중앙값으로부터 얼마나 떨어져 있는가를 비교하고자 할 때 이용되므로, 중심위치의 측도로서 중앙값이 사용되는 경우에 산포도로서 이용된다.

### 3) 분산(Varianec)과 표준편차(Standard deviation)

분산과 표준편차는 산포도로서 가장 널리 사용되며, 반드시 평균과 함께 사용되어야 한다.

각각의 측정값과 평균의 차를 편차라 하는데, 측정값이 평균보다 작으면 음의 값, 크면 양의 값을 갖는다. 이러한 편차들은 수치가 크면 자료가 매우 산포되어 있으며, 작으면 자료는 평균 주위에 밀집되어 있다는 의미이다. 그리고 편차들의 전체 합은 0이다. 산포도를 측정할 때 편차의 합이 0이 되지 않도록 하기 위하여 편차에 절대값을 취하거나 제곱을 취하는 방법을 사용한다. 편차들의 절대값을 모두 합하여 측정값의 갯수로 나눈 것을 평균편차라 한다. 평균편차에서처럼 절대값을 취하는 경우도 있지만, 다루기가 불편하다는 점 때문에 절대치 대신 편차에 제곱을 취하는 방법이 있다. 이처럼 각 편차의 제곱의 합을 측정값의 갯수로 나눈 값을 분산이라 한다. 모집단의 분산($\sigma^2$)과 표본분산($s^2$)은 다음과 같다.

모분산($\sigma^2$)

$$\sigma^2 = \frac{1}{N}\sum_{i=1}^{N}(x_i - \mu)^2$$

표본분산($s^2$)

$$s^2 = \frac{1}{n-1}\sum_{i=1}^{n}(x_i - \overline{x})^2$$

분산을 제곱근으로 환산한 값을 표준편차라 하며, 모집단의 표준편차($\sigma$)와 표본의 표준편차($s$)는 다음과 같다.

모표준편차(σ)

$$\sigma = \sqrt{\frac{1}{N}\sum_{i=1}^{N}(x_i - \mu)^2}$$

표본표준편차($s$)

$$s = \sqrt{\frac{1}{n-1}\sum_{i=1}^{n}(x_i - \overline{x})^2}$$

**예제 5 아래 자료는 10명의 아동을 대상으로 공복(空腹)시 혈당량을 측정한 것이다.**

| 번호 | 수치 | 번호 | 수치 |
|---|---|---|---|
| 1 | 56 | 6 | 65 |
| 2 | 62 | 7 | 65 |
| 3 | 63 | 8 | 68 |
| 4 | 65 | 9 | 70 |
| 5 | 65 | 10 | 72 |

평균 : $\overline{x} = \frac{\Sigma x_i}{n} = \frac{651}{10} = 65.1$

중앙값(median)= $\frac{65+65}{2} = 65$

최빈수(mode)= 65

표본분산 : $s^2 = \frac{\Sigma(x_i - \overline{x})^2}{n-1} = \frac{176.9}{10-1} = 19.7$

표본의 표준편차 : $s = \sqrt{\frac{\Sigma(x_i - \overline{x})^2}{n-1}} = \sqrt{\frac{176.9}{10-1}} = 4.4$

범위(range)=72−56=16

## 4) 변이계수(coefficient of variation, C.V.)

표준편차의 크기가 평균값에 비교하여 어느 정도인가 하는 것을 나타내는 상대적 지표로서 표준편차를 평균값에 대한 비 또는 백분율로 표시한 일종의 상대적 산포도이다. 두 자료의 산포도를 비교할 때 평균을 100으로 환산하여 표준편차가 얼마나 되는가를 보는 것이다. 집단의 평균을 모두 100으로 환산함으로써 비교하고자 하는 집단의 조건이 동일하도록 표준화 시키는 방법이다. 변이계수의 사용 시기는 집단의 측정단위가 서로 다르거나, 소년의 체중과 성인의 체중처럼 측정단위는 같지만 평균이 상당히 다른 경우에 유용하게 쓰인다.

$$변이계수 = \frac{s}{\bar{x}}$$

**예제 6 소년들의 체중과 성인들의 체중을 측정한 결과 다음과 같을 때 산포도의 크기를 비교하여라.**

| 구분 | 소년 | 성인 |
|---|---|---|
| 평균($\bar{x}$) | 25kg | 64kg |
| 표준편차($s$) | 5kg | 8kg |

성인의 표준편차가 소년보다 더 크므로, 성인체중의 개인차가 더 크다고 할 수 있겠는가?

성인의 체중은 소년 체중의 2배 이상인데, 만약 같은 체중을 갖는다면 어떠한가를 생각해야 한다. 따라서 평균이 상당히 다른 두 집단의 산포성을 비교하기 위해서는 변이계수를 사용해야 한다.

소년 체중의 변이계수: $C.V. = \frac{5}{25} \times 100 = 20$

성인 체중의 변이계수: $C.V. = \frac{8}{64} \times 100 = 12.5$

소년들의 변이계수는 20이고 성인들의 변이계수는 12.5이므로 소년들 체중의 산포성이 성인들보다 더 크다고 할 수 있다.

## 5) z-값(z-score)

표준 점수(Standard score)는 통계학적으로 정규분포를 만들고 개개의 경우가 표준편차상에 어떤 위치를 차지하는지를 보여주는 차원없는 수치이다. 표준값, Z값(Z-value), Z 점수(Z score)이라고도 한다. 어떤 특정 관측값($x_1$)이 평균으로부터 몇 개의 표준편차($\sigma, s$)만큼 떨어져 있는지를 나타내는 상대적 위치의 척도이다. 표준편차가 작다는 것은 대부분의 값들이 평균 근처에 있다는 것을 의미하며, 표준편차가 크다는 것은 값의 범위가 넓다는 것을 의미한다.

모집단 자료 : $z = \dfrac{x - \mu}{\sigma}$

표본 자료 : $z = \dfrac{x - \bar{x}}{s}$

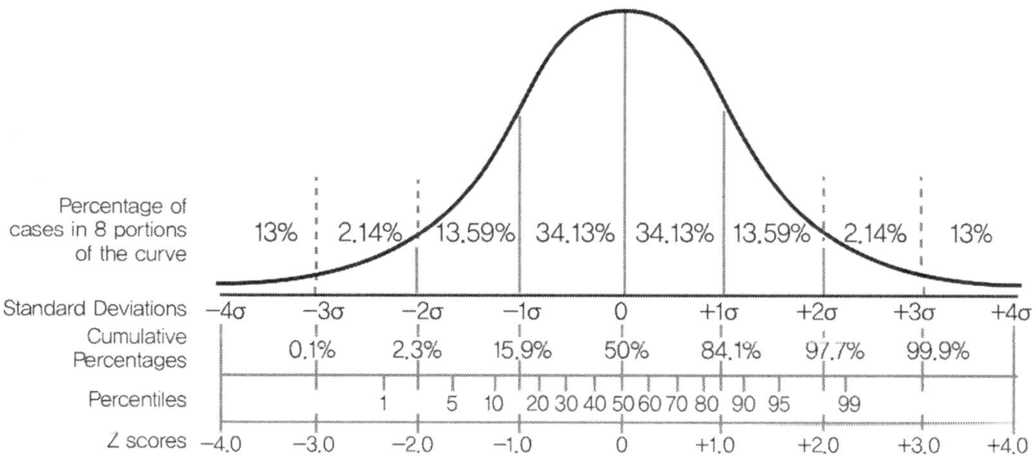


[그림 2-3] 정규분포 및 Z-값

# 제 3 장 자료의 분석

성공적으로 분석을 하려면 먼저 연구를 시작하기 전에 분석 전략(analytic strategy)을 잘 세워야 한다. 적절한 가설을 설정하고 이 가설을 평가하기 위하여 관련 자료를 수집, 기록, 관리, 분석 및 평가하는 것이 필요하다. 그래서 연구를 실행하기 전에 자료를 어떻게, 무엇을 분석할 것인지를 결정하여야 한다.

가설 설정

가설 검정에 필요한 자료를 결정

↓

필요한 자료를 얻기 위해 설문지와 자료수집 양식을 디자인

↓

자료 수집

↓

자료 "관리" : 입력 및 편집

↓

기술 통계치 / 기술 역학 : 숫자, 빈도 분포, 퍼센트, 율

↓

단일 분할표 작성 : 적절한 관련성 추정, 유의성 검정, 신뢰도

↓

층화 분석(stratified analysis) : 혼란(confounding)과 효과 수정(effect modification) 평가

↓

필요한 다변수 분석(regression modelling techniques)

↓

필요한 추가 분석(Refine analysis as needed)

↓

적절하게 해석, 즉 인과관계 평가

[그림 3-1] 자료의 분석단계

일단 검정해야 할 가설이 설정이 되면 가설 검정을 위해 어떤 자료를 모아야 할지를 결정하여야 한다. 중요한 위험인자에 대한 항목을 수집하지 않으면, 유행에서의 그 역할을 파악할 수가 없다.

## 1 정규분포

통계학의 모든 분야에서 가장 중요한 분포가 정규분포이다. 이 분포는 1733년에 프랑스의 모와브르(A. De Moivre, 1667~1754)에 의하여 발견되었으며, 그 후 프랑스의 수학자 라플라스(P.S. Laplace, 1749~1827)에 의하여 천문학 등에 이용되었다. 정규분포는 19세기의 가장 위대한 수학자로 알려진 가우스(C. Gauss, 1777~1855)에 의해 물리학과 천문학 등에 폭넓게 응용되기도 하였는데, 그의 업적을 기리는 뜻에서 가우스분포(Gaussian distribution)라고 부르기도 한다. 정규분포가 통계학에서 중요시 되고 있는 데에는 몇 가지 이유가 있다. 첫째, 자연현상에서 측정되는 대부분의 값은 거의 다 근사적으로 정규분포를 하는 것으로 알려져 있다. 둘째, 정규분포를 하지 않은 측정치들에 있어서도 측정척도에 대해 간단한 대수 변환에 의해서 근사적으로 정규분포를 하도록 유도할 수 있다. 셋째, 정규분포는 수학적으로 다루기가 쉽기 때문에 비정규분포나 이산적 변수의 모집단에 대해서도 대체적으로 잘 적용되는 경우가 많다. 넷째, 모집단이 정규분포를 하지 않더라도 여기에서 얻은 표본평균값 $\overline{X}$는 표본의 크기가 클 때에는 근사적으로 정규분포를 한다.

### 1) 정규분포의 특징

정규분포의 확률밀도함수는 평균 $\mu$와 표준편차 $\sigma$($\sigma^2$ = 분산)값에 의해서 정규곡선(normal curve)의 위치와 형태가 결정된다.

평균이 $\mu$이고, 분산이 $\sigma^2$인 확률밀도함수는 다음과 같다.

$$f(x\,;\mu,\sigma^2) = \frac{1}{\sigma\sqrt{2\pi}} e^{\frac{-(x-\mu)^2}{2\sigma^2}}$$

단, $\pi = 3.141592\cdots\cdots$, $e = 2.7128\cdots\cdots$

정규분포는 연속확률분포로서 그 함수 $f(X)$는 확률곡선의 높이를 나타내며, 그 높이를 밀도라 한다. 위의 식을 보면 평균과 분산을 제외하고는 모두 상수이다. 따라서 정규곡선의 모양은 평균과 분산(표준편차)에 의하여 결정된다.

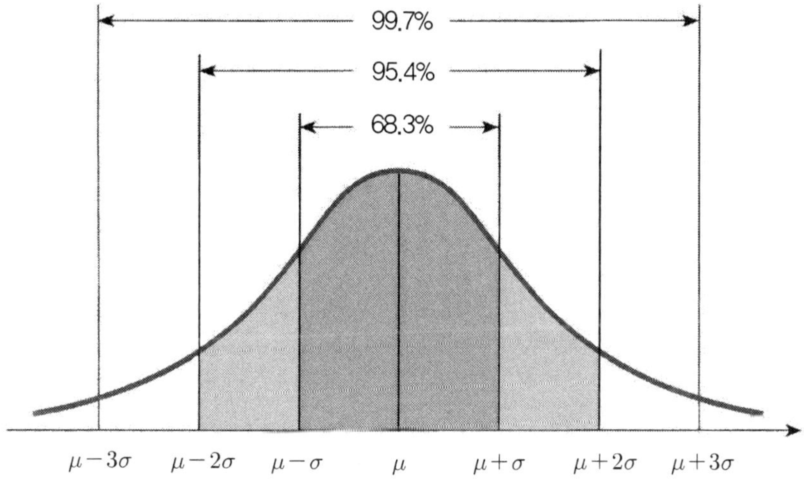


[그림 3-2] 정규분포의 확률밀도 함수

정규분포의 확률밀도함수의 특성은 다음과 같다.

첫째, 정규분포는 평균을 중심으로 좌우대칭이며 종(bell) 모양을 하고 있다. 이 때 평균($\mu$), 중앙값, 최빈값 모두 일치한다.

둘째, 평균으로부터 양쪽으로 표준편차의 1배 거리에 있는 두 점으로 형성되는 구간의 면적이 전체 밀도함수 면적에서 차지하는 비율은 0.683이다. 또한 평균을 중심으로 좌우로 표준편차 크기의 2배 거리만큼의 구간이 형성하는 면적은 0.954이며, 3배 거리만큼의 구간으로 형성하는 면적은 0.997이 된다는 특징을 갖는다.

$$P(\mu-\sigma \leq X \leq \mu+\sigma)=0.683$$

$$P(\mu-2\sigma \leq X \leq \mu+2\sigma)=0.954$$

$$P(\mu-3\sigma < X \leq \mu+3\sigma)=0.997$$

셋째, 정규곡선 아래의 전체 면적은 1이다.

넷째, 정규곡선의 모양과 위치는 분포의 평균과 분산 또는 표준편차에 의해 결정된다.

정규분포는 평균과 분산의 크기에 따라 여러 가지 모양을 하고 있다. 즉 평균은 위치를 나타내며, 분산은 그 분포의 모양을 나타낸다. 정규분포는 평균값이 클수록 오른쪽에 위치하고 분산이 작을수록 뾰족한 종모양을 나타낸다.

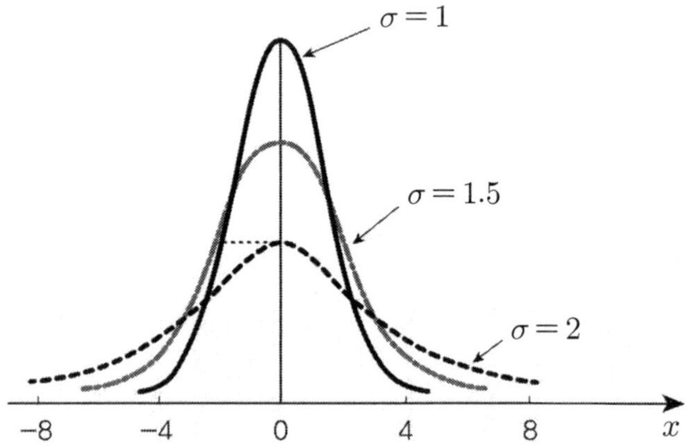


[그림 3-3] 평균은 같고, 표준편차가 다른 정규분포 곡선

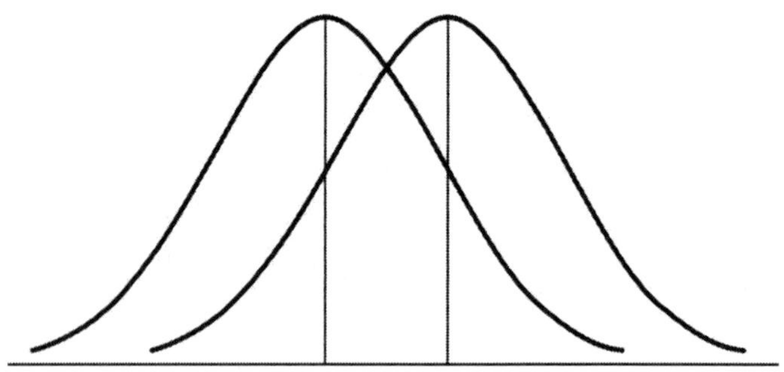

[그림 3-4] 평균은 다르지만 표준편차가 같은 정규분포 곡선

## 2) 표준정규분포

확률변수 $X$가 정규분포를 이룰 때 평균과 표준편차에 따라 분포의 모양과 위치가 다르기 때문에, 서로 다른 모양의 두 분포를 비교하거나 또는 한 분포에서 확률을 계산하기가 어렵다. 이것을 해결하기 위해서는 정규분포를 표준화할 필요가 있다.

표준화(standardization)란 각기 다른 모양과 위치를 가지는 정규분포들을 하나의 공통된 정규분포로 전환시키는 기본적인 방법으로서, $X$값이 평균으로부터 떨어져 있는 거리를 표준편차의 비로 변환하는 것이다. 이것은 확률변수 $X$의 평균이 $\mu$, 표준편차가 $\sigma$ 일때, $X$를 $Z=\frac{X_i-\mu}{\sigma}$ 와 같이 변환시키는 것을 표준화한다고 한다. 이 식은 $X$와 그 평균과의 거리가 표준편차의 몇 배가 되는지를 계산해 주고 있는데 이와 같이 표준화된 값을 일반적으로 $Z$로 표기한다.

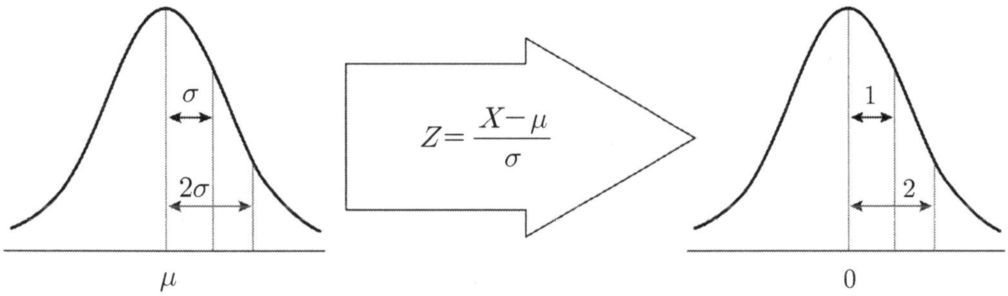


[그림 3-5] 정규분포와 표준정규분포와의 관계

$X$를 표준화시킨 확률변수 $Z$는 다음과 같은 특성을 가지고 있다.

$Z$의 평균은

$$E(Z)=E(\frac{X-\mu}{\sigma})=E[\frac{X}{\sigma}-\frac{\mu}{\sigma}]=\frac{E(X)}{\sigma}-\frac{\mu}{\sigma}=\frac{\mu}{\sigma}-\frac{\mu}{\sigma}=0$$

이 되고 분산은

$$Var(Z)=Var(\frac{X-\mu}{\sigma})=Var(\frac{1}{\sigma}(X-\mu))=\frac{1}{\sigma^2}Var(X-\mu)=\frac{1}{\sigma^2}\sigma^2=1$$

이 된다. 이를 정리하면 다음과 같이 쓸 수 있다.

$$Z=\frac{X-\mu}{\sigma}\sim N(0,1)$$

표준정규분포란 모든 정규분포를 평균 $\mu=0$이고, 표준편차 $\delta=1$인 일정한 형태로 표준화시킨 정규분포이다. 따라서 표준정규분포의 특성은 앞에서 설명한 정규분포의 모든 특성과 동일하다.

확률변수 $X$를 표준화한 $Z$의 확률밀도함수를 구하기 위하여 정규분포의 확률밀도함수에 $(X-\mu)/\sigma$ 대신 $Z$를 대입하여 정리하면 다음과 같은 표준정규분포의 확률밀도함수를 구할 수 있다. 즉,

$$f(z) = \frac{1}{\sqrt{2\pi}} e^{-\frac{z^2}{2}}, \quad -\infty < Z < \infty$$

인 확률분포이다.

## 2 t-분포(t-distribution)

우리가 어떤 조사를 행할 때 실제로 모집단의 분산을 알고 있는 경우는 매우 드물다. 표본에서 조사한 변수의 모집단 분산을 알면, 표본평균들이 이루는 표분분포에서 정규분포를 이용하여 다음 식에 의하여 표준정규분포로 환산할 수 있다.

$$Z = \frac{\overline{X} - \mu}{\sigma / \sqrt{N}}$$

이 식에서 분모는 모집단의 표준편차인 $\delta$를 이용하게 되어 있어 표본의 평균들로 이루어지는 표본분포가 정규분포를 하여도 모표준편차 $\delta$를 모르면 표준정규분포로 환산할 수 없다. 표본조사에서 모표준편차를 모르는 경우가 더 많으므로 모표준편차의 추정값으로 표본에서 계산된 표본의 표준편차인 s를 대신 사용한다.

$$t = \frac{\overline{X} - \mu}{s / \sqrt{n}}$$

이 경우에 표본통계량을 $t$통계량이라 하며, 자유도가 $n-1$인 $t$분포를 한다.

$t$-분포(t-distribution)는 1908년 고셋(W.S.Gosset)에 의하여 개발되었으며 가명 스튜던드(student)로 발표하였다. 그 결과 $t$-분포를 스튜던트 $t$-분포(student t-distribution)라고도 한다.

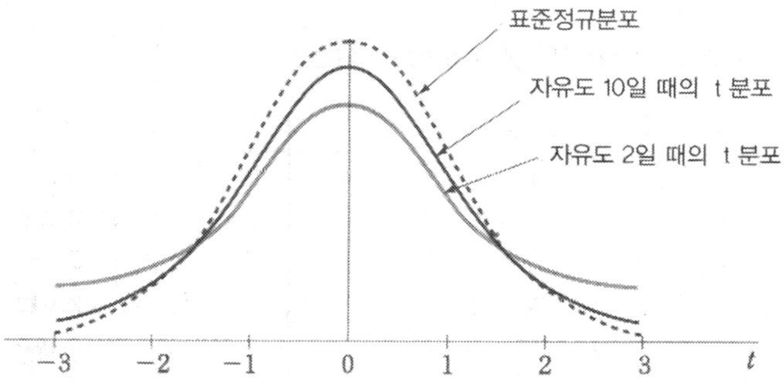


[그림 3-6] $t$분포와 정규분포의 관계

$t$-분포의 특성은 다음과 같다.

첫째, $t=0$을 중심으로 좌우대칭이다.

둘째, $t$분포의 곡선은 정규곡선보다 낮다.

셋째, $t$분포는 자유도에 따라 분포 모양이 달라진다.

넷째, 표본의 크기가 커질수록 정규분포에 근사한다.

## 3 가설검정

가설이란 어떤 사실의 원인을 설명하거나 어떤 이론체계를 설정한 주장이다. 일반적으로 가설에는 연구가설과 통계적 가설이 있다. 연구가설은 연구자가 오랫동안 관찰이나 경험으로부터 얻은 하나의 경험론적인 가설로 연구의 동기가 되며 과학적 조사의 기초가 되는 가설이다. 통계적 가설은 표본으로부터 얻은 자료를 적절한 통계기법으로 분석하여 그 표본이 추출된 모집단에 관하여 어떤 결론을 내릴 수 있도록 하는 가설을 말한다. 가설검정은 표본으로부터 얻어진 정보를 분석하여 모집단의 모수에 대한 가설을 받아들이거나 기각하는 결정을 내리고자 하는 통계적 추론의 한 방법이다. 따라서 이 가설은 실제로 옳을 수도 있고 옳지 않을 수도 있는데, 새로운 증거에 의해서 이 주장이 부정되지 않는 한 잠정적으로 옳은 것으로 간주된다.

일반적으로 가설검정은 다음의 5단계로 구분될 수 있다.

① 가설 설정

② 검정방법의 선택

③ 유의수준 선정
④ 검정통계량의 계산
⑤ 통계적 결정

## 1) 가설 설정

통계적 가설을 설정하는 방법에는 귀무가설(null hypothesis)과 대립가설(alternative hypothesis)의 두가지가 있다. 귀무가설은 기각하기 위하여 설정하며, 실제로 검정의 대상이 되는 가설이다. 대립가설은 귀무가설에 대립되는 개념으로 새로운 추측이나 주장을 하고자 설정하는 모집단의 모수에 관한 가설이다.

예를 들어 두 집단의 혈중 콜레스테롤치가 다르다고 할 수 있는가에 대한 가설은

귀무가설($H_0$) : $\mu_1 = \mu_2$

대립가설($H_A$) : $\mu_1 \neq \mu_2$

이다.

검정과정에서 만일 귀무가설이 기각되면 검정하는 자료가 귀무가설과 부합하지 않는다는 결론을 내리고 대립가설을 채택한다. 그러나 귀무가설(H0)이 기각되지 않으면, 귀무가설(H0)을 받아들인다고 말한다. 이것은 검정을 하기 위하여 얻은 자료가 귀무가설을 기각할만한 충분한 근거를 마련하지 못했다는 의미이다.

## 2) 검정방법의 선택

다음 단계는 가설의 검정에 사용할 표본자료를 수집하고 검정통계량(test statistic)을 선정하는 단계이다. 수집된 자료의 분석을 통해 어느 가설을 채택할 것인지를 결정하는데, 귀무가설의 옳고 그름을 판단하는 기준이 되는 값(또는 통계량)을 검정통계량이라고 한다.

검정의 기본원리는 궁극적으로 같으나, 자료의 특성에 따라 선택해야 할 검정법이 달라진다. 검정방법을 올바르게 적용하기 위해서는 다음의 두 가지 측면에 특히 유의하여야 한다.

① 분석하고자 하는 변수(독립변수와 종속변수)의 척도(scale)를 명확히 구분해야 한다.
② 각 통계학적 방법론마다 가지는 가정(assumption)에 위배되지 않는 자료를 적용해야 한다.

[표 3-1] 독립변수 및 종속변수 특성에 따른 통계분석법

| 독립변수 | 종속변수 | 적용해야 할 통계분석법 |
|---|---|---|
| 정상군/환자군(명목척도) | 혈당치 차이(비척도) | 평균치의 검정(t-test) |
| 정상군/중등도군/고혈압군<br>(명목 혹은 순위척도) | S-catecholamine 치<br>(비척도) | 분산분석법(ANOVA) |
| 비만군/정상군(명목척도) | 당뇨병발생률(명목척도) | Chi-square test<br>Logistic regression |
| 비만군/중등도비만/정상군<br>(순위척도) | 당뇨병발생률(명목척도) | test for trend |
| 재태기간(비척도) | 출생시 체중(비척도) | simple regression |
| 재태기간+감염여부<br>(비척도)(명목척도) | 출생시 체중(비척도) | 공분산분석(ANACOVA) |
| 고혈당군/저혈당군<br>(명목척도) | 생존여부+생존기간<br>(명목척도)(비척도) | 생존분석 |
| 종속관계가 명확하지<br>않을때(비척도) | (비척도) | 상관분석 |

예를 들어 연구자가 정상인과 당뇨병환자의 혈당치에 차이가 있는지를 비교한다면, 두 군간의 평균차이를 비교해야 한다. 이미 많은 연구에서 정규분포를 하는 것이 확인되어 있으므로 모수검정 중 t-test를 선택할 것이며, 당뇨병환자에게 약물을 투여하기 전과 투여후의 혈당치를 비교하고자 한다면 paired t-test를 선택할 것이다. 만약 환자를 정상군, 중등도군, 고혈압군의 3군으로 나누어 S-catecholamine 치의 평균을 비교한다면 one-way ANOVA를 선택해야 할 것이다. 비만 군과 정상 군에서 당뇨병발생률의 차이를 비교한다면, 두 변수 모두 명목척도이기 때문에 Chi-square test를 선택해야 하며, 재태기간이 출생 시 체중에 영향을 미치는지에 관한 분석은 단순회귀분석을 해야 한다. 이처럼 변수의 척도가 어떻게 측정되었는지에 따라서 검정방법은 달라진다 그 밖에 독립변수가 두개 이상인 자료를 분석하는데 사용되는 검정법을 다변량분석(multivariate analysis)이라 한다. 대표적인 다변량 분석법으로써 다중회귀분석(multiple regression test), multiple ANOVA, multiple ANA-COVA(analysis of covarians), 로지스틱회귀분석(multiple logistic regression) 등이 있으며, 종속변수와 독립변수의 특성에 따라 분석방법을 선택해야 한다.

### 3) 유의수준의 선정

가설검정은 모집단 전체를 조사한 것이 아니고 표본으로부터 통계적 추론에 의하여 판단하

기 때문에 언제든지 잘못된 결정을 내릴 가능성이 있다. 가설검정에서 발생할 수 있는 오류에는 제1종 오류(type Ⅰ error)와 제2종 오류(type Ⅱ error)가 있다. 제1종 오류는 귀무가설이 참인데 기각하는 경우를 말하며 α로 나타낸다. 제2종 오류는 귀무가설이 거짓인데 가설을 받아들이는 경우를 말하며 β로 나타낸다.

귀무가설을 기각할 때는 언제나 이러한 제1종 오류를 범할 가능성이 있고, 반면에 가설을 받아들일 때는 언제나 제2종 오류를 범할 가능성이 있다. 그런데 제2종 오류는 실제로는 대립가설의 타당성을 입증하지 못하는 경우에 발생하는 오류이다. α를 적게 할 수 있으나 β는 대부분 α보다 크다는 것은 알고 있음에도 불구하고 β 확률을 통제할 수 있는 방법은 없다. 우리가 어떤 귀무가설을 기각하거나 받아들일 때는 그 참된 사실이 알려져 있지 않기 때문에 이러한 오류를 범하게 되는지 조차 알지 못한다. 따라서 검정과정을 통해 귀무가설을 기각하게 된 α를 작게 해서 제1종의 오류를 범할 확률을 작게 하는 것이다. 제1종 오류인 α를 유의수준(level of significance)이라 하며, 통계검정에서는 유의수준 α를 0.01, 0.05, 0.10으로 하여 주로 사용한다.

### 4) 검정통계량의 계산

표본 자료로부터 검정통계량의 값을 산출한다.

### 5) 통계적 결정

계산된 검정통계량의 값이 기각역에 속하면 귀무가설을 기각하고 대립가설을 받아들이며, 채택역에 속하면 귀무가설을 기각할 수 없다.

**예제** **어떤 모집단의 특정 효소의 평균농도에 관한 연구를 하였다. 이 연구를 통하여 모집단의 평균효소농도가 25와 다르다고 할 수 있는지를 알아보려 한다. 표본의 크기는 10명이며, 효소량의 평균과 분산은 $\bar{x}=22$, $\sigma^2=45$이고, 정규분포를 한다.**

1. 가설의 설정

$H_0$ : $\mu = 25$

$H_A$ : $\mu \neq 25$

2. 검정통계량의 선정

모집단이 정규분포를 하고, 모분산이 알려져 있으므로 검정통계량은

$$z = \frac{\overline{x} - \mu_0}{\sigma / \sqrt{n}}$$

3. 유의수준 및 기각역

$\alpha = 0.05$, 또는 $\alpha = 0.01$

α=0.05 일 때 $z \geq 1.96$, 또는 $z \leq -1.96$

α=0.01 일 때 $z \geq 2.58$, 또는 $z \leq -2.58$

4. 검정통계량의 산출

$$z = \frac{\overline{x} - \mu_0}{\sigma / \sqrt{n}} = \frac{22 - 25}{\sqrt{45/10}} = -1.41$$

5. 통계적 결정

5%의 유의수준에서 검정통계량 -1.41은 -1.96보다 크기 때문에 기각역에 포함되지 않으므로 귀무가설을 기각할 수 없다. 따라서 이 자료는 모집단의 평균효소농도가 25와 다르다는 근거를 제시하지 못한다.

※ 여기서 p값은 $z \leq -1.41$에 해당하는 확률인 0.0793이 된다.
따라서 어떤 검정의 p-값은 귀무가설이 기각될 수 있는 α의 최소치라고 정의할 수도 있다.

## 4 모수적 검정(Parametric test)과 비모수적 검정(Nonparametric test)

모수적 검정은 모집단의 분포가 정규분포를 하거나 또는 모집단의 분산이 같다는 등의 자료의 특성에 대한 지식을 알고 있을 때 통계량으로부터 모수를 추정하거나 가설을 검정하는 방법이다. 예를 들어 하나의 모집단 평균 또는 두개의 모집단 평균간의 차이 등에 관한 검정에 적용되는 통계적 방법은 t 검정이다. 이 검정법은 몇 가지 가정을 하게 되는데 그중의 하나

는 표본을 뽑게 된 모집단의 분포가 근사적으로 정규분포를 한다는 것이다. 그러나 정규분포는 이론적인 분포로서, 실제로 얻어지는 자료가 정밀한 정규모집단에서 얻어지는 경우가 없다. 다만 모집단의 분포가 정규분포에 가까운 경우가 많을 뿐이다. 모집단의 분포가 정규분포에 수렴하는 속도가 아주 느리거나, 특히 관측값들 가운데 이상점이 있는 경우에는 표본평균에 기초한 추정이나 검정의 효율은 급격히 떨어지게 된다. 이와 같이 모집단에 대하여 구체적인 분포함수를 가정하는 것이 무리일 때에는 모집단 분포에 대한 가정을 약화시키는 것이 오류의 가능성을 줄이고, 때로는 효율도 높일 수 있는 대안이 된다. 이처럼 모집단의 분포가 정규분포와는 무관하거나, 분포의 형태를 알 수 없는 경우에는 모수 검정을 적용할 수 없다. 이런 경우 모집단의 분포에 관한 가정을 하지 않는 통계적 추론 방법을 사용해야 하는데, 이를 비모수적 검정 또는 분포무관검정이라 한다. 모집단의 분포가 정규분포로부터 멀어지면서 꼬리가 두터운 분포를 따를 때에는 비모수적 절차의 효율이 정규이론에 의한 절차보다 훨씬 높게 되는 것이 보통이다. 그러나 비모수적 방법이 모든 문제에서 성공적인 것은 아니다. 단일표본 또는 두표본 위치문제에서는 성공적임에도 불구하고, 회귀모형, 시계열, 실험계획 등에서는 아직도 모수적 방법과 비교할 때 많은 연구가 더 필요하다. 이상에서 설명한 비모수적 방법이 적절한 경우를 요약해 보면 다음과 같다.

① 모집단이 정규분포를 하지 않는 경우, 특히 표본 크기가 작아서 그러한 주장을 입증하기 곤란한 경우
② 모집단의 모수 수치에 관해 언급하지 않은 가설을 검정할 때
③ 모집단의 함수형태가 알려져 있지 않을 때
④ 이상점(outlier)이 존재하는 경우
⑤ 자료의 형태가 서열적일 경우 들이다.

대부분의 비모수적 방법은 실제의 양적 관측값에 의존하지 않고, 상대적 평가에 의존한다. 비모수검정에서 검정통계량은 관측값의 부호나 순위 등으로 변환하여 가설검정을 하기 때문에 효율이 많이 감소될 것으로 생각되기 쉬우나, 실제로는 효율의 감소도 적고 상당히 안전한 방법이다. 주어진 표본이 정규분포를 따를 때에도 검정력에 큰 손실이 없으며, 정규분포와 판이한 분포일 경우에 이의 검정력은 모수검정에 의한 방법보다 크다. 특히 자료가 명목척도나 순위척도에 의하여 측정되었을 때 쉽고 빠르게 검정할 수 있다.

그러나 모수적 방법으로 처리할 수 있는 큰 표본의 자료에 대하여 비모수적 방법을 적용하면 오히려 더 계산이 복잡하고 번거로울 수 있다.

비모수검정법은 1945년 Wilcoxon에 의하여 처음 개발되었으며, Kolmogorov-Smirnov

test, sign test, median test, Mann–Whitney test, Kruskal–Wallis test, Friedman test, Spearman's rank correlation coefficient 등이 있다. 각 검정법을 비교하면 다음과 같다.

[표 3-2] 모수적 검정에 대응한 비모수적 검정의 예

| 자료의 성격 | 모수적 검정법 | 비모수적 검정법 |
|---|---|---|
| 종속변수가 명목척도일 때 | | |
| 한 개의 자료 | | $\chi^2$–test |
| 두 개의 독립된 자료 | | Fisher's exact test<br>$\chi^2$–test |
| 두개의 짝지은 자료 | | McNemar test |
| 세 개 이상의 독립된 자료 | | $\chi^2$–test |
| 세 개 이상의 짝지은 자료 | | Cochran's Q test |
| 종속변수가 순위척도일 때 | | |
| 한 개의 자료 | z, t–test | Kolmogorov–Smirnov test<br>Runs test |
| 두 개의 독립된 자료 | Student's t–test | Wilcoxon rank sum test<br>Mann–Whitney test<br>Median test |
| 두 개의 짝지은 자료 | Paired t–test | Wilcoxon signed rank test<br>sign test |
| 세 개 이상의 자료 | ANOVA | Kruskal–Wallis test |
| 제3의 변수의 영향을 보정하는 방법 | 2–way ANOVA | Friedman's 2–way ANOVA |
| 종속관계가 명확하지 않을 때 | | |
| 상관분석 | Pearson's correlation | Spearman's correlation<br>Kendall's tau test<br>Stuart's tau test |

## 1) 모수적 검정

### (1) 두 집단의 차이

두 집단의 차이를 구하기 위해서 t-검정은 모집단의 분산이나 표준편차를 알지 못할 때 모집단을 대표하는 표본으로부터 추정된 분산이나 표준편차를 이용하여 검정하는 방법이다.

즉, 서로 다른 두 집단 간 평균을 비교하는 통계분석 기법으로, 두 집단 간의 평균 차이에 대한 유의성을 검증하는 방법이다. t-검정은 두 집단의 데이터 존재유무나 두 집단의 동일성에 따라 크게 일 표본, 독립표본, 그리고 대응표본 t-검정의 세 가지로 구분할 수 있다.

① t-test(One sample t-test)

일 표본 t-검정은 기본적으로 두 집단간 평균 차이를 비교하므로, 두 집단의 속성을 나타내는 데이터가 있어야 하는데, 연구 여건 상 두 집단 중 한 집단의 속성을 나타내는 데이터만 구하는 경우 일 표본 t-검정을 사용하게 된다. 다만 이 경우엔 데이터를 구할 수 없거나 구하지 못한 집단의 평균을 미리 알고 있어야 한다.

② 독립표본 t-검정(Independent sample t-test)

독립적으로 존재하는 두 집단 간의 평균차이를 검증하는 통계분석 기법이다. 양적 연구 중 실험연구에서 가장 많이 사용되는 방법으로, 주로 실험군과 대조군의 통계적 차이를 검증하는 모수적 검증방법이다. 독립표본 t-검정에서는 두 집단 구성원 모두에 대한 데이터를 갖고 있으므로 각 집단의 개별적 표준오차를 각각 구할 수 있고, t-통계량을 도출하는데 이 표준오차들을 모두 사용할 수 있다. 또한 두 집단 내 변화량 즉, 두 집단의 퍼짐정도(분산)의 동질성에 대해 위배여부를 Levene의 등분산 검정을 통해 확인할 수 있다. 여기서 '등분산'이란 종속변수에 대한 두 집단의 분산동질성을 나타낸다. 만일 Levene통계량의 유의확률이 .05보다 크다면 각 집단의 분산은 동질하다는 가정이 성립됨을 의미한다.

③ 대응표본 t-검정(Paired t-test)

대응표본 t-검정은 독립표본 t-검정과 마찬가지로 실험연구에서 많이 사용되는 통계분석기법으로 실험 처치 전후에 측정값을 수집한 후 두 측정값 사이의 평균 차이를 검증하는 방법이다. 독립표본 t-test가 2개의 독립적인 표본, 즉 상이한 두 집단에 대한 평균 비교라면, 대응표본 t-test는 동일한 표본을 대상으로 시간간격을 두고서 데이터를 두 번 수집해서 각 데이터 평균 간 차이를 검증한다는 점에서 독립표본 t-test와 다르다.

### (2) 세 집단 이상의 차이

분산분석은 두 개 이상 집단들의 평균 간 차이에 대한 통계적 유의성을 검증하는 방법이다. 각 집단의 분산을 분석하지만 실제로는 각 집단의 평균이 동일하다는 가설을 검정하는 것이 된다.

#### ① 일원 분산분석(Analysis Of Variance, ANOVA)

일원 분산분석은 각 케이스의 관찰 값과 평균 간 차이인 편차를 제곱해 합산한 후 표본크기로 나눈 분산을 이용해 2개 이상 집단 간 평균차이를 검증하는 것이다. 분산분석은 기본적으로 각각의 모집단은 서로 독립적이며, 정규분포를 가정하고 있으며, 독립변수에 대한 종속변수의 분산은 모두 같은 값을 가진다고 가정하고 귀무가설과 대립가설을 비교, 검증하는 방법이다.

#### ② 이원 분산분석(two-way ANOVA)

요인(factor)이 두 개일 때의 분산분석법이다. 독립변수가 두 개 이상일 때 집단 간 차이가 유의한지를 검증하는 데 사용한다. 예를 들어 한, 중, 일 국가 간 성별과 학력에 따른 체중을 비교할 때 독립변수는 성별과 학력 두 개이고, 독립변수의 집단은 세 개(한, 중, 일), 종속변수는 체중 한 개가 된다.

#### ③ 반복측정 분산분석(Repeated measure ANOVA)

반복측정 분산분석은 다변량 분산분석(Multivariate Analysis of Variance MANOVA)을 확장한 개념이다. 분산분석(ANOVA)이 종속변수가 하나인 경우에 할 수 있는 것이라면, 다변량 분산분석은 종속변수가 2개 이상일 때 집단 간 평균차이가 있는지 알아보기 위해 사용된다. 반복측정 분산분석은 동일 개체에 대해 시간의 흐름에 따라(시점에 따라) 종속변수를 여러번 반복하여 측정한 자료를 분석하는 것을 말한다. 반복 측정된 자료는 변수 상호간에는 독립적일 수 있지만 변수 내에서는 서로 상관성이 있는 특성을 가진다. 반복측정 분산분석은 개체 자신이 대조군이 될 수 있기 때문에 별도의 대조군이 필요하지 않아 비교분석에 유리할 수 있고, 작은 변동도 찾아낼 수 있기 때문에 연구의 정확도가 증가한다.

④ 상관분석(Correlation Analysis)

상관분석은 연속적 속성을 갖는 두 변수들 간 상호 연관성에 대한 기술통계 정보를 제공해 줄 뿐만 아니라, 두 변수간의 상호 연관성에 대한 통계적 유의성을 입증해 주는 통계분석 기법이다. 상관관계를 분석하는 목적은 변수들 간에 상관이 있는지, 상관이 있으면 어느 정도인지, 양(+)의 관계에 있는지, 음(−)의 관계에 있는지를 분석함으로써 둘 이상의 변수 간에 어떤 선형적 관계가 있는지를 분석하기 위함이다. 이 때 둘 이상의 변수는 서로 완전히 독립적일 수도 있고, 서로 상관이 있는 관계일 수 있다. 이 변수들 간의 관계에 대한 강도를 상관관계(Correlation coefficient)라고 한다.

두 개의 변수인 'X'와 'Y'의 상관관계를 분석할 때, 'X'가 증가하면 'Y'가 증가할까? 혹은 'X'와 'Y'는 선형관계가 있을까? 라는 질문을 가질 수 있다.

⑤ 회귀분석(Regression Analysis)

회귀분석은 변수와 변수사이의 관계를 알아보기 위한 통계적 분석방법으로 독립변수의 값에 의한 종속변수의 값을 예측할 때 사용된다. 어떤 변수가 다른 변수에 영향을 주고받는 경우 영향을 주는 변수를 독립변수(설명변수: independence variable)라 하고, 영향을 받는 변수를 종속변수(반응변수: dependent variable)라고 하며, 회귀분석에서는 이 두 변수간의 관계정도에 관심을 가지게 된다. 이처럼 변수간의 관련성을 수식을 통해 표현할 수 있다면 한 변수의 변화로부터 다른 변수의 변화를 예측(prediction)할 수 있다. 또한 어떤 변수가 다른 변수의 변화에 영향을 주고 있는가도 판단할 수 있게 된다.

회귀분석은 독립변수가 하나인 경우와 2개 이상인 경우로 구분되는데, 하나인 경우를 단순회귀분석(단변량 회귀분석, 단계적 투입 회귀분석), 2개 이상인 경우를 다중회귀분석이라고 한다.

⑥ 로지스틱 회귀분석(Logistic Regression Analysis)

로지스틱 회귀분석은 독립변수의 선형결합을 이용하여 사건의 발생 가능성을 예측하는

데 사용되는 통계기법이다. 로지스틱회귀의 목적은 일반적인 회귀분석의 목표와 동일하게 종속변수와 독립변수 간의 관계를 구체적인 함수로 나타내어 향후 예측모델에 사용하는 것이다. 이는 종속변수의 선형결합으로 종속변수를 설명한다는 관점에서는 선형회귀분석과 유사하다. 하지만 로지스틱회귀는 선형회귀분석과는 다르게 종속변수가 범주형 데이터를 대상으로 하며 입력데이터가 주어졌을 때 해당 데이터의 결과가 특정분류로 나뉘기 때문에 일종의 분류(Classification)기법으로도 볼 수 있다. 로지스틱 회귀분석은 의료, 통신, 데이터마이닝과 같은 다양한 분야에서 분류 및 예측을 위한 모델로서 폭넓게 사용되고 있다.

# 제 4 장

# 자료의 해석

## 1 역학연구와 실험실적 연구의 차이

직접 사람을 대상으로 하는 역학적 연구는 실험실에서 수행되는 동물실험이나, 세포 혹은 인체 장기를 대상으로 하는 실험과는 매우 다른 특성을 가지고 있다. 실험실에서 행해지는 연구는 연구자가 연구내용에 따라 실험조건들을 엄격히 통제하면서 수행할 수 있기 때문에 연구결과의 타당성을 인정받기 쉬운 장점이 있는 반면에, 실험실에서 이루어진 연구결과를 직접 사람에게 적용하기 힘든 경우가 많은 단점도 있다. 이와는 달리, 사람을 직접 연구대상으로 하는 역학연구는 그 결과를 곧바로 임상에서 활용할 수 있는 장점이 크지만, 사람을 대상으로 하는 연구인만큼 윤리적인 측면에서 저촉이 되지 않도록 고려하여야 할 사항이 많다. 좀더 구체적으로 표현하면, 아무리 연구목적이 의학의 진보와 최선의 환자진료를 위한 것이라 할지라도, 연구대상인 환자의 인격과 자율권을 무시하고 의료진이 마음대로 실험을 진행하여서는 안된다. 따라서 연구자는 윤리적이고 타당성이 높은 연구결과를 얻기 위하여 연구계획, 연구수행 및 연구자료 분석 때까지의 모든 과정에서 문제가 없도록 최선을 다하여야 한다.

## 2 인과관계의 판정기준

실험이 불가능하고 관찰연구만이 가능한 질병발생의 원인을 파악하고자 하는 경우에는 증거를 바탕으로 인과관계를 판단할 수 있는 기준이 필요하다.

### 1) 통계적 연관성의 강도(Strength of association)

원인과 결과와의 연관성의 정도는 흔히 상대위험도나 교차비(odds ratio)로 표시되는데, 관련성의 정도가 클수록 인과관계일 가능성이 높다는 증거가 된다.

관련요인이 있을 때 반드시 질병이 발생한다면 이 요인과 질병은 완벽한 일치도를 보일 것이다. 그러나 일반적으로 질병의 원인은 다양하다(Multiple causation). 그러므로 관련성의 정도를 측정하면 그 정도가 강할수록 인과관계가 있을 가능성이 강하다고 생각할 수 있을 것이다.

### 2) 용량-반응관계(Dose-response effect)

폭로되는 양이 증가할수록 질병의 위험성이 증가할 때 용량-반응관계가 성립한다. 그러나 용량-반응관계가 없다고 하여 인과관계에 관한 증거가 없다고 할 수는 없다. 어떤 경우에는 역치(threshold)가 존재하여 어떤 폭로정도의 수준까지는 질병이 발생하지 않고 있다가 일정 수준(역치)을 넘으면 질병이 발생한다.

### 3) 시간적 속발성(Temporality)

어떤 현상의 원인으로 성립되기 위한 요인은 결과에 비하여 당연히 시간적으로 앞서야 한다. 즉 질병의 원인에 노출된 후 질병이 뒤따라야 한다. 원인이 질병의 발생보다 선행한다는 사실을 입증하는 것은 매우 중요하며, 일반적으로 오랜 잠복기를 가진 질병을 조사하는 경우나 연구요인이 시간이 지나면서 변할 경우 시간적 속발성을 규명하기 어렵다.

단면적 연구와 환자대조군 연구에서는 결과를 해석하는데 어려운 경우에 부딪치곤 한다. 이들 연구에서는 원인과 결과가 동시에 측정되기 때문에 한 변수가 다른 변수를 앞선다고 가정할 뿐이다. 또한 시간적인 순서만이 아니고 폭로와 질병발생간의 시간적인 기간도 중요하다. 원인이 결과를 앞서는 시간적인 관계는 절대적인 필요조건이기는 하지만, 시간적 순서만으로는 인과관계를 확정할 수는 없다.

### 4) 결과의 일관성(Consistency of the findings)

각기 다른 환경에서 다른 시간에 연구한 결과들이 같은 결과를 도출한다면 원인적 관계에 대한 증거는 뚜렷해진다. 그러나 여러 연구들이 연구설계나 진행과정에서 같은 오류를 범할 수도 있다는 사실도 염두에 두어야 한다. 따라서 다른 연구 디자인을 이용한 연구들이 같은 결론을 내린다면 원인적인 관계에 대한 신빙성은 더욱 높다고 할 수 있다.

### 5) 특이성(Specificity of the association)

어떤 요인이 특정 질병과 강한 관련성이 있을 때를 말하는 것으로서 한가지 이상의 질병과 관련성이 있으면 이 요인은 특이성을 보이기 어렵다.

한 가지 원인이 한 가지 결과를 초래한다는 특이성은 소아마비나 파상풍처럼 급성질환이나 선천성 대사질환에 있어서 더 흔하게 관찰된다. 만성 퇴행성 질환의 경우는 같은 결과에 여러 가지 원인이 있을 수 있고, 같은 원인으로도 여러 가지 결과가 있을 수 있다. 이처럼 특이성에 관한 증거는 인과관계에 대한 여러 가지 기준으로서는 약한 항목이라고 할 수 있다. 따라서 특이성이 존재한다는 것은 인과관계에 대한 부가적인 지지 증거는 되지만, 특이성이 없다는 것이 인과관계를 부정할 수 있는 증거는 될 수 없다.

### 6) 생물학적 타당성(Biologic plausibility of hypothesis)

생물학적인 타당성은 현재 이해하고 있는 질병의 기전에 관한 지식과 일치하느냐에 관한 것이다. 즉 역학적으로 제시된 가설이 다른 분야(미생물학, 생리학, 임상의학)의 지식에 의해 타당성이 인정되어야 한다. 어떤 연관관계의 정확한 기전을 모른다면 그 관계의 진실성에 대하여 의심을 품게 된다. 그러나 생물학적인 타당성은 그 시대의 의학지식과 관계된다. 의학적으로 중요한 발견은 기존의 생물학적인 지식영역 밖에서 이루어지는 경우가 많았다.

그럼에도 생물학적인 타당성은 인과관계에 대한 타당성을 증가시키는 중요한 한가지 요인이다. 연구자가 인과관계를 지지하는 생물학적인 타당성을 발견하지 못하면 다른 증거를 찾아야만 한다. 생물학적인 타당성은 없으나 다른 강력한 증거가 있다면 이는 어쩌면 현재의 의학지식의 한계를 시사할 수도 있다.

### 7) 기존의 학설과 일치(Coherence of the evidence)

관찰결과가 우리가 알고 있는 질병의 자연사와 질병발생에 대한 이미 수용된 사실들과 다르지 않다면 인과관계는 설득력을 가진다.

### 8) 실험결과에 의한 증거(Experimental evidence)

실험을 통해 원인요인에 노출시킬 때 질병의 발생이 확인되어야 한다.

### 9) 유추(Analogy)

인과관계가 성립되기 위해서는 유사한 예가 많을수록 좋다. 즉 해당되는 것과 유사한 원인들의 예가 많을수록 인과관계에 대한 증거는 강화된다고 할 수 있다. 만성질환이 slow virus에 의하여 초래된다는 것이 알려져 있기에 같은 원인이 면역계의 퇴행을 초래한다는 것을 유추할 수 있다. 그러나 다른 지식과의 일치라는 것은 인과관계에 대한 미약한 증거일 뿐이다.

위의 기준들은 어떤 폭로요인이 어떤 질병의 위험요인인지 아닌지를 결정하는데 도움을 주지만, 위의 기준들 중 어느 것도 인과관계를 해석하는데 있어 필수조건이나 충분조건은 못된다.

[표 4-1] 원인효과 관계와 그들의 상대적 강도에 따른 근거의 유형

| 강도 | 설계 | 근거 유형 |
|---|---|---|
| 강함 | 임상시험(Clinical trial) | 시간적 속발성(Temporality) |
| ↑ | 코호트 연구(Cohort study) | 강도(Strength) |
| | 환자 - 대조군 연구(Case-control study) | 가역성(Reversibility) |
| | 단면 연구(Cross-sectional) | 용량-반응 관계(Dose-response) |
| ↓ | 사례 시리즈 연구(Case series) | 생물학 타당성(Biologic Plausibility) |
| | 사례 보고(Case report) | 특이성(Specificity) |
| 약함 | | 유사성(Analogy) |

## 3 연구방법의 내적 타당도와 외적 타당도

타당도(Validity)란 이미 앞에서 언급 하였듯이 측정도구가 측정하고자 하는 추상적인 구성개념을 실제로 어느 정도로 반영하였는지에 대한 것이다(이해정 외. 건강전문가를 위한 연구방법론. 2017. p. 301). 이처럼 선정된 연구대상, 특히 둘 이상의 집단을 비교하여 연구결

과를 도출하는 경우에는 연구대상의 선정과정이 얼마나 합리적이었는가에 따라 다음과 같은 두 가지 측면을 반드시 평가하여야 한다.

내적 타당도는 해당 연구의 모집단에서의 실제모수를 연구집단, 즉 표본에서 얼마나 정확하게 관찰하는지를 의미하는 개념이며, 표본의 측면에서 볼 때는 얻어진 연구결과가 얼마나 연구의 모집단에 적용 가능한 것인가, 즉 정확성을 의미한다.

외적 타당도는 표적 집단에서의 모수를 연구대상(표본)에서 얼마나 정확하게 관찰할 수 있는가에 대한 정확성을 의미하며, 표적 집단의 측면에서는 표본의 대표성(representativeness)을 의미한다.

즉, 내적 타당도는 연구집단에서 얻어진 추론을 연구가능모집단에까지 적용하는 것이 타당한지에 관련되는 개념이고, 해당 연구가능모집단에 대한 추론을 보다 광범위한 인구집단, 즉 표적 집단에 일반화하는 것이 가능한지에 관련된 개념이 외적 타당도이다(예방의학과 공중보건학. 2017. p. 87).

## 1) 내적 타당도(internal vaildity)

내적 타당도는 표본에서 얻어진 연구결과와 이에 따른 추론이 해당 연구가능모집단에도 적용되는 지로 평가할 수 있다. 해당 연구 참여대상자에서 얻어진 연구결과가 그 연구가능모집단에도 적용되는 지로 평가할 수 있다. 해당 연구 참여대상자에서 얻어진 연구결과가 그 연구가능모집단에도 적용이 가능할 때 내적 타당도가 있다고 한다. 따라서 연구가능모집단에서 표집집단, 적격집단, 연구집단의 순서로 연구대상이 선정되는 과정은 연구의 내적 타당성을 결정하는 중요한 요인이다(예방의학과 공중보건학. 2017. p. 87). 비교하고자 하는 두 집단의 결과로 나타난 차이가 평가하고자 하는 폭로요인에 기인한 것임을 얼마나 자신할 수 있는지를 측정하는 것이다. 내적 타당도는 연구가 잘 계획되었는지(연구설계의 타당성)와 연구대상의 선정과정, 연구가 잘 수행되었는지(자료 분석과 해석의 타당성)에 의해 결정된다(예방의학과 공중보건학. 2017. p. 87). 실험실적 연구에서는 실험과 관련되는 조건들을 연구자가 충분히 통제할 수 있기 때문에 원인과 결과간의 관련성을 입증하기가 비교적 용이하다. 그러나 사람을 대상으로 하는 역학연구에서는 폭로요인과 결과변수간의 인과관계를 규명하기 위한 조사 과정에서 타당한 연구결과를 얻기 힘든 경우가 많다. 즉, 비교하고자 하는 두 집단의 결과의 차이가 평가하고자 하는 폭로요인에 의한 것이 아니라 관찰방법의 차이(비뚤림)나 그 폭로요인 이외의 다른 관련변수(교란), 혹은 순전히 우연에 의해 일어날 수 있는 변이(통계학적 변이)에 의한 오류에 의해 나타날 수도 있다. 따라서 사전에 아무리 철저하게 계획하고 준비하더라도, 오류가 전혀 없는 완전한 연구를 수행해 내기는 거의 불가능하다.

즉 제대로 계획하고 계획대로 제대로 수행하고 제대로 분석하여 해석한 연구는 내적 타당도가 높은 연구라 한다(예방의학과 공중보건학. 2017. p. 87).

## 2) 외적 타당도(external validity)

외적 타당도는 연구결과를 더 큰 범위의 집단에 얼마만큼 일반화 할 수 있는지에 대한 문제이다. 일반화는 연구결과와 다른 연구결과와의 연계성, 질병발생과정에 대한 이론적인 지식 그리고 생물학적 고려 등의 근거가 필요하다.

외적 타당도는 참여대상 집단에서 산출된 연구결과의 표적 집단에의 적용가능성 이외에도 실제연구에 포함된 측정변수를 통해서 보다 추상적 개념으로 일반화하는 것도 포함한다. 예를 들어 1주일에 2회 이상 땀이 날 정도의 운동을 하는 것이 유방암 발생을 감소시킨다는 구체적 연구결과를 통해 적절한 육체적 활동이 유방암을 예방한다고 추론한다면 과학적인 일반화 가능성에 대한 문제가 될 것이다. 이러한 맥락에서 '외적 타당도'보다는 '일반화', '일반화'보다는 개념적 '추상화가능성(abstractability)'이 보다 적절한 용어라 할 수 있겠다.

통계적으로만 볼 때 외적 타당도는 해당 연구대상이 표적 집단에 대한 대표성, 즉 표본추출의 타당성에 따라 결정되는데, 표본으로 선정될 가능성이 있었던 대상집단에 대해서는 일반화가 가능하다. 예를 들어 3차병원의 위암환자들을 대상으로 한 연구라면, 그 연구결과는 해당병원에 위암으로 내원한 환자집단에게는 일반화가 가능하다. 이 연구결과는 지역전체의 위암으로 내원한 환자집단에게는 일반화가 불가능하며 3차병원뿐만 아니라 1, 2차 기관을 포함한 지역전체병원에 내원하는 위암환자를 대상으로 한 별도의 연구가 수행되어야만 타당한 추론을 할 수 있다. 이 경우 한국에서 발생한 위암 환자집단에 이 결과를 이용할 수 있으므로 외적 타당성을 어느 정도까지 일반화가 가능한지는 상식적으로 결정되는 것이며, 기계적으로 판단할 수는 없다. 그러나 연구모집단이나 표적 집단까지 일반화할 수 있는 대표성이 높은 표본을 선정하는 것은 일반화 가능성을 평가하는 데 가장 중요하다(예방의학과 공중보건학. 2017. p. 87~89).

이와 같이 연구의 타당도는 내적 타당도와 외적 타당도로 대별된다. 외적 타당도는 연구대상을 선정하는 과정이 잘못되는 경우 발생하며, 내적 타당도는 연구자료의 수집 및 분석과정에서 문제가 생길 때 발생한다. 이러한 평가과정에서 연구결과의 타당도를 저해하는 요인이 발견되면 그 연구결과는 문제가 있는 것이 되어 버리며, 그 정도가 심각하면 연구결과는 결국 쓸모없는 것이 되고 만다. 타당도가 높은 연구를 수행하기 위하여 연구자는 연구의 계획 단계부터 연구수행과정, 연구자료의 분석에 이르기까지 발생할 수 있는 오류의 종류와 발생되는 이유에 관한 정확한 지식을 가지고 이에 대처할 수 있어야 한다. 연구설계를 할 때는 물론 내적 타당도와 외적 타당도를 모두 높이도록 하여야 하겠지만, 많은 경우 이 두 가지를 모두 만족시키기가 매우 어렵다. 둘 중 어느 하나를 우선으로 선택하는 것은, 연구의 가설에 따라 결정해야 할 사항이지만, 외적 타당도는 내적 타당도를 전제로 하지 않는 한 아무 소용이 없기 때문에, 일반적으로 내적 타당도를 높이는 것이 우선이다.

## 4 내적 타당도의 저해 요인

### 1) 측정상의 오류

측정상의 부정확성에 의한 잘못 측정의 정도가 비교하고자 하는 두 집단 사이에 비슷하게 나타나는 경우로서 다음과 같은 경우에 측정오류는 발생한다.

① 연구대상이 집합체를 이룸으로 해서 야기되는 통계학적인 의미에서의 임의변동
② 일일변동이나 계절적 변동처럼 연구대상 개개인이 자체적으로 가지는 자연발생적인 생물학적 변동
③ 측정기구를 사용하는 경우에는 그 기구의 측정능력에 따라 오류가 발생
④ 측정된 자료가 수집이 완료되어 기록되는 과정
⑤ 전산처리를 위해 부호화하는 과정

이러한 측정의 오류는 모든 대상에게 어떤 측정법을 고루 적용시켜 측정한 것과 마찬가지로 두 집단간의 차이는 일정한 방향으로 균등하게 분포하기 때문에 내적 타당도에는 영향을 미치지 않는다.

### 2) 무작위 오류(random error)와 계통적 오류(systematic error)

연구의 인과적 추론과정에 개입될 수 있는 오류는 무작위 오류와 계통적 오류로 구분할 수 있다. 두 가지 오류를 정확히 구분하는 것은 오류를 최소화하는 방법이 서로 다르기 때문에

매우 중요하다.

### (1) 무작위 오류

무작위 오류는 우연히 연구의 결론을 긍정 혹은 부정으로 똑같이 비뚤어지게 만들 수 있는 원인에 의하여 발생한다. 잘 선정된 무작위 표본인 경우, 표본으로부터 구한 비율은 모집단의 비율과 거의 일치해야 한다. 하지만, 동일한 모집단으로부터 표본을 추출하더라도, 특별한 이유없이 표본추출에 따른 변동(sampling variation)에 의하여 결과가 조금씩 달라 보이게 된다. 무작위 오류의 영향을 줄이는 여러 기법들 중에서 가장 간단하고 잘 알려진 방법은 표본의 크기를 늘리는 것이다. 큰 표본을 사용하면 추정의 정밀도(precision)가 높아져서 표본추출에 따른 변동폭을 줄이고, 무작위 오류의 크기도 줄일 수 있다.

### (2) 계통적 오류

계통적 오류란 비뚤림 또는 편견이라는 용어로도 표현하는데, 측정상의 오류보다 더 심각하며 흔히 발생하는 문제이다. 이는 연구계획이나 수행상의 잘못으로 인하여 연구결과를 특정한 방향으로 비뚤어지게 만들어 잘못된 결론을 내리게 되는 오류를 일컫는다. 즉, 비교하고자 하는 연구대상을 선정하는 과정이나 조사항목을 측정하는 과정에서 부정확한 결과의 정도가 서로 다르게 발생되는 경우를 말한다. 계통적 오류는 다음과 같이 크게 세 가지 범주로 구분하고 있다.

#### ① 연구대상 선정상의 비뚤림(selection bias)

연구대상을 선정할 때 각 집단을 이루고 있는 각 개체가 동일한 확률로 선택되어지지 않고, 어떤 특정 조건을 가진 사람들에게 뽑힐 기회가 편중되거나, 연구의 목적에 적합하지 않는 대상을 선정함으로서 야기되는 추정상의 오류를 선택비뚤림(selection bias)이라고 한다.

예를 들면,

㉠ 집단검진 등의 방법으로 질병감시를 하는 경우에는 환자군이 대조군에 비해 연구대상에 선택될 기회가 자연히 많아지므로 야기되는 경우,

㉡ 코호트 연구의 경우에서 비폭로군에 비해 폭로군을 더 철저히 조사하게 됨으로 해서 야기되는 경우,

㉢ 유병환자를 대상으로 하는 환자-대조군 연구에서는 재원기간이 긴 환자나 생존기간

이 긴 경증환자가 환자군으로 선택될 확률이 높아지게 되는 경우 등이 있을 수 있다. 또한 추적연구에서

㉣ 조사대상자로 참여하기를 원하는 사람과 원하지 않는 사람에서 얻은 결과간에 생길 수 있는 편견,

㉤ 추적과정에서 관찰대상으로부터의 소실이나 거부, 그리고 무응답 등이 발생할 경우, 이러한 경우는 실제에 있어서 연구설게를 아무리 잘해도 어쩔 수 없이 발생할 수 있는 상황이므로 연구결과의 분석이나 해석 때 한층 주의를 기울여야 한다.

### ② 연구자료 분류상의 비뚤림

연구대상자로부터 자료를 수집하는 과정에서 발생할 수 있는 비뚤림으로써 정보 비뚤림(information bias)이라고 한다.

수집된 연구자료를 분류함에 있어 야기되는 정보 비뚤림은 다음과 같다.

㉠ 연구대상으로 이미 선정된 환자 혹은 정상 대조군을 잘못 분류하는 경우,

㉡ 위험요인에 대한 과거 폭로 여부의 정보수집과정에서 면접조사자의 편견이나 유도질문에 의해 부정확한 정보를 입수하는 경우, 혹은 피조사자의 기억력에 의해 다르게 수집되는 기억에 의한 비뚤림(memory bias)의 경우,

질문의 내용이 매우 민감한 개인 생활이거나, 중대한 문제를 다루고 있는 경우에 응답의 거부, 얼버무리기, 거짓말 등의 형태로 나타날 수 있다. 일반적으로 환자군이 대조군에 비해 심리적인 이유로 과거 자신의 건강행위를 선택적으로 잘 기억해 내는 경향이 있으며, 기억소실의 정도가 개인에 따라 다르기 때문에 발생되기도 한다.

### ③ 교란변수에 의한 비뚤림

연구가설을 검정하는 과정에서 연구가설상의 독립변수와 종속변수 이외의 제3의 변수에 의해 진실된 관련성을 유도해 내지 못하고, 그릇된 결론을 유도하게 되는 경우를 이를 교란비뚤림(confounding bias)이라 하며, 제3의 변수를 교란변수라 한다. 연구결과를 분석하는 과정에 이러한 변수의 영향을 적절하게 보정하여 주지 않으면 연구결과에 비뚤림이 발생할 수 있다. 이는 연구계획단계, 특히 연구결과의 분석단계에서 유의하여야 할 사항으로, 역학적 연구 뿐 아니라, 의학연구 전반에 걸쳐 그릇된 결론을 유추하게 하는 가장 중요한 요인으로 연구결과 평가시 반드시 살펴보아야 한다.

교란변수는 가설상의 종속변수와 인과적인 관계에 있어야 하며, 동시에 가설상의 독립변

수와는 서로 관련되어 있어야 한다. 보다 실제적인 측면에서의 정의는 교란변수는 가설상의 질병에 대한 위험요인의 하나로 그 영향을 적절한 방법으로 통제하면 가설 상의 인과성을 평가하는 상호관련도 지표(OR 혹은 RR)가 변하는 경우를 말한다. 예를 들면, 음주가 폐암발생에 미치는 영향을 규명하기 위한 연구를 수행하는 경우에, 흡연이라는 변수는 음주와 상관관계를 가지면서 동시에 폐암을 유발할 수 있기 때문에 교란변수가 된다. 이 흡연이라는 교란변수의 영향을 보정해 주지 않으면 실제로는 음주와 폐암발생간에 아무런 관련성이 없더라도 음주와 흡연간의 상관성에 의하여 마치 음주가 폐암을 유발하는 것처럼 나타나게 된다.

이러한 교란변수의 영향을 보정하기 위한 방법은 연구설계시에 연구대상을 교란변수에 따라 제한하거나, 연구대상을 선정할 때 교란변수에 대하여 짝짓기를 하는 방법을 적용한다. 또한 수집된 연구자료는 교란변수의 연구대상을 계층에 따라 나누어 층화분석 하거나, 통계적 모델을 이용한 다변량분석법을 적용하여 교란변수의 영향을 보정할 수 있다.

앞에서 논한 오류를 최소화하고 타당한 연구결론을 얻기 위해서는 연구를 시작하기 전에 비뚤림이 작용할 수 있는 가능성을 확인하고, 이를 배제하기 위한 연구설계를 해야 한다.

# 제 5 장 복합표본설계와 분석

## 1 복합표본설계의 필요성과 개념

보건학 연구에서 설문조사를 통해 수집되는 대부분의 자료는 표본조사를 기반으로 하며, 이는 전체 모집단의 특성을 추정하기 위한 방법이다. 가장 단순한 표본설계 방식은 단순 무작위 추출(Simple Random Sampling)로, 모집단에 속한 모든 개체가 동등한 확률로 선택될 수 있도록 설계된다. 이 방식은 이론적으로 이상적이지만, 실제 조사에서는 시간과 비용의 제약, 접근성 문제, 하위 집단의 대표성 확보 등 다양한 현실적 한계에 직면하게 된다. 이러한 제약을 극복하고, 보다 정밀하고 대표성 있는 추정을 실현하기 위해 활용되는 방식이 바로 복합표본설계(Complex Sample Design)이다. 복합표본설계란, 단일한 무작위 추출 방식만으로는 확보하기 어려운 대표성과 효율성을 동시에 확보하기 위해, 층화, 군집화, 다단계 추출, 가중치 부여 등의 복수의 절차를 통합한 표본설계 방법이다. 대규모 국가조사나 정책기반 조사 등에서 모집단 전체의 다양한 특성을 반영하고자 할 때, 복합표본설계는 필수적인 접근으로 간주된다.

복합표본설계(Complex Sample Design)는 단순한 무작위 추출로는 확보하기 어려운 조사 자료의 대표성과 정확도를 높이기 위해 고안된 방식이다. 이 설계는 조사 목적과 대상의 특성에 따라 다양한 표본추출 기법을 조합하여 사용하며, 다음과 같은 주요 요소들을 포함한다.

층화(Stratification), 군집화(Clustering), 다단계 추출(Multistage Sampling), 비임의 추출(Nonrandom Sampling), 부등 확률 추출(Probability Proportional to Size), 복원추출(Unrestricted Sampling), 표본추출 가중치(Sampling Weights) 등이다. 이들 요소는 개별적으로 적용되기도 하며, 여러 요소가 함께 결합되어 사용되기도 한다. 각각은 조사의 효율성을 높이고 비용을 절감하며, 무엇보다도 분석 결과의 대표성과 일반화를 가능하게 하는 데 기여한다. 층화(Stratification)는 모집단 내 이질적인 특성을 반영하기 위한 것이며, 군집화(집략, Clustering)는 물리적 접근성을 고려한 표본추출을 가능하게 한다. 다단계 추출(Multistage Sampling)은 이러한 구조를 복수의 단계로 확장함으로써 대규모 조사의 실용성을 확보하고, 표본추출 가중치는 각 표본 단위가 모집단을 얼마만큼 대표하는지를 정량적으로 반영하여 분석의 정확도를 높인다. 복합표본설계는 보건의료, 사회복지, 교육, 노동 등 다양한 분야에서 수행되는 국가 단위의 대규모 조사에서 필수적으로 활용되며, 이에 따라 수집된 자료를 분석할 때에는 반드시 해당 설계 구조를 반영한 통계 기법을 사용해야 한다. 이를 무시할 경우 표준오차의 과소 추정이나 통계적 유의성의 오해로 인해 연구의 타당성이 심각하게 손상될 수 있다.

## 2 복합표본설계 구성요소의 이해

### 1) 층화 추출(Stratification)

층화 추출은 모집단을 하나 이상의 특성에 따라 이질적인 하위집단으로 나눈 후, 각 층에서 독립적으로 표본을 추출하는 방법이다. 이 방식은 각 하위집단이 모집단을 잘 대표할 수 있도록 도와주며, 표본 추정의 정밀도를 높인다. 예를 들어 성별, 연령, 지역, 소득수준 등의 기준으로 계층화한 뒤, 각 계층에서 일정 수의 표본을 뽑는 방식이다.

### 2) 군집화 추출(Clustering)

군집화는 조사 대상 전체를 소집단 단위로 나눈 뒤, 일부 집단만을 표본으로 선정하고 그 안의 모든 개체를 조사하는 방식이다. 이는 접근성과 비용 효율성 측면에서 유리하며, 주로 지리적 기준(예: 시군구, 읍면동, 학교, 병원 등)을 기준으로 한다. 그러나 동일 군집 내 상관성이 높을 경우 표준오차가 증가할 수 있으므로 주의가 필요하다.

### 3) 다단계 추출(Multistage Sampling)

다단계 추출은 군집화 추출을 복수 단계로 확장한 방식으로, 대규모 조사의 실무적 효율성을 확보하기 위해 사용된다. 예를 들어, 1단계에서 지역을 무작위로 선택하고, 2단계에서 그 지역 내 가구를 무작위로 선택하며, 3단계에서 가구 내 개인을 최종 표본으로 선택하는 구조이다.

### 4) 비임의 추출(Nonrandom Sampling)

비임의 추출은 연구자가 조사 목적에 따라 표본을 선정하는 방식으로, 무작위성이 결여되어 있지만 특정 상황에서는 불가피하게 활용된다. 편의표본(convenience sampling), 판단표본(judgment sampling), 할당표본(quota sampling) 등이 이에 포함된다. 분석 결과의 일반화에는 한계가 존재하므로 해석에 유의해야 한다.

### 5) 부등 확률 추출(Probability Proportional to Size, PPS)

소사 단위 간 크기가 다를 경우, 단위의 크기에 비례하여 추출 확률을 부여하는 방식이다. 예컨대 대도시와 소도시를 같은 수로 뽑는 경우, 크기에 따라 조사 단위가 과소 혹은 과대 대표될 수 있으므로 PPS 방식을 적용하여 이를 보정한다.

### 6) 복원추출(Unrestricted Sampling)

복원추출은 표본을 선택한 후 다시 모집단으로 되돌려 반복하여 표본을 추출하는 방식이다. 이는 컴퓨터 기반 시뮬레이션이나 특정 이론적 실험 설계에서 활용되며, 현실 조사에서는 제한적으로 사용된다.

### 7) 표본추출 가중치(Sampling Weights)

각 표본이 모집단을 얼마나 대표하는지를 나타내는 보정 계수로, 복합표본 분석에서는 필수적으로 고려되어야 한다. 가중치는 표본설계, 비응답률, 사후 보정 등의 요소를 반영하여 계산되며, 분석 시 이 가중치를 적용하지 않으면 통계적 추론의 정확성이 크게 떨어질 수 있다.

## 3 복합표본설계와 단순 무작위 추출의 비교

단순 무작위 추출(Simple Random Sampling, SRS)은 모든 조사 단위가 동일한 확률로 선택되는 표본설계로, 이론적으로는 이상적인 방식이지만 실제 조사에서는 하위집단 대표성의 불균형, 높은 비용, 낮은 접근성 등의 한계가 존재한다. 모집단이 이질적이거나 지역 간 편차가 큰 경우, SRS는 오히려 왜곡된 추정을 유발할 수 있다. 반면, 복합표본설계는 층화와 군집화, 다단계 추출 등을 통해 특정 집단의 대표성을 확보하고, 조사 효율성을 제고하며, 분석 결과의 외적 타당성을 향상시키는 데 효과적이다. 특히 정책 목적의 대규모 조사에서는 복합표본설계가 통계적 필수 조건으로 간주된다.

| 비교 항목 | 단순 무작위 추출(SRS) | 복합표본설계<br>(Complex Sample Design) |
|---|---|---|
| 표본 선택 확률 | 동일한 확률 | • 층화, 군집 등 구조적 선택 확률 반영 |
| 설계 구조 | 단일 단계 구조 | • 다단계 또는 복수 설계 요소 결합 |
| 하위집단 대표성 | 보장 어려움 | • 층화 추출로 소수 집단 대표성 확보 가능 |
| 분석 복잡성 | 분석이 간단 | • 분석 시 가중치, 층화, 군집 변수 고려 필요 |
| 조사 효율성 | 비용 및 시간 소요 큼 | • 접근성 높이고 조사 비용 상대적으로 절감 |
| 통계 분석 정확성 | 대표성 부족 시 오류 가능성 | • 설계 반영 시 모집단 추정 정확성 높음 |

이와 같이 복합표본설계는 단순 무작위 추출보다 복잡한 설계를 요구하지만, 그만큼 현실 자료에서의 적용 가능성과 분석 신뢰도가 높기 때문에 실제 사회조사에서는 핵심적 분석 기반으로 활용된다.

## 4 복합표본설계가 필요한 주요 조사 사례

복합표본설계는 국가 단위의 대규모 조사에서 필수적으로 활용된다. 대표적인 사례로는 다음과 같은 조사가 있다.

1) **국민건강영양조사(KNHANES)** : 질병관리청이 주관하며, 전국 규모의 가구를 대상으로 건강 설문, 신체검진, 영양조사를 실시한다. 설계상 층화, 군집화, 다단계 추출이 모두 적용되며, 각 응답자에게는 설계 가중치가 부여된다. 분석 시 이 구조를 반영하지 않으면 왜곡된 결과가 도출될 수 있다.

2) **청소년건강행태조사(YRBSS)** : 학교 단위를 기반으로 한 군집 추출과 연령별 층화 설계를 적용하여 중·고등학생을 대상으로 건강행태, 정신건강, 식생활 등을 조사한다. 지역 간 비교 가능성과 시계열 분석을 위해 일관된 설계 구조를 유지한다.

3) **고령화연구패널조사(KLoSA)** : 한국고용정보원이 수행하며, 45세 이상 중장년층을 대상으로 하는 종단조사이다. 초기 복합표본 구조를 유지하며 반복 조사함으로써, 시계열 비교 및 정책효과 평가에 적합한 데이터를 제공한다.

그 외에도 대졸자직업이동경로조사(GOMS), 청년패널조사(YP), 국민체력실태조사 등이 복합표본설계를 바탕으로 수행되며, 각 조사 목적에 맞게 표본설계가 달리 적용된다.

## 5 복합표본설계시 고려사항

복합표본을 기반으로 한 분석은 설계 구조의 반영 여부에 따라 결과의 해석이 크게 달라질 수 있으므로, 분석자는 반드시 다음의 요소들을 실질적으로 고려해야 한다. 첫째, 표본 설계 정보인 층화 변수, 군집 변수, 그리고 가중치 변수는 통계 분석 전에 명확히 정의되어야 하며, 분석 소프트웨어의 설계 객체로 적절히 지정되어야 한다. 이를 생략하거나 잘못 지정할 경우, 통계량의 왜곡이 발생하여 유의성 판단 및 모집단 추정에 오류를 초래하게 된다.

둘째, 분석기법의 선택은 복합표본에 특화된 기능을 포함해야 한다. 단순한 분석기법(t 검정, 교차분석 등)은 복합 구조를 반영하지 못하므로, 반드시 복합표본 t-검정, 복합표본 회귀분석, 복합표본 카이제곱 검정 등의 기법을 사용해야 하며, 이는 분석 대상에 따라 SPSS의 Complex Samples 모듈, Stata의 svy 명령어, R의 survey 패키지 등을 활용하여 구현할 수 있다.

셋째, 결과 해석에서는 단순 기술통계 이상의 정교한 추론 지표를 제시해야 한다. 예를 들어, 설계 기반 표준오차(Standard Error), 신뢰구간(Confidence Interval), 디자인 효과

(Design Effect) 등을 함께 기술함으로써 분석 결과에 대한 모집단 수준의 신뢰를 확보할 수 있다. 이러한 해석 요소들은 단순 수치보다 설계 반영 분석의 필요성과 정당성을 보여주는 핵심 지표이므로 반드시 포함되어야 한다.

가중치는 복합표본설계에서 핵심적인 역할을 수행하는 요소로, 표본이 모집단을 얼마나 정확하게 대표하는지를 수치적으로 보정해주는 중요한 계수이다. 복합표본설계에서는 표본이 선택되는 과정에서 발생할 수 있는 불균등 추출률, 무응답률, 인구수 변화 등의 편향을 고려하여 가중치를 부여함으로써, 표본 추정치가 모집단을 정확하게 반영할 수 있도록 한다. 이러한 가중치는 단순히 표본 추출의 확률을 역으로 보정하는 것 이상의 의미를 가지며, 각 표본 단위가 모집단에서 차지하는 비율을 정확히 반영하는 정량적 보정계수로 작용한다.

국가 단위의 대규모 조사인 국민건강영양조사(KNHANES)와 같은 조사에서, 각 설문 항목의 응답자 수가 모집단의 분포와 일치하지 않거나 특정 계층에서 응답률이 낮을 경우, 가중치가 이를 보정하여 정확한 추정치를 제공한다. 예를 들어, 특정 연령대나 지역의 표본이 과소집합되거나 특정 사회경제적 집단의 응답이 부족할 경우, 가구 단위 가중치와 개인 단위 가중치를 각각 조정하여 불균형을 해소하고, 모든 인구집단이 반영될 수 있도록 한다. 이러한 가중치의 중요성은 단지 설계 편향을 보정하는 차원을 넘어, 분석 결과의 정확도와 대표성을 확보하는 데 필수적인 요소이다. 특히 무응답 편향이나 사후층화 등을 고려하여 가중치를 산출하는 과정은, 표본설계가 이루어진 시점과 조사 시점 간의 시간적 차이와 인구수 변화 등을 수학적으로 반영할 수 있게 한다. 따라서 가중치는 조사 결과의 신뢰성을 높이고, 최종 분석에서 모집단에 대한 정확한 추정을 가능하게 한다.

## 6 복합표본설계에서의 가중치의 개념과 적용

복합표본설계에서 사용되는 가중치는 단순한 수학적 비율의 산물이 아니라, 설계적 편향을 보정하고 통계 추정의 정확성을 높이기 위한 정교한 절차를 통해 산출된다. 가중치 산정은 다음과 같은 네 단계로 구성된다. 첫째, 설계가중치(design weight)는 각 표본 단위가 모집단에서 선택될 확률의 역수를 기준으로 산출된다. 이는 추출률의 차이를 보정하는 기본적인 가중치로, 조사구 및 가구 단위의 복합 추출 확률을 반영한다. 이 단계에서의 가중치는 조사 설계 당시의 불균형을 최소화하기 위한 기초값으로 사용된다. 둘째, 무응답조정가중치(nonresponse adjustment weight)는 조사에 실제로 응답하지 않은 대상자로 인해 발생할 수 있는 편향을 보정하기 위해 적용된다. 참여 가구 및 응답자 수를 기준으로 응답률의 역수를 계산하며, 응답자 특성과 유사한 특성을 지닌 비응답자의 분포를 추정하여 대표성을 보완한다. 셋째, 사후보정가중치(post-stratification weight)는 표본집단과 모집단 간 인구학적 구성 차이를 조정하는 과정이다. 이 단계에서는 성별, 연령, 지역 등 주요 인구통계학적 변수 기준으로 표본의 분포를 추계 모집단에 맞춰 조정함으로써, 외적 타당성을 제고한다. 특히 시도별, 성별, 연령대별 인구수를 기반으로 각 층의 가중치 총합이 실제 인구분포와 일치하도록 보정된다. 넷째, 극단값 조정(trimmed weight)은 가중치 값의 과도한 변동성을 완화하기 위해 적용된다. 이는 사분위수 범위(Interquartile Range, IQR)를 기준으로 이상치를 탐지하고, 극단적으로 높은 또는 낮은 가중치를 상한 또는 하한 값으로 대체하는 절차이다. 이 과정은 전체 분석에서 특정 사례가 지나치게 영향력을 행사하는 것을 방지하고, 결과의 안정성을 확보하는 데 목적이 있다.

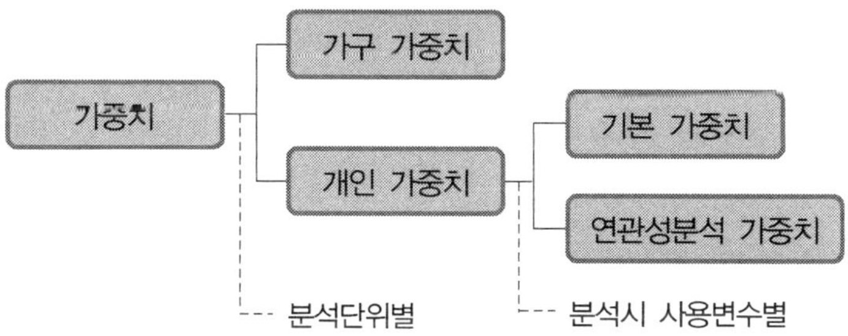


[그림 5-1] 국민건강영양조사 가중치 분류
출처: 국민건강영양조사 제9기 원시자료 이용지침서

이러한 일련의 과정을 통해 산출된 최종 가중치는 단지 모집단 규모를 반영하는 것이 아니라, 복합표본설계에서 발생할 수 있는 통계적 왜곡과 구조적 편향을 체계적으로 보정한 결과로 해석되어야 한다. 각 단계는 서로 독립적인 절차가 아니라, 표본설계의 정밀성, 조사 응답의 신뢰성, 인구구조의 반영성, 통계적 안정성이라는 네 가지 축을 중심으로 통합되어 적용된다. 따라서 복합표본 분석에서 가중치는 단순한 보정계수가 아니라, 분석 전체의 타당성과 해석의 정당성을 뒷받침하는 핵심 통계적 기반으로 작용한다. 분석자는 가중치의 구조와 계산 원리를 충분히 이해하고, 분석 목적에 가장 적합한 방식으로 적용해야 한다. 복합표본 분석에서 다변량 분석 모델을 구성하는 경우, 분석에 포함된 모든 변수의 조사 영역을 교차 확인하고, 해당 변수들을 포괄할 수 있는 적절한 통합 가중치 또는 연관성분석용 가중치를 적용해야 한다. 분석자가 임의로 가중치를 선택하거나 부적절한 조합을 사용하는 경우, 결과는 모집단을 왜곡되게 반영하며, 분석의 신뢰도와 재현성을 동시에 훼손하게 된다. 가중치 적용 시에는 해당 조사기관이 제공하는 공식 가이드라인과 가중치 적용 기준을 철저히 검토하고, 필요 시 조사 항목별로 별도 분석을 수행하거나 분석 대상자를 제한하는 방식으로 통제하는 것이 바람직하다. 가중치의 구조와 의도를 정확히 이해한 상태에서 이를 분석 설계에 반영하는 것이 복합표본 분석의 핵심 역량 중 하나이다.

## 7 가중치 계산 방식

복합표본설계 자료를 다년간 통합하여 분석하는 경우, 연도별로 조사 범위나 모집단 대표성이 상이할 수 있기 때문에, 연도 간 통합비율을 반영한 가중치 조정이 필요하다. 국민건강영양조사에서는 제4기(2007~2009) 통합자료의 경우, 2007년은 하반기에만 조사가 이루어졌기 때문에 그 비중을 절반으로 조정하여 분석의 일관성과 정확성을 확보한다. 각 연도별 자료는 해당 연도를 대표하는 표본조사이므로, 연도 간 통합 시에는 각 연도의 상대적 조사 범위를 반영한 통합비율을 적용해야 한다. 국민건강영양조사 제4기(2007~2010)를 통합 분석할 경우, 2007년은 하반기에만 조사가 실시되었기 때문에 조사 규모가 제한적이다. 따라서 2007년에는 전체 연도의 절반 수준인 통합비율 0.5를 부여하고, 나머지 연도에는 각각 1의 통합비율을 적용한다. 계산의 편의를 위해 각 통합비율에 2를 곱하면, 2007년은 1, 2008~2010년은 각각 2가 되어 전체 합계는 7이 된다. 이에 따른 연도별 통합 가중치 비율은 다음과 같이 산출된다: 2007년: 1÷7≈0.1429, 2008년: 2÷7≈0.2857, 2009년: 2÷7≈0.2857, 2010년: 2÷7≈0.2857 이 비율은 각 연도별 기본 가중치($W_a$)에 곱하여 통합 가중치($W^T$)를 계산하는 방식으로 적용되며, $W^T= W_a\times$(해당연도 통합비율/통합비율 총합)의 형태로 산출된다. 예를 들어, 2007년의 기본 가중치가 1,500이라면, 통합 가중치는 1,500×1/7=214.29가 되며, 2008년의 경우는 1,500×2/7=428.57이 된다. 이와 같은 방식은 2008~2010년 3개년 자료만을 통합할 경우에도 동일하게 적용되며, 이 경우 세 연도의 통합비율은 모두 1로 간주되므로 전체 합은 3이고, 연도별 가중치는 각각 $W_a\times1/3$으로 조정된다(그림 5-2). 이러한 통합 가중치 조정은 연도별 조사 범위, 자료의 적합성, 조사설계의 연속성을 반영하여 전체 모집단을 균형 있게 대표할 수 있도록 설계된 중요한 통계적 보정 절차이며, 통합분석 시 설계 정보의 왜곡을 방지하는 데 핵심적인 역할을 한다. 이처럼 연도별 통합비율을 반영한 가중치 조정은 단일 시점에서 설계된 가중치를 다년간 통합분석에 그대로 적용할 경우 발생할 수 있는 대표성 왜곡을 최소화하고, 시계열 분석의 타당성을 높이는 데 필수적인 절차이다. 분석자는 반드시 각 연도 자료의 조사 범위, 조사 대상자 수, 설계 차이를 고려하여 가중치를 재구성해야 하며, 공식 제공 가이드라인에 따라 적절한 통합 가중치를 적용해야 한다.

| 통합예시 | 통합가중치 산출식 | | | |
|---|---|---|---|---|
| | '07년 | '08년 | '09년 | '10년 |
| 통합비율 | 1/2 | 1 | 1 | 1 |
| 통합비율*2(계산편의) | 1 | 2 | 2 | 2 |
| 2007-2010 통합 | $W_{07-10}=W_{07}\times 1/7$ | $W_{07-10}=W_{08}\times 2/7$ | $W_{07-10}=W_{09}\times 2/7$ | $W_{07-10}=W_{10}\times 2/7$ |
| 2008-2010 통합 | – | $W_{08-10}=W_{08}\times 1/3$ | $W_{08-10}=W_{09}\times 1/3$ | $W_{08-10}=W_{10}\times 1/3$ |

[그림 5-2] 연도별 통합비율과 통합가중치 산출 방식 예시

출처: 질병관리청, 국민건강영양조사 가중치 산출 안내

## 8 SPSS에서 복합표본 분석준비

복합표본설계를 반영한 분석을 SPSS에서 수행하기 위해서는 반드시 '분석계획파일'(Complex Sample Plan File)을 생성해야 한다. 이 파일은 복합표본설계의 핵심 요소인 층화 변수(stratum), 군집 변수(cluster), 그리고 가중치 변수(weight)에 대한 정보를 포함하고 있어, 정확한 통계 추정과 표준오차 계산을 가능하게 한다. 분석계획파일을 설정하지 않고 일반 분석 명령어를 사용할 경우, 집락 구조나 층화 설계를 반영하지 못해 분산이 과소 추정되며, 유의확률(p-value)이 실제보다 과도하게 작게 나타나는 오류가 발생할 수 있다. 아래 그림은 SPSS에서 복합표본분석을 수행하기 위한 분석계획파일 생성 화면이다.

왼쪽 화면에서는 "분석 → 복합표본설계 → 분석계획파일 정의" 메뉴를 통해 계획파일 생성을 시작할 수 있으며, 사용자는 데이터에 포함된 설계 변수를 선택하여 각 항목에 올바르게 지정해야 한다. 일반적으로 국민건강영양조사(KNHANES)의 경우 다음과 같은 변수명이 사용된다:

- **층화 변수**(stratum): kstrata — 모집단을 이질적 하위 집단으로 나누는 층화 기준. 분석에서 분산 추정을 정확히 하기 위해 반드시 필요하다.

- **군집 변수**(cluster): psu — 표본이 1차로 추출되는 단위로, 조사구 혹은 구역 단위가 주로 사용된다.
- **가중치 변수**(weight): wt_itv, wt_ntr, wt_tot 등 — 조사 목적 및 영역별로 다르게 제공되며, 표본 추출률, 응답률, 인구구조 차이 등을 반영한다.

오른쪽 화면의 팝업창에서는 WR(복원 추출) 또는 WOR(비복원 추출) 방식을 선택하고, 앞서 지정한 설계 요소가 올바르게 반영되었는지 확인할 수 있다. 또한 분석계획파일의 저장 위치를 지정하여 이후의 모든 복합표본 분석 절차에 동일한 설계 구조를 일관되게 적용할 수 있다. 이 분석계획파일은 복합표본 기반의 빈도분석, 교차분석, t-검정, 회귀분석 등 다양한 통계 분석 기법을 실행하는 데 기초가 되는 구조 파일로, 데이터를 불러온 직후 가장 먼저 설정해야 하는 단계다. 이를 통해 분석자는 데이터의 설계 구조를 보존하면서도 왜곡되지 않은 모집단 추정을 수행할 수 있다.

## SPSS 복합표본 자료분석을 위한 준비 :분석계획파일 생성

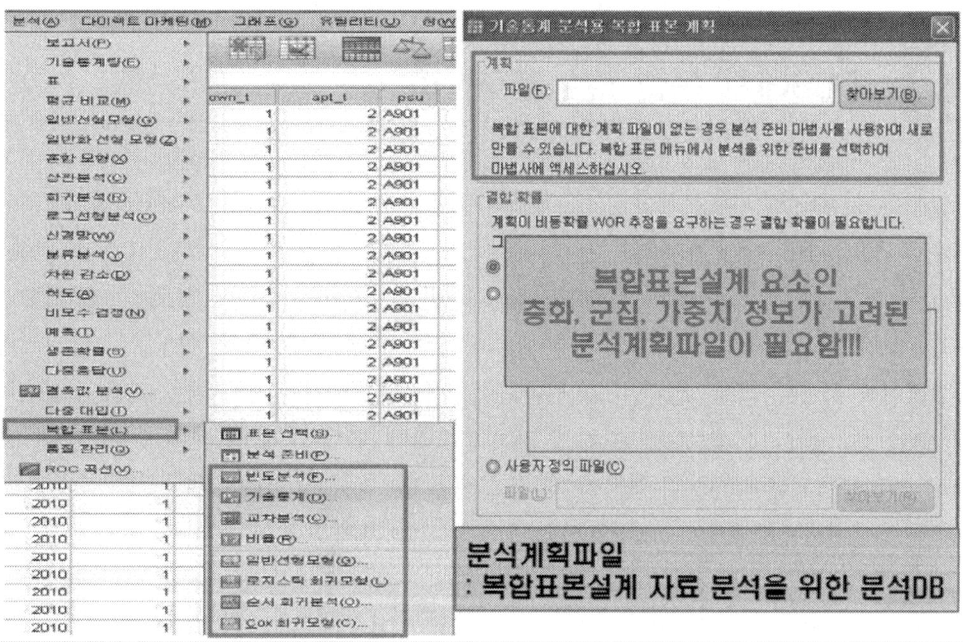


출처 : 질병관리청 제공

## 복합표본설계요소인 가중치, 층화변수, 집락변수 지정

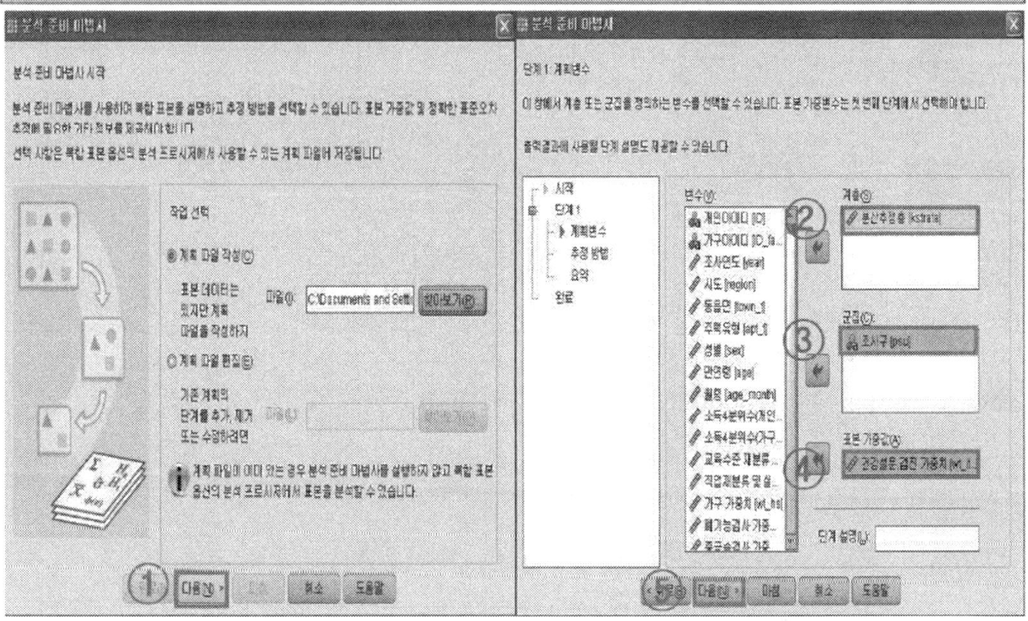

## 복합표본 → 분석준비 → 찾아보기 → 분석계획파일 생성

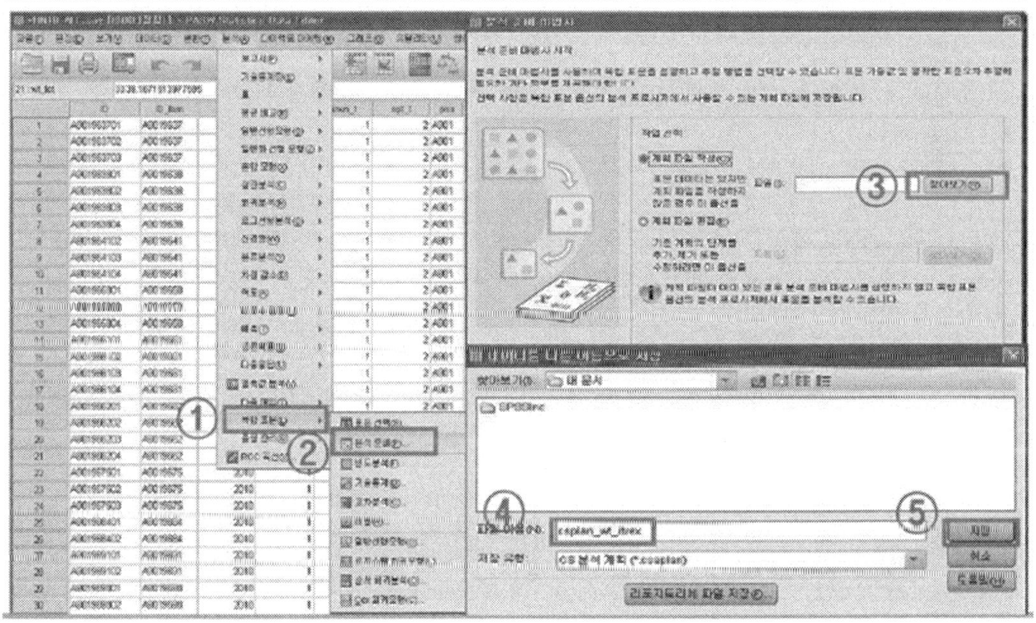

## 분석계획파일 생성 후 분석 실시

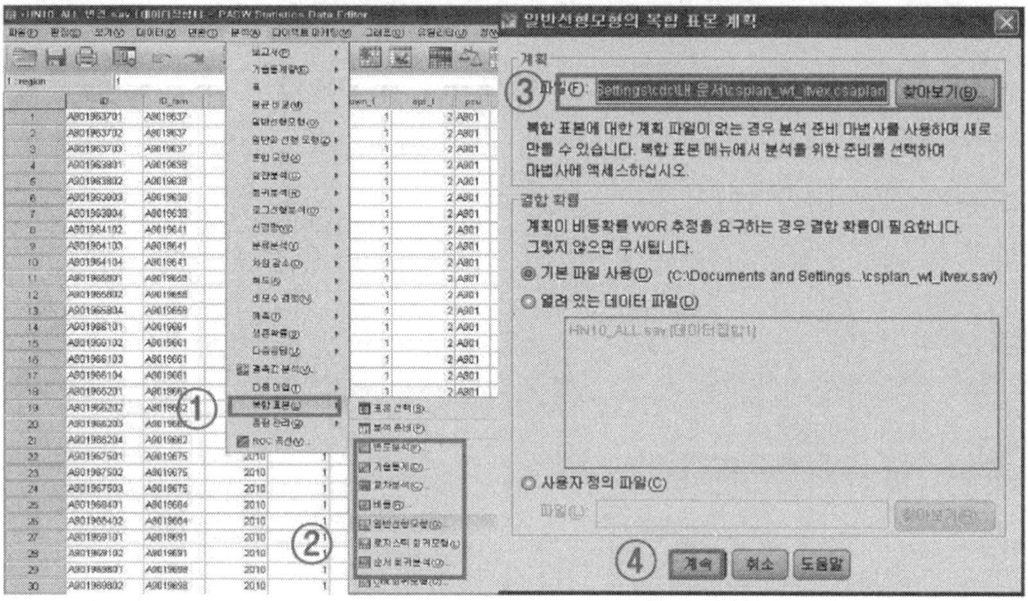


## 1차 추출단위의 추출율이 작기 때문에 결과차이가 거의 없어 복원추출 방법사용

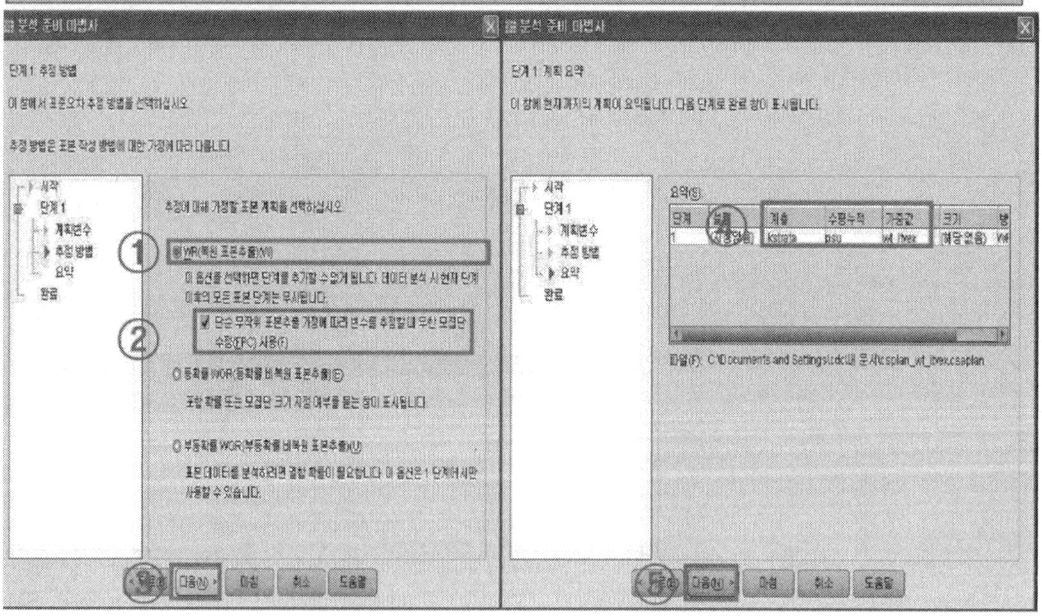

# 제 5 부

# 발표 및 보고

제1장 발표

제2장 보고서 작성방법

제3장 논문 작성법

제4장 영어논문 작성법

# 제 1 장

# 발표(presentation)

구두발표에서는 전하고자 하는 내용이 얼마나 정확하게 효과적으로 청중에게 전달되어 어느 정도의 이해를 하였는가로 그 성패가 갈린다. 아무리 훌륭한 내용이라도 발표기술이 빈약하여 청중이 아무 것도 얻지 못했다면 서로 간에 시간낭비일 뿐이다. 특히 학회발표의 경우 배당된 7~8분 내외의 짧은 시간에 자기 연구의 결론을 정확히 전달하기란 힘들기 때문에 발표 기술이 강조된다.

구두발표에서의 보조수단으로는 차트, 오버헤드 영사기(overhead projector), 슬라이드, 비디오 그리고 컴퓨터와 화면영사기(beam projector) 같은 것들이 있다. 이 중에서 컴퓨터를 이용한 영사 방법은 컴퓨터로 작업한 후에 더 필요한 제작 과정이 없으며, 동적인 구성과 다른 멀티미디어 기법을 이용할 수 있어 가장 효과적으로 내용을 전달할 수 있는 방법이다. 빔 프로젝트를 이용한 발표는 실내의 밝기를 어느 정도 유지한 상태에서도 선명한 화질과 다수의 넓고 큰 화면을 제공할 수 있으며 여기에다 동영상, 음성까지 지원됨으로써 발표자의 의사를 짧은 시간에 쉽고 정확하게 전달할 수 있다. 또한 기존의 슬라이드를 제작하는데 드는 비용과 시간을 크게 절감할 수 있다.

## 1 슬라이드 작성법

여러 종류의 구두발표 보조수단을 활용하기 위한 슬라이드 작성에는 기본 원칙이 있다. 여기서는 이해를 돕기 위하여 흔히 사용하는 슬라이드 작성의 기본 원칙에 대해 설명하고자 한다. 어떤 보조 수단을 쓸 것인가를 선택하는 것도 중요하지만, 더욱 중요한 것은 화면을 어떻게 만드는 가이다. 보조 수단은 말 그대로 발표의 보조도구일 뿐 발표자체를 대체할 수는 없다는 대전제를 항상 염두에 두어야 한다. 발표할 내용을 소설같이 모두 풀어 담아 줄줄이 읽어나가서는 안되며, 시를 쓰듯 과감한 생략을 해야 할 것이다. 연자가 주인공이 되도록 조연인 원고 화면은 단순하게 만들어야 하는 것이다.

다음은 어떻게 화면을 작성할 것인가 하는 기본원칙을 열거한 것이다.

### 1) 글자체와 글자 크기는 두 가지만 쓰도록 한다.

글자체(font)의 종류나 크기는 전 화면에 걸쳐 2가지, 많아도 3가지를 넘지 않도록 한다. 글자체와 크기가 화면마다 달라지거나, 또는 한 화면에 여러 종류의 글자체가 섞여 있거나 또는 크기가 서로 다르다면 보기에 혼란스러운 느낌을 준다. 각 화면마다 제목은 하나의 글자체로 그리고 동일한 크기로 사용한다. 또한 설명 부분은 다른 글자체나 작은 크기의 글자를 사용한다든지, 아니면 전체를 하나의 글자체로 하고 크기만 서로 다르게 하여 전 화면에 걸쳐 통일성을 주어야 보는 이가 시각적으로 편하고 발표자의 발표내용에 귀를 기울이게 된다. 통상적으로 영문은 Times New Roman이나 Arial(Helvatica)서체로, 한글은 바탕체(명조체)나 고딕체(돋움체, 굴림체) 등과 같이 읽기 쉬운 글자체를 쓰되 같은 슬라이드 안에서는 같은 계열의 글자로 통일한다. 장식체문자는 읽기 어려워서 사용하지 않는 것이 좋다.

### 2) 같은 비중의 글자크기는 전 화면에 걸쳐 화면상에서 같은 크기로 보이도록 한다.

영사하였을 때 각각의 화면 모두에서, 같은 비중의 글자는 같은 크기로 보여야 한다. 한 화면에서 설명부분의 글자 크기가 다음 화면에서는 제목의 크기로 보인다든지 하면, 어느 부분이 중요한 것인지 보는 이가 혼동하기 쉽다. 슬라이드의 경우 원고를 의뢰하여 제작하기 때문에 자주 발생할 수 있다.

### 3) 제목은 5단어, 슬라이드 내용은 7줄, 각 줄은 7단어 이내로 한다(5-7-7 rule).

제목은 5 단어 이내로, 슬라이드의 내용은 가능한 7줄 이내로 하되 각 줄은 7 단어 이내로 한다는 원칙이다. 발표할 장소의 맨 뒷좌석에서도 잘 읽을 수 있게 하려면 줄의 수를 조절해야 한다. 줄의 수를 제대로 조절하면 슬라이드를 비추었을 때 자동적으로 읽기에 편한 크기가 된다. 7줄 정도로 처리하면 줄간의 넓이도 자동적으로 적당해져 시각적으로도 보기에 편해진다. 또 어느 한 문장만 너무 길어 마지막 단어가 새로운 한 줄을 차지하지 않도록 한다.

너무 많은 줄은 내용이 너무 많이 담겼다는 의미도 되며, 또한 줄 간격도 너무 촘촘하게 되어 시각적으로도 피곤하다는 느낌을 갖게 된다.

### 4) 문장보다는 단어를 주로 사용하도록 한다.

문장으로 기술하면 길어지기도 할뿐더러 대개 연자의 발표 속도와 보는 이의 읽는 속도가 달라 듣는 이가 피곤하게 된다. 긴 문장보다는 중요한 단어로 구성하여 나머지 세세한 것은 발표시 구두로 설명하도록 한다. 말로 할 것을 화면에 다 써놓으면 보는 이가 그것을 읽느라 발표하는 사람의 얘기를 듣지 않게 되며 따라서 청중 전체를 장악하지 못해 실패하는 원인이 된다. 화면은 흘낏 보아도 전체를 읽을 수 있게 최대한 단순명료하게 함으로서 발표자의 내용을 경청하게 해야 한다. 발표자의 발표내용이 주인공이고 화면은 조연임을 잊지 않아야 한다.

이상 원고작성의 기본원칙 외에도 확실한 내용 전달을 염두에 두고, 원고 화면과 강한 인상의 개성과 미적 감각이 담기도록 한다.

다시 설명하지만 발표는 연자가 자신의 지식이나 경험을 청중에게 가르치는 것이 아니고, 자신의 지식이나 경험을 제삼자에게 비판을 받고 앞으로 발전하기 위한 것이다. 따라서 발표한 내용을 청중이 충분히 이해하지 못한다면 발표는 의미가 없다.

발표는 논문과 달리 연자의 일회성 표현이므로, 청중이 다시 들을 수 없다. 따라서 될 수 있는 대로 쉽게 표현하여 청중이 이해하도록 해야 한다.

한편, 대개 일반논문 발표를 위한 원고 화면은 절제되고 산뜻한 인상으로 과학적인 인상을 주어야 하지만, 심포지엄 발표는 내용에 상승작용을 일으키는 파격적 표현을 해도 격식에 벗어나지 않는 경우도 있다.

이러한 말은 추상적인 면이 있어 이것을 구체적으로 표현하면 다음과 같다.

### 5) 조화가 있어야 한다.

화면에 담을 내용은 전체적인 조화를 가지고 아름답게 배열되어야 한다. 화면 면적의 가로 세로 비율을 염두에 두고 내용을 그 시선에 맞추어 배치해야 한다. 너무 많은 여백이 있거나 공백이 한쪽으로 치우쳐 있다면 무엇인가 빠진 것 같은 인상을 주게 되고 따라서 담겨진 내용도 불충분한 인상을 주게 된다.

### 6) 한 개의 시각적 포인트를 준다.

화면마다 하나의 시각적으로 튀어나는 부분이 있어야 한다. 그것은 보는 이로 하여금 어디에서부터 그 화면을 보아야 하는지를 안내하는 역할을 하여 발표자가 청중 전체를 장악하여 이끌 수 있도록 도와주는 중요한 역할을 하게 된다. 예를 들어 전체를 같은 크기의 글자로 하기보다 각 화면의 제목쪽을 큰 글자로 처리하여 작은 글자의 내용설명과 대비시키거나, 아니면 제목과 내용에 서로 다른 글자체(Font)를 사용하면 큰 글자나 다른 글자체에 먼저 시선이 가게되어 주의를 집중하게 되는 것이다.

### 7) 글자체의 선택을 잘 해야 한다.

학술논문 발표용 화면에 필기체(*Italic*)는 부적당하다. 밑줄(underline) 등의 강조체도 절제해서 꼭 필요한 곳에만 사용한다. 이것은 논문작성시 문어체를 써야지 구어체를 써서는 안 되는 이유와 같은 맥락에서 이해하면 되고 한글에서는 명조체와 고딕체면 충분하다. 개인 주장이 강한 심포지엄을 위한 화면의 경우에는 과감한 글자체의 도입도 시도해 볼만하다. 그러나 너무 많은 종류를 사용하지 말아야 한다(표 1–1).

[표 1–1] 국문서체 선택의 예

| 글자체(Font) | 문어체 내용 |
|---|---|
| 굴림체 | ● 이 글은 굴림체로 굵게 썼습니다. |
| 고딕체 | ● 이 글은 고딕체로 썼습니다. |
| 신명조체 | ◐ 이 글은 신명조체로 굵게 썼습니다. |
| 궁서체 | × 이 글은 궁서체로 굵게 썼습니다. |

### 8) 영어의 경우, 단어를 모두 대문자로 하거나 이탤릭체로 하지 않는다.

모든 단어를 대문자나 이탤릭체로 구성하면 읽기가 어려워 보는 이를 피곤하게 하기 때문이다. 이 점은 영어를 모국어로 사용하는 사람에게도 마찬가지이다.

다음의 예(표 1–2)로 시험해 보자.

[표 1-2] 영문서체 선택의 예

| 글자체(Font) | 문어체 내용 |
|---|---|
| Times New Roman | Fortunately, every day comes with an evening. |
| Arial | Fortunately, every day comes with an evening. |
| 대문자 | FORTUNATELY, EVERY DAY COMES WITH AN EVENING. |
| 이태리체 | *Fortunately, every day comes with an evening.* |

## 9) 도표와 그림을 적당히 섞도록 한다.

모든 화면이 단어나 문장으로 구성된 것보다는 도표와 그림을 섞으면 듣는 이의 이해도 쉽다. 단어만으로 구성된 것을 도표나 그림으로 바꾸어 보자. 그러나 너무 많은 도표나 그림을 사용하면 객관성이 떨어지게 되므로 도표나 그림으로 구성된 원고 화면의 숫자를 적당히 조절해야 한다. 개인 주장이 강한 심포지엄이라면 많아도 좋다.

또 도표나 그림이라도 복잡하게 구성되어서는 안된다. 하나의 그림에 너무 많은 막대 그래프(Bar Graph)나 선 그래프(Line Graph)가 그려져 있는 등 복잡해지면 실패이다. 도표나 그림은 문장을 단순하게 하기 위한 방법이므로 본래의 사용 목적대로 단순하게 만들어야 한다.

## 10) 밑줄이나 테두리의 사용은 절제한다.

강조하기 위하여 너무 많은 밑줄을 사용하거나 flow chart도 아니면서 테두리를 치는 것은 좋지 않다. 아무 표시를 하지 않아도 발표시 laser pointer 등으로 지적하면 강조가 되기 때문이다. 특별히 강조하고 싶으면 한 화면에 한 곳 이상 밑줄을 치지 않도록 한다. 예를 들어 한 화면에서 제목에도 밑줄치고 설명에도 여기저기 밑줄을 치면 보는 이가 어디를 먼저 쳐다보아야 할지 또 어디가 중요한지 혼돈되기 때문이다. 화면 바깥 전체에 테두리를 치는 것도 바람직하지 않으며 꼭 필요하나 해도 주의를 해야 한다. 즉, 테두리 굵기가 너무 굵다든지, 그 테두리 모양이 너무 독특하거나 하여 글자보다 시선이 더 가게 되면 밥먹으려고 차려놓은 밥상에서 반찬보다 밥상이 강조되는 꼴이기 때문이다.

## 11) 칼라 화면의 색상은 3가지 이내로 한다.

전 화면에 걸쳐 색상은 3가지 이하로 제한하는 것이 좋다. 초보자가 가장 주의해야 할 부분의 하나로, 색상이 많으면 화려하게 보이기 때문에 이것저것 많은 색을 쓰기 쉽다. 한 장의 화면에 너무 많은 색을 넣으면 혼란스러우며 그 화려함에 시선이 현혹되어 상대적으로 내용이 약화된다. 또 한 장의 화면에 세 가지 색 이하로 제작하였더라도, 원고 화면마다 다른 종류의 세 가지 색을 사용한다면, 전체 원고 화면에 통일성을 잃어 각 원고 화면마다 따로인 것처럼 느껴지고 따라서 내용 전달에 연계성이 없이 하나하나 끊어지게 된다. 따라서 배경색 등은 한가지, 많아도 두 가지 정도로 통일하고, 강조할 부분은 또 다른 한가지 색으로 하여 전체원고 화면에 걸쳐 통일성을 보이도록 해야 한다.

### 12) 칼라 화면의 칼라를 잘 선택해야 한다.

무조건 자기가 좋아하는 색이라고 사용해서는 안된다. 강한 감정적 반응을 일으킬 수 있는 색상이 있으므로 잘 선택해야 한다. 특히 빨강색은 강한 스트레스를 주어 무의식적으로 당황함이나 공격성을 불러일으키므로 사용을 절제해야 하는 색이며, 반면 회색이나 청색은 편안한 느낌을 주는 색이므로 이러한 계통의 색상을 주로 배경색으로 사용해야 한다.

강조할 글자가 연하여 다른 것이 튀어나거나, 글자보다 배경색이 튀어나게 색을 사용하면 실패이다. 또 컴퓨터에서 볼 때는 튀어나지 않는 것 같아도 컴컴한 학회장에서 보면 너무 진한 경우가 있으며, 반대로 컴퓨터에서 고상하게 보였던 연한 색이 학회장에서는 확대가 됨으로 인해 무색으로 보일 수도 있으니 주의해야 한다. 항상 학회장에서 비추었을 때를 상상하여 색을 선택해야 한다. 색상에 대한 이해와 공부가 먼저 된 후에 칼라 화면을 사용할 일이다.

### 13) 컴퓨터에서 보이는 색상과 실제 색상이 다르다

컴퓨터모니터로 보이는 색상과 달리 슬라이드로 영사된 색상은 흰색, 노란색을 제외하고는 현저하게 명도(밝기) 및 콘트라스트가 떨어지므로 청색, 녹색, 적색 등은 매우 밝은 색상으로 하지 않으면 보이지 않게 된다. 따라서 프리젠테이션에서 이러한 색상을 쓰려면 스크린에서, 그리고 컴퓨터 모니터에서 흰색에 가까울 정도로 매우 밝은 색상을 써야 한다. 따라서 슬라이드에 쓰는 글자의 색은 흰색이나 밝은 노란색이 가장 좋다.

### 14) 바탕의 명암에 따라 글씨의 명암도 다르게 해야 한다.

밝은 바탕에 어두운 글씨를 사용하는 경우는 다음과 같은 장 · 단점이 있다(표 1-3).

[표 1-3] 밝은 바탕에 어두운 글씨 사용 시 장·단점

| 구분 | 밝은 바탕에 어두운 글씨 | 어두운 바탕에 밝은 글씨 |
|---|---|---|
| 장점 | 1) 회의장이 어둡지 않아도 된다.<br>2) 지시봉으로 지시하기 쉽다.<br>3) 비교적 눈이 피곤하지 않다. | 1) 글자가 크게 보인다.<br>2) 조잡한 것이 안 보여 좋아 보인다.<br>3) 글자나 선이 선명하다. |
| 단점 | 1) 글자가 작고 가늘어 보인다.<br>2) 조잡한 배경이 보인다.<br>3) 글자나 선이 번지는 경향이 있다. | 1) 지시봉이 잘 보이지 않는다.<br>2) 회의장을 어둡게 해야 한다.<br>3) 눈이 피곤하다. |

즉, 조명을 제대로 갖춘 발표장에서는 어두운 바탕의 밝은 글씨가 좋으나, 형광등만 갖춘 발표장에서는 내용 전달을 위해 밝은 바탕의 어두운 글씨가 좋다.

### 15) 좋은 색상과 좋지 않은 색상의 예

글자체와 마찬가지로 색을 많이 쓰는 것은 좋지 않다. 또한 일관성이 필요하다. 전형적인 색상은 배경색으로 어두운 청색이나 검은 색, 제목은 밝은 노란색, 본문은 흰색, 강조할 부분은 굵은 글씨나 밝은 핑크색이다. 슬라이드 배경은 검정이나 진한 청색 등 어두운 단색이 좋다. Gradation이나 그림 등은 청중의 입장에서 보면 그다지 보기 좋은 것은 아니다.

### 16) 화면의 연결이 부드러워야 한다.

하나의 소설이나 연극을 연출한다는 기분으로 화면을 넘길 때마다 그 흐름이 자연스러워야 한다. 이 점은 위에 얘기한 것들을 종합한 내용으로 흐름이 자연스러우려면 우선 색상이나, 글자체, 글자크기 등이 전체적으로 통일성이 있게 사용되어야 하고, 제목, 그림, 그리고 도표 등이 놓여진 위치에 통일성이 있게 만들어져야 할 것이다.

## 2 파워포인트 작성

여러 종류의 구두발표 보조 수단들 중에서 파워포인트는 "내 생각이나" "우리 팀의 생각"을 타인에게 전달하는 파워포인트로 만든 자료파일이다. 이와 같이 파워포인트는 글자, 그림,

도형, 소리, 영상 그리고 애니메이션 기법을 동원해서 발표자의 생각을 타인에게 전달하는 것이다. 다시 말해서 사람과 사람이 교감하는 커뮤니케이션으로서 장점을 갖아야 한다.

작성 방법은 제목, 목차, 내용 순으로 작성하며, 파워포인트를 시각화하기 위해서는 도형과 이미지 슬라이드, 스마트아트 슬라이드, 표 · 차트를 이용하여 멀티미디어 및 애니메이션 슬라이드 등을 제작하여 파워포인트 디자인을 시각화하는 것이 관건이라고 하겠다.

파워포인트의 작성법도 슬라이드 작성법과 같은 맥락으로 준비하면 될 것이다.

파워포인트의 기본 사용법은 지면관계상 자세히 열거하기에는 너무나 방대한 양이기에 독자들이 도서관이나 서점에서 발간된 단행본을 참고하여 준비하기를 제안한다.

## 3 발표(presentation)

이제 제대로 작성된 화면을 이용하여 내용전달을 효과적으로 하기 위한 발표자의 몇 가지 기술에 대해 알아보자.

### 1) 발표할 때의 마음가짐

발표할 때에는 먼저 청중의 수준, 청중의 수, 발표 장소의 크기, 강연시간, 마이크로폰 사용가능 여부, 슬라이드 사용 가능 여부, 사용할 수 있는 슬라이드 크기, 슬라이드 장수 제한, 쓸 수 있는 프로젝터 수 따위를 확실히 알아두어야 한다.

### 2) 말하는 법

#### (1) 발표시간

발표시간이 10분이라 해서 10분을 모두 사용하는 것은 아니다. 대부분 이 시간 동안 좌장이 연자를 소개하는 것부터 연자가 연단으로 올라가는 시간까지 포함한다. 이런 시간을 모두 계산할 수는 없지만, 시간을 헛되이 낭비하지 않으려면 연자는 연단 근처나 다음 연자가 앉는 자리에서 기다려야 한다.

그 외에도 발표 도중에 "다음 슬라이드"를 요구하는 시간, 영사된 슬라이드가 바른 슬라이드인지 확인하는 시간 등등, 짧게 잡으면 10분 발표시간에서 8분밖에 쓰지 못할 수도 있다.

읽는데 12분 걸리는 원고를 10분 동안 빨리 말하는 것은 나쁘다. 오히려 8분짜리 원고를 10분 동안 천천히 말하는 것이 좋다. 원고 없이 발표하는 것도 좋지만, 원고에 따라 말해야 내용을 정확하고 조리 있게 전달할 수 있으며 시간을 정확하게 지킬 수 있다.

### (2) 사용하는 말

원고는 구어체로 작성한다. 바른 말, 공손한 말, 쉬운 말을 골라 쓴다.

당연히 우리말이 이해가기 쉬우나, 의학 및 보건의료 용어에는 우리말이 오히려 더 어려울 수 있다. 그렇더라도 될 수 있는대로 우리말로 표현하여 우리말이 자리잡을 수 있도록 노력해야 한다. 그렇지만 너무 강박적으로 우리말을 고집하면 말이 매끄럽지 못할 수 있으므로, 충분히 우리말로 연습하지 않았다면 편한 말을 쓰는 것이 좋다. 우리말은 「과학기술용어집」 또는 「의학용어집」에 따른다.

사투리도 마찬가지여서 표준말이 더 좋은 것은 물론이지만, 안되는 표준말을 억지로 하다보면 오히려 말이 제대로 전달되지 못할 수도 있다.

사람이름과 같은 고유명사는 그 나랏말로 표현해야 한다. 약어(略語)는 일반적인 것 말고는 쓰지 않는 것이 좋다. 같은 약어라도 서로 받아들이는 내용이 다를 수 있기 때문이다. 예컨대 MS로 말하였는데 듣는 사람에 따라 Multiple Sclerosis(다발성 경화증) 또는 Mitral Stenosis(승모판 협착증), Microsoft(마이크로소프트) 등으로 이해할 수 있다.

발음을 정확하게 하여 다른 말로 잘못 알아듣는 일이 없도록 한다. 일반적으로 대화하는 속도보다는 천천히 발음하고, 적절히 띠어가며 말해야 여러 사람이 알아듣기 쉽다.

숫자(數字)는 다른 단어에 비해서 듣고 이해하기 어려우므로 자세한 숫자는 생략하고 쉽게 이해할 수 있는 수로 표현한다. 예컨대 19.7%라면 약 20%로 말하는 것이 좋다.

### (3) 발음

모든 발표자가 표준말을 써야 한다고 할 수는 없으나, 발음의 악센트, 억양은 가능하면 표준말에 가깝게 쓰도록 애써야 한다. 입속에서 우물우물하지 말고, 똑똑하게 발음해야 한다.

그러나 사투리가 익은 사람에게 강제로 표준말을 쓰게 하면, 오히려 말에 신경이 쓰여 표현이 매끄럽지 못하게 된다. 그러면 청중이 더 이해하지 못할 수도 있으므로 표준말을 권하되 강제로 시킬 수는 없다. 우리가 영어를 능숙하게 할 수 없는데도 영어 발음이나 악센트에 신경을 쓰다보면 오히려 더 전달이 안 된다. 나쁜 발음이라도 정확하게만 하면 충분하다.

### (4) 목소리 크기와 높이

넓은 발표장이라면 당연히 작은 회의실에서 하던 때보다 목소리는 커야 하고, 높아야 한다. 맨 마지막 줄에 있는 청중에게 목소리가 들리는지 확인하고 나서 발표나 강연을 시작하는 것도 좋은 방법이다. 아니면 앞서 발표한 연자의 목소리가 잘 들리는지, 마이크로폰과 거리를 얼마나 두었는지, 목소리를 얼마나 크게 하는지를 눈여겨보았다가 응용하면 좋다.

문장의 처음에는 잘 들리게 하다가 끝에 가서 갑자기 목소리가 작아지거나 낮아지면 잘 듣지 못하므로 그 문장의 결론이 불분명해진다. 따라서 문장의 끝까지 같은 크기와 같은 높이로 말해야 한다.

### (5) 말하는 속도

말하는 속도는 1분에 300~350자가 적당하다. 말하는 속도는 청중의 수준에 따라 달라져야 한다. 청중이 발표자와 비슷한 전문가라면 1분에 350자라도 충분히 이해할 수 있다. 그러나 1분에 350자를 넘으면 전문가라 할지라도 이해하지 못하는 부분이 생길 수 있다.

넓은 곳에서 많은 청중을 두고 말할 때에는 작은 회의실에서 말할 때보다 천천히 말하는 것이 좋다. 넓은 곳에서는 소리가 반사하여 말과 말이 섞이고, 그러면 이해하기 어려워지기 때문이다.

### (6) 말쉼

앞에서 말하는 속도를 1분에 300자라 한 것은 한 글자를 0.2초에 말하라는 것이 아니다. 문장 가운데 쉬어갈 곳에서 적당하게 쉬었을 때를 계산하여 정한 것이다. 문장을 적당하게 나누어 잠깐 쉬어가는 것이 문장을 이해하는데 매우 중요하다.

천천히 말하여도 제때에 쉬지 않고 말하면, 청중은 피곤하고 주의를 기울이기 어려워 당연히 이해하지 못하게 된다. 말을 잘 하는 사람은 문장을 잘 끊어 말하는 사람이다. 문장을 끊는 방법은 아나운서의 말에 주의를 기울이면 배울 수 있다.

### (7) 발표하는 태도

발표하는 사람들 가운데에는 원고에서 한시도 눈을 떼지 않는 사람도 있고, 자주자주 원고와 청중을 번갈아 보느라고 머리를 피스톤처럼 움직이는 사람, 코를 계속 비비는 사람, 머리를 긁적이는 사람 등 여러 가지 형태가 있다. 발표를 잘 하는 사람은 원고를 거의 보지 않고, 적당하게 청중을 바라보면서 청중이 자신한테서 딴 데로 주의를 돌리지 않도록 한다.

발표하는 모습을 미리 비디오카메라로 촬영해서 보면 많은 도움을 얻을 수 있다. 그러면 자신이 무의식적으로 하는 습관이나 나쁜 버릇을 고칠 수 있다.

### (8) 연습

원고를 만들었으면 몇 번이고 읽어서 매끄럽게 읽을 수 있도록 연습하고, 발음하기 어려운 단어는 쉬운 단어로 바꾸고, 같은 단어가 여러 번 반복하면 다른 말로 표현을 바꾼다. 다른 사람에게 듣게 해서, 의미가 분명하지 않은 부분은 쉽고 분명하도록 고친다.

더 좋은 방법은 녹음을 해서 스스로 발표를 들어보는 것이다. 그러면 자신의 말투가 잘 들리는지, 너무 단조롭지 않은지, 말을 제때에 끊는지 따위를 알 수 있다. 또 발표 도중에 "에 –", "또 –", "저 –"와 같은 불필요한 말이 많이 들어있는 지, "결국은"이나 "이른바"와 같이 의미없는 말을 자주 쓰지는 않는지, 긴장해서 기침을 자주 하지 않는지 따위는 알아내고 고쳐야 한다. 말을 더듬는 사람은 발음하기 쉬운 단어로 시작하도록 고치고, 필요하면 발표하기 전에 신경안정제를 먹어두는 것도 한 방법이다.

이밖에도 발표 중에 많은 사람들이 공통적으로 실수하는 것들과 주의해야 할 점들은 다음과 같다.

① 레이저 포인터를 너무 많이 움직여서 보는 사람을 피로하게 하지 않는다.

② 발표자가 너무 많이 움직이거나 왔다갔다하거나 하여 화면의 시선집중을 방해하지 말아야 한다.

③ 한 화면을 놓고 너무 장시간 설명하지 말아야 한다. 한 화면에서 1분이 넘게 설명을 하면 지루하게 느낀다는 생각으로 시간을 할당해야 한다.

④ 다음, 다음하고 그냥 넘기거나, 너무 빨리 넘기지 않도록 한다. 그렇게 짧게 설명이 가능하다면 다음 화면에 같이 그 내용을 넣든지 아니면 아예 만들지 않았어야 될 일이다.

⑤ 종치면 잘못된 것이다. 대개 학회에서는 시간이 규정되어 있어 종을 쳐 시간이 되었음을 알린다. 화면을 너무 많이 만들었거나 설명의 기술이 부족하여 시간안배를 제대로 못한 결과이다. 한번 종이 쳐지면 발표자는 물론 듣는 이도 불안하여 빨리 끝내주기를 바라는 마음에 내용에 귀를 기울일 여유가 없게 된다. 더욱이 시간이 넘어 끝부분을 발

표하지 못하는 경우도 있겠는데, 어느 발표에서든 마지막 부분이 결론으로서 그러한 결론전달을 못한다면 발표 안하느니만 못한 결과로 나타날 것이다.

# 제 2 장

# 보고서 작성방법

대학원생들에 있어서 고달픈 생활 중에 하나가 아마도 보고서 작성일 것이다. 보고서는 수업과정에서 겪어야 하는 짤막한 논문이나 간결한 보고서를 가르키는 것으로 일면 논술과 상통하는 면이 있다. 예전에는 보고서를 단순한 보고서로만 파악해서 조사, 답사, 관측, 실험 등으로 언어진 사실과 결과를 간결하게 정리하여 보고하는 것으로 인식되었지만, 최근의 경향은 강한 비평과 자기주장을 요구하고 있는 상황이다.

보고서 작성은 '지적인 독립, 학문상의 자립, 성취의 수련'이라는 말로 그 의의를 요약할 수 있다. 즉, 지정된 한두 권의 교재나 한 교수의 견해를 넘어 폭넓은 사상과 견해를 접할 수 있는 계기를 갖기도 하고 강의만으로 달성하기 어려운 강의내용의 경우에는 보고서를 작성하면서 현장조사, 실험실습을 통하여, 또는 여러 자료를 수집함으로써 강의 내용의 이해에 도움을 얻을 수 있다. 또한 여러 자료의 수집, 평가, 선정, 종합, 정리, 활용의 과정에서 학문적 비판의 능력이 길러지기도 하며 대학원생이면 가장 부담을 가질 수밖에 없는 논문 쓰기의 기초훈련이 되기도 한다.

## 1 보고서 형식 및 내용

보고서도 논문 못지않게 그 격식이나 체제가 중요시 된다. 보고서는 일반적으로 표지, 목차, 본문(서론, 본론, 결론), 참고문헌, 부록 등 일정한 요건이 갖추어져야 한다. 각각의 작성 내용 및 원칙은 다음과 같다.

### 1) 표제지

표제지에는 보고서 제목, 과목명, 보고서 번호, 제출 기한, 제출 일자, 소속, 학번, 성명 등을 표기하여야 한다.

### 2) 목차

목차의 기입 방식(Numbering System)은 본문에 대한 목차, 그림목차, 표목차, 참고문헌, 부록 I.( 또는 A.), 부록 II.( 또는 B.) 등의 순서로 이루어진다.

### 3) 서론

서론에서는 그 연구의 방향을 제시하면서 문제제기와 이론적 근거 그리고 당위성을 서술하여 연구의 목적과 연구의 문제, 그리고 가설을 기술할 수 있다. 또한 문제의 성질이나 가정사항, 연구범위, 연구방법, 연구결과, 의의, 중요성 등을 제시하고 각 장에서 다룰 내용의 요점을 전술한다.

### 4) 본론

본론에서는 보고내용이 상세하게 기술되어야 하며, 문제점에 관하여 자기 나름대로 단안을 내려야 할 때 논증자료를 준비하여 증명하는 과정이다. 본론에서의 사실에 대한 논증은 체계적으로 하여야 하며, 논리는 객관적이고 타당성이 있어야 한다.

본론 내용 각 장의 서두에서는 그 장의 요점을 전술한다. 각 장은 새 페이지에서 시작해야 하며 논지를 전개해 나가면서 하나하나의 문제가 해명되었을 때마다 매듭을 지어서 소결론을 정리해 두는 것이 좋다. 이때 기존 연구 내용과 본인의 연구 내용을 명백히 구분해 주어야 한다.

### 5) 결론

결론에서는 본론에서 이끌어낸 내용을 정리 요약하여 짧고 명료하게 제시하는 과정이다. 결론은 요점만을 마무리 하여야 하며 과장된 결론이나 너무 겸손하거나 변명적인 결론은 피해야 한다. 기존 내용(연구결과 또는 주장)과 자기가 연구한 결과나 주장과는 그 차이를 분명히 밝혀두어야 한다.

## 6) 표와 그림

표나 그림에 대한 언급은 본문에서 반드시 있어야 하며 표나 그림의 위치는 그 언급이 있었던 직후가 이상적이다.

표의 번호와 제목은 상단에 기입해야 한다. 표의 예제는 [그림 2-1]과 같다. 그림의 번호와 제목은 하단에 기입(그림 2-2 예제)하는 것이 원칙이다.

표의 상단과 하단은 쌍선이나 굵게 해야 하며, 표의 자료는 필자 본인이 작성한 것이 아니면 그 출처를 도표의 하단에 밝혀야 한다. 표의 출처 표시, 표 전체에 대한 특기할 만한 사항 및 표의 일부분에 대한 각주는 이 순서에 따라 표 바로 밑에 기입해야 한다. 그림에는 부호의 설명(Legend)을 명시하고 동일 계열 그림(Chart, Graph)의 눈금은 통일시킨다.

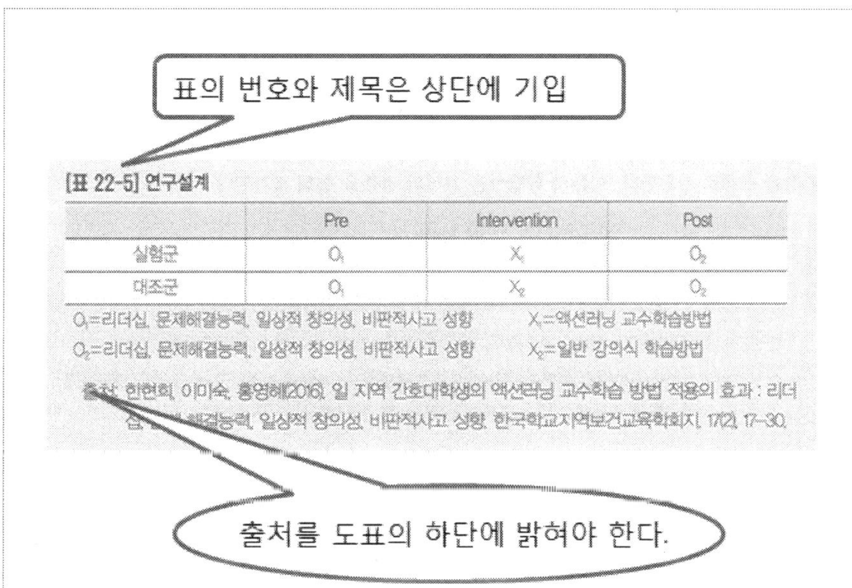


[표 22-5] 연구설계

| | Pre | Intervention | Post |
|---|---|---|---|
| 실험군 | $O_1$ | $X_1$ | $O_2$ |
| 대조군 | $O_1$ | $X_2$ | $O_2$ |

$O_1$=리더십, 문제해결능력, 일상적 창의성, 비판적사고 성향　　$X_1$=액션러닝 교수학습방법

$O_2$=리더십, 문제해결능력, 일상적 창의성, 비판적사고 성향　　$X_2$=일반 강의식 학습방법

출처: 한현희, 이미숙, 홍영혜(2016). 일 지역 간호대학생의 액션러닝 교수학습 방법 적용의 효과 : 리더십, [illegible]해결능력, 일상적 창의성, 비판적사고 성향. 한국학교지역보건교육학회지, 17(2), 17-30.

[그림 2-1] 표 작성의 원칙 사례

[그림 2-2] 예제와 같이 번호와 제목은 하단에 기입되었다.

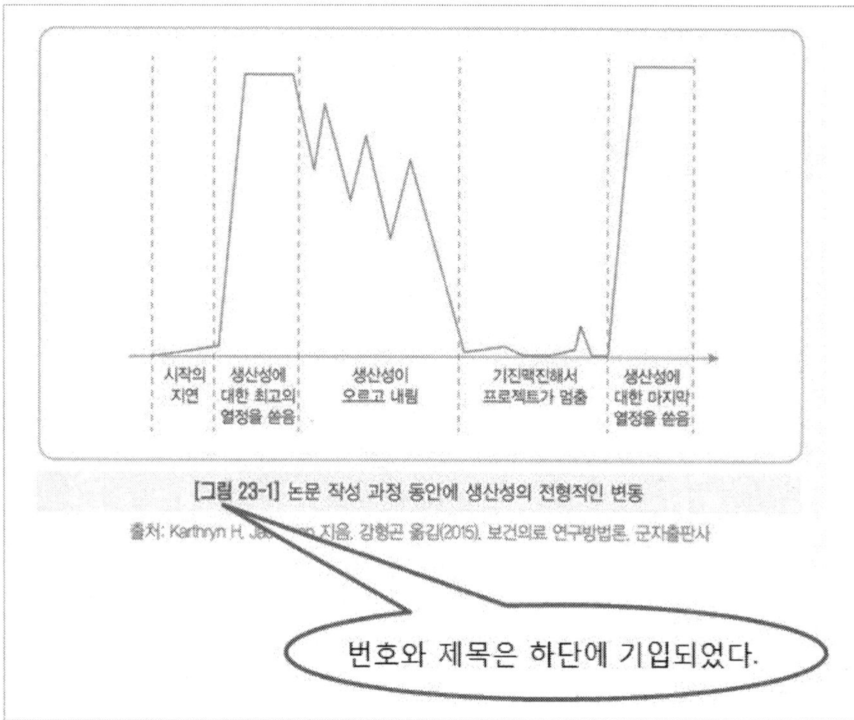


[그림 2-2] 그림 작성의 원칙 사례

## 7) 참고문헌

참고문헌의 기재순서는 국한문을 먼저 기재하고, 다음에 외국문헌을 수록한다. 국한문의 경우 이름의 '가나다'순으로 하고, 해외문헌은 last name(姓) 및 이름의 알파벳순으로 한다. 참고문헌 작성시 본문에 참조한 문헌은 모두 수록해야 하며, 참고문헌은 가급적 원저를 직접 참조하는 것이 원칙이다.

참고문헌을 인용하는 형식은 다양하다. 거의 모든 인용 형식들이 저자이름, 논문제목, 학술지, 권(호), 페이지수를 언급한다. 그러나 이러한 기본적인 요소들이 있지만 많은 부분에서 다르게 표시한다(사회연구조사 방법론, 박기우외 이앤비플러스, 2012).

가장 인기있는 형식은 American Sociology Review(ASR)과 American Psychological Association(APA) 형식이다. 그리고 학술대회 형식의 예제이다(그림 2-3, 2-4, 2-5).

ASR type

Beuf O, Bnquet A, Lissac M, Davis R. 1996. : "Magnetic resonance imaging for the
①Authors ②Date of Publication
determination of magnetic susceptibility of materials." *Journal of Magnetic*
③Title ④Place of Publication
*Resonance*. 1(2). 111–118.
⑤Edition ⑥Total number of Pages

[그림 2-3] ASR 형식의 예

APA type

Beuf O, Bnquet A, Lissac M, Davis R. (1996). : "Magnetic resonance imaging for
①Authors ②Date of Publication
the determination of magnetic susceptibility of materials." *Journal of Magnetic*
③Title ④Place of Publication
*Resonance*. 1(2). 111–118.
⑤Edition ⑥Total number of Pages

[그림 2-4] APA 형식의 예

학술대회 type

박의철, 홍지영, 이무식, 배식환, 김용권, 이요한. 견관절 봉합나사못 삽입 환자의
①저자 ②제목
수술후 예후 확인을 위한 MRI검사법에 관한 연구. 18(1). *(사)한국산학기술학회.*
③권/호 ④발행지
2017. 154–156.
⑤발행년도 ⑥총페이지수

[그림 2-5] 학술대회 참고문헌 제시 형식의 예

그 밖에 하버드 스타일 레퍼런스의 특징은 각주 대신 본문에 출처를 밝히고 있으며 인용한 자료는 참고문헌(Reference List)에 가나다순 혹은 abc 순으로 아래와 같이(그림 2-6) 표기해 준다. 그 밖에 기관마다 인용형식의 세부적인 부분이 약간씩 다르다. 중요한 것은 각 학회에서 요구하는 인용 형식에 맞추어 기술하면 될 것이다.

**하버드 type 저서**

Beuf O, Davis R. 1996. *Magnetic resonance imaging for the determination of*
①Authors ②Date of Publication ③Title
*magnetic susceptibility of materials.* New York: Basic Books.
④Place of Publication ⑤Edition

**하버드 type 저널**

Beuf O, Davis R. (1996) Magnetic resonance imaging for the determination of
①Authors ②Date of Publication ③Title
magnetic susceptibility of materials. *Journal of Magnetic Resonance. 1(2).*
④Place of Publication ⑤Edition
111-118.
⑥Total number of Pages

**하버드 type 학위논문**

Beuf O, Davis R. 1996. Magnetic resonance imaging for the determination of
①Authors ②Date of Publication ③Title
magnetic susceptibility of materials. Ph.D thesis, Harvard University.
④Doctoral dissertation ⑤University name

[그림 2-6] 하버드 스타일 참고문헌 제시 형식의 예

## 8) 부록

부록은 본문내용이나 저자의 필요성에 따라 작성할 수 있다. 연구방법상의 세밀한 기법(예: 설문조사서, 실험관찰기법 등), 부수적 또는 중간 산물에 해당되는 성격, 또는 개별자료(raw data) 등을 수록할 수 있다. 부록에는 자료를 수집하기 위하여 이용된 설문지나 관찰양식이 포함되기도 한다.

# 2 보고서 작성 시 주의점

보고서 작성 시 일반적으로 주의해야 할 사항들이다. 아래의 내용들을 만족시킬 때 좋은 보고서가 작성될 것이다.

## 1) 숫자

① 두 낱말로 표시할 수 있을 때에는 문자로, 그렇지 않으면 숫자를 사용하는 것이 좋다.
예) 3한4온 → 삼한사온, sixty-six, three million, 150%, $2.65

② 날자와 페이지 수는 문자로 쓰지 않는다.
예) the tenth of April → 10 April, the forty-one page → page 41, 22 July 1981 또는 July 22, 1981

③ "B.C."는 연도의 뒤에, "A.D."는 연도 앞에 표기한다.
예) 19 B.C., A.D. 565

## 2) 수식

① 수식은 구, 절, 문과 같이 취급하여 식 끝에 적당한 구둣점을 붙인다.

② 식과 그 식의 부호 설명이 같이 있을 경우에는 부호 설명 끝에 붙인다.

## 3) 열거

① 본문 중에서 항목의 열거에는 쉼표를 사용한다.
예) 세 평행선은 y = y1, y = y1 + y2 및 y = y2 이다.

② 항목을 본문과 따로 쓸 경우 쉼표는 생략 가능하다.

### 4) 한자 및 외국어 표기 방법

가급적 한글 전용으로 하되, 한글 사용으로는 뜻의 전달이 불분명하거나 강조를 해야 하는 경우는 예외적으로 한자나 외국어를 사용할 수 있다. 한자 및 외국어 사용에는 다음과 같은 일관된 원칙을 지켜야 한다.

① **국한문 혼용** : 한문을 노출시키는 방식과 괄호에 넣는 방식을 일관되게 사용한다.

② 국한문 혼용일지라도, 조사 등 문법적 요소 등과 그리 중요하지 않은 말들은 한글로 적는다.
예) 依하여 → 의하여, 對하여 → 대하여, 關하여 → 관하여, 特히 → 특히

③ 영문 문자를 그대로 사용하는 경우, 영문 단어를 우리말 발음으로 적는 경우 등 일관되게 표기한다.

④ 외래어로 굳어진 것은 우리말 발음으로 적는 것이 좋다.

⑤ 같은 뜻의 단어가 2개 이상 있을 때는 쌍점( : )으로 표시한다.
예) 태양(太陽 : sun)

### 5) 문장 중의 인용 문구

본문에 포함된 인용 문구는 " "(큰 따옴표)로 표시한다.

### 6) 문장 중의 주석 번호

본문에 들어 있는 주 번호와 하단부의 각주 번호는 )로 표시한다. 그리고 한 논문에서는 주 번호가 장별로 끊어지지 않고 계속 이어지도록 한다. 단, 한 사람이 쓴 논문일지라도, 그것이 단행본으로 출판될 때에는 필요에 따라서 각 장별로 주 번호를 새로이 시작할 수 있다. 문서처리기에서는 본문의 주번호는 윗첨자로 나타낸다.

### 7) 문장과 단어 등 강조할 문구는 〈 〉로 묶는다.

이것은 맞춤법 규정에는 들어 있지 않은 것이다. 따라서 " " 혹은 ' '로써 같은 기능을 대

신하게 할 수도 있다.

예) 공직자는 〈청렴〉해야 한다.

## 8) 직접 대화는 " "로, 인용 대화는 ' '로 표시한다. 따온 말 안에 다시 따온 말이 나올 때에는 작은 따옴표(' ')를 쓴다.

예) 영이가 말했다.

"철수야! 선생님께서 '철수 좀 데려 오너라!' 하셨단다."

## 9) 구두점

① 문장 전체의 구둣점은 괄호 바깥 쪽에 찍는다.

예) 이로써 이 분야의 연구는 완료되었다(표 3 참조).

② 구둣점이 괄호 내의 것에 관계된다면 괄호의 안쪽에 찍는다.

③ 수식은 구, 절, 문과 동급이므로 식의 끝에 적당한 구둣점을 붙이고, 분류 번호나 기호로 시작되는 장, 절 등의 제목의 끝에는 구둣점을 찍지 않는다.

④ 쌍점 (:) 뒤에는 반드시 한 칸 띄고(예 : 부제 붙일 때) Dash 앞뒤에는 띄우지 않는다.

⑤ 영어를 비롯한 서양언어에서는 항목을 나열할 때, 각 항목 사이사이에 쉼표를 찍고 마지막 항목 앞에 있는 "and" 또는 "or" 앞에도 쉼표를 찍는다.

⑥ 국한문에서 항목을 나열할 때, 각 항목 사이사이에 쉼표를 찍되 마지막 항목 앞의 "및", "또는" 등의 앞에는 쉼표를 찍지 않는다.

# 제 3 장

# 논문 작성법

## 1 연구논문이란?

논문이란 '어떤 문제에 대하여 체계적이고 과학적으로 연구한 결과를 일정한 형식에 따라 논리적으로 기술한 글'로서 정의할 수 있다. 논문은 정보의 전달이라는 측면뿐만 아니라 연구 결과를 공유하는 매체로서 축적된 과학 지식을 저장하는 보고이다. 따라서 연구자는 기존의 논문을 통해 이미 이루어진 연구를 불필요하게 반복하는 실수를 피할수 있고, 기존 연구에 대한 근거를 보충할 수 있음으로서 새로운 사실을 찾아내는데 기여할 수 있는 것이다. 또한 논문이 꼭 담아야 할 것은 지금까지 알려진 사실과는 다른 생각이나 정보이다. 이것이 바로 독창성(originality)이고 논문의 생명이다. 이러한 생명을 불어넣기 위해서는 논문의 구성이나 좋은 논문을 쓰는 원칙을 알아야만 한다.

## 2 논문의 구성 및 일반적 지침

### 1) 논문의 구성

- 목차(Contents)
- 초록(Abstracts)
- 서론(Introduction)
- 연구재료 및 방법(Materials and Methods)
- 연구결과(Results)

- 고찰(Discussion)
- 결론(Conclusion)
- 감사문(Acknowledgements) – 필요시
- 참고문헌(References)
- 부록(Appendix) – 필요시

## 2) 일반적 기술 원칙

### (1) 용어

학술용어는 국문(또는 영문)으로 표기함을 원칙으로 하며 번역이 곤란한 경우에만 영문 또는 한문으로 쓸 수 있다. 표기원칙은 교육인적자원부 발행 과학기술용어집이나 대한의사협회 발행 의학용어집에 준하여 사용한다. 인명, 지명 등의 고유명사는 원자(原字)를 그대로 사용함을 원칙으로 하며 인명의 경우 성(family name)만으로 약하여 사용할 수 있다.

### (2) 약자

약어는 표준약어만 사용한다. 논문제목과 초록에는 약어 사용을 피한다. 본문에 약어를 처음 사용할 때에는 정식 명칭을 먼저 쓰고 괄호 등을 이용하여 약어를 표기하며 이후에는 약어만으로 표기할 수 있다. 일반적으로 통용되지 않는 약자는 가급적 사용을 피하는 것이 좋으나 표준 측정단위의 약어는 예외이다.

### (3) 고유명사, 숫자 및 측정치의 표기

인명, 지명, 그 밖의 고유명사는 가급적 원어를, 숫자는 아라비아숫자, 도량형은 미터법을 사용한다. 온도는 섭씨로, 혈압은 ㎜Hg로 기록한다. 혈액학적 또는 임상화학적 측정치는 국제단위체계(International System of Units, SI) 방식의 미터법을 사용한다. 측정수치와 단위 표시 사이는 띄어 쓴다.

### (4) 부호(문자)표시

수학, 화학 등에서와 같이 공인된 부호(문자)표시(notation) 이외에는 괄호 속에 "이하 ○

ㅇ라 표시"라고 명시한 후 사용하거나, 또는 먼저 사용 후 곧 이어서 보충설명을 기술하거나 한다.

### (5) 항목구분

본문의 항목구분은 다음의 두 가지로 한다.

① 국문의 경우는 아라비아 숫자로 구분

예: 1, 2, 3, 1), 2), 3), (1), (2), (3), ①, ②, ③ 또는 1, 1), 가), (1), (가)

② 영문의 경우는 로마자로 장을 구분

예: Ⅰ, Ⅱ, Ⅲ, A, B, C, 1, 2, 3, a, b, c

### (6) 쪽(page)번호

국문초록을 첫장부터 도표목록 끝장까지는 로마식 소문자 번호( i , ii, iii, iv...)를 차례로 매기어 하단에 표시하고, 본문인 서론부터 끝까지는 아라비아 숫자로 일련번호를 매긴다. 사진이나 도식은 figure의 연변(連番)으로 잇는다.

### (7) 그림 · 표

대학원생들의 논문지도시 가장 일관성이 결여되어 있고, 원칙을 모르는 경우가 그림이나 표 작성부분이다. 자세한 사항은 부록에 수록하였으니 참고하시고, 여기에서는 원칙적인 것만 언급하겠다.

그림(Figure)이나 표(Table)는 영문으로 표기하는 것을 원칙으로 하며, 첫단어의 첫자만 대문자로 쓰고 나머지는 모두 소문자로 표기한다. 표안의 내용도 동일한 원칙이 적용된다. 표는 수평선이나 수직선을 넣지 않고 작성한다. 본문에 인용한 순서대로 표에 번호와 간단한 제목을 붙이며 제목은 원칙적으로 약자를 사용할 수 없다. 항목에 대한 설명은 각주에 넣고 표제에는 넣지 않는다. 표에 사용한 비표준약어는 모두 각주에서 설명한다. 각주에는 기호를 써서 설명하며 기호는 다음 순서로 사용한다 : *, †, ‡, §, ‖, ¶, **, ++, ‡‡. Table

및 Figure는 본문 뒤에 순서대로 일괄적으로 첨부하며, 본문 중에 그 위치를 표시한다. 사진이나 도식은 Figure의 연번(連番)을 잇는다.

#### (8) 참고문헌의 인용

본문에서 참고문헌의 저자를 기술하고자 할 때에는 저자의 성(姓)을 국문이나 영문으로 표기하고 출판연도를 기재한다. 저자가 2인인 경우에는 "와/과"로 표기하고 3인 이상인 경우에는 첫 저자를 쓰고 "등"으로 표기한다(예; Chu 등, 2003, Doll과 Peto, 2004). 초록은 참고문헌으로 이용하지 않도록 한다.

## 3 연구논문의 구성별 세부 요건과 작성방법

학위논문의 각 부분은 아래의 지침에 따라 기술 작성한다. 그러나 연구내용의 특수성에 따라 융통성을 지닐 수 있다.

### 1) 초록

초록은 본문을 읽지 않고도 학위논문의 근간이 되는 내용을 정확하게 이해할 수 있도록 짜여진 요약문이다.

#### (1) 국문 또는 영문초록

초록은 국문과 영문 2가지를 별도로 작성하여 국문, 영문순으로 수록한다.

#### (2) 내용

초록은 다음과 같은 내용이 간단 명료하게 기술되어야 하며 그 분량은 2쪽 내외로 한다.

① 연구의 기본 목표와 범위
② 사용, 적용한 연구재료와 방법
③ 연구결과의 요약

④ 근간이 되는 연구 결론 등이 제시되어야 한다.

논문에서 초록은 독자에게 전체적인 그림을 제공하는 것이다. 주된 내용을 제시하며 논문의 핵심 내용을 기술하여야 한다. 초록의 내용 구성은 Background, Question (Hypothesis), Materials and Methods, Results, Answer to the Question 등으로 이루어져야 한다.

① Background

이 부분은 첨가 안해도 좋지만 독자로 하여금 가설이 어떻게 나왔는지 알게 하기 위하여 가급적 첨가하는 것이 좋다. 그 내용은 Introduction에서 제시한 것을 1-2문장으로 요약하여 제시하면 된다. 많이 사용되는 표현(Signal)들로는... were known ..., ... has previously shown that ..., ... is reported, ... have been found, ... has been claimed ..., ... have been used for .... 등이 있다.

② Question (Hypothesis)

이 부분은 반드시 제시하여야 한다. 가령 초록의 시작을 Question (Hypothesis) 없이 곧 바로 "We assessed the variables in 24 subjects."로 하였다면 독자는 왜 그 것을 했는지 추론하여야 한다. 이 부분은 무엇이 궁금하여 이 연구를 수행하는지에 대하여 알려주는 부분이다. 그 내용은 Introduction에서 제시한 것을 그대로 제시하면 된다. 동사의 시제는 현재로 한다. 많이 사용되는 표현(Signal)들은 To determine whether ..., We hypothesized that .. 등이며 다음은 이 부분에 대한 한 예시이다.

To determine whether drug A (Independant Variable) used for the asthma inhibits (Dependant Variable) the toluene-induced late asthmatic reaction,

③ Materials and Methods

Study Design이나 실험 접근 방법에 대하여 요약하여 1-2 문장으로 표현하여야 한다. 많이 사용되는 표현(Signal)들은 We examined that ..., We measured that ..., We assessed ..., To test this hypothesis, we compared (used). 등이 있다.

④ Result

논문의 결과 부분에 제시된 많은 결과 중에 Question (Hypothesis)에 직접 답하는 결과만을 제시한다. 과학적 data는 실험 조건과 상황에 따라 절대값은 언제라도 변하기 때문에 절대치보다 상대적인 수치(%, fold, increased, decreased)로 제시하는 것이 좋다. 절대값이 필요한 경우(지구와 태양 사이의 거리, Threshold value)에는 물론 절대값을 제시해야 한다. 많이 사용되는 표현(Signal)들은 We found that ....., The results showed that ....., The results demonstrated that .... 등이 있다.

⑤ Answer to the Question

앞에서 제기한 Question (Hypothesis)에 대하여 답하는 부분이다. 많이 사용되는 표현들은 These results indicated that ..., These results demonstrated that ..., We concluded that ... 등이 있다.

⑥ Implication

논문이 어떤 중요성이 있다고 추론하여 제시하는 부분이다. 그 논문의 전문 분야가 아닌 독자들에게 논문의 의미를 부여시켜 주는 부분이다. 주로 다음의 세가지 내용 중에 하나를 이용한다. These results suggested that ..., These findings implied that ..., We recommend that ...

### (3) 표, 그림 사용 불가

초록은 보충설명 없이도 그 대의가 전달되도록 고안하여야 하며 표, 그림, 인용문구 등이 있어서는 안된다.

### (4) 중심 또는 색인단어(key words) 선정

학위논문 내용의 중심이 되는 단어를 6개 이내로 선정하여 초록 끝에 제시한다(국문, 영문 각각).

## 2) 목록

논문의 구성의 항목들(초록, 서론, 연구재료 및 방법, 연구결과, 고찰, 결론, 참고문헌, 부록)을 제시하고, 본문(부록 제외)에 나오는 표(table)와 그림(figure)의 제목들을 각각 순서대로 나열한다. 표목차(list of tables)를 먼저 수록하고 쪽(page)을 달리하여 그림목차(list of figures)를 수록한다.

### 3) 서론

서론은 학위논문의 도입부로서 연구목적을 합리적으로 설득력 있게 서술하여 연구주제에 대한 독자의 관심을 유도할 수 있어야 한다. 그러므로 서론은 저자가 자신의 연구에 얼마만큼의 문제의식을 지니고 있는가를 간접적으로 표시해 주는 척도가 될 수 있는 것이다. "What was the problem? Why you did it?"에 대한 답을 서술한다.

서론에서는 다음과 같은 내용이나 사항이 객관적이며 논리적으로 언급, 설명되어야 한다.

① 저자가 제기하는 연구과제 의의와 중요성을 설명한다.
② 관련 지견을 분석한다. 연구과제와 관련하여 이미 알려져 있으나 현재 제기되고 있는 사실, 해석, 상호 관련성, 논생의 여시가 있는 사항에 대해 칠지힌 분석을 히고 설명한다.
③ 추구내용을 유도한다. 분석을 통하여 연구 추구해야 할 요소, 항목, 또는 관련성 등을 논리적으로 유도한다. 즉, 연구논문의 목적 및 필요성과 연구의 특이성을 기술한다.
④ 구체적인 연구주제를 제시한다. 실제로 연구 실험조사를 통하여 얻고자 하는 구체적 주제와 연구 타당성을 명확히 규정하여 이를 체계적이고 질서 있게 제시한다.

### 4) 연구재료 및 방법

선정한 연구주제를 어떤 방식으로 해결할 것인지 그 방법을 명시한다. 구체적으로는 누구에게 무엇을 어떻게 할 것인지에 대해 규명하는 것으로서, 연구절차와 연구대상 또는 재료, 도구, 자료수집 또는 실험방법과 자료분석 및 처리방법 등에 대해 기술한다. 즉, "How did you study the problems?"에 대한 답을 서술하며 연구실제, 수행과정 등을 쉽게 알아 볼 수 있는 적절한 도식(diagram)의 사용이 권장된다.

### 5) 연구결과

연구결과는 논문에서 주장하는 결론을 정당화하기 위한 부분이므로 이 결론을 뒷받침하는 충분한 자료를 제시해야 한다. 연구결과란 결론을 뒷받침하는 일반적으로 요약된 자료와 가설을 검증해주는 통계적인 분석결과를 의미한다. 연구결과의 제시절차에 있어서는 실험연구의 경우에는 실험절차에 따라, 사례연구나 임상적 연구에서는 사례를 어떤 특성에 따라 형태별로 묶어서 어떤 일관성을 갖도록 한다.

연구결과에 대한 서술에 있어서 꼭 지켜져야 할 것은 제시한 결과의 현상적인 내용만을 언급하는 일이다. 표나 그림으로 제시한 결과에 대하여 언급이 없어도 안되며, 연구결과를 일반화한 내용으로 설명해도 안된다. 연구결과에 대한 해석이나 그 배경 등에 관한 언급은 '고찰'에서 이루어질 사항이므로 '연구결과'에서는 단지 현상적인 결과나 요약(예: 통계적 분석내용 등)만을 단순하게 기술하면 된다.

### (1) 제시하는 결과의 내용

연구결론의 도출이나 유도에 직접적으로 관련되는 결과만을 제시하고 그 외의 보조적 내지는 부수적인 내용의 결과는 필요시 부록에 수록한다. "What did you find?"에 대한 답을 서술한다.

### (2) 제시순서

연구결과는 연구목표나 가설에 상응하도록 제시하는데 논리적인 순서, 즉 간접적인 내용으로부터 직접적인 내용으로 개괄적 내용으로부터 세부적인 내용으로, 특수 소견으로부터 보편적 소견으로의 순서로 전개한다.

### (3) 부정적 연구결과(negative result)

부정적 연구결과라 할지라도 연구결론에 직접적인 연관이 있다고 판단되면 이를 제시하도록 한다.

### (4) 표(table) 작성

표는 숫자로 된 통계자료나 연구결과뿐만 아니라 논문에 제시한 여러 가지 사실들을 간결하고 일목요연하게 정리하여 나타내는 수단이다. 글로 표현하려면 아주 긴 장문으로 서술해야 하거나 글로서는 정확하게 서술하기 어려운 경우에 표를 이용하게 된다. 이러한 면에서 자연과학 분야 논문에서의 표의 가치는 더욱 중요하다. 몇가지 기본이 되는 요령과 방법은 부록에 예시하였으며 표 작성의 원칙은 다음과 같다.

① 연구결과를 표로서 정리, 제시하는 경우는 영문으로 표를 작성하고 제목은 상단에 표기한다.

② 간단한 문장으로는 명쾌히 설명되지 않는 내용을 일목요연하게 알 수 있도록 제시하기 위하여 표를 작성하는 것인바, 주로 2가지 이상의 항목(변수)에 걸쳐지는 내용이 표로 작성된다.

③ 추가적인 설명이 없이도 표만 보고 그 내용을 알 수 있도록 작성되어야 한다.

④ 길이가 한 페이지를 넘는 표는 여러 페이지로 나누어 연속하여 작성한다. 이때 표의 번호와 제목은 나뉘어진 표의 맨 앞장에 달아주고 다음 장에 계속되는 표의 왼쪽 위에는 표번호와 함께 계속된다는 사실을 표시해야 한다.

### (5) 그림(figure) 작성

그림은 표와 마찬가지로 연구결과를 간결하고 일목요연하게 정리하여 나타내는 데 도움이 되는 중요한 도구이다. 그림은 결론에 대한 증거 제시나 내용전달의 효율성을 높일 수 있거나, 내용을 강조하고자 할 때 이용한다. 연구결과를 그림으로써 표시하는 것은 관찰항목의 변화양상이나 상호비교 결과를 자세하게 제시하고자 하는 것이 아니고, 개괄적인 형태나 양상을 보이고자 하는 것이다. 따라서 그림은 단순 간단해야 하고, 추가적인 설명없이 그림 자체로서도 이해시킬 수 있어야 하며, 전체적인 윤곽이 한 눈에 보일 수 있어야 한다.

몇가지 기본이 되는 요령과 방법은 부록에 예시하였다. 그림 작성의 원칙은 다음과 같다.

① 그림으로 연구결과를 제시하는 경우는 가능하면 영문으로 그림을 작성하고 제목은 하단에 표기한다.

② 그림제목은 표제목과는 달리 제목의 끝에 마침표를 찍는다.

③ 그림 작성에 사용한 각종 기호나 표기에 대한 설명을 같이 부기한다.

④ 자료성격에 알맞은 그림의 형태를 택하여야 한다.

### (6) 중복제시 지양

같은 내용의 자료를 표와 그림으로 이중 중복 제시하지 않는다.

### (7) 표, 그림 삽입위치

표나 그림으로 제시된 연구결과는 본문의 해당 부위에 삽입한다(표 또는 그림 1개에 1쪽씩).

### (8) 연구결과의 구분 제시

연구내용의 특수성에 따라 연구결과를 몇 개의 독립된 절로 구분하여 제시, 설명할 수 있다.

## 6) 고찰

고찰은 논문의 핵심이 되는 부분으로, 문헌의 분석 결과나 실험 결과를 바탕으로, 첫째 연구자가 분석한 실험 결과를 이론적 근거에 의하여 해석 및 합리화하고, 둘째 다른 연구자의 결과와 비교 · 검토하여 자기의 주관, 이론 및 학설을 분명히 밝히고 비판하여 토론을 도출하는 부분이라고 할 수 있다. “What do these findings mean?” 또는 “What did you learn from them?”에 대한 답을 서술한다.

첫째의 경우에는 실험 결과에 대한 타당성과 일반성 및 실험 수행 중 특기사항을 설명하고, 결과에 대하여 이론적 근거를 바탕으로 합리적인 해석을 가하고, 특히 특이한 결과에 대하여는 이해할 수 있는 논리를 설명해야 한다. 경우에 따라서는 예상했던 결과와 정반대 또는 큰 차이를 보이는 실험 결과가 나타날 때도 있을 것이고, 때로는 어느 특정한 처리에서 중요성이 특이하게 높거나 낮은 자료를 발견할 수도 있을 것이다.

이러한 경우에도 합리적인 이론적 근거와 인용 문헌을 토대로 다른 연구자의 이론을 적용하여 설명하고, 그 까닭을 설명할 수 없으면 솔직하게 까닭을 알 수 없다고 분명하게 밝혀야 하며, 추측에 의하여 추상적인 자기 주장을 내세워 억지로 합리화하려는 태도는 바람직스럽지 못하다.

둘째의 경우는 실험 결과로부터 연구의 목적을 규명하는데 충분한 설명이 되는지, 또는 설정한 가설에 대한 충분한 근거를 제시하는지를 분명히 검토하여 새로운 학설을 도출하는 부분이다. 이때 객관적인 입장에서 자료를 여러 각도로 분석하고, 검토 · 해석하여 독자의 공감을 얻을 수 있을 만큼 공정해야 할 것이다.

따라서 이 부분은 필요할 경우에는, 다른 연구자의 결과 중 중요한 부분을 인용하면서 자기의 연구결과를 비교 · 분석하여 연구의 독창성과 새로 발견된 점을 명료하게 밝히고, 다른 연구자의 결과나 학설 등을 비판하고 비교 · 평가하여 자기의 학설을 주장하는 부분이므로 논문의 핵심 부분이다.

그러므로 이 부분에서는 기존의 이론, 학설 해설 방법 또는 분석 방법 등과 비교할 때 새로운 이론, 학설, 해석 또는 분석 방법이나 문제 또는 가설에 대한 접근방법의 새로운 면을 피력해야 한다.

고찰 부분에서 충분한 토론이나 비교 · 검토의 새로운 면을 제시하지 못하는 논문은 논문으로서의 가치를 상실하게 되고, 결과만 기록하게 되면 학술논문이나 학위논문의 경우 독창성이나 윤리성의 측면에서 문제가 야기될 수 있다.

연구결과에 대한 고찰을 다룰 때는 다음과 같은 사항을 고려하면 참고가 될 것이다.

① 서론이나 실험 결과에서 언급한 사항을 반복하여 설명할 필요는 없으며, 표나 그림을 이용하여 가급적 간결하게 표현하는 것이 좋다.

② 연구결과의 해석과 추론은 명확한 논거를 바탕으로 전개되도록 한다. 막연한 추측이나 주관적인 선입견, 또는 불분명한 인식(풍문), 논리의 비약을 해서는 안되며, 다른 연구자의 논증을 반증했다고 해서 다른 연구자의 결과를 틀렸다고 속단해서도 안 된다. 연구결과 상호간의 상충적인 소견, 일치성이 결여된 소견, 잘못 혼입된 요소 등에 대하여도 언급한다.

③ 연구결과 중 해석이나 추론할 수 없는 부분이 있다면 이를 빠뜨리지 않고 명시한다. 고찰이 불충분 또는 불가능한 부분의 규명을 위하여 계속 연구되어야 할 과제에 관한 의견도 제시한다.

## 7) 결론

연구목적에 연관시켜 일반적이고 포괄적인 내용이 연구결론을 기술하는 부분으로서, 연구결과를 다시 제시하거나 또 다른 요약문을 만드는 일이 되지 않도록 한다. 결론부분은 논의를 통한 결론의 과정이며 연구결과의 일반화 과정으로 요즈음 경향은 요약 다음에 결론부분을 가져오거나 또는 요약과 결론을 합하여 요약 및 결론이라고 하여 동일한 제목하에 취급하는 경우가 많다. 결론에서는 다음과 같은 사항이 기술되어야 한다.

① 구체적인 숫자나 지엽적 사항의 나열은 가능한 한 배제한다.

② 연구목적 달성 여부 또는 연구가설에 대한 판정 등을 언급한다.

③ 연구결론에 입각하여 향후 계속 추구되어야 할 연구과제에 대한 제언이나 또는 실제적인 응용방안, 응용지침, 혹은 그 기대효과 등에 대하여 제언한다.

## 8) 감사문

저자의 필요성에 따라 지면을 할애할 수 있다. 연구가 이루어진 배경이나 연구 수행과정에서 기록하고 싶은 내용, 그리고 감사를 표시하고자 하는 경우이다. 가급적 1쪽 이내의 분량으로 한다.

## 9) 참고문헌

참고문헌의 기재순서는 국한문을 먼저 기재하고, 다음에 외국문헌을 수록한다. 국한문의 경우 이름의 '가나다'순으로 하고, 해외문헌은 last name(姓) 및 이름의 알파벳 순으로 한다. 참고문헌 작성시 본문에 참조한 문헌은 모두 수록해야 하며, 참고문헌은 가급적 원저를 직접 참조하는 것이 원칙이다. 참고문헌 목록 작성요령과 참고문헌의 인용방법은 부록의 예시를 참조하기 바란다.

## 10) 부록

본문내용이나 저자의 필요성에 따라 작성할 수 있다. 연구방법상의 세밀한 기법(예: 설문조사서, 실험관찰기법 등), 부수적 또는 중간 산물에 해당되는 성격, 또는 개별자료(raw data) 등을 수록할 수 있다. 부록에는 자료를 수집하기 위하여 이용된 설문지나 관찰양식이 포함되기도 한다.

# 제 4 장

# 영어논문 작성법

현대는 모든 학문 분야에서 연구자들간에 결과를 신속하게 교류해야 할 필요성이 절실해짐에 따라 외국어로, 특히 영어로 작성된 논문을 게재해야 할 필요성이 증가하고 있다. 최근에는 모든 과학 및 사회 전 분야에 있어서 인터넷의 영향이 무한정 커지면서 연구실이나 작업대에 앉아서 여러 나라, 여러 사람과 동시에 의사를 전달하고 받기도 할 수 있게 되었다. 이에 보건학 분야에서도 데이터의 상호 해석이나 문헌검색 등을 신속하게 할 수 있도록 되었다. 국제학회로의 초록 송부나 논문투고도 간편하고 신속하게 처리할 수 있게 되었다. 그러나 정보교류가 용이해짐에 따라 모국어가 아닌 이상 매개체인 영어구사에 대한 걱정 또한 증가하게 되는 문제가 발생하게 되었다.

영문으로 연구성과를 발표할 때 주의해야 할 점은 첫째, 영문법에 대한 기본지식이 있어야 하고, 둘째, 우리말을 직역하지 않고 영어다운 표현을 찾아 사용해야 하며, 셋째, 논문에서 일반적으로 요구되는 정확하고도 간단명료한 영어문장이어야 한다는 것이 기본전제가 되어야 한다.

영어논문은 그 구성과 내용 및 형식에 있어 우리말 논문과 특별한 차이는 없다. 그러나 영어논문의 작성에 있어서는 우리가 일반적으로 중 · 고등학교에서 배워 온 실력(?)으로는 해결하기 어려운 면이 많다. 대부분의 영어논문 작성법에 관한 단행본들은 많은 예문과 함께 일반적으로 사용되는 모범문장들을 제시하고 있다. 그 결과 분량은 방대해지기는 했지만 정작 제시된 예문을 이용하여 좋은 논문을 구성했는지에 대한 의문은 여전히 남게 되었다.

따라서 이 장에서는 한정된 지면에 많은 내용을 담을 수도 없고 기존의 단행본들의 내용보다 우수한 예문들을 담아낼 자신이 없기에 영어논문 작성시 유의해야 할 부분에 대해 언급하고자 한다. 이 장에서 제시된 내용에 대해 유의한다면 여러분들도 좋은 영어논문을 작성할 수 있을 것이다.

# 1 영어논문의 흔한 오류들

## 1) 불필요하게 자세한 내용

- 논문은 짧을수록 메시지가 명확함

## 2) 문단 중간에 엉뚱한 내용이 삽입됨

- 더 많은 메시지를 전하려고 관련이 적은 내용도 삽입하여 백과사전을 만듦

## 3) 독자를 미아로 만드는 일

- 앞 뒤 문장이나 문단이 새로운 내용을 담을 때 관련성을 인지하도록 해야 한다.

## 4) 가정에 가정을 반복하여 내리는 유추

## 5) 서론과 논의에서 반복되는 내용

## 6) 잘못된 비교

### (1) 격이 다른 두 개의 비교(한국어에서는 구별하지 않지만 영어에서는 구별함)

These results are similar to previous studies.

→ These results are similar to those of previous studies.

### (2) higher, lower, greater, less 등이 사용될 때는 compared to는 사용 불가

We found a higher K value at 37℃ compared to 20℃.

→ We found a higher K value at 37℃ than at 20℃.

(3) 절대량이 제시되는 문구는 비교문 형태로는 불가

Medium B contains 4 mM NaCl compared to medium A.

→ In medeium B, the concentration of NaCl (4 mM) is half that in medium A.

### 7) 두 가지로 해석이 가능한 불명확성

### 8) 잘 못 사용된 단수와 복수

### 9) 잘 못 사용된 시제

- 과거형으로 사용하여 더 이상 사실이 아닌 것으로 표현될 수 있음

### 10) 관사 The와 A (An)의 잘 못 사용

### 11) 이중 부정으로 혼란스럽게 하는 것

## 2 낱말

### 1) 구체적인 낱말을 씀

예) With (⇒ During) inhalation of amyl nitrate, compliance decreased.

### 2) 단순한 낱말을 씀

예) All heat-stable materials utilized (⇒ used) in the solution and processing of solutions to be injected into mice were sterilized prior to (⇒ before) use.

### 3) 필요한 낱말만 씀

예) Oxygen uptake in response to drugs was examined and found to vary (⇒ varied) considerably.

### 4) 낯익은 낱말을 씀

#### (1) 만든 낱말을 쓰지 않음

예) We endorphinized (⇒ injected endorphine into) the dogs.

#### (2) 속된 낱말을 쓰지 않음. 외국사람 또는 다른 분야의 독자를 위한 것임

예) Scintillation fluid was added to the hot (⇒ radioactive) samples.

#### (3) 준말을 되도록 쓰지 않음. 한 논문에서 준말을 3개 이하로 씀(최대 5개까지)

공식 준말(단위 등)일 때 씀. 너무 길 때 씀. 한 논문에서 30번 이상 되풀이될 때 씀.

## 3 문장

### 1) 주어에 으뜸 생각을 씀

예) The children with arteriovenous shunts had the shunts opened, heparin injected, and the arterial and venous sides of the shunt clamped.

⇒ In the children who had arteriovenous shunts, the shunts were opened, heparin was injected, and the arterial and venous sides of the shunt were clamped.

## 2) 서술어에는 하는 짓 또는 나타난 꼴을 씀

의미없는 동사의 도입은 독자로 하여금 뇌 회로에 과대 부하가 걸리게 하는 결과를 초래할 수 있다.

예) With bilateral leg vessel congestion, the compliance of forearm vessels increased significantly.
⇒ When the vessel in both legs were congested, the compliance of forearm vessels increased significantly.

예) An increase in heart rate occurred. ⇒ Heart rate increased

## 3) 명사를 잇달아 쓰지 않음

예) filament length variability ⇒ variability of filament length
예) chronic sheep experiments (chronic이 어떤 이름씨를 꾸미는지 뚜렷하지 않음)
⇒ chronic experiments in sheep

## 4) 문장은 짧게 씀. 한 문장에 낱말을 22개 이하로 씀

가능하면 낱말을 18~20개, 3줄 이내로 쓰는 것이 좋으며 4줄은 Method 이외에는 절대금물이다. 문장이 너무 길어지면 문장의 주어와 동사를 다시 확인하는 일이 발생하게 된다.

## 5) 대명사를 뚜렷하게 씀

예) Laboratory animals are not susceptible to these diseases, so research on them (laboratory animals인지 these diseases인지 뚜렷하지 않음.) is hampered.
⇒ Laboratory animals are not susceptible to these diseases, so research on these diseases is hampered.

### 6) 대응되는 내용은 같은 꼴로 씀

예) Experimental rabbits had a 28% decrease in alveolar phospholipid as compared to control rabbits.

⇒ Experimental rabbits had a 28% decrease in alveolar phospholipid but control rabbits had no decrease.

예) These results are similar to previous studies.

⇒ These results are similar to those of previous studies.

예) We found a higher pH at 37℃ compared to 25℃.

⇒ We found a higher pH at 37℃ than at 25℃.

## 4 문단

### 1) 한 개의 문단에는 한 개의 이야기가 있어야 한다는 원칙으로 문단을 나누거나 묶음

### 2) 문단의 첫 문장은 핵심 문장이고, 나머지 문장은 뒷받침 문장임

예) To determine the distribution, size, and shape of ganglion cell bodies in the tracheal neural plexus, we examined individual cell bodies in their entirety at 100−400× with a compound light microscope. (핵심 문장)

For the assessment of distribution, first each ganglion cell body that was stained by the acetylcholinesterase reaction product ... For the assessment of the size and shape of each ganglion cell body, the major and minor axes of the cell body were measured with a calibrated reticle ... (뒷받침 문장)

## 3) 뒷받침 문장을 짜임새 있게 늘어놓음

### (1) 핵심 문장에서 말한 순서대로 늘어놓는 경우

예) To determine the distribution, size, and shape of ganglion cell bodies in the tracheal neural plexus, we examined individual cell bodies in their entirety at 100−400× with a compound light microscope. (핵심 문장)
For the assessment of distribution, first each ganglion cell body that was stained by the acetylcholinesterase reaction product … For the assessment of the size and shape of each ganglion cell body, the major and minor axes of the cell body were measured with a calibrated reticle … (뒷받침 문장)

### (2) 유리한 것을 늘어놓고 나서 불리한 것을 늘어놓는 경우

예) Pulmonary nerve endings were relatively insensitive to phenyl diguanide. Of 25 pulmonary nerve endings tested, only 10 were stimulated, and in only one of these did firing exceed 2.2 impulses/s. (유리한 것)
The exception, which fired with an average frequency of 17.4 impulses/s, was encountered in the only dog … (불리한 것)

## 4) 논리에서 벗어나지 않게 씀

예) As expected, serum glucose decreased to about 800 mg/dl by the sixth hour of insulin infusion. It was elected to stabilize serum glucose at this level to allow for osmotic equilibration.

An estimate of net loss of total body glucose per hour was made as follows: …
⇒ As expected, serum glucose decreased to about 800 mg/dl by the sixth hour of insulin infusion. To allow for osmotic equilibration, we stabilized serum glucose at this level by adding to the fluid infusion an amount of glucose equivalent to the net loss of total body glucose (문장 사이의 논리를 뒷받침함)

We estimated net loss of total body glucose as follows: ...

## 5) 여러 문장의 내용을 이어줌

### (1) 특별한 의미가 없는 낱말을 되풀이해서 씀

예) Digitalis increases the contractility of the mammalian heart. This change in inotropic state is a result of changes ...

⇒ Digitalis increases the contractility of the mammalian heart. This increased contractility is a result of changes ...

### (2) 일관된 관점으로 씀

예) Propranolol had variable effects on the hypoxemia-induced changes in regional blood flow. In the cerebrum, the increase in blood flow caused by hypoxemia was not significantly altered by propranolol.

⇒ Propranolol had variable effects on the hypoxemia-induced changes in regional blood flow. In the cerebrum, propranolol did not significantly alter the increase in blood flow caused by hypoxemia.

### (3) 대응되는 내용을 같은 꼴로 씀

예) To determine (목적) whether cholinergic or adrenergic nerves mediate secretion of fluids from tracheal submucosal glands, we did experiments on glands excised from ferrets. To induce (시도) secretion, we stimulated the tissue both electrically and pharmacologically. To inhibit (시도) secretion, we added XXX to the bathing solution.

⇒ To determine whether cholinergic or adrenergic nerves mediate secretion of fluids from tracheal submucosal glands, we did (시도) experiments on glands excised from ferrets. We induced (시도) secretion by stimulating the tissue both electrically and pharmacologically. We inhibited (시도) secretion by adding XXX to the bathing solution.

### 6) 쓸모 없는 말을 줄임

예) We chose a period equal to three times the time constant because 95% of the change in anesthetic concentration within a compartment, and likewise 95% of the recovery from a compartment, should occur during this period. These percentages are rough estimates of the amount distributed to and subsequently recovered from each compartment. However, the distinct separation of these compartments means that ...

⇒ We chose a period equal to three times the time constant because 95% of the change in anesthetic concentration within a compartment, and likewise 95% of the recovery from a compartment, should occur during this period. Although these percentages are rough estimates, the distinct separation of these compartments means that ...

# 부 록

1. 표의 구성요소
2. 표의 작성 예
3. 그림 작성 예
4. 참고문헌 표기 예

# 부 록

## 1 표의 구성요소

표가 갖추어야 할 기본적인 구조로는 분류항목(또는 변수)에 따라 가로, 세로로 칸이 구분되어 있는 네모난 틀과 이 표의 내용을 자세히 설명하는 제목 및 각주(foot note) 등이 있다.

Table 1.① Association between the 403 G/A polymorphism in the RANTES promoter region and the incidence of asthma②

N(%)③

| | | ④Asthma | Control | OR (95% CI) | p |
|---|---|---|---|---|---|
| Genotypes⑤ | | | | | 0.11 |
| | G/G | 81 (34.2%)⑥ | 110 (39.5%) | 1 | |
| | G/A | 111 (46.8%) | 133 (47.8%) | 1.13(0.76–1.69) | |
| | A/A | 45 (19.0%) | 35 (12.7%) | 1.75(1.01–3.06) | |
| Alleles | | | | | 0.05 |
| | G | 273 (57.6%) | 353 (63.5%) | 1 | |
| | A | 201 (42.4%) | 203 (36.5%) | 1.28(1.01–1.66) | |

OR, odds ratio; CI, confidence interval.⑦

The data were analyzed by logistic regression analyses.

각 구성요소에 대한 설명은 다음과 같다.

① **표번호** : 본문에 나오는 표의 번호는 본문에서 언급한 순서대로 아라비아 숫자로 표기

한다. 자연과학 논문의 경우 본문은 국문으로 쓰더라도 표는 영어로 작성하는 것이 보통이나 경우에 따라서는 국문으로 작성할 수 있다. 따라서 영문으로 작성할때는 표의 번호를 Table 1, Table 2, …등으로 표기하고 국문으로 작성할 때에는 표 1, 표 2, …등으로 표기하고 < >로 처리하기도 한다. 표의 제목과 함께 표의 상단 좌측 줄 끝에서 시작한다.

② **표제목** : 표의 제목은 표의 번호 다음에 마침표를 찍거나 표 < >로 처리되었을 때는 한 칸을 띠고, 바로 표가 담고 있는 내용을 한 문장으로 간결하게 나타낸다. 설명이 필요하면 표 아랫부분의 각주를 이용한다. 표의 제목이 표의 폭보다 길 때에는 두 줄 이상을 작성해야 하고 반드시 표의 우측 끝까지 채운 다음 윗줄의 제목 시작 지점에 맞추어 새로운 줄을 시작한다. 그리고 대부분의 경우 표제목의 끝에는 마침표를 찍지 않는다. 제목이 두 줄 이상이 될 경우 영문이든 국문이든 한 단어를 서로 다른 줄로 분리시키지 않도록 주의해야 한다.

③ **두주(head note)** : 표 안에 있는 모든 자료에 적용될 수 있는 형식이나 단위를 기술하는데 쓰인다.

④ **칸제목(column head)** : 해당 칸에 수치 자료가 들어 있는 경우 측정치의 단위가 포함되어야 하며, 해당 칸의 모든 자료에 적용될 수 있어야 한다. 표 안에 있는 모든 자료에 적용될 수 있는 단위가 한가지라면 그 단위는 두주 또는 각주에 기술한다. 한 칸에 두 가지 단위를 표시하지 말고, 서로 다른 단위가 포함되어 있다면 분리하여 서로 다른 칸으로 만들어야 한다.

⑤ **토막제목(sub-head)** : 해당 행에 수치 자료가 들어 있는 경우 단위 표시를 하여야 한다. 학술지에서 정하는 형식에 따라 쉼표나 괄호를 이용한다. 예) 혈당(mmol/L)

⑥ **세포(cell) 또는 구획(compartment)** : 구획 내 자료는 칸제목의 중앙에 맞추어 정렬하며 수치자료는 소숫점을 기준으로 한다. 수치자료는 평균은 물론이고 표준편차도 소수점 정렬을 한다. 구획 내에는 공란이 있으면 안되며, 항목 내에 내용이나 값이 없을 경우는 0, 3개의 점(…), 또는 대쉬(—)로 표시하여야 한다. 끝자리까지 정확하게 표시할 필요가 없는 큰 숫자는 칸 제목에 적절한 배수를 만들고 구획 내에는 두, 세자만 표시하도

록 한다. 하나의 칸에 속하는 세포내의 자료는 서로 다른 단위를 섞지 않아야 한다. 주(週)와 월(月)과 같이 상호 변환 가능한 자료의 경우 하나의 단위를 기준으로 통일한다. 세포에 포함된 자료가 백분율일 경우 주의를 요한다. 백분율의 표기방법은 학술지나 학위논문규정에 따라 다를 수 있기 때문에 반드시 관련 지침을 확인할 필요가 있다. 어떤 학술지에서는 분모가 50 이상인 경우만 참고를 위해 백분율을 포함할 수 있도록 하고 있고, 분모가 50 미만이면 총건수에 대해 해당 건수로 표시하게 하고 있다.

⑦ 각주(footnote) : 각주는 표를 다른 문헌에서 인용했을 경우에 그 출처를 밝히고, 표 전체에 대한 설명(예 : 연구방법, 통계학적 처리 상태 등)을 간단히 하여 읽는 사람이 본문을 보지 않더라도 연구결과의 도출 과정을 알 수 있게 하고, 표에 사용한 약자나 기호 등을 설명하기 위해 쓰인다. 표에 대한 각주는 설명해야 할 부분의 오른쪽 어깨 위에 윗첨자로 표시하는데, 숫자에 대한 각주를 숫자로 표시하는 것은 지수(指數) 표시와 혼동을 일으킬 수 있기 때문에 피하는 것이 좋다. 대부분의 학술지는 *, †, ‡, §, ‖, ¶, #, ** 등의 각주 기호를 순서대로 사용하도록 권장하고 있다.

⑧ 표의 경계선 : 표에서 가로선과 세로선을 모두 사용하도록 허용하는 학술지도 드물게 있으나 대부분의 경우 세로선을 사용하지 않는다.

## 2 표의 작성 예

Table X. Characteristics of study subjects

| Variables | | No. of subjects(%) |
|---|---|---|
| Age (years) | ≤29 | 14(7.0) |
| | 30 - 39 | 20(10.0) |
| | 40 - 49 | 100(50.0) |
| | ≥50 | 66(33.0) |
| Marital status | Single | 16(8.0) |
| | Married | 184(92.0) |
| Education | Middle-school | 30(15.0) |
| | High-school | 139(69.5) |
| | College | 31(15.5) |
| Working duration(years) | ≤10 | 57(28.5) |
| | 10 - 15 | 51(25.5) |
| | ≥15 | 92(46.0) |
| Satisfaction with duty | Yes | 149(74.5) |
| | No | 51(25.5) |
| Satisfaction with work environment | Yes | 102(51.0) |
| | No | 98(49.0) |

Table X. Health behaviors of subjects

| Variables | | No. of subjects(%) |
|---|---|---|
| Smoking | Yes | 129(64.5) |
| | Experience | 24(12.0) |
| | No | 47(23.5) |
| Drinking | Yes | 157(78.5) |
| | Experience | 8(4.0) |
| | No | 35(17.5) |
| Consumption of coffee | Yes | 179(89.5) |
| | No | 21(10.5) |
| Exercise | Yes | 87(43.5) |
| | Experience | 70(35.0) |
| | No | 43(21.5) |
| BMI($kg/m^2$) | 〈25 | 144(72.0) |
| | ≥25 | 56(28.0) |
| Consumption of salted food | Salty | 37(18.5) |
| | Moderate | 140(70.0) |
| | Inspid | 23(11.5) |

Table X. Occupational exposure of hazardous agents

No. of subjects(%)

| Hazardous agents | Exposure | Non-exposure |
|---|---|---|
| High temperature | 16(8.0) | 184(92.0) |
| Illumination | 32(16.0) | 168(84.0) |
| Noise | 163(81.5) | 37(18.5) |
| Vibration | 51(25.5) | 149(74.5) |
| Organic solvant | 32(16.0) | 168(84.0) |
| Dust | 121(60.5) | 79(39.5) |
| Electromagnetic waves | 8(4.0) | 192(96.0) |

Table X. Consumption of tobacco and alcohol with healthy behaviors

| Variables | | Tobacco amount(pieces/day) | | | Alcohol amount(gm/week) | | |
|---|---|---|---|---|---|---|---|
| | | mean | S.D | p | mean | S.D | p |
| Smoking | | | | 0.001* | | | 0.05† |
| | Yes(a) | 18.47 | 4.76 | | 207.63[c] | 183.70 | |
| | Experience(b) | 14.38 | 3.64 | | 192.89 | 159.16 | |
| | No(c) | – | – | | 145.32[a] | 168.54 | |
| Drinking | | | | 0.001† | | | 0.5* |
| | Yes(a) | 16.90[c] | 4.73 | | 218.85 | 182.12 | |
| | Experience(b) | 12.38 | 6.21 | | 181.30 | 176.07 | |
| | No(c) | 11.33[a] | 7.07 | | – | – | |
| Exercise | | | | 0.001† | | | 0.4† |
| | Yes(a) | 13.39[b,c] | 6.27 | | 206.25 | 182.04 | |
| | Experience(b) | 17.64[a] | 5.88 | | 195.12 | 170.51 | |
| | No(c) | 17.31[a] | 4.36 | | 167.81 | 169.12 | |
| BMI($kg/m^2$) | | | | 0.01* | | | 0.5* |
| | $<25$ | 16.47 | 4.45 | | 188.81 | 167.10 | |
| | $\geq25$ | 18.50 | 6.80 | | 206.11 | 183.72 | |
| Consumption of salted food | | | | 0.005† | | | 0.4† |
| | Salty(a) | 17.89[c] | 5.48 | | 205.56 | 181.45 | |
| | Moderate(b) | 15.12 | 4.35 | | 187.33 | 178.47 | |
| | Inspid(c) | 16.31[a] | 5.90 | | 146.87 | 161.84 | |

* : Student's t-test † : ANOVA

Significant differences($p<0.05$) found by Student's t-test or Scheffe's multiple comparisions are indicated by values which have the same letter(a–c)

Table X. Consumption of tobacco and alcohol with satisfaction of duty and work environment

| Variables | | Tobacco amount(pieces/day) | | | Alcohol amount(gm/week) | | |
|---|---|---|---|---|---|---|---|
| | | mean | S.D | p | mean | S.D | p |
| Satisfaction with duty | Yes | 14.84 | 5.72 | | 150.87 | 178.32 | |
| | No | 18.75 | 6.38 | 0.001 | 207.31 | 188.73 | 0.05 |
| Satisfaction with work environment | Yes | 14.32 | 4.98 | | 160.27 | 176.34 | |
| | No | 18.42 | 5.01 | 0.001 | 206.87 | 184.56 | 0.05 |

The data were analyzed by Student's t-test.

Table X. Consumption of tobacco and alcohol with exposure level of noise and vibration

| Variables | | Tobacco amount(pieces/day) | | | Alcohol amount(gm/week) | | |
|---|---|---|---|---|---|---|---|
| | | mean | S.D | p | mean | S.D | p |
| Noise | | | | 0.6 | | | 0.4 |
| | High | 17.34 | 5.28 | | 208.36 | 177.21 | |
| | Moderate | 16.73 | 6.54 | | 191.54 | 171.34 | |
| | Low | 16.24 | 5.73 | | 156.50 | 173.82 | |
| Vibration | | | | 0.5 | | | 0.4 |
| | High | 17.78 | 5.85 | | 197.36 | 184.33 | |
| | Moderate | 17.11 | 6.34 | | 174.83 | 172.97 | |
| | Low | 16.41 | 5.65 | | 147.48 | 161.29 | |

The data were analyzed by one-way ANOVA

Table X. Odds ratios of lung cancer in relation to genotypes in Korean

| Variables | Genotype | | | Genotype | | |
|---|---|---|---|---|---|---|
| | GSTM1 present(%) | GSTM1 null(%) | p value | GSTT1 present(%) | GSTT1 null(%) | p value |
| Histologic type | | | | | | |
| Adenocarcinoma | 10(23.8) | 10(16.7) | 0.82 | 6(14.0) | 14(24.6) | 0.89 |
| Squamous cell ca. | 16(38.1) | 28(56.6) | | 21(48.8) | 23(40.4) | |
| Small cell ca. | 11(26.2) | 10(16.7) | | 8(18.6) | 13(22.8) | |
| Other types | 5(11.9) | 12(20.0) | | 8(18.6) | 7(12.2) | |
| Clinical stage (NSCLC) | | | | | | |
| ≤ IIIA | 7(20.6) | 5(10.2) | 0.68 | 5(12.5) | 8(18.2) | 0.46 |
| IIIB | 15(44.1) | 28(57.1) | | 18(45.0) | 25(56.8) | |
| IV | 12(35.3) | 16(22.7) | | 17(42.5) | 11(25.0) | |
| Clinical stage (SCLC) | | | | | | |
| Limited | 2(22.2) | 5(62.5) | 0.15 | 3(33.3) | 5(45.5) | 0.66 |
| Extended | 7(77.8) | 3(37.5) | | 6(66.7) | 6(54.5) | |

NSCLC, Non-small cell lung carcinoma.
SCLC, Small cell lung carcinoma.
C.I, confidence interval.
The data were analyzed by score for trend test or Fisher's exact test.

Table X. Blood pressure of subjects with exposure of noise and vibration

No. of subjects(%)

| Variables | | Diastolic Pressure(mmHg) | | Systolic Pressure(mmHg) | |
|---|---|---|---|---|---|
| | | <90 | ≥90 | <140 | ≥140 |
| Noise exposure | | $\chi^2$ = 0.29 | p = 0.59 | $\chi^2$ = 0.01 | p = 0.93 |
| | Yes | 136(82.4) | 29(17.6) | 132(80.0) | 33(20.0) |
| | No | 31(86.1) | 5(13.9) | 29(80.5) | 7(19.5) |
| Vibration exposure | | $\chi^2$ = 0.01 | p = 0.94 | $\chi^2$ = 1.62 | p = 0.21 |
| | Yes | 137(83.5) | 27(16.5) | 128(77.5) | 37(22.5) |
| | No | 31(83.8) | 6(16.2) | 33(86.8) | 5(13.2) |

The data were analyzed by $\chi^2$-test

Table 9. Satisfaction with duty and work environment by exposure of noise and vibration

No. of subjects(%)

| Variables | | Satisfaction of duty | | Satisfaction of work environment | |
|---|---|---|---|---|---|
| | | Yes | No | Yes | No |
| Noise | | $\chi^2$ = 6.35 | p = 0.04 | $\chi^2$ = 21.3 | p = 0.001 |
| | High | 89(70.6) | 37(29.4) | 56(44.1) | 71(53.9) |
| | Moderate | 37(74.0) | 13(26.0) | 23(46.0) | 27(54.0) |
| | Low | 22(95.6) | 1(4.40) | 22(95.6) | 1(4.40) |
| Vibration | | $\chi^2$ = 7.66 | p = 0.02 | $\chi^2$ = 10.24 | p = 0.005 |
| | High | 78(54.2) | 66(45.8) | 64(44.4) | 80(55.6) |
| | Moderate | 29(72.5) | 11(27.5) | 26(66.7) | 13(33.3) |
| | Low | 13(81.2) | 3(18.8) | 11(68.8) | 5(31.2) |

The data were analyzed by $\chi^2$-test

# 3 그림 작성 예

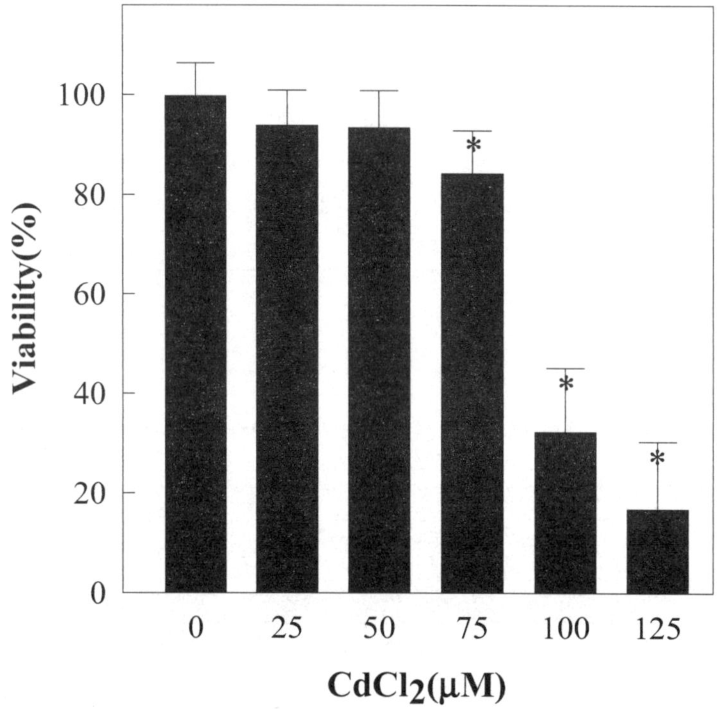


**Fig. 1.** Effect of cadmium on cell viability in Hepa1c1c7 cells. Hepa1c1c7 cells were treated with various concentrations for 24 hr and then viability of the cells were measured by MTT assay. Values are expressed as mean±S.D. of three experiments. *Significantly different from the control (0 μM) at $p<0.05$ by the Sheffe's test.

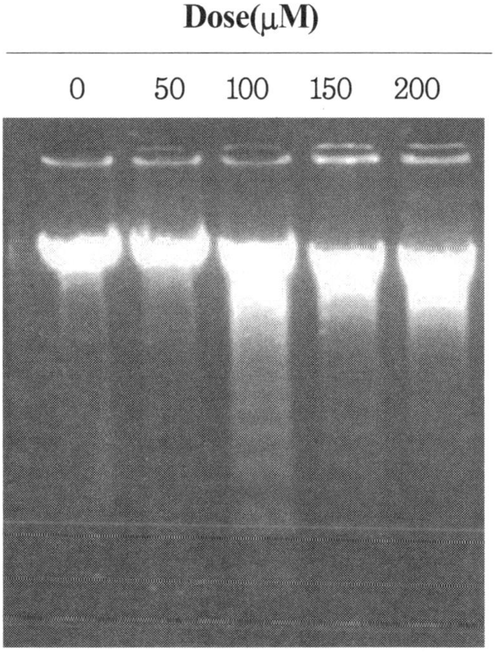


**Fig. 2.** Cadmium induced the ladder pattern fragmentation of genomic DNA in Hepa1c1c7 cells. Hepa1c1c7 cells were treated with various concentration of cadmium (0, 75, 100, 125, and 150 μM) for 24 hr. DNA fragmentation was analyzed by 1.5% agarose gel electrophoresis.

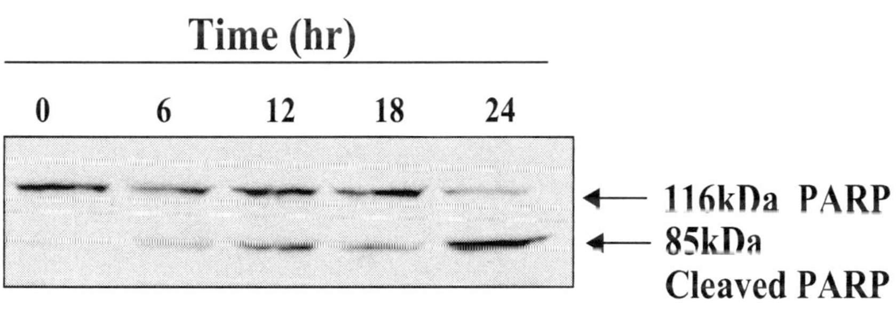


**Fig. 3.** Cadmium cleaved poly (ADP-ribose) polymerase in Hepa1c1c7 cells. The cells were treated with 100μM cadmium for indicated time.

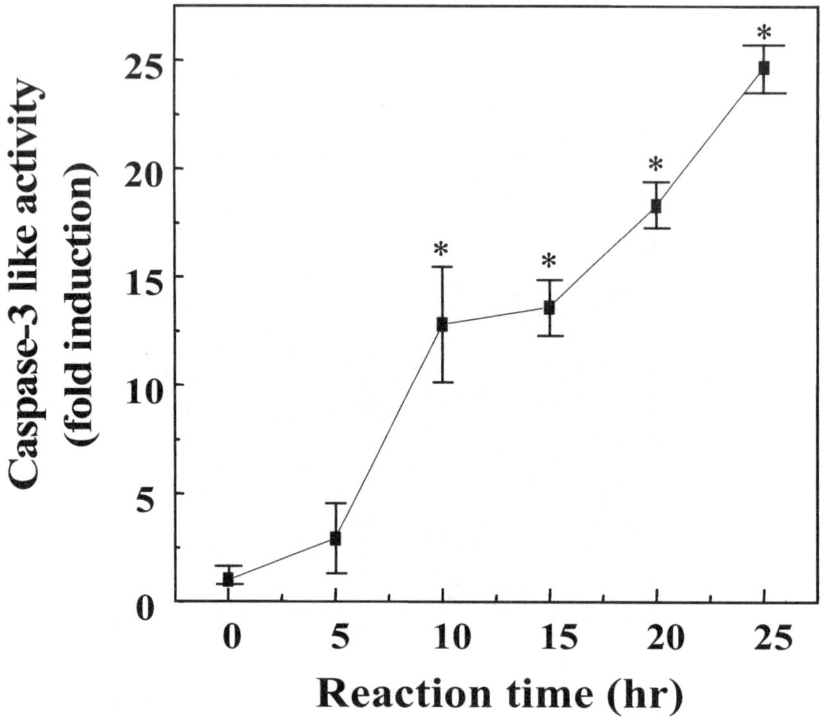


**Fig. 4.** Cadmium induced the activity of caspase 9-like cysteine proteases in Hepa1c1c7 cells. Hepa1c1c7 cells were treated with cadmium (100 μM) for 25 hr. Values are expressed as mean±S.D. of three experiments. *Significantly different from the control (0 hr) at $p<0.05$ by the Sheffe's test.

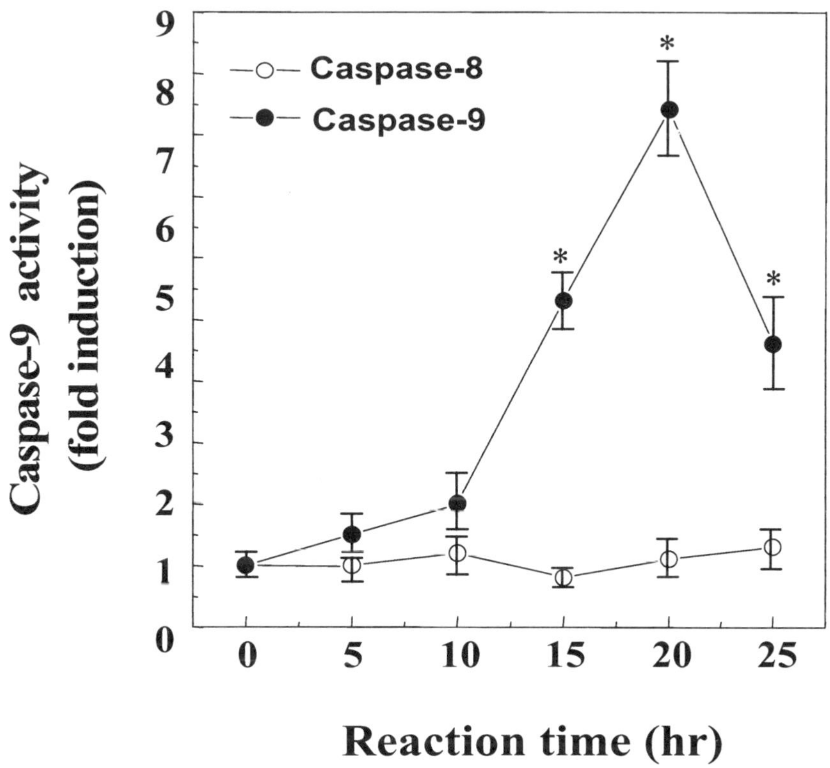


**Fig. 5.** Cadmium induced the activity of caspase-9 cysteine proteases in Hepa1c1c7 cells. Hepa1c1c7 cells were treated with cadmium (100 μM) for indicated time. Values are expressed as mean±S.D. of three experiments. *Significantly different from the corresponding controls (0 hr) at $p<0.05$ by the Sheffe's test.

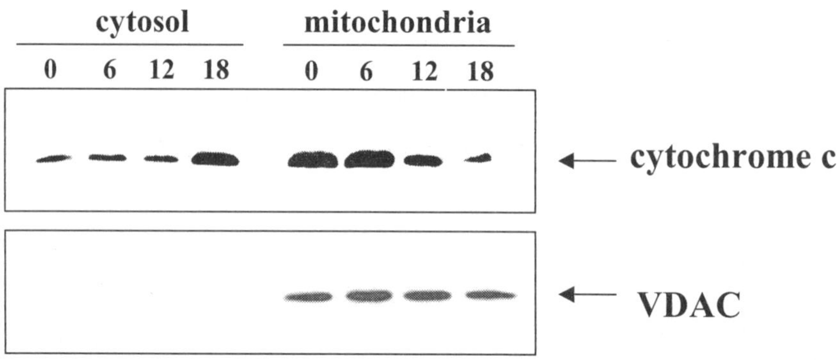


**Fig. 6.** Cadmium induced the cytosolic release of cytochrome c from mitochondria in Hepa1c1c7 cells. Cells were treated with cadmium (100 μM). The cytochrome c release was increased in cadmium treated Hepa1c1c7 cells. Lysate was fractionatated into cytosolic and mitochondrial portion by using the method detailed in Material and Methods. Two fractions were separated on 12.5% SDS-PAGE and immunoblotted for cytochrome c and VDAC.

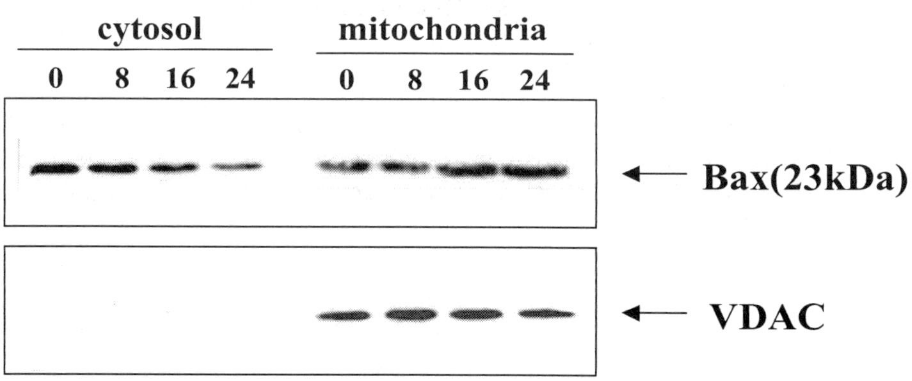


**Fig. 7.** Cadmium induced the translocation of Bax into mitochondria. Cells were treated with cadmium(100 μM). Lysate was fractionatated into cytosolic and mitochondrial portion by using the method detailed in Material and Methods. Two fractions were separated on 12.5% SDS-PAGE and immunoblotted for cytochrome c and VDAC.

A)

B)

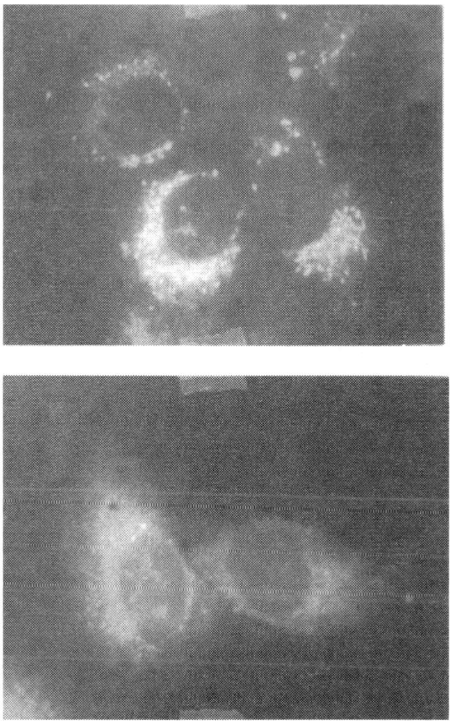

**Fig. 8.** Mitochondrial membrane potential transition(MPT) of 100 μM cadmium treated Hepa1c1c7 cells for 12 hours. Cells were stained with 10 μg/ml of JC-1(A, x50) and visualized under a fluorescent microscope. The data were one of three independent experiments. (A) No treatment (control). (B) Treatment of 100 μM cadmium.

# 4 참고문헌 표기 예

## 1) 학술지 논문

공저문헌의 저자가 6인 이상이면 처음 저자 3인 이후에 "et al" 또는 "등"을 쓴다.

(국내학술지)

① Chu IH, Park JJ, Oh SH, Han JH. An observation on the mortality rates of transport accidents in Korea. Korean J Prev Med 1968; 1(1): 1–8 (Korean)

(국외학술지)

② Doll R, Peto R. Mortality in relation to smoking: 20 year's observations on male British doctors. Brit Med J 1976; 25(2): 1525–1536

## 2) 단행본

(국문단행본)

고응린, 박병주, 정신호. 신약평가를 위한 임상시험과 자료분석. 신광출판사; 1998, p. 25–26.

(외국서적이 한글로 번역된 것을 참고하였을 경우)

김완석, 손명자, 역. 심리검사론. A. Anastasi. 율곡출판사; 1994.

(학술대회집)

이행. 임상진료에서 인터넷의 활용. 대한의사협회 정보통신 학술대회 자료집. 서울: 대한의사협회; 1998.

(학위논문)

송윤미. 저혈청콜레스테롤치와 암 사망간의 연관성에 관한 연구[박사학위 논문]. 서울: 서울대학교 보건대학원; 1997.

(신문기사)

안선희. '의약분업' 막는자 누구인가. 한겨레신문 1998 Jan 22;12.

(영문단행본)

Maunsner JS, Kramer S. Epidemiology, 2nd ed. Philadelphia: W B Saunders Co.; 1985. p. 156–166.

Cullen MR. Multiple chemical sensitivities. In: Last JM, Wallace RB, editors. Maxcy-Rosenau-Last Public Health & Preventive Medicine. 13th ed. East Norwalk: Appleton & Lange; 1992. p. 459-462.

### 3) 전자매체 자료

Morse SS. Factors in the emergence of infectious diseases. Emerg Infect Dis [serial online] 1995 Jan-Mar [cited 1996 Jun 5]; 1(1):[24 screens]. Available from: URL:http://www.cdc.gov/ncidod/EID/eid.htm

#### (1) Title, Footnote 및 통계자료처리 예

○ 논문의 그림에 제목을 다는 일반적인 예

Figure 1. Changes in nitrite and ATP syntheses of EMT-6 cells induced by various concentration of mercury.

○ 그림이나 표 내의 수, 기호 등의 설명

Numbers in parentheses refer to the number of samples tested.

Error bars represent sample standard deviations.

Values are mean ± standard deviation(/S.D./SD).

○ 앞 그림에서 쓰인 legend를 다음 그림에서 다시 인용할 때

Experiments were perfomed as describe in the legend to Fig. 1 at some experimental condition.

○ 그림 내의 소항목에 대한 설명을 본문의 문장으로 넘길 때

① Details are given in the text.

② a-a' and b-b' are refered to the text.

○ 실험 설계상 음성대조군(negative control)과 양성대조군(positive control)을 사용했을 때의 표현

Negative control mice were i.p. injected with 1.0 mℓ of physiological saline while positive control animals received 100mg/kg methylmercury chloride.

○ 그림/표 내 통계적인 유의성 표시(예; asterisk marks)에 대한 설명

① The difference (in titer) between the control group and the mercury treated group was tested by Scheffe's test: *, $p<0.05$; **, $p<0.01$.

② The overall relation between the dose of mercuric chloride and the concentration of ATP or nitrite was highly significant($p<0.005$; Spearman's rank correlation test).

③ * Significantly lower(p, <0.05) compared with control group.
** Significantly greater(p,0.01) than the value of all other groups.

④ Aterisk: significantly different at *$p<0.05$ and **$p<0.01$ from the value(s) obtained in groups 1–4 and 6 / control group.

⑤ Results at each concentration(of $HgCl_2$) were compared to those of the control using Scheffe's test(*$p<0.05$, **$p<0.01$).

⑥ * $p<0.05$, as compared to the value of value of the previous concentration (/week/month)

⑦ * Statistically significantly different from control at $p<0.05$(Dunnet's test, 1–sided/one–tailed).

⑧ * Significantly different from control(value/group) at $p<0.01$(t–test, two–tailed).

⑨ Asterisks indicate a significant difference from the control value at 0.05 (the 5% level).

⑩ * Significantly different from controls, $p<0.05$, student's t–test and Mann–whitney u test.
Significantly different from control, *$p<0.05$, **$p<0.01$

⑪ Data are expressed as be mean $\pm$ SD.

⑫ The asterisk(*) representative of three consecutive experiments and are expressde as the mean of triplicate cultures $\pm$SD

⑬ *, significant differences($p<0.05$) from nonstimulated control value; **, significant difference ($p<0.01$) from the group of macrophages stimulated with 25u/㎖

### (2) 영어논문 작성 시 statistical analysis에 자주 사용되는 예이다. 다음을 적당히 바꾸어 자신의 논문에 적용하는 것도 좋은 방법이다.

○ Statistical analysis.

Statistical analysis was done with a commercial statistical software program (SigmaStat; SPSS). All data are shown as the mean ± SD.

We used one-way analysis of variance (ANOVA) to determine differences in the responses observed between samples. Statistically significant differences between in vitro treatment groups were determined by ANOVA.

After ANOVA, we used the Student-Newman-Keuls test to determine group differences.

Statistically significant differences in mortality between treatment groups were determined by log-rank test with Yates correction.

Statistical significance was set at $p < 0.05$. (We considered differences significant at $P < 0.05$.)

# 참고문헌


강형곤 옮김, Kathryn H. Jacobsen 지음. 보건의료 연구방법론. 군자출판사, 2015.

건양대학교 의과대학 예방의학교실 : 지역사회의학실습지침서, 건양대학교 의과대학 예방의학교실, 2017.

고미영. 질적연구방법. 청목출판사, 2012.

과학기술정보통신부. 사람 중심의 인공지능 윤리기준. 2020. https://www.msit.go.kr

교육부. 교육분야 인공지능 윤리원칙. 2022. https://www.moe.go.kr

국어교재연구회. 문상시도(작문 및 논문작성법). 학문사, 1980.

김병성 : 교육연구방법, 학지사, 2000.

김석우 : 교육연구법, 학지사, 1998.

김일순 : 역학적 연구방법, 대우학술총서 · 자연과학 41, 민음사, 1986.

김일영 : 과학자를 위한 영문편지 예문집. 여문각, 1995.

김철응, 이정열 : 풀어쓴 표본추출론, 아세아문화사, 1999.

김형묵 역 : 실례로 배우는 의학 연구논문 영문 작성법. M.A. Mimi Zeiger. 율곡출판사, 1995.

노부호, 민재형, 이군희 : 통계학의 이해, 법문사, 1999.

논문작성법 집필위원회. 보고서 및 논문작성법. 원광대학교 출판국, 1996.

대한예방의학회 . 건강통계 자료 수집 및 측정의 표준화 연구, 1993.

대한예방의학회 : 건강통계자료 수집 및 측성의 표준화, 계축문화사, 2000.

대한예방의학회 : 예방의학과 공중보건학 I, II, III, 계축문화사, 2017.

대한예방의학회. 예방의학과 공중보건학 I II III IV, 제5판, 계축문화사, 2025.

박기우 역. W. Lawrence Neuman, 사회연구조사방법론. 이앤비플러스, 2013.

박미라, 이재원 : 임상시험 연구를 위한 통계적 방법, 자유아카데미, 1996.

박순영 : 의학통계학, 형설출판사, 1984.

박용치 : 현대사회과학방법론, 이론형성, 연구설계 및 자료모집, 고려원, 1989.

박정한 : 연구방법론, 경북대학교 보건대학원, 1991.
박종구 : 현대역학, 연세대학교 출판부, 1999.
박지환. 알기쉬운 연구방법론. 범문에듀케이션, 2014.
백영수 등 : 운동과학 연구방법론, 2002.
백영수, 김민현. 운동과학연구방법론. 2012.
서울대학교 의과대학 대학원 : 의학연구방법론, 서울대학교 의과대학 대학원, 2000.
소재진 : 보건조사방법론, 2016.
소재진. 보건의료인 보건교육사를 위한 보건조사방법론. 보문각, 2016.
수나하라 시게이처 : 임상의학연구방법론, 계축문화사, 1991.
식품의약품안전처. 인공지능 의료기기의 허가 · 심사 가이드라인. 2022. https://www.mfds.go.kr
신승수 역. 의학 논문 제대로 읽기. Trisha Greenhalgh. 몸과마음, 2001.
신영수, 안윤옥 : 의학연구방법론, 서울대학교출판부, 1997.
안윤옥, 유근영, 박병주 : 실용 의학통계론, 서울대학교출판부, 1999.
연세대학교 연구처. 새논문작성법. 연세대학교 출판부, 2000.
윤방부 등. 가족적응력, 결속력 평가척도(FACES III)의 신뢰도 및 타당도에 관한 연구, 가정의학회지 1990;11(11):8-17.
윤봉자, 지제근. 의학논문작성과 문헌검색. 서울대학교출판부, 1992.
윤정규. 알기쉬운 연구방법론, 범문에듀케이션, 2014.
이경석. 의학 논문 쓰기와 발표하기. 고려의학, 2001.
이동우 : 보건통계학방법, 신광출판사, 1990.
이무식 등 : 보건학, 계축문화사, 2015.
이무식 등.  현장역학 원칙과 방법, 계축문화사, 2021.
이무식, 김남송 : 보건학 연구방법론, 계축문화사, 2002.
이성희 등. '한국어판 BEPSI 설문서'에 따른 한국인의 스트레스 정도와 스트레스 관련 요인, 가정의학회지 1997;19(7):559-570.
이을환 등. 글을 어떻게 쓸 것인가. 경문사, 1985.
이종성 : 델파이 방법, 교육과학사, 2001.
이주열, 신승배. 보건조사방법론, 청구문화사, 2009.
이충휘. 물리치료사와 작업치료사를 위한 연구방법론. 계축문화사, 2015.
이해정 등. 건강전문가을 위한 연구방법론 : 이해와 비평. 군자출판사, 2017.

임은미 등 역. 우베 플릭. 질적 연구방법. 한울아카데미. 2011.
장희경 등. 간호연구개론. 계축문화사. 2016.
장희경 등. 보건연구방법론. 계축문화사. 2017.
전남대학교 의과학연구소. 의학통계학 및 논문작성법. 금성인쇄출판사. 1996.
전우택 : 사회의학 연구방법론. 연세대학교 출판부. 1999.
조정기. 논문작성의 원리와 실제. 대광문화사. 1989.
질병관리청 국립보건연구원. 보건의료 분야 인공지능 연구자를 위한 연구윤리 지침. 2023.
질병관리청. https://nih.go.kr
채서일 : 사회과학조사방법론 제3판. 학현사. 2003.
천병렬 : 연구방법론. 경북대학교 의과대학 예방의학교실. 2002.
천병렬 : 자료분석론입문. 경북대학교 의과대학 예방의학교실 및 경북대학교 보건대학원. 1991.
최기호 : 한글맞춤법 새길라잡이. 토담. 1994.
한국보건통계학회 : 보건통계학. 신광출판사. 1978.
한국역학회역. 현장역학. 계축문화사. 2022.
한성현. 신동천 : 보건과학연구방법론. 수문사. 1996.
후지제록스. 프레젠테이션 어떻게 할 것인가. 김재영 옮김. 서울포럼. 1991.
S.H Dona. 영어의학논문작성법. 서광. 1995.

Abramson JH : Survey Methods in Coomunity Medicine. An Introduction to Epidemiological and Evaluative Studies. 3rd Edition. Churchill Livingstone. 1984.
Aviva Petrie. Caroline Sabin. Medical statistics at a glance. Blackwell Science. 2000.
Bragazzi, N. L., Dai, H., Damiani, G., Behzadifar, M., Martini, M., & Wu, J. (2023). How AI can support public health research and surveillance: Learning from the COVID-19 pandemic. Frontiers in Public Health, 11, 1196397. https://doi.org/10.3389/fpubh.2023.1196397
Breslow NE, Day NE. Statistical methods in cancer research. Vol. 2. The design and analysis of cohort studies. IARC Scientific Publications No 82. IARC; Lyon. France: 1987.

Bruner, J. (1987). Life as narrative. In J. Bruner (2006). In search of pedagogy. ë selected works of Jerome Bruner. Vol. 2. (pp. 129-140). New York: Routledge

Campbell M, Machin D : Medical Statistics, A Commonsense Approach, John Wiley & Son, 1993.

Chase, S. E. (2005). Narrative Inquiry: Multiple Lenses, Approaches, Voices. In N. K. Denzin & Y. S. Lincoln (Eds.), The Sage handbook of qualitative research (pp. 651–679). Thousand Oaks, CA, : Sage Publications Ltd.

Christie D, Gordon I, Heller R : Epidemiology, An introductory text for medical and other health science students, New Southwales University Press, 1987.

Cook TD, Campbell DT : Quasi–Experimentation, Design & Analysis Issues for Field Settings, Rand McNally College Publishing Company, 1979.

Corpuz, J. C. G. (2024). Ethical principles of artificial intelligence in public health. Journal of Public Health, 46(1), e187-e188. https://doi.org/10.1093/pubmed/fdad165

Dankwa-Mullan, I. (2024). Health equity and ethical considerations in using artificial intelligence in public health and medicine. Preventing Chronic Disease, 21, E64. https://doi.org/10.5888/pcd21.240245

David G, Lawrence L, Keith E, Kleinbaum, Kupper, Muller : Applied Regression Analysis and Other Multivariable Method, PWS–KENT Publishing Company, 1978.

David L Katz : Epidemiology, biostatistics and preventive medicine review. W.B. Saunders company. 1997.

Dawson–Sauders, Trapp RG : Basic and Clincal Biostatistics, Prentice–Hall International Inc., 1990.

Detels R, Holland WW, McEwen J, Omenn GS : Oxford Textbook of Public Health. 3rd ed., Oxford University Press, 1997.

Dever A : Community health analysis, 2nd Ed., Aspen Publication, 1991.

Earl Babbie. The Practice of Social Research, 13th Edition, 1986.

European Commission. (2021). Proposal for a Regulation laying down harmonised rules on artificial intelligence (Artificial Intelligence Act). https://eur–lex.europa.eu/legal–content/EN/TXT/?uri=CELEX:52021PC0206

Famer R, Miller D : Lecture Notes on Epidemiology and Public Health Medicine, 3rd Edition, Blackwell Scientific Publications, 1991.

Feinstein AR. Clinical Epidemiology. The architecture of clinical research. Philadelphia: Sauders; 1985.

Freyer, N., Groß, D., & Lipprandt, M. (2024). The ethical requirement of explainability for AI-DSS in healthcare: A systematic review of reasons. BMC Medical Ethics, 25, Article 104. https://doi.org/10.1186/s12910-024-01103-2

Galser, B., & Strauss, A. (1965). Awareness of Dying. Chicago: Aldine Glaser, Barney G.. Theoretical Sensitivity: Advances in the Methodology of Grounded Theory. Mill Valley, Ca.: Sociology Press. 1978.

GordisL. Epidemiology. 3rd edition, Philadelphia: Sauders; 2008.

Hanlon, J. J., & Pickett, G. E. (1984). Public health: Administration and practice (8th ed.). St. Louis MO, Times Mirror/Mosby College Publishing.

Hill AB, Hill D : Bradford Hill's Principles of Medical Statistics, 12th Edition, Edward Arnold, 1991.

Hridi, S. M. M., Giunti, G., Gupta, M., Fatta, D. D., & van de Poel, I. (2024). Developing an ethics-by-design methodology for explainable AI in health care using cultural values. Lancet Digital Health, 6(4), e220-e230. https://doi.org/10.1016/S2589-7500(24)00024-5 https://ko.wikipedia.org/wiki/%EC%97%B0%EA%B5%AC

Hulley SB, Cummings SR : Design Clinical Research, An Epidemiological Approach, Williams % Wilkins, 1988.

Hutchinson SW, Spillott MA, Cronin M. Parents' experiences during their infant's transition from noonatal Intensive care unit to home: A qualitative study, The Qualitative Report 2012;17(12):1-20.

Jacobs S. The use of participatory action research within education-benefits to stakeholders. Word Journal of Education 2016;6(3).

Katz DL. Epidemiology, biostatistics and preventive medicine review, Saunders Text & Review, 1st edition, 1997.

Kelsey JL, Thompson WD, Evans AS : Methods in Observational Epidemiology,

Oxford University Press, 1986.

Kelsey JL. Thompson WD. Evans AS. Methods in observational epidemiology. . New York: Oxford University Press; 1986.

Kemmis, S., & McTaggart, R. (2005). Participatory Action Research: Communicative Action and the Public Sphere. In N. K. Denzin & Y. S. Lincoln (Eds.), The Sage handbook of qualitative research (pp. 559–603). Thousand Oaks, CA, : Sage Publications Ltd.

Khan, A. A., Qureshi, M. I., Fattah, A. S. A., Sohail, M., Ahmad, S., & Abbas, T. (2024). Legal and ethical principles of artificial intelligence in healthcare. Cureus, 16(1), e62443. https://doi.org/10.7759/cureus.62443

Kleinbauam DG, Kupper LL, Morgenstern H : Epidemiologic Research, Van Nostrand Reinhold Vompany, 1982.

Kleinbaum DG, Kupper LL, Morgenstern H. Epidemiologic Research : Principles and quantitative Methods. John Wiley & Sons Inc, 1982.

Korean Journal of Medical Ethics, 26(2), 103–131. https://doi.org/10.35301/ksme.2023.26.2.103

Kosal, A. C., Öztürk, M., & Bayram, M. (2023). Legal and ethical principles of artificial intelligence in public health and epidemiology. Frontiers in Public Health, 11, Article 1196397. https://doi.org/10.3389/fpubh.2023.1196397

Lalonde M : A new perspective on health of Canadians. CMHHW, 1974. Last JM : A Dictionary of Epidemiology, 4th Edition, 2001.

Last JM, Wallace RB : Maxcy–Rosenau–Last Public Health and Preventive Medicine, 13th Ed., London : Appleton & Lange, Prentice_hall International Inc., 1992.

Liliendfeld DE : Foundations of Epidemiology, 2nd Edition, Oxford University Press, 1980.

LilienfeldAM, LilienfeldDE. Foundation s of Epidemiology, 2nded. New York: Oxford University Press; 1980.

Lwang SK, Cho–Yook Tye : Teaching Heralth Statistics, WHO Geneva, 1986.

MacMahon B, Pugh TF : Epidemology, Principle and Methods, Little, Brown & Company, 1990.

Mausner JS, Kramer S : Epidemiology–An Introductory Text, WB Saunders Company, 1985.

Moon, G., Yang, J. H., Son, Y., Choi, E. K., & Lee, I. (2023). Ethical principles and considerations concerning the use of artificial intelligence in healthcare.

Morley, J., Floridi, L., Kinsey, L., & Elhalal, A. (2020). From what to how: An initial review of publicly available AI ethics tools, methods and research to translate principles into practices. Science and Engineering Ethics, 26(4), 2141-2168. https://doi.org/10.1007/s11948-019-00165-5

Morris JN : Use of Epidemiology, 3rd Ed., Edinburgh, Churchill Livingstone, 1975.

Murphy, K., Di Ruggiero, E., Upshur, R., Willison, D. J., Malhotra, N., Cai, J. C., Malhotra, N., Lui, V., & Gibson, J. (2021). Artificial intelligence for good health: A scoping review of the ethics literature. BMC Medical Ethics, 22, Article 14. https://doi.org/10.1186/s12910-021-00577-8

Nastasi, B. K., Varjas, K., Schensul, S. L., Silva, K. T., Schensul, J. J., & Ratnayake, P. (2000). The Participatory Intervention Model: A framework for conceptualizing and promoting intervention acceptability. School Psychology Quarterly, 15(2), 207–232.

Obermeyer, Z., Powers, B., Vogeli, C., & Mullainathan, S. (2019). Dissecting racial bias in an algorithm used to manage the health of populations. Science (New York, N.Y.), 366(6464), 447-453. https://doi.org/10.1126/science.aax234

Olsen J, Trichopoulos D : Teaching Epidemiology, Oxford University Press, 1992.

Panteli, D., Adib, K., Buttigieg, S., Goiana–da–Silva, F., Ladewig, K., Azzopardi–Muscat, N., Figueras, J., Novillo–Ortiz, D., & McKee, M. (2025). Artificial intelligence in public health: Promises, challenges, and an agenda for policy makers and public health institutions. The Lancet Public Health, 10, e428-e432. https://doi.org/10.1016/S2468–2667(25)00036–2

Payton, O. D. (1979). Research, the validation of clinical practice. Philadelphia: F.A. Davis Co. Peter Armitage, Theodore Colton : Encylopedia of biostatistics, John Wiley & Sons, 2000.

Rasmussen, Sonja A. The CDC Field Epidemiology Manual, Oxford University

Press, USA; 2018.

Rebecca G Knapp, M. Clinton Miller Ⅲ : Clinical epidemiology and biostatistics, NMS, 1992.

Rothman KJ : Modern Epidemiology, Little, and Brown Company, 1986.

Rothman KJ. Modern epidemiology. Boston, Toronto: Little, Brown and Company; 1986.

Sackett DL, Haynes RB, Guyant GH, Tugwell P : Clinical Epidemiology, A Basic Science Fore Clinical Medicine, 2nd Edition, Little, Brown, 1991.

SchlesselmanJJ. Case-control studies: design, conduct, analysis. New York: Oxford University Press; 1982.

Shah, N., Kapoor, A., Sundararajan, V., & Maheswaranathan, R. (2023). Artificial Intelligence in Public Health and Epidemiology: A Paradigm Shift. Journal of Personalized Medicine, 13(6), 951. https://doi.org/10.3390/jpm13060951

Shott S : Statistics for Health Professionals, W B Saunders Company, 1990.

Stake, R. E. (2005). Qualitative Case Studies. In N. K. Denzin & Y. S. Lincoln (Eds.), Handbook of Qualitative Research (pp. 443-454, 3rd ed.). Thousand Oaks, CA Sage

SzkloM, Nieto FJ. Epidemiology beyond the basics. Boston: Jones and Bar-lettPublishers; 2007.

UNESCO. (2021). Recommendation on the ethics of artificial intelligence. https://unesdoc.unesco.org/ark:/48223/pf0000381137

Waltz, C. F., & Bausell, R. B. (1981). Nursing research: Design, statistics, and computer analysis. Philadelphia: F.A. Davis Co.

Whyte WF. Street corner society, The social structure of an Italian slum, Chicago IL, The University of Chocagp Press, 1943.

Winslow CEA. The untilled field of public health. Mod Med 1920;2:183-191.

World Health Organization. (2021, June 28). Ethics and governance of artificial intelligence for health: WHO guidance. https://www.who.int/publications/i/item/9789240029200

# 찾아보기

## ㄱ


가설검정 ······ 65, 301
가설검증연구 ······ 42, 75
가우스 분포 ······ 68
가족기능도 지수 ······ 243
가족적응력, 결속도 평가척도 ······ 244
가중평균 ······ 285
간접법 ······ 219, 220
간편형 세계보건기구의 삶의 질 척도 ·· 246
감수성지수 ······ 224
강화학습 ······ 52
개방연구 ······ 165
개방형 질문 ······ 136
개인간 오류 ······ 114
개인내 오류 ······ 114
개인면섭법 ······ 125
거짓 라벨링 ······ 107
건강 관련 삶의 질 ······ 231
건강 근로자 효과 ······ 107
건강상태의 포괄적 측정도구 ······ 246
검사-재검사 신뢰도 ······ 102
결과의 일관성 ······ 314
경향분석 ······ 188
경험주의 ······ 10
계통 표본추출 ······ 86
계통적 오류 ······ 99, 319
계통추출 ······ 268
계통추출법 ······ 266
고정설계법 ······ 92
고정효과모형 ······ 77
공중보건 ······ 19
공중보건학 ······ 20
과학 ······ 3
과학 연구방법 ······ 14
과학의 목적 ······ 4
과학의 특성 ······ 5
과학적인 방법 ······ 4
관념주의 ······ 9
관용효과 ······ 144
관찰방법 ······ 127
관찰을 통한 자료수집 방법 ······ 127
관찰을 하는 참여자 ······ 167
교란현상 ······ 108
교차검증 ······ 54
구간척도 ······ 254, 255
구성 타당도 ······ 152
구트만 척도 ······ 146

군집 표본추출 ········· 87
군집화 ········· 323
군집화 추출 ········· 324
귀납법 ········· 17
귀납의 문제 ········· 12
귀납적 방법 ········· 10, 11
귀납적 인과관계 추론법 ········· 26
귀무가설 ········· 24, 65
그림에 의한 평정 ········· 144
근거기반연구 ········· 78
근거이론적 방법 ········· 176
기간유병률 ········· 209
기계학습 ········· 52
기술연구 ········· 42, 75
기술적인 분석 ········· 38
기억 소실 ········· 107
기존의 학설과 일치 ········· 315
기하분포 ········· 67
기하평균 ········· 285

ㄴ

난수표 ········· 266
내러티브 연구 ········· 179
내용 타당도 ········· 152
내용분석 ········· 156, 196
내적 일관성 신뢰도 ········· 101
내적 타당도 ········· 104, 317
누적도수다각형 ········· 277
누적발생률 ········· 210
누적정규분포 ········· 67
누적척도 ········· 146
눈덩이표본추출법 ········· 270, 271

ㄷ

다단계 추출 ········· 323, 324
다변량 분산분석 ········· 309
다변량 분석 ········· 38, 110
다중 사례 연구 ········· 178
단변량 분석 ········· 38
단순 무작위 추출 ········· 323
단순 무작위 표본추출 ········· 85
단순확률추출법 ········· 266
단측 가설검정 ········· 67
대립가설 ········· 24, 65
대응표본 t-검정 ········· 308
대조오류 ········· 144
대표값 ········· 285
대화 분석 ········· 156
델파이 방법 ········· 186
델파이 연구방법 ········· 185
도구적 오류 ········· 114
도구적 일상생활 활동지수 ········· 238
도수다각형 ········· 276
도수분포표 ········· 272
독립표본 t-검정 ········· 308
동등척도 신뢰도 ········· 150
디지털 기술 ········· 51
딥러닝 ········· 52

## ㄹ


로지스틱 회귀분석 ······ 310
리커트 척도 ······ 144


## ㅁ


메타분석 ······ 44, 75, 195
면접법 ······ 124
명목척도 ······ 254
모성사망률 ······ 227
모션 픽쳐 카메라 ······ 129
모수적 검정 ······ 305
모의실험 ······ 188
모집단 ······ 83, 257
모형법 ······ 188
목표집단 ······ 104
무응답조정가중치 ······ 328
무작위 배정 ······ 79, 109
무작위 오류 ······ 99, 319
무한모집단 ······ 83
문항분석 ······ 150
문항평정법 ······ 144
문헌고찰 ······ 195
문헌연구법 ······ 195
미국 연상성보보호법 ······ 55
미래예측 방법 ······ 188
민감도 ······ 110
민속방법론 ······ 156
민속학적 접근법 ······ 174


## ㅂ


반 체계적 방법 ······ 122
반복측정 분산분석 ······ 309
반분 신뢰도 ······ 102, 149
반증주의 ······ 13
발견 비뚤림 ······ 107
발병률 ······ 223
발생률 ······ 210
발표 ······ 344
백분위수 ······ 289
벅슨 비뚤림 ······ 106
범위 ······ 289
베르누이 시행 ······ 67
베타오류 ······ 25
벡의 우울검사 ······ 239
변수의 통제 ······ 73
변이계수 ······ 289, 291
보건학의 정의 ······ 19
보고서 ······ 349
보통사망률 ······ 225
복수양식 신뢰도 ······ 102
복원추출 ······ 323, 325
복합표본설계 ······ 323
부등 확률 추출 ······ 323, 325
분배의 공정성 ······ 45
분산 ······ 289, 290
분율 ······ 205
비 ······ 205
비(사후)실험설계 ······ 81
비, 분율 및 비율 ······ 206

비교평정법 ········· 144
비뚤림 ········· 105
비례사망률 또는 비례사망비 ········· 228
비례사망지수 ········· 228
비모수적 검정 ········· 305
비밀보장 ········· 33, 34, 48
비실험설계 ········· 41, 74
비율 ········· 205, 207
비율척도 ········· 254, 256
비임의 추출 ········· 323, 325
비지도학습 ········· 52
비체계적 방법 ········· 122
비확률 표본추출 ········· 88, 265, 270
빈도 측정 ········· 209
빈도 ········· 205

ㅅ

사례연구 ········· 43, 178
사분위수범위 ········· 289
사분위편차 ········· 289
사산율 ········· 227
사생활 보호 ········· 48
사전 동의 ········· 33, 47
사전 동의의 획득 ········· 33
사전조사 ········· 131, 141
사회심리적 건강측정도구 ········· 235
사후보정가중치 ········· 328
산술평균 ········· 285
산포도 ········· 288
삶의 질 ········· 229
삼단논법 ········· 9
상관분석 ········· 310
상자-수염 그림도 ········· 275, 280
상호주관성의 원칙 ········· 15
생물학적 변이 오류 ········· 114
생물학적 타당성 ········· 315
서스톤 척도 ········· 145
선택 비뚤림 ········· 89, 106
선택적 생존 비뚤림 ········· 106
설계가중치 ········· 328
설문지 ········· 131
설문지 개발 ········· 133
순위척도 ········· 146, 254, 255
스피어만의 상관계수 ········· 114
슬라이드 작성법 ········· 337
시간적 속발성 ········· 314
시점유병률 ········· 209
신뢰도 ········· 99, 101, 114
신생아사망률 ········· 226
실용적 관심 ········· 64
실용주의 ········· 13
실제집단 ········· 104
실증적 연구 ········· 82
실증주의 ········· 10, 13
실행적 인과성 ········· 26
실험결과에 의한 증거 ········· 316
실험설계 ········· 41, 74
실험실 연구 ········· 74
실험연구 ········· 42
심리적 오차 ········· 114
심층면접법 ········· 123

싸이코갈바노메터 ······ 129

ㅇ

알고리즘 ······ 53
알파계수 ······ 150
알파오류 ······ 24
양성예측도 ······ 113
양성예측치 ······ 110
양적변수 ······ 253
양측 가설검정 ······ 67
어의차이 척도 ······ 147
역 비뚤림 ······ 108
연구 ······ 3, 21
연구가설 ······ 24
연구대상의 제한 ······ 109
연구변수 ······ 31
연구설계 ······ 41, 73
연구윤리 ······ 45
연구윤리위원회 ······ 49
연구주제 ······ 63
연구주제 선정 ······ 63
연구집단 ······ 104
연속변수 ······ 253
연속확률변수 ······ 67
연속확률분포 ······ 67
연역법 ······ 16
연역적 방법 ······ 9
연역적 추론 ······ 9
영가설 ······ 24
영아사망률 ······ 225
예비연구 ······ 141
예비조사 ······ 131, 141
예측 타당도 ······ 152
예측도 ······ 110
오버피팅 방지 전략 ······ 54
오차변량의 극소화 ······ 73
왜도 ······ 287
외부집단 ······ 104
외생변수의 통제 ······ 73
외적 타당도 ······ 104, 318
용량-반응관계 ······ 314
우연적인 추출 ······ 88
우편이용법 ······ 124, 126
위양성도 ······ 110
위음성도 ······ 110
유럽일반 개인정보 보호법 ······ 55
유병률 ······ 209
유익성 ······ 45
유추 ······ 316
유한모집단 ······ 83
율(率) ······ 207
음성예측도 ······ 113
음성예측치 ······ 110
의도 또는 목적 추출 ······ 88
의도표본추출법 ······ 271
의사소통을 통한 자료수집 방법 ······ 122
의사소통의 원칙 ······ 14
이론 ······ 4
이산변수 ······ 253
이산확률변수 ······ 67
이산확률분포 ······ 67

이원 분산분석 ········· 309
이차발병률 ········· 223
이항분포 ········· 67
이환율 ········· 223
인공지능 ········· 51
인과관계 ········· 27
인과관계의 판정기준 ········· 313
인과성 개념 ········· 25
인터넷이용법 ········· 124, 126
일반건강설문 ········· 233
일상생활 활동지수 ········· 238
일원 분산분석 ········· 309
임계치 ········· 66
임상시험심사위원회 ········· 49
입력지침 ········· 37

ㅈ

자기선택 비뚤림 ········· 107
자료수집 ········· 119
자연어처리 ········· 52, 53
자율성 ········· 45
재측정 신뢰도 ········· 149
재현율 ········· 54
전문가의 선택 ········· 88
전수조사 ········· 84
전향적 연구 ········· 75
전화면접법 ········· 124, 125
전후관계도 ········· 188
정규분포 ········· 67, 68, 296
정밀도 ········· 54, 99, 101
정보 비뚤림 ········· 107
정확도 ········· 54, 99, 103, 110
조사망률 ········· 225
조사연구 ········· 8
조율과 특수율 ········· 217
종단연구 ········· 43
종단적 연구 ········· 43, 75
주산기 사망률 ········· 227
주제착상 ········· 64
준(유사)실험설계 ········· 80
줄기-잎 그림 ········· 275, 278
중심경향측도 ········· 285
중앙값 ········· 285, 286
중위수 ········· 285
지도학습 ········· 52
지식형성 ········· 7
직접법 ········· 219
질적 연구 ········· 155
질적 연구 단계 ········· 164
질적 연구 방법 ········· 164
질적변수 ········· 253
집단면접법 ········· 125
집락추출법 ········· 266, 269
집합적 사례 연구 ········· 178
짝짓기 ········· 109

ㅊ

차별척도 ········· 145
참여 관찰 ········· 156
참여 실행 연구 ········· 179

참여를 하는 관찰자 ········· 167
참여적 관찰 ········· 171
첨도 ········· 288
체계적 리뷰 ········· 195
체계적 방법 ········· 122
체계적 변량의 극대화 ········· 73
최빈값 ········· 285, 287
최빈수 ········· 285
추론의 원칙 ········· 14
추적 손실 ········· 106
취약 모집단 ········· 49
층화 ········· 323
층화 추출 ········· 324
층화 표본추출 ········· 86
층화분석 ········· 109
층화척도 ········· 144
층화추출법 ········· 268
층화확률추출법 ········· 266
치명률 ········· 224

## ㅋ

카파 값 ········· 114
컨틴전시 질문 ········· 136, 139
켄달 계수 ········· 114

## ㅌ

타당도 ········· 99, 103, 110, 316
탐색연구 ········· 42, 75
통계 방법 ········· 23
통계검정 가설 ········· 23
통계적 가설 ········· 24
통계적 연관성의 강도 ········· 314
통계적 추론 ········· 23
통계학 ········· 23
특성별 사망률 ········· 225
특이도 ········· 110
특이성 ········· 315

## ㅍ

파워포인트 작성 ········· 343
판단적표본추출법 ········· 270
판단추출 ········· 88
편의 추출 ········· 88
편의표본추출법 ········· 270
평가자간 신뢰도 ········· 150
평균 ········· 285
평균발생률 ········· 211
평정척도 ········· 143
폐쇄연구 ········· 165
폐쇄형 질문 ········· 136, 137
포아송분포 ········· 67, 72
표본 ········· 83, 257
표본분포 ········· 67
표본의 크기 ········· 89, 260
표본조사 ········· 84
표본추출 ········· 85
표본추출 가중치 ········· 323, 325
표적집단면접법 ········· 123
표준정규분포 ········· 67, 69, 298

표준편차 ···· 289, 290
표준화율 ···· 217
피어슨의 상관계수 ···· 114

ㅎ

하이퍼파라미터 조정 ···· 54
학문적 관심 ···· 64
할당표본추출 ···· 89
할당표본추출법 ···· 270, 271
합성곱 신경망 ···· 53
해석학 ···· 177
현상학적-해석학적 접근 ···· 176
현장연구 ···· 42, 74
호손 효과 ···· 74
혼란 비뚤림 ···· 108
확률 ···· 23
확률 표본추출 ···· 85
확률론적 인과성 ···· 26
확률분포 ···· 67
확률표본추출 ···· 265
확률효과모형 ···· 77
회귀분석 ···· 310
회상 비뚤림 ···· 107
횡단연구 ···· 43
횡단적 연구 ···· 43, 75
후광효과 ···· 144
후기 신생아사망률 ···· 226
후향적 연구 ···· 75
히스토그램 ···· 275

A

accidential sampling ···· 88
accuracy ···· 54, 99, 103, 110
activities of daily living ···· 238
actual population ···· 104
ADL ···· 238
AI ···· 51
AI Act ···· 56
AI 기반 보건학 연구 ···· 55
AI 기반 예측 ···· 55
AI 기술 ···· 59
AI 모델 ···· 58
alternative form reliability ···· 150
alternative hypothesis ···· 65
Analogy ···· 316
Analysis Of Variance ···· 309
Anchors ···· 54
ANOVA ···· 309
Area Under Curve ···· 54
Artificial Intelligence ···· 51
attack rate ···· 223
AUC ···· 54
autonomy ···· 45

B

BDI ···· 239
beck depression inventory ···· 239
beneficience ···· 45
BEPSI ···· 242

Berkson's bias ··· 106
BERT ··· 53
bias ··· 105
Bidirectional Encoder Representations from Transformers ··· 53
Biologic plausibility of hypothesis ··· 315
biological variation error ··· 114
box whisker plot ··· 275
box–plot ··· 275
brief encounter psychosocial instrument ··· 242

**C**

C.V. ··· 291
case rate ··· 223
Case Study ··· 178
Chi–squared distribution ··· 71
Chronbach's Alpha ··· 150
CI ··· 210
closed–ended question ··· 136, 137
cluster sampling ··· 87, 266, 269
Clustering ··· 323, 324
CNN ··· 53
coding guide ··· 37
coefficient of variation ··· 291
Coherence of the evidence ··· 315
Collective Case Study ··· 178
Complex Sample Design ··· 323
Confidentiality ··· 34, 48
confounding bias ··· 108
Consistency of the findings ··· 314
construct validity ··· 152
Content Analysis ··· 156, 196
content validity ··· 152
contextual mapping ··· 188
contingency question ··· 136, 139
continuous random variable ··· 67
continuous variable ··· 253
contrast error ··· 144
controlling the extraneous variable ··· 73
convenient sampling ··· 88
convinience sampling ··· 270
Convolutional Neural Network ··· 53
Correlation Analysis ··· 310
criterion–related validity ··· 152
Cross–sectional study ··· 43
crude death rate ··· 225
crude rate and specific rate ··· 217
cumulative incidence rate ··· 210

**D**

data cleaning ··· 37
Deep Learning ··· 52
Degree of scattering ··· 288
Delphi method ··· 186
depth interview ··· 123
design weight ··· 328
detection bias ··· 107

Dialogue Analysis ········· 156
digit preference ········· 114
direct method ········· 219
discrete random variable ········· 67
discrete variable ········· 253
distributive justice ········· 45
document studies ········· 195
documentary methods ········· 195
Dose-response effect ········· 314

## E

EQ-5D ········· 248
Ethnomethodology ········· 156
EuroQol ········· 248
Experimental evidence ········· 316
expert choice ········· 88
external population ········· 104
external validity ········· 104, 318

## F

*F*-distribution ········· 70
*F*-분포 ········· 70
face validity ········· 152
face-to-face interview ········· 125
FACES III, family adaptability and cohesion evaluation ········· 244
false labelling ········· 107
family APGAR score ········· 243
fatality rate ········· 224
fetal death rate ········· 227
finite population ········· 83
fixed effect model ········· 77
fixed sample size design ········· 92
focus group interview ········· 123, 125
follow-up loss ········· 106
frequency ········· 205
Frequency distribution Tables ········· 272
frequency measures ········· 209

## G

G*power 프로그램 ········· 90
Gaussian Distribution ········· 68
GDPR ········· 55
General Data Protection Regulation ········· 55
general health questionnaire ········· 233
Generative Pretrained Transformer ········· 53
generosity effect ········· 144
geometric mean ········· 285
GHQ ········· 233
GPT ········· 53
guttman scale ········· 146

## H

$H_A$ ········· 65
halo effect ········· 144
Hawthorn Effect ········· 74

Health Insurance Portability and Accountability Act ........ 55
health-related quality of life ........ 231
healthy worker effect ........ 107
hermeneutics ........ 177
HIPAA ........ 55
$H_0$ ........ 65
HRQOL ........ 231

## I

IADL ........ 238
ID ........ 211
incidence density ........ 211
incidence rate ........ 210
Independent sample t-test ........ 308
index of contagion ........ 224
indirect method ........ 219, 220
infant mortality rate ........ 225
infinite population ........ 83
information bias ........ 107
Informed Consent ........ 33, 47
Institutional Review Board ........ 49
instrumental activities of daily living ........ 238
instrumental error ........ 114
inter-rater reliability ........ 150
Internal consistency reliability ........ 101
internal validity ........ 104, 317
internet interview ........ 124, 126
interpersonal error ........ 114
interval scale ........ 254, 255
intrapersonal error ........ 114
IRB ........ 49
item total correlation ........ 150

## J

judgement sampling ........ 270
judgemental sampling ........ 88

## K

kappa index ........ 114
Kendall's tau ........ 114
korean health related quality of life scale ........ 246
KQOLS ........ 246
kurtosis ........ 288

## L

likert summated scale ........ 144
LIME ........ 54
Logistic Regression Analysis ........ 310
Longitudinal study ........ 43

## M

Machine Learning ........ 52
mail interview ........ 124, 126
matching ........ 109

maternal mortality rate ··· 227
mathematical modeling ··· 110
maximizing the systematic variance under study ··· 73
mean ··· 285
measure of central tendency ··· 285
median ··· 285, 286
memory decay ··· 107
meta-analysis ··· 195
minimizing the error variance ··· 73
mode ··· 285, 287
modeling ··· 188
morbidity rate ··· 223
motion picture camera ··· 129
Multiple Case Study ··· 178
Multistage Sampling ··· 323, 324
Multivariate Analysis of Variance MANOVA ··· 309

N

Narrative Study ··· 179
Natural Language Processing ··· 53
neonatal mortality rate ··· 226
Neyman bias ··· 106
NLP ··· 52, 53
nominal scale ··· 254
non-probability sampling ·· 88, 265, 270
Nonarametric test ··· 305
Nonrandom Sampling ··· 323, 325
nonresponse adjustment weight ·· 328
Normal distribution ··· 68
null hypothesis ··· 65

O

Observer as Participant ··· 167
One sample t-test ··· 308
one-side test ··· 67
open-ended question ··· 136
ordinal scale ··· 254, 255

P

p-value ··· 66
*p*-값 ··· 66
Paired t-test ··· 308
Parametric test ··· 305
Participant as Observer ··· 167
Participant Observation ··· 156
Participatory Action Research ··· 179
Pearson's coefficients ··· 114
percentile ··· 289
perinatal mortality rate ··· 227
period prevalence rate ··· 209
pilot study ··· 131, 141
placebo effect ··· 114
PMI ··· 228
PMR ··· 228
point prevalence rate ··· 209
Poisson distribution ··· 72
population ··· 83

post-neonatal period mortality rate ········· 226
post-stratification weight ············ 328
PPS ········· 325
pre-test ········· 131
precision ········· 54, 99, 101, 114
predictive validity ········· 152
predictive value negative ········· 113
predictive value positive ········· 113
presentation ········· 344
presurvey pretest ········· 141
pretest ········· 141
Prevalence rate ········· 209
primary data ········· 119
privacy protection ········· 48
probability distribution ········· 67
Probability Proportional to Size ·· 323, 325
probability sampling ········· 85, 265
proportion ········· 205, 207
proportional martality rate or ratio ········· 228
proportional mortality index ········· 228
psychogalvanometer ········· 129
psychosocial well-being index ····· 235
purposive sampling ········· 88, 271
PVN ········· 113
PVP ········· 113
PWI ········· 235

## Q

qualitative study ········· 155
qualitative variable ········· 253
quality of life ········· 229
quantitative variable ········· 253
quartile deviation ········· 289
quartile range ········· 289
quota sampling ········· 89, 270, 271
Q분석법 ········· 148

## R

random assignment ········· 79
random effect model ········· 77
random error ········· 99, 319
randomization ········· 109
range ········· 289
rate ········· 205, 207
rating scale ········· 143
ratio ········· 205
ratio scale ········· 254, 256
ratio, proportion and rate ········· 206
recall ········· 54
recall bias ········· 107
Receiver Operator Characteristic ··· 111
Regression Analysis ········· 310
Reinforcement learning ········· 52
reliability ········· 99, 101, 114
Repeated measure ANOVA ········· 309
reproducibility ········· 114

restriction ········ 109
reverse bias ········ 108
review of literature ········ 195
ROC 곡선 ········ 111
R프로그램 ········ 77

## S

sample ········ 83
sample size ········ 89, 260
Sampling Weights ········ 323, 325
secondary attack rate ········ 223
secondary data ········ 119
selection bias ········ 89, 106
selective recall ········ 107
selective survival bias ········ 106
self-selection bias ········ 107
semantic differential scale ········ 147
semi-standardized interview ········ 122
SHAP ········ 54
simple random sampling ········ 85, 266, 323
simulation ········ 188
skewness ········ 287
snowball sampling ········ 270, 271
Spearman's coefficients ········ 114
specific death rate ········ 225
Specificity of the association ········ 315
split-half reliability ········ 102, 149
Standard deviation ········ 289, 290
Standard normal distribution ········ 69
standardized interview ········ 122
standardized rate ········ 217
stem-and-leaf display ········ 275
Stratification ········ 109, 323, 324
stratified random sampling ·· 266, 268
stratified sampling ········ 86
Strength of association ········ 314
study population ········ 104
Supervised learning ········ 52
surveillance bias ········ 107
systematic error ········ 99, 319
systematic review ········ 195
systematic sampling ········ 86, 266, 268

## T

t-distribution ········ 70, 300
t-test ········ 308
t-분포 ········ 70, 300
table of random numbers ········ 266
target population ········ 104
telephone interview ········ 124, 125
Temporality ········ 314
tertiary data ········ 121
test-retest reliability ········ 102, 149
the Q-sort ········ 148
thurstone equal appeal interval scale ········ 145
trend extrapolation ········ 188
two-side test ········ 67
two-way ANOVA ········ 309

type Ⅰ error ········· 66
type Ⅱ error ········· 66

**U**

unmasking bias ········· 107
Unrestricted Sampling ········· 323, 325
unstandardized interview ········· 122
Unsupervised learning ········· 52

**V**

Validity ········· 99, 103, 110, 316
variance ········· 289, 290
vulnerable population ········· 49

**W**

weighted mean ········· 285
WHOQOL-BREF ········· 246

**Z**

z-score ········· 289, 292
z-값 ········· 289, 292

**α**

α error ········· 24
α 오류 ········· 66

**β**

β error ········· 25
β 오류 ········· 66

**χ**

$\chi^2$-분포 ········· 71

**1**

1종 오류 ········· 24, 66
1차 자료 ········· 32, 119

**2**

2종 오류 ········· 25, 66
2차 자료 ········· 32, 119

**3**

3차 자료 ········· 121

**보건학 연구방법〈제3판〉** 값 28,000원

2004년 9월 2일 제1판 발행
2019년 5월 15일 제2판 발행
2025년 8월 20일 제3판 발행

공저자 : 김건엽 · 김남송 · 나백주
오경재 · 이무식 · 장주동
발행인 : 주 영 일
발행처 : **계 축 문 화 사**

판권소유

서울특별시 종로구 통일로12길 16-17
우편번호 03029
TEL : 735-2257 · 738-9746
FAX : 723-9025
E-mail : gyechuk@hanmail.net
홈페이지 : http://gyechuk.co.kr
1973. 10. 31 등록번호 제300-1973 8호
ISBN 978-89-5629-846-7 93510